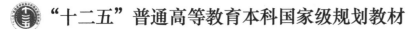
"十二五"普通高等教育本科国家级规划教材

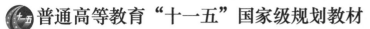
普通高等教育"十一五"国家级规划教材

供基础、临床、口腔、护理、预防、中西医、检验、法医、
麻醉、眼视光及影像等专业使用

医学细胞生物学

Medical Cell Biology

（第 7 版）

主　编　胡火珍　税青林
名誉主编　杨抚华

科学出版社

北 京

内 容 简 介

本书是在第6版的基础上进行修改、编写的,在新版中处处体现了细胞生物学与医学的交叉融合。2014年,本书被教育部评为"十二五"普通高等教育本科国家级规划教材。

全书围绕细胞生物学的基本概念、细胞生物学研究技术和方法、细胞的结构和功能、细胞的生命活动及其规律、细胞工程、细胞生物学的现状和前瞻内容进行介绍。内容包括医学细胞生物学概述,细胞的起源与其基本结构,细胞的分子基础,细胞生物学的研究技术和方法,细胞膜与物质运输,内膜系统,线粒体,核糖体与蛋白质合成,细胞骨架,细胞核与遗传信息的储存及转录,细胞表面、细胞连接与细胞粘连,细胞外基质,细胞的信号转导,细胞繁殖及细胞周期,细胞分化,细胞衰老与细胞死亡,细胞的应激,细胞生物学的现状和前瞻等,共21章。本书不仅继承了第6版的优点,而且新增了近年来的研究热点,如细胞应激相应的与医学密切相关的理论技术,以及细胞生物学的研究动态和发展趋势等内容。

本书既可供医学类各专业的本科学生及研究生使用,也可作为相关领域科技工作者的参考书,是医学院校各专业研究生、教师,以及临床医师、药师获得这方面系统知识的一本有益读物。

图书在版编目(CIP)数据

医学细胞生物学/胡火珍,税青林主编. —7版.—北京:科学出版社,2014.10
"十二五"普通高等教育本科国家级规划教材
普通高等教育"十一五"国家级规划教材
ISBN 978-7-03-042238-5

Ⅰ.①医… Ⅱ.①胡…②税… Ⅲ.①医学-细胞生物学-医学院校-教材
Ⅳ.①R329.2

中国版本图书馆 CIP 数据核字(2014)第245928号

责任编辑:刘　畅 / 责任校对:邹慧卿
责任印制:赵　博 / 封面设计:迷底书装

科学出版社 出版
北京东黄城根北街16号
邮政编码:100717
http://www.sciencep.com

中国科学院印刷厂印刷
科学出版社发行　各地新华书店经销
*
2015年1月第七版　　　开本:880×1230　1/16
2017年4月第六次印刷　　印张:18　1/4
字数:591 000

定价:58.00元
(如有印装质量问题,我社负责调换)

《医学细胞生物学》（第7版）
编委会名单

作者简介

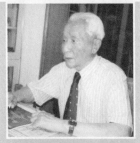

杨抚华，四川大学教授，我国著名的生物学家、细胞生物学家，中华医学会医学教育分会医学生物学组、四川省细胞生物学会的创始人之一。历任中华医学教育学会医学生物学组副组长，中国细胞生物学学会常务理事、理事；国务院政府特殊津贴专家。

杨抚华教授在医学生物学、医学细胞生物学领域有着深厚的造诣，发表80余篇科研论文，主编医学生物学、医学细胞生物学等相关教材，并多次获得优秀教材奖。

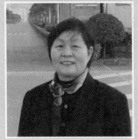

胡火珍，四川大学教授，博士生导师。中国细胞生物学学会常务理事、中华医学细胞生物学会常务委员、四川省细胞生物学会副理事长、四川省遗传学会理事、《中华肿瘤防治杂志》编委、《生物医学》杂志编委。

1976年毕业于原四川医学院（华西医科大学），留校后长期从事医学生物学、医学细胞生物学、医学遗传学、干细胞生物学的教学、研究工作。发表论文100余篇，主编或参编"十五"、"十一五"、"十二五"国家级规划教材和专著20余本。获得各级教学、科研奖项多项。

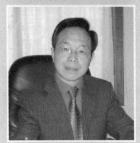

税青林，泸州医学院教授，硕士生导师，四川省教学名师，首届泸州老窖金教鞭奖获得者。中华医学会医学细胞生物学专业委员会全国委员、四川省遗传学会人类遗传学专业委员会副主任委员、四川省细胞生物学会常务理事。

先后承担各级科研项目30余项，在国内外学术刊物发表论文100余篇，获科技成果奖19项，主编或参编包括"十五"、"十一五"、"十二五"国家级规划教材在内的教材和专著21部。

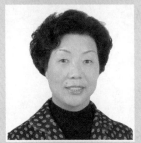

梁素华，川北医学院教授，硕士生导师，四川省教学名师。现任中国遗传学会理事，中国遗传学会科普委员会委员，四川省医学重点建设学科（医学遗传学）负责人，四川省医学会医学遗传专业委员会副主任委员，四川省细胞生物学会常务理事。先后获全国教育改革优秀教师、四川省优秀教师及校级奖励40多项。

主持、主研国家级和省厅级科研课题10多项，在国内外刊物上发表论文60多篇。编写出版教材19部，其中主编9部，副主编4部。

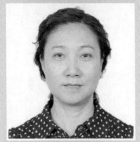

杨春蕾，四川大学副教授、硕士生导师。四川省细胞生物学会理事及四川省遗传学会理事。

长期从事医学细胞生物学及医学生物学的基础研究和教学。发表科研及教学教改论文40多篇。主编、副主编及参编教材及参考书19部。获四川大学本科优秀教学奖二等奖、四川大学课程考试改革项目奖二等奖。

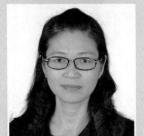

李学英，遵义医学院教授，硕士生导师。中国细胞生物学学会医学细胞生物学分会委员。主持和参与完成贵州省科技基金及重大专项子课题等研究项目16项，发表研究论文50余篇。副主编或参编教材6部。

第7版前言

对细胞的研究既是生命科学的启动点，又是生命科学多个学科的汇聚点。而细胞生物学既是生命科学的基础学科，又是前沿学科，是生命科学发展最快的学科之一。细胞生物学与发育生物学、神经生物学、分子生物学等相互渗透、交叉融合。随着细胞的重新编程、干细胞与组织工程、再生医学的发展和应用等，其对医学的发展产生了深远的影响。正如著名细胞生物学家 Wilson 所述："每个生物学问题的最终解决必须从细胞中寻找。"可以说，生命科学的各分支学科，如动物学、植物学、微生物学、遗传学、发育生物学、生理学、生物化学、分子生物学、神经生物学等都离不开细胞生物学的研究基础；以基因工程、蛋白质工程为主的生物工程新技术的产生和发展也离不开以细胞为对象进行的研究与实践；与医学相关的人体组织胚胎学、医学遗传学、病理学、病理生理学、药学、肿瘤学和干细胞与再生医学等领域，对恶性肿瘤、心脑血管疾病、器官的纤维化性等疾病的治疗，组织器官损伤修复、疾病发病机制的研究及疾病防治、药物开发，都必须以细胞生物学的研究作为基础，现代细胞生物学对疾病本质的认识及治疗技术的发展起到了重要的推动作用。"医学细胞生物学"是细胞生物学与医学交叉融合的一个学科，是基础医学中的重要学科，也是对飞速发展的生命科学与现代医学教育体制变革的一种适应，在现代医学教育中起着非常重要的作用。

精心编写一本好教材是推动一个学科发展的重要手段。1984 年，我国著名的医学生物学家、四川大学杨抚华教授根据医学细胞生物学学科的发展及教学的需要而编写了本书。第二版由杨老先生组织西南区的同道们共同编写，随后经过多次修订和再版，参编单位扩展到第二军医大学、中国医科大学、西安交通大学、郑州大学等全国的 10 余所高等医学院校。目前，本教材已出版发行了 6 版，成为国内出版较早、再版次数较多、发行量较大的教材，被教育部评为普通高等教育"十一五"国家级规划教材。随着细胞生物学学科的发展、医学教育的需要，我们组织编写了本教材第 7 版。该版传承杨老先生前 6 版的写作思路及特色，围绕细胞生物学中的最基本问题，即细胞生物学概述、细胞结构和功能、细胞社会、细胞生命现象、干细胞与细胞工程及研究技术 5 个方面组织内容，共 5 篇 21 章，以期使学生了解细胞生物学的基础知识及其与疾病发病机制、治疗的关系。第 7 版不仅对第 6 版的内容、文字和图表进行了必要的修正，而且还对内容进行了更新与完善，使插图更科学、形象，同时还增加了一些新的医学细胞生物学研究热点，如干细胞和细胞应激等内容。此外，在此次修订过程中还编写了与本书第7版教材配套的《医学细胞生物学学习指导及习题集》和多媒体课件，以期能更好地为教师的"教"与学生的"学"提供帮助。

参加本书第7版编写的单位有复旦大学、中国医科大学、四川大学、第二军医大学、重庆医科大学、昆明医科大学、遵义医学院、贵阳医学院、泸州医学院、川北医学院及成都医学院等。本次修订得到了各编写单位的大力支持，科学出版社对修订给予了技术上的帮助。此外，得到了遵义医学院李学英教授、川北医学院梁素华教授的大力支持，泸州医学院的田强副教授、四川大学的杨春蕾副教授在一些具体工作上也给予了一定的帮助。在此，特向对本书编写给予了大力支持、帮助的单位和个人表示衷心的感谢。

参加本次编写老师们共同的心愿是传承杨老先生的成果、发展医学细胞生物学教育事业，使本教材成为学生好学、教师好用的优秀教材，以此献给杨老先生，告慰他在天之灵。本书虽已进行过多次修订，但还是赶不上细胞生物学学科的迅猛发展，编者在修订中尽管做了极大的努力，由于水平有限，本书仍可能存在这样或那样的问题。为此，我们热忱欢迎使用本书的老师和同学提出宝贵意见。

主　编

2014 年 8 月于四川大学华西医学中心

目 录

第 一 篇

概 论

第一章　医学细胞生物学概述

自然界生物千姿百态，有动物、植物、微生物。无论是小的细菌、支原体，还是大的参天大树、海里的鲸鱼、陆地的大象，它们都是由**细胞（cell）**构成的。恩格斯曾经说过："在整个有机界里，所看到的最简单的类型，是细胞，它确实是高级有机体的基础。"细胞既是生物体的结构单位，又是功能单位。有机体是由一个细胞（如高等生物的受精卵）通过高度有序的细胞增殖、分化、生长和发育而形成的。生物体的代谢是以细胞为单位进行的，所以，细胞又是发育和代谢的单位。有机体有了细胞才有完整的生命活动。

第一节　细胞生物学的概念及研究内容

一、细胞生物学是现代生命科学的重要基础学科

细胞是 1665 年英国科学家 R. Hooke 用自制的显微镜发现的。自从细胞发现以来，随着科学技术的发展，研究手段的进步，特别是分子生物学方法、技术的建立、渗透，对细胞的研究不断发生变化，从传统的细胞学逐渐发展成为**细胞生物学（cell biology）**。

细胞生物学是研究细胞的学科，是从显微、亚显微及分子水平这三个层次研究细胞的结构、功能，细胞的增殖、分化、衰老与凋亡，细胞的自噬、应激、信号转导，细胞的基因表达与调控，细胞的起源与进化，是从细胞、分子水平揭示生命本质的学科。而医学细胞生物学是研究细胞各种结构及细胞生命现象与疾病发生、发展的关系，应用这些知识为疾病的预防、诊断、治疗及药物的开发提供理论基础和服务的学科。所以，医学细胞生物学是医学与细胞生物学交叉、融合的学科，是医学的理论基础。对细胞的深入研究是揭开生命奥秘、征服疾病的关键。早在 1925 年，生物学大师 Wilson 就提出：一切生命的关键问题都要到细胞中去寻找。疾病的关键问题也要在小小的细胞中去寻找。

从生命结构层次来看，细胞生物学介于分子生物学和个体生物学之间，同它们互相衔接、相互渗透。因此，细胞生物学是一门承上启下的学科，与分子生物学一样是现代生命科学的基础，广泛渗透到遗传学、发育生物学、生殖生物学、神经生物学和免疫生物学等的研究中，并与医学和生物高技术发展有着极其密切的关系。

生命科学的各个分支学科，如动物学、植物学、微生物、遗传学、发育生物学、生理学、生物化学、分子生物学、神经生物学等，均离不开细胞生物学的基础；基因工程、细胞工程、蛋白质工程等生物工程学新技术的产生和发展，也以细胞为对象进行研究和实践。

细胞生物学、发育生物学、神经生物学和分子生物学是现代生命科学的新生长点，因此，细胞生物学不仅是当今生命科学中的基础学科，而且还是前沿学科之一。

二、细胞生物学的研究内容

细胞生物学的研究内容包括细胞的结构和功能及细胞的各种生命现象。

（一）细胞膜和细胞器的研究

生物膜是细胞结构的重要基础，自然界出现细胞膜以后才有了真正意义上的生命体，大部分细胞器是以生物膜为基础建立的。生物膜的研究内容包括膜的分子结构模型、物质的跨膜运输及信号转导机制。细胞器的研究是认识细胞结构和功能的重要组成部分。近年来，在细胞的识别、信号转导、蛋白质合成后的运输及定向分选等方面取得了巨大进展，有关膜泡运输方面的研究获得了 2013 年的诺贝尔生理学或医学奖。

（二）细胞核、染色质及基因表达的研究

细胞核是真核细胞遗传物质储藏的重要场所，也是遗传信息复制、转录的场所，核糖体亚基的形成及组装是在细胞核内的核仁中进行的，核膜、核孔复合体是核质之间物质交换及信息传递的重要门户，染色

3

质与基因的表达调控是细胞核研究的核心内容。

（三）多细胞生物细胞社会的研究

对于多细胞生物，细胞与细胞外环境之间密切结合，形成一个细胞社会，构成组织、器官才能发挥整体功能。细胞与细胞之间、细胞与微环境之间的相互关系也是细胞生物学研究的重要内容。

（四）细胞生命现象及其调控研究

细胞的增殖、分化、衰老、死亡和细胞的应激等细胞的生命现象及其调控机制是细胞生物学研究的核心内容，只有将这些细胞生命现象及其本质研究清楚了，才能最终揭示生命的本质。

（五）干细胞与细胞工程

干细胞是一种具有自我更新能力及多向分化潜能的细胞，是发育中的一种细胞，对干细胞的研究有利于揭示各种生命现象及其调控机制，同时在细胞的应用、细胞工程方面也具有重要意义。

三、细胞生物学的分科

细胞生物学的主要分支学科包括以下几种。

细胞形态学（cytomorphology）：研究细胞形态和结构及其在生命过程中变化的学科。

细胞化学（cytochemistry）：研究细胞结构中化学成分（主要是生物大分子成分）的定位、分布及其生理功能。用切片或分离细胞成分的方法，对单个细胞或细胞各个部分进行定性和定量的化学分析。

细胞生理学（cytophysiology）：研究细胞的生命活动现象及机制，包括细胞如何从环境中摄取营养，经代谢而获得能量，进行生长、分裂或其他功能活动，以及细胞如何对各种环境因素产生反应，而表现感应性和运动性活动（如神经细胞传导、肌肉细胞收缩、腺细胞分泌）等。近年来特别着重于从分子水平和胶体水平阐明细胞生理活动过程的物理化学基础。

细胞遗传学（cytogenetics）：根据染色体遗传学说发展起来的一门属于细胞学与遗传学之间的边缘学科。主要是从细胞学的角度，特别是从染色体的结构和行为以及染色体与其他细胞器的关系来研究遗传现象，这对遗传和变异机制的阐明、动物和植物育种理论的建立、人类疾病遗传有关的问题及生物进化学说的发展十分重要，特别对人类染色体病的诊断、治疗和预防具有现实的意义。

其他分支学科还有**细胞生态学（cytoecology）、细胞能力学（cytoenergetics）、细胞动力学（cytodynamics）**等。

第二节　细胞生物学的发展历史及趋势

细胞生物学是不断发展的学科，在其发展过程中的一些新成就，对整个生命科学起着巨大的推动作用。细胞生物学的发展大致可划分为如下阶段。

一、细胞学研究的萌芽阶段

从**显微镜（microscope）**的发明到19世纪初叶为细胞学研究的萌芽阶段，开始了细胞学的研究。科学的发展总是与实验设备水平相适应的，细胞学的兴起也不例外，细胞的发现是与显微镜的发明密切相关的。1590年，荷兰眼镜制造商Z. Janssen兄弟试制成第一台复式显微镜。半个多世纪以后，英国科学家R. Hooke用自制的显微镜观察了软木及其他植物组织。1665年，他发表了《显微图谱》（Micrographia），其中关于软木的描述是最值得称道的，他将在软木中看到的许多小室称为"细胞"（cell，原意为小室），实际上他所见到的仅仅是植物死细胞的细胞壁，因为他首先描述了这一结构，所以，细胞一词也就沿用至今。值得一提的是荷兰科学家A. Van Leeuwenhoek（1632～1723年），他于1677年用自制的显微镜观察了池塘中的纤毛虫类、人和哺乳动物的精子及细菌等，后来他又观察到了鲑鱼红细胞及其核。由于他的

卓越贡献而当选为英国皇家学会会员，并被授予"巴黎科学院通讯院士"的荣誉称号。由一名布店学徒成为一位著名的科学家，他刻苦勤奋的一生，为后人树立了自学成才的光辉榜样。

二、细胞学说的创立阶段

这一阶段大致从19世纪初叶到中叶。这一时期的突出成就是创立了细胞学说。

在R. Hooke发现细胞后的近200年中，由于显微技术未得到成功的改进，对细胞的研究没有任何突破性进展。1827年，K. E. V. Bear在蛙卵和几种无脊椎动物的卵中观察到了细胞核。1831年，R. Brown也在兰科和其他几种植物表皮细胞中观察到了细胞核。1835年，E. Dujerdin将根足虫和多孔虫细胞内的黏稠物质称为肉样质（sarcode）。1839年，捷克学者Purkinje首先提出了原生质（protoplasm）的概念。后来被H. Von Mohl应用到植物细胞。虽然当时细胞的一些主要结构都被观察到了，但是，一直没有从理论上加以概括。

德国植物学家M. J. Schleiden（1938）、动物学家T. Schwann（1839）根据前人的研究成果结合自己的

工作首次提出了**细胞学说（cell theory）**。其主要内容是：①系统地论证了细胞是动物、植物有机体的基本结构单位，也是有机体功能的基本单位；②论证了动物、植物各种组织的细胞具有共同的基本结构、基本特性，并按共同规律发育，有共同的生命过程；③论证了细胞也有自己的生长发展过程。细胞学说的建立，明确了动物、植物界的统一。恩格斯对此给予了极高的评价，认为这是 19 世纪自然科学的三大发现之一。

三、经典细胞学阶段

这一阶段从 19 世纪中叶到 20 世纪初叶。这一时期细胞学有了蓬勃的发展。

首先是实验技术的进步。1865 年，Böhm 首先使用苏木精对细胞进行染色，而 Corti（1851）和 Hartig（1854）则使用洋红对细胞进行了染色。Oschatz 设计出第一台切片机。1878 年，Ernest Abbe 设计出近代的复式显微镜，这种显微镜具有消色差物镜，并具有载物台下照明的聚光器。这些仪器和技术对细胞学的发展都起到了极大的推动作用。

19 世纪 70 年代，有三位细胞学家（Strasburger、Bütschil 及 O. Hertwig）几乎同时描述了细胞核分裂时的变化。其中 O. Hertwig 用硼酸洋红染色观察到在赤道板上有着色的线状或棒状物体。后来这种着色的线状物体被 Waldyer 命名为染色体。Flemming 将细胞分裂命名为有丝分裂（mitosis）。Strasburger 根据染色体的行为将有丝分裂分为前期、中期、后期和末期。

1882 年，Strasburger 首先发现一种百合科植物有 12 条染色体，一种石蒜科植物总是有 8 条染色体，随后 Rabl（1885）在蝾螈中观察到 24 条染色体。这些发现说明了物种染色体数目的恒定性。

以上研究说明，当时对细胞核的观察已经相当深入，但相比之下，关于细胞质却了解得不够清楚。1875 年，O. Hertwig 和 Bütschli 在细胞分裂时观察到了中心体。1898 年，Golgi 发现了高尔基复合体。同年，Benda 发现了线粒体。

四、实验细胞学阶段

这一阶段大致从 20 世纪初叶到中叶。这一时期的显著特点是：细胞学的研究在相邻学科的渗透下应用了实验的方法，因而学科的研究内容更广泛、更深入。逐渐形成了细胞遗传学、细胞生理学、生化细胞学、细胞化学、显微及亚显微形态学等分支学科。

继 1907 年 Harrison 用淋巴液成功地培养了神经细胞之后，1912 年 A. Carrel 在此基础上发展了一整套包括严格消毒、应用鸡胚抽提液和一些专用器皿在体外培养动物组织的组织培养技术。这套技术到目前虽有所改进，但基本上还在应用。组织培养早期，主要是成功地培养各种组织，以后发展为用培养物做

实验研究，使细胞学增加了一个重要的研究手段。J. Brachet 用组织化学方法研究核酸在发育中的变化，最早提出核酸与细胞生命活动的关系。此外，Caspersson 设计了十分精密的显微分光光度计，根据极小范围内的吸收光谱可以超微量地测定细胞中的核酸含量。这两个方面的成就，对细胞学产生了重大影响。

将由 A.Claude 发展起来的组织匀浆差速离心方法及以后出现的放射性核素技术应用到细胞的研究中，使人们对细胞的代谢及某些细胞器的功能产生了新的认识。

从 20 世纪 40 年代开始，电子显微镜的应用使细胞形态学的研究深入到亚显微层次，不仅清楚了大部分细胞器的结构（如线粒体、叶绿体、高尔基复合体、中心体等），而且结合细胞生化的成果，逐渐把结构和功能统一起来，同时对细胞质也有更为深入的了解。

五、细胞生物学阶段

这一阶段始自 20 世纪 60 年代。这一时期对细胞的研究从各个方面都有深入和扩展。形态方面，从显微层次深入到亚显微层次，甚至分子层次，进而扩展到对活细胞的观察和实验研究；从单纯的形态描述，进入到形态与功能和生化研究的结合。生命科学各分支学科——遗传学、胚胎学、生理学及进化的研究，都力求深入到细胞层次和亚细胞层次来解释各种生命现象。细胞学的发展已经超出原有的范围，并向细胞生物学转变。可以说，细胞生物学是在分子遗传学和分子生物学取得巨大成就，以及亚显微层次的研究获得重大进展的共同推动下发展起来的。细胞生物学就是用分子生物学及物理、化学方法，进行各个领域的深入研究，以期从根本上解决本学科的一些重大问题。

六、崭新的 21 世纪细胞生物学

近年来，细胞生物学研究在许多方面都取得重要成果（详见"细胞生物学的研究动态和发展趋势"一章），诺贝尔生理学或医学奖大都授予了与细胞生物学研究相关的科学家。2001 年，美国的 Leland Hartwell 以及英国的 Paul Nurse、Timothy Hunt 因对细胞周期调控机制的研究而获诺贝尔生理学或医学奖。2002 年，英国的 Sydney Brenner、John E. Sulston 和美国的 H. Robert Horvitz 因在器官发育的遗传调控和细胞程序性死亡方面的研究而获得诺贝尔生理学或医学奖。2003 年，美国科学家 Peter Agre 和 Roderick Mackinnon 分别因对细胞膜水通道、离子通道结构和机制的研究而获诺贝尔化学奖。

七、我国细胞生物学的发展概况

中华人民共和国成立之前，我国细胞生物学研究的基础十分薄弱，在十分艰苦的条件下，为数不多的老一辈留学归国科学家坚持在教学和科研第一线开展

工作，并取得了一定成绩，主要在胚胎发育、原生动物以及植物细胞的核穿壁和核更新等方面打下了比较好的基础。此外，在亚显微形态学、细胞化学、组织化学、细胞生理、细胞遗传等方面也进行过一些工作。尽管这些工作还不是很全面和系统，但是，老一辈科学家的刻苦钻研、勤奋工作，的确为我国细胞生物学的发展奠定了坚实的基础。

"文化大革命"期间，我国细胞生物学的研究也如其他科学研究一样，几乎中断。但是，在此期间仍然有部分细胞生物学工作者在极其困难的条件下坚持研究，并在细胞核移植、癌细胞培养、细胞融合、花药培养、单倍体育种等若干领域取得了一定的进展。但从当时国际上细胞生物学研究的发展来看，不论研究水平、研究规模，还是研究队伍、仪器设备条件，与国际先进水平的差距越来越大，这一时期正是国际上生命科学发展突飞猛进的时候，而我国细胞生物学的许多重要领域几乎是空白。

1977年全国自然科学规划会议制订了我国第一个细胞生物学发展规划，对细胞生物学的研究机构进行了充实和调整。例如，原中国科学院实验生物研究所改建为细胞生物学研究所，新建了中国科学院发育生物学研究所。有条件的高等院校纷纷建立了细胞生物学研究所、研究室和教研室，开设了细胞生物学课程。在高等院校及科研院所建立了学位制度，开始培养细胞生物学专业的硕士、博士研究生，从而形成了一支从事细胞生物学的研究队伍。

近年来我国为自然科学的基础研究提供了巨大的经济支持，加上其他攻关项目，如攀登计划、"863"计划及"973"计划等基金制的建立，建立了一系列国家及部门的重点实验室，其中包括细胞生物学及相关学科的重点实验室，均有力地推动了我国细胞生物学研究的迅猛发展，开创了前所未有的美好前景。

当前细胞生物学研究的基本特点和发展趋势可归纳为：

（1）细胞结构功能的研究→细胞生命活动，通过细胞的生命活动的研究，加深对细胞结构与功能的了解；

（2）细胞中由一个基因、一条多肽链、一种蛋白质的研究发展为基因组、蛋白质组及其在细胞生命活动中的协调、主导作用，特别是复合体及多个复合体的相互作用；

（3）细胞信号转导途径→信号调控网络；

（4）体外（in vitro）研究→体内（in vivo）研究；

（5）实验室研究为主→计算机生物学、生物材料的介入，大数据综合分析，揭示细胞生命活动的机制及规律；

（6）细胞生物学与生物学其他学科的渗透→细胞生物学与数学、物理学、化学、生物材料、纳米科学、工程学等多学科的渗透与交叉。

总体而言，细胞生物学的研究是由静态的分析到活细胞的动态综合，这也反映了生命科学研究的趋势。

第三节　细胞生物学与医学

当前，人类正面临着环境污染、自然资源破坏、粮食匮乏、能源枯竭及人口老龄化等重大社会问题的挑战。人类将解决这些问题的希望寄托于生命科学的发展，而细胞生物学是生命科学发展的重要支柱之一。细胞既是人体正常结构和功能的基本单位，也是病理发生的基本单位，细胞结构与功能的异常是疾病发生的基本原因或结构基础。医药学，如病理学、药理学、肿瘤学、干细胞生物学与再生医学等领域，对肿瘤、心血管疾病的防治，组织器官的损伤修复、疾病发病机制的研究，新药的开发，也需要在细胞水平上，以物理、化学和分子生物学为技术平台，深入研究才能从根本上得到解决。例如，溶酶体的研究对了解细胞的变性坏死，特别是风湿性关节炎、痛风的发生有所帮助，为治疗药物的设计提供了理论依据。细胞的衰老和死亡均与基因活动的调控有密切关系。单克隆抗体的研究使多种疾病快速明确诊断成为可能，也为"导弹药物"治疗癌症带来了希望。这表明细胞生物学与现代医学的关系越来越密切，它正成为现代医学的一门重要的基础学科，受到现代医学有关领域的广泛关注和重视。

就当前严重威胁人类健康的癌症来看，即可说明细胞生物学与医学的密切关系。癌细胞的恶性生长和无休止分裂是其主要特征之一。同时，其在性质上又转变成类似于未分化的原始细胞，失去了专一的功能，这种现象称为细胞的去分化（dedifferentiation）。癌细胞不仅失去了原有细胞所具有的正常功能，而且还获得了原始的未分化细胞也没有的破坏能力。它脱离了细胞间接触抑制的控制，不停地分裂，四处扩散，并在这种无法控制的恶性生长中夺取机体营养、释放毒素和严重侵袭其他组织，最后使机体营养消耗殆尽，枯竭而死亡。假如人们对正常细胞的分化机制和癌细胞的去分化机制有所了解，并能在分子层次上弄清其变化，就有可能找到使癌细胞逆转、变为正常分化细胞的方法。总之，研究细胞的生长、分裂和分化，也是与癌症防治密切相关的重大的细胞学问题。

动物的大量细胞在一定发育时期出现的正常死亡，称为**编程性细胞死亡（programmed cell death）**或**细胞凋亡（apoptosis）**。据研究，编程性细胞死亡与一些疾病的病因相关，人类的免疫系统是最有代表性的例子，在 T、B 细胞分化成熟的过程中，由于免疫系统的选择作用，95% 的前 T、前 B 细胞均要死亡，而成熟的白细胞寿命只有一天，这样死一批，再生一批，互相交替，非常严格有序，若编程性细胞死亡发生障碍，只生不死，就会出现白细胞堆积，发生白血病。该死的不死，这一程序失常还可能是自身免疫疾病的原因之一。在对肿瘤的研究中人们发现，肿瘤的发生不仅与肿瘤细胞的生长速率有关，而且与肿瘤细胞的死亡速率有关。编程性细胞死亡的规律失常是肿瘤发生与发展的一个重要因素。在人类神经系统中，神经元细胞的编程性死亡规律异常是中风和其他神经损伤性疾病的直接原因。哺乳动物中，癌基因和抑癌基因可能参与编程性细胞死亡的调控。*c-myc* 原癌基因的过表达可以导致细胞的编程性死亡；而 *bcl-2* 原癌基因的过表达却可以阻止 *c-myc* 诱导的细胞死亡。抑癌基因 *p53* 在诱发编程性细胞死亡中起着重要作用。淋巴细胞经辐射或化学治疗引起 DNA 损伤时，P53 蛋白大量增加，同时出现编程性细胞死亡，进一步分析还发现，DNA 损伤引起的编程性细胞死亡需要 *p53* 基因产物的存在；而糖皮质激素、Ca^{2+} 载体和衰老引起的编程性细胞死亡则无需 P53 蛋白的存在。*p53* 基因产物诱发编程性细胞死亡可提供一种防御机制，使 DNA 损伤的突变细胞不能存活而不能演变成为癌细胞。当 *p53* 基因失活或 P53 蛋白被其他癌基因产物抑制（如 MDMα 癌蛋白能掩盖 P53 蛋白的活化结构域而使其失活）时，突变细胞便得到继续存活的机会，并发展成为癌细胞。

近年来，一些新的细胞生物学实验技术运用到医学研究中。例如，用病毒将动物的正常细胞和癌细胞融合，或将癌细胞的细胞核移植到去掉核的卵细胞内，让它发育一段时间，以减轻毒性，然后再将它们制成疫苗，注入患有癌症的动物体内，发现有抑制癌发生的作用，这为人类癌症的治疗提供了新的途径。应用转基因技术，可以检测同样的癌基因在不同细胞环境中的活动，或同一种细胞环境中不同癌基因的活动。因此，转基因系统将提供一个独特的方法，揭示癌症发生的机制，为癌症的防治提供依据。人工细胞的提出和应用，对某些疾病的治疗起着很好的作用。人工细胞是为了防止有机体的排他性而设计的达到细胞功能的一种结构。例如，利用微囊包封的过氧化氢酶，治疗小鼠的遗传性过氧化氢酶缺乏症；用微囊封入大鼠胰岛细胞，移植大鼠腹腔以治疗大鼠的糖尿病；用含有吸附剂和解毒剂的人工细胞作为血液解毒剂而形成的人工肝，以解除肝昏迷；等等。此外，还可采用易被生物降解的合成聚合物聚乳酸微囊封入激素、疫苗等其他药物，以起到缓解释放的作用。

甚至在古老的中医领域内，国内外也有不少人试图从分子层次寻求中西医理论的基本点。研究中医药对环磷酸腺苷（cAMP）作用的影响，即为一个突出的例证。1973 年 Nelson Goldberg 提出生物控制的阴阳学说（The Yin Yang hypothesis），认为 cAMP 与 cGMP 是人体内两种对立的调节系统，可能是中医阴阳理论的物质基础，提出 cAMP 为阴，cGMP 为阳（用放射免疫法测出）。对 cAMP 和 cGMP 的研究，不仅对生命现象本质的阐明有着重要的意义，而且为探索中医阴阳理论的物质基础提供了线索。cAMP 和 cGMP 相互拮抗、相互制约，共同调节着细胞的正常生理功能，两者必须维持一定的比例，即维持阴阳平衡；若比例发生改变（偏高或偏低），阴阳失衡，就会引起机体功能失调而导致疾病。

人口老龄化是严重影响我国发展的问题，据估计到 2020 年，老年人口将达到 2.48 亿，老龄化水平将达到 17.1%，其中 80 岁及以上人口将达到 3067 万人，占老龄人口的 12.37%。人衰老的基础是细胞衰老，很多疾病的发生与衰老有关，如癌症、心脑血管病、糖尿病、神经系统退行性疾病（阿尔茨海默病、帕金森病等）等。

除此以外，细胞生物学与基础医学的组织胚胎学、生物化学、生理学、微生物学、免疫学、药理学、病理解剖学和病理生理学等学科有极为密切的关系，而且也是临床医学有关学科的重要基础。由此可见，要正确认识疾病，掌握疾病预防和治疗的基本原理和方法，必须具备细胞生物学的基础理论、基本知识和基本技能。

复习思考题

1. 什么是细胞生物学？它与医学科学的关系如何？
2. 细胞生物学的发展历史对我们有何启示？

（四川大学　胡火珍）

第二章　细胞的起源与细胞概述

一切生物都是由细胞构成的，细胞是生命活动的基本结构和功能单位。单细胞生物有机体，如变形虫仅由一个细胞构成，多细胞生物有机体根据其复杂程度由数百、数万，甚至数亿个行使各种特定功能的细胞组成，各种细胞分工合作，通过它们之间相互协调，实现多细胞生物体完整的生命活动过程。

对细胞的认识，光学显微镜出现以后有了一个飞跃，随着电子显微镜等的相继出现，进入到亚微（亚细胞）、分子及原子层次，随着新的技术和方法的发展，人们对细胞的结构和功能将有更深入的了解（图2-1）。

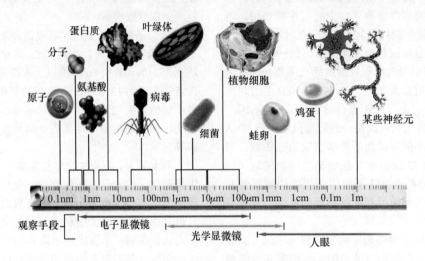

图 2-1　各种细胞及细胞器对应尺度的大小（引自吴庆余，2006）

第一节　细胞的起源

细胞的出现是自然界生物进化发展的结果。地球上由非生命物质进化为原始的单细胞生物，经过了10余亿年的漫长历史。如果地球的年龄为50亿年，那么细胞的出现大约是在30亿年前。细胞起源最初是由简单的有机分子结合成多聚体，再构成蛋白质和核酸等生物大分子，之后进一步演变成没有核膜的原核细胞，再由原核细胞进化成具有细胞核膜包围核物质并含各种细胞器的真核细胞，进而发展进化成为多细胞生物。

出的气体形成原始大气，原始大气主要由甲烷、氨、氢、二氧化碳、硫化氢、水蒸气和少量其他气体等无机小分子组成，这些无机小分子在雷雨放电、太阳的紫外线和火山爆发释放出的能量的触发之下，通过无机胶状物的催化作用，形成了一系列简单的有机小分子物质，包括核苷酸、氨基酸、脂肪酸与单糖等，它们经过雨水的冲刷作用，最后汇聚在原始的海洋中，使海水成为富含有机物的溶液，即地球早期的"原汤"，从而为生命的诞生创造了条件。

一、由无机小分子演变为有机物小分子物质

早期的地球经过若干亿年的演变和冷却，火山喷

二、由有机小分子物质演变为生物大分子物质

原始海洋中的这些简单的有机小分子物质经过长

期积累，相互作用，在适宜的条件下自发地聚集起来。例如，氨基酸和核苷酸各自通过聚合作用或缩合作用相互结合，便形成多肽和多核苷酸线型多聚体等生物大分子物质。这些生物大分子物质一般以复合分子的形式存在，如核蛋白、脂蛋白、糖蛋白与糖脂等，组成细胞的基本结构体系。例如，由磷脂双分子层镶嵌蛋白质的生物膜体系，由核酸和蛋白质分子构成的遗传信息复制与表达体系，这就构建成了任何类型细胞所必需的两大基本结构体系。

生命进化过程的开始是产生了能够自我复制的多核苷酸 RNA 集合体，之后又在 RNA 指导下合成了蛋白质。RNA 对蛋白质合成的指导是通过 RNA 分子中的核苷酸排列顺序来决定蛋白质分子中氨基酸种类和氨基酸排列顺序而实现的。

三、由生物大分子物质演变为原始细胞

原始细胞产生的一个重要条件，除了前面提到的多核苷酸自我复制及指导蛋白质的合成外，还必须有细胞膜存在，现在所观察到的细胞均由磷脂和蛋白质构成的细胞膜包围着。有人推测，在生命出现前的原始汤液表面，磷脂分子能自发地装配成脂质膜包围RNA 和蛋白质分子。于是，这种初级形式的形态实体，经过突变和自然选择，便形成了原始细胞。

现在认为，地球上生存着的所有生物都起源于30亿年前诞生的原始细胞。原始细胞依靠其快速的增殖能力胜过所有其他竞争者，在进化过程中取得优势，最终覆盖了地球表面。大约 15 亿年前，结构简单的原核细胞演化成结构复杂的真核细胞。

第二节　细胞结构的一般特征

构成生物有机体的细胞种类繁多，形态结构与功能各异，但它们都有共同的特征。

一、细胞的基本共性

第一，所有细胞表面都有由脂质双分子层与蛋白质构成的生物膜，即细胞膜。正是因为细胞膜的存在，使细胞与周围环境隔离开来，保持相对独立性，造成相对稳定的内环境，并通过细胞膜与周围环境进行物质交换和信号转导。

第二，所有的细胞都具有 DNA 和 RNA 两种核酸，作为遗传信息储存、复制与转录的载体，而非细胞形态的生命体病毒却只有一种核酸，即 DNA 或 RNA 作为遗传信息载体。

第三，所有细胞都有核糖体，它是作为蛋白质合成的细胞器存在于一切细胞内的，是任何细胞（除个别特化细胞）不可缺少的基本结构，它们能按照信使 RNA（mRNA）的指令将氨基酸按一定的顺序合成多肽链。

第四，所有细胞都是以特定的方式进行分裂增殖的，细胞分裂是生命繁衍的基础和保证。

支原体（mycoplasma）是迄今发现的最小、最简单的细胞，直径只有约 0.1μm，为细菌的 1/10，真核细胞的 1/1000，虽然很小而且简单，但它已具备了细胞应该有的基本结构，能独立进行生命活动。而**病毒（virus）**是由一种核酸分子（DNA 或 RNA）与蛋白质构成的核酸 - 蛋白质复合体，类病毒仅由一条有感染性的 RNA 构成。病毒虽然具备新陈代谢和自我复制的生命活动的最基本特征，但不具备细胞形态的基本结构，它们的主要生命活动必须要在活细胞内才能表现。因此，病毒是非细胞形态的生命体，是目前为止发现

的最小、最简单的生命有机体。

二、细胞的大小和形态

不同种类的细胞大小变化范围很大，形态各异，与其所具有的功能相适应。卵生动物的卵由于储存有胚胎发育所必需的营养物质，一般都较大，如鸵鸟卵细胞是最大的卵细胞，直径为 12 ～ 15cm。而哺乳动物的胚胎在母体内发育，依靠母体取得营养，卵细胞一般都较小，如人的卵细胞直径约 0.1mm，动物的卵细胞更小，一般只有 0.01mm 左右。神经细胞的胞体直径为 0.1mm 左右，但从胞体发出的神经纤维却可长达数厘米，最长达 1m 左右，这与神经细胞的传导功能一致。大多数真核细胞的直径为 10 ～ 100μm。

细胞的大小与生物体的大小没有相关性，鲸是最大的动物，但鲸的细胞并不大。生物体的体积增大，是因为细胞数目的增多。

细胞的形态虽然多种多样，但每种细胞的形态却是一定的，如红细胞是双凹圆盘形、上皮细胞是扁平形、肌肉细胞是纺锤形、神经细胞是星芒形、卵细胞是球形等。也有无定形的细胞，如白细胞、变形虫等。一些细胞因游离于液体中，受表面张力作用呈球形。例如，白细胞在循环着的血液中呈球形，但处于血管以外的环境中，则伸出伪足使形态变得不规则。总之，细胞的形态变化主要与其功能相适应，却也由细胞的表面张力、细胞质的黏性、相邻细胞的压力和细胞膜的坚韧度所决定。此外，微管、微丝等细胞骨架成分也对细胞的形态产生一定影响。

三、细胞的数目

单细胞生物，如细菌、草履虫，一个细胞就是

一个独立的生物体。大多数生物为多细胞生物,即组成生物个体的细胞极多,很难得知准确数字,往往只能根据细胞的体积和生物体的体积或某一器官的体积,估计构成生物体或某一器官的细胞数目。例如,一个成人大约有 $3×10^{14}$ 个细胞,而新生婴儿则约有 $2×10^{12}$ 个细胞。

细胞数目的增加依靠细胞的分裂繁殖,各种细胞的繁殖能力不同,有的细胞很早就停止了分裂繁殖的能力。以人为例,神经细胞一般从婴儿出生后就不再繁殖,只随机体的生长而增大、延伸,而肝脏和肾脏的细胞增殖缓慢,只有当细胞大量死亡时,才会迅速增殖。红细胞、皮肤表面的细胞等是不断死亡而又不断新生的。例如,红细胞的寿命仅有 120 天左右,人体每秒就有约 200 万个红细胞死亡,与此同时新生的红细胞又在不断地产生,以保持体内红细胞数目的恒定。因此,有机体细胞的数目不是固定不变的,而是处于动态平衡之中的。

四、细胞的一般结构

在光学显微镜下,一般将真核细胞的结构分为 3 部分,即**细胞膜**(cell membrane)、**细胞质**(cytoplasm)和**细胞核**(nucleus)。电子显微镜出现以后,则根据细胞各部结构的性质、彼此间的相互关系及各种结构的来源等,将其分为**膜相结构**(membranous structure)和**非膜相结构**(nonmembranous structure)(表 2-1)。

表 2-1 光学显微镜及电子显微镜下动物细胞结构的分类

	光学显微镜下		电子显微镜下
细胞膜	细胞膜	膜相结构	细胞膜(质膜)
细胞质	线粒体		线粒体
	高尔基复合体		高尔基复合体
	内质网		内质网
	中心体		溶酶体
	细胞基质		微体(过氧化物酶体)
			核膜
细胞核	核膜	非膜相结构	核糖体
	核仁		中心体
	染色质(染色体)		微管、微丝、中间纤维
	核基质		细胞基质
			核仁
			染色质(染色体)
			核基质

细胞内各种膜相结构的膜都具有相似的基本结构形式,在电子显微镜下可以清晰地看到所有膜都是由 3 层结构组成的,即内外两层致密的深色带,其厚度约为 2nm,中间夹有一层疏松的浅色带,其厚度为 3.5nm,3 层结构的总厚度为 7.5nm。通常一般将这 3 层结构形式作为一个单位,称为**单位膜**(unit membrane)。当然细胞内不同膜相结构的膜并不完全一致,其组成与厚度均有一定差异。但是,整个细胞内膜相结构就是在单位膜的基础上将整个细胞统一起来的。

膜相结构还有其重要的功能意义。细胞进行正常的代谢活动都需要各种酶参与,如果细胞内各种不同的酶分子彼此混杂在一起,则影响其正常功能的发挥,细胞正常的代谢活动必将受阻,严重时还可能导致细胞死亡,为了使细胞能进行正常的代谢活动,需要膜相结构将其隔开。各种膜相结构的细胞器,实际上就是由膜结构将与某一功能有关的酶系统集中于一定的区域之内,使之不与其他酶系统混杂,使各个酶系统功能更有效地发挥作用,这就是细胞内膜相结构的**区域化作用**(compartmentilization)。

第三节 原核细胞和真核细胞

一般将细胞分为两类,即**原核细胞**(prokaryotic cell)和**真核细胞**(eukaryotic cell)。

一、原核细胞

原核细胞一般体积较小,也具有细胞膜,其结构和化学组成与真核细胞相似,但其细胞膜外有一层坚固的**细胞壁**(cell wall)(图 2-2),厚度为 10～25nm,主要由蛋白质和多糖组成,具有维持细胞形态和保护作用,这与一般植物细胞壁由纤维素组成不同。

原核细胞内含有 DNA 区域,但没有核膜包围,这个区域称为**拟核（nucleoid）**。原核细胞的 DNA 常为一条不与组蛋白结合的裸露 DNA，许多细菌除了基因组 DNA 外，还有一些小的环形 DNA，称为**质粒（plasmid）**。质粒长度常为 1000 ~ 30 000 个碱基对，在细胞质中能进行自我复制，其编码的蛋白质具有对抗生素不敏感等作用。

原核细胞没有线粒体、内质网、高尔基复合体、溶酶体等膜相结构的细胞器，也没有微管、中心粒等非膜相结构，但细胞质中含有大量核糖体以及一些细胞膜的特化结构，如**间体（mesosome）**等结构。间体是细胞膜内陷折叠形成的、与能量代谢有关的结构。

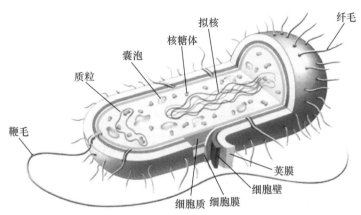

图 2-2 原核细胞（细菌）模式图（引自吴庆余，2006）

在进化史上，仍然保持原核细胞特征的生物，称为**原核生物（prokaryote）**，如**细菌（bacterium）**和**蓝绿藻（blue green algae）**。

二、真核细胞

原核细胞发展到出现了核的结构称为真核细胞（图 2-3）。具有真核细胞特征的生物称为**真核生物（eukaryote）**。真核细胞核物质外出现了双层核膜，将细胞分隔为核与质两个部分，在细胞膜与细胞核之间的细胞质中，形成了复杂的内膜系统，构建成各种相对稳定、有独立生理功能的细胞器，并且有特殊的遗

传表达体系和特有纤维状结构的细胞骨架体系。虽然真核细胞是由原核细胞进化而来的，两者有着基本的共同特征，但是真核细胞无论在结构上还是在遗传机制上都比原核细胞更复杂、更精细，两者存在着明显的差异（表 2-2）。

近年来，因古核细胞或**古细菌（archaebacteria）**在细胞起源与进化理论和分子生物学研究的重要性而受到学术界的关注。古细菌通常生活在地球上极端的类似于生命出现早期的自然环境中，如超嗜热、高酸碱度、高盐或厌氧条件下，最常见的有盐杆菌、甲烷球菌等。

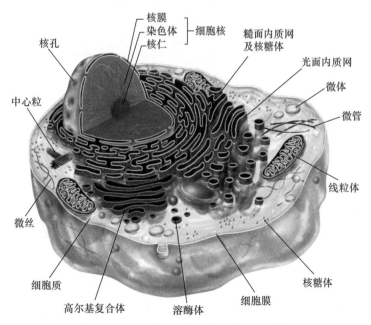

图 2-3 真核细胞模式图（引自吴庆余，2006）

表 2-2　原核细胞与真核细胞的比较

特征	原核细胞	真核细胞
细胞大小	较小，1～10μm	较大，10～100μm
细胞核	无核膜、核仁（拟核）	有核膜、核仁（真核）
DNA	单个，DNA 裸露于细胞质中	若干个，DNA 与组蛋白结合
细胞壁	不含纤维素，主要由肽聚糖组成	不含肽聚糖，主要由纤维素组成
细胞器	无（除核糖体外）	有
核糖体	70S（50S+30S）	80S（60S+40S）
内膜系统	无	有
细胞骨架	无	有
转录与翻译	转录与翻译同时进行	转录在细胞核内进行，翻译在细胞质中进行

古细菌可能是细胞生存的更为原始的类型。一般将古细菌称为**古核生物（archaea）**。古核生物的细胞形态结构和遗传结构装置与原核细胞相似，过去把它们归属为原核生物，但现在知道它们的有些分子进化特征更像真核细胞，所以它们是一类独特的原核生物，既有真细菌和真核生物的特征，又具有既不同于真细菌又不同于真核生物的特征。现在有更多的论据说明真核生物可能起于古核生物，有些生物学家建议将生物划分为原核生物、古核生物和真核生物三大领域，而将其细胞相应分为原核细胞、古核细胞和真核细胞三大类型。

复习思考题

1. 细胞是如何起源的？

2. 细胞具备哪些特征？

3. 原核细胞与真核细胞有哪些不同？

（四川大学　李　虹）

第三章 细胞的分子基础

地球上的生物种类繁多，形态多样，但都由生命物质——**原生质**（protoplasm）组成的。组成原生质的元素包括大量元素和微量元素两大类：大量元素占 99.99%，有 C、H、O、N、S、P、Cl、Ca、Na、K、Mg、Fe 等，其中 C、H、O、N 4 种元素含量最多，约占 90%；微量元素仅占 0.01%，包括 Cu、Zn、I、Co、Mn、Br、F、Li、Ba、Si、Cs 等，虽然这些元素在原生质中的含量甚微，但都是生命活动所必需的，如果缺乏可能会引起代谢紊乱或疾病。

组成原生质的各种元素在生物体内并非单独存在，而是相互结合成无机化合物和有机化合物的形式存在于细胞中。无机化合物主要包括水和无机盐；有机化合物包括糖类、脂类、蛋白质、酶、核酸和维生素等，它们是组成生命物质和行使生命活动的重要分子基础。

第一节 细胞的小分子物质

细胞含有的小分子物质的分子质量一般小于 50kDa，主要包括水、无机盐和小分子有机物等，它们都是维持细胞生命活动所必需的物质。

一、水

水是细胞内最重要的无机小分子，占细胞总质量的 70% 左右，细胞内的大多数生化代谢反应均在水溶液中进行。地球上的生命起源于海洋，现在的生命也离不开水环境，所以水是生命的摇篮。

二、无机盐

无机盐占细胞总质量的 19% 左右，它们都是以离子形式存在的，包括阳离子（Na^+、K^+、Ca^{2+}、Mg^{2+}、Fe^{2+}）和阴离子（Cl^-、PO_4^{3-}、SO_4^{2-}、HCO_3^-），这些无机离子对维持细胞内的渗透压及酸碱平衡起着十分重要的作用。

三、有机小分子

细胞内的绝大多数有机小分子是碳水化合物，其分子质量为 100～1000kDa，含 30 个左右的碳原子。通常细胞内有近千种小分子游离在细胞质基质中，它们既是细胞代谢的中间产物，又是构成生物大分子的基本结构单位。细胞内的有机小分子主要有**单糖**（monosaccharide）、**脂肪酸**（fatty acid）、**氨基酸**（amino acid）及**核苷酸**（nucleotide acid）等。

（一）单糖

单糖是构成二糖和多糖的基本单位，结构通式为（CH_2O）$_n$，其中 n 为 3～7。最重要的单糖是戊糖（$C_5H_{10}O_5$）和葡萄糖（$C_6H_{12}O_6$）。戊糖包括**核糖**（ribose）和**脱氧核糖**（deoxyribose）（图 3-1），它们都是组成核酸的重要成分。脱氧核糖与核糖的区别是其在 2′ 位碳原子上少一个氧。

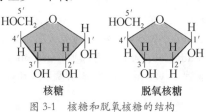

核糖　　　　**脱氧核糖**
图 3-1　核糖和脱氧核糖的结构

葡萄糖是细胞的主要能源物质，可被氧化分解成 CO_2 和 H_2O，并释放能量，用于合成三磷酸腺苷（ATP），供细胞生命活动所需。许多葡萄糖组成多糖，动物细胞内的多糖主要是糖原。

（二）脂肪酸

脂肪酸是直链脂肪烃有机酸，一般含一个羧基（—COOH），通式为 $CH_3(CH)_nCOOH$。脂肪酸有两个不同的区域：长的碳氢链是疏水的，无化学活性；羧基是亲水的，可在水溶液中电离，易形成酯和酰胺。细胞内的脂肪酸分子可通过羧基与其他分子共价相连。

脂肪酸在细胞内的最重要功能是构成细胞的膜相结构，同时脂肪酸也能分解产生 ATP，根据能量比计算，其 ATP 能量相当于葡萄糖能量的 2 倍。

（三）氨基酸

氨基酸是组成蛋白质的基本单位，自然界中的氨基酸有300多种，但组成蛋白质的氨基酸只有20种，均属于α-氨基酸（氨基连接在紧靠羧基的α-碳原子上）。虽然不同的氨基酸在化学组成上各不相同，但它们具有共同的结构特点，即每个氨基酸的α-碳原子上都连有一个氨基（—NH₂）、一个羧基（—COOH）、一个氢原子（—H）和一个R基团。不同氨基酸的R基团不同，其形状、大小、所带电荷及形成氢键能力等的差异，决定了不同氨基酸具有不同的理化性质，其不同的理化特性又决定了它们所组成蛋白质的特性，从而构成了蛋白质多种复杂功能的基础。

根据R基团结构及其在水溶液中的性质差异，将氨基酸分为4种类型。①酸性氨基酸：包括谷氨酸和天冬氨酸，酸性氨基酸的R基团含有羧基，羧基解离使氨基酸分子带负电荷。②碱性氨基酸：包括赖氨酸、组氨酸及精氨酸，碱性氨基酸的R基团含有氨基或其他碱性基团，这些基团解离使氨基酸分子带正电荷。③极性中性氨基酸：R基团有极性，但不能解离，易溶于水，包括甲硫氨酸、半胱氨酸、丝氨酸、苏氨酸、色氨酸、酪氨酸、谷氨酰胺、天冬酰胺。④非极性疏水氨基酸：这类氨基酸在水溶液中的溶解度较小，疏水作用较强，包括缬氨酸、丙氨酸、亮氨酸、异亮氨酸、甘氨酸、苯丙氨酸及脯氨酸。

（四）核苷酸

核苷酸是组成**核酸**（nucleic acid）的基本结构单位，每个核苷酸含有一个碱基、一个戊糖和一个磷酸分子。碱基包括**嘌呤**（purine）（双环化合物）和**嘧啶**（pyrimidine）（单环化合物）两类（图3-2）：嘌呤有**腺嘌呤**（adenine，A）和**鸟嘌呤**（guanine，G），嘧啶有**胞嘧啶**（cytosine，C）、**胸腺嘧啶**（thymine，T）

及**尿嘧啶**（uracil，U）。组成核苷酸的戊糖包括核糖和脱氧核糖。

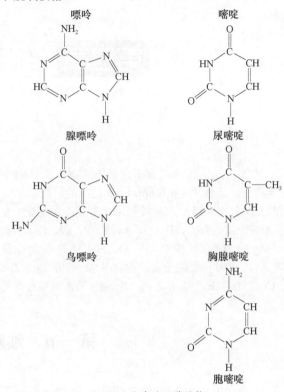

图3-2 碱基的化学结构

碱基与戊糖依靠糖苷键脱水缩合形成**核苷**（nucleoside），糖苷键是由一个戊糖C1上的羟基与一个嘧啶N1或嘌呤N9上的氢脱水缩合形成的化学键。核苷与一分子磷酸结合成单核苷酸，连接两分子磷酸形成二磷酸核苷，连接三分子磷酸形成三磷酸核苷。三磷酸核苷是合成核酸的原料，其中三磷酸腺苷（ATP）可参与细胞各种反应之间的能量传递。

第二节 细胞的大分子物质

细胞的大分子物质有蛋白质、核酸及多糖等，它们的分子质量一般为10 000～1 000 000kDa。由于它们的分子质量巨大、结构复杂、功能多样，常被称为**生物大分子**（biological macromolecule），它们是组成生命物质和行使生命活动的重要分子基础。以下重点介绍蛋白质和核酸这两类最重要的生物大分子。

一、蛋白质

蛋白质（protein）是构成细胞的主要成分，占细胞干重的一半以上。蛋白质不仅决定细胞的形状和结构，而且在细胞的物质运输、信号转导及细胞识别等活动中起着非常重要的作用。

（一）蛋白质的结构

蛋白质是以氨基酸残基连接而成的线形多聚体——多肽链为基础，进一步螺旋折叠而成的。组成蛋白质的氨基酸之间可通过一个氨基酸的—COOH与另一个氨基酸的—NH₂脱去一分子水形成**肽键**（peptide bond）（图3-3），多个氨基酸通过肽键相连形成的链状结构称为**多肽链**（peptide chain）。由两个氨基酸脱去一分子水缩合形成**二肽**（dipeptide），三个氨基酸脱去两分子水缩合形成**三肽**（tripeptide），依此类推，多个氨基酸通过肽键组成多肽或多肽链。组成多肽链的氨基酸数目从几个到几千个，一条多肽链一端是氨基端或N端，而另一端是羧基端或C端。

图 3-3 肽键的形成

1969 年，国际纯化学与应用化学联合委员会正式规定将蛋白质的结构分为四级，其中一级结构是蛋白质的基本结构，二级、三级、四级结构是蛋白质的空间结构。

1. 蛋白质的一级结构

蛋白质的**一级结构**（primary structure）是以肽键为主键和少量二硫键为副键的多肽链，每条特定的肽链都有其特异的氨基酸种类和排列顺序。虽然组成蛋白质的氨基酸只有 20 种，但由于组成不同蛋白质的氨基酸种类、数目和排列顺序不同，故可形成无穷无尽的蛋白质。这种蛋白质的多样性特点正是生物界细胞分化和物种进化发展的物质基础。

1953 年，英国化学家 Sanger 首先测出了胰岛素的一级结构，它含 51 个氨基酸，由含 21 个氨基酸的 A 链和含 30 个氨基酸的 B 链组成，并包含 2 个链间二硫键和 1 个 A 链内二硫键（图 3-4）。

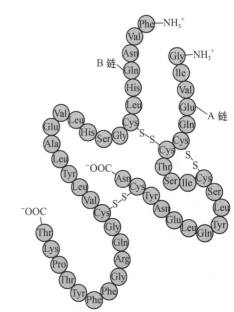

图 3-4 人胰岛素分子的一级结构

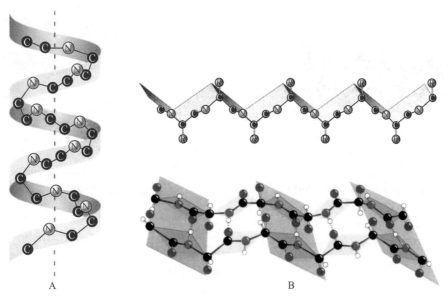

图 3-5 蛋白质的二级结构（引自 Karp，2005）
A.α 螺旋；B.β 折叠

生物体内种类繁多的蛋白质，其一级结构各不相同，决定其各自特定的空间结构和功能。因此，一级结构是蛋白质的基本结构，如果一级结构发生变化，即使只有一个氨基酸改变，也可导致蛋白质的空间结构改变，形成结构异常的蛋白质，严重影响蛋白质的性质，使其不能执行正常的生理功能。例如，人类正常的**血红蛋白**（hemoglobin，Hb）由 4 条多肽链组成，

其中 2 条 α 链、2 条 β 链，每条 α 链含 141 个氨基酸，每条 β 链含 146 个氨基酸。若 β 链第 6 位谷氨酸被缬氨酸取代，就会导致镰形细胞贫血症。

2. 蛋白质的二级结构

蛋白质的**二级结构**（secondary structure）是在一级结构的基础上，借氢键维持的多肽链盘绕折叠形成的有规律重复的空间结构，有 α 螺旋、β 折叠和

三股螺旋 3 种基本构象。

（1）α 螺旋：**α 螺旋（alpha helix）**是肽链以右手螺旋盘绕形成的空心筒状构象（图 3-5A）。螺旋的形成和维系依靠肽链中氨基酸残基的氨基和羧基通过静电引力形成的链内氢键。有的蛋白质以 α 螺旋为主，而有的蛋白质只有部分肽段为 α 螺旋。

（2）β 折叠：**β 折叠（β-pleated sheet）**是指一条肽链自身回折形成平行排列构象，这种折叠依靠平行链之间的氢键维系（图 3-5B）。不少蛋白质的二级结构中有部分肽段为 β 折叠，有部分肽段为 α 螺旋。但有的蛋白质，如免疫球蛋白质含轻链的二级结构几乎全为 β 折叠。

（3）三股螺旋：**三股螺旋（triple helix）**是胶原蛋白特有的结构，胶原是动物体内含量丰富、分布最广、种类最多的纤维蛋白，约占人体总蛋白质含量的 30% 以上，目前已发现的胶原有 20 多种。胶原蛋白分子由 3 条多肽链以右手螺旋方式相互缠绕成稳定的三股螺旋，这种螺旋主要依靠氢键维系（图 3-6）。胶原蛋白主要由间充质来源的成纤维细胞、软骨细胞、成骨细胞、牙本质细胞、神经细胞及各种上皮细胞合成。**维生素 C（vitamin C，VC）**是人体形成正常胶原必需的物质，若人体缺乏维生素 C，一方面导致胶原形成障碍；另一方面会使原先存在于血管和细胞外基质中的正常胶原逐渐消失，致使组织缺乏胶原，导致维生素 C 缺乏症状。

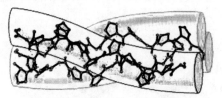

图 3-6　胶原的三股螺旋结构（引自杨恬等，2005）

3. 蛋白质的三级结构

蛋白质的**三级结构（tertiary structure）**是指多肽链在二级结构的基础上，进一步螺旋折叠形成的空间结构（图 3-7）。维系三级结构的化学键除氢键和二硫键外，还依靠各氨基酸侧链之间形成的疏水键和离子键等。

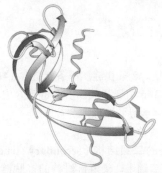

图 3-7　蛋白质的三级结构（引自 Karp，2005）

蛋白质的一级、二级、三级结构都是单条多肽链的变化（胶原除外）。只含一条多肽链的蛋白质，需在三级结构水平上才能表现出生物学活性，而由两条或多条肽链构成的蛋白质，必须形成四级结构才能表现出生物学活性。

4. 蛋白质的四级结构

蛋白质的**四级结构（quaternary structure）**是指由两条或多条具有独立三级结构的肽链（亚基或结构域）相互作用聚合而成的更复杂的空间结构，但四级结构不是所有蛋白质都具有的结构。组成四级结构的每个亚基（subunit）虽然具有独立的三级结构，但并不具有生物学活性，只有当亚基按一定方式、数量集合在一起形成完整的蛋白质分子才能表现出复杂的生物学活性。组成蛋白质四级结构的亚基可以相同，也可以不同。例如，过氧化氢酶由 4 个相同的亚基组成，而人的血红蛋白则由两个 α 亚基和两个 β 亚基组成（图 3-8）。

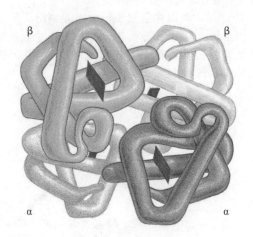

图 3-8　血红蛋白的四级结构（引自 Robert，2001）

（二）蛋白质的功能

蛋白质是构成细胞结构的主要成分，是生命的重要物质基础，具有非常复杂的生物学功能，各种生物所表现出的生命现象都是通过蛋白质实现的。细胞中的蛋白质分子单独存在时，称为单纯蛋白，如清蛋白、组蛋白等。一般情况下，细胞中的蛋白质常与其他化学成分结合成复合体，称为结合蛋白，如与糖类结合形成糖蛋白、与核酸结合形成核蛋白、与脂类结合形成脂蛋白等。

蛋白质在细胞内的主要功能：①作为细胞的结构成分，如细胞膜、内质网、高尔基复合体、溶酶体、线粒体、染色质、核糖体及细胞骨架等结构均含有大量的蛋白质；②物质运输作用，如细胞膜上的载体蛋白能定向转运特定的小分子物质、血红蛋白可运输 O_2 和 CO_2；③信号转导作用，如膜受体蛋白参与化学信号的传递；④收缩运动作用，如肌细胞中的肌动蛋白和肌球蛋白可通过多肽链之间连续的断开及形成交联进行伸长和缩短，使肌肉舒张和收缩；⑤免疫保护作用，如免疫球蛋白是一类特异抗体，它能识别病原物质并与之结合使其失活，保护细胞和机体免受损伤，抵抗病原物质的侵袭。此外，机体内的某些激素是蛋白质，如调节血糖浓度的胰岛素。

除上述作用外，蛋白质在细胞中还具有一个重要作用，即作为生物催化剂——酶，酶与其他催化剂不同，能在生物体内十分温和的条件下高效地催化代谢反应，从而调节细胞内的各种代谢活动，使细胞表现出各种复杂的生命现象。

二、核酸

核酸是遗传物质，是细胞内控制生物性状发育的重要生物大分子。任何物种的特征都是以遗传信息的方式储存在核酸分子中，核酸能自我复制，所以又称为**信息分子（informational molecule）**。核酸是由许多单核苷酸聚合而成的大分子聚合体，即多聚核苷酸。一个核苷酸分子戊糖 3′ 位碳原子上的羟基与另一个核苷酸分子戊糖 5′ 位碳原子上的磷酸中的氢结合脱去一分子水形成 **3′，5′- 磷酸二酯键（phosphodiester bond）**，许多单核苷酸通过这种方式聚合成核酸分子（图 3-9）。多核苷酸链具有方向性，在戊糖的 3′ 位碳原子上连有游离羟基的一端称为 3′ 端，而另一端称为 5′ 端。

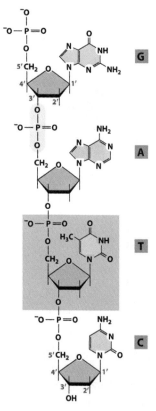

图 3-9 含 4 个核苷酸的 DNA 单链

根据核苷酸中所含戊糖的不同，将核酸分为**脱氧核糖核酸（deoxyribonucleic acid，DNA）**和**核糖核酸（ribonucleic acid，RNA）**两类（表 3-1）。

表 3-1 DNA 和 RNA 的比较

类别	核苷酸组成	核苷酸种类	结构	分布
DNA	磷酸	磷酸脱氧腺苷（dAMP）	双链	主要分布于细胞核中
	脱氧核糖	磷酸脱氧鸟苷（dGMP）		
	碱基（A、G、C、T）	磷酸脱氧胞苷（dCMP）		
		磷酸脱氧胸苷（dTMP）		
RNA	磷酸	磷酸腺苷（AMP）	单链或假双链	主要分布于细胞质中
	核糖	磷酸鸟苷（GMP）		
	碱基（A、G、C、U）	磷酸胞苷（CMP）		
		磷酸尿苷（UMP）		

（一）DNA

1. DNA 的结构

1953 年，Watson 和 Crick 提出了 DNA 分子双螺旋结构模型。该模型认为，DNA 分子由两条互相平行但方向相反的多核苷酸链构成，其中一条链的方向是 3′→5′，另一条链的方向是 5′→3′，两条链围绕同一个中心轴以右手螺旋方式盘绕形成**双螺旋（double helix）**。DNA 分子的两条多核苷酸链的盘绕依靠**碱基对（base pair，bp）**之间形成的氢键维系，根据双链间的空间容量和碱基的分子结构，一条链上的 A 只能与另一条链上的 T 相互配对，G 只能与 C 相互配对（图 3-10），即 A＝T，G≡C。这一原则称为**碱基互补（base complementary）**。磷酸和脱氧核糖位于双螺旋的外侧，形成 DNA 的骨架，碱基位于双螺旋的内侧。螺旋的直径为 2nm，两个相邻碱基对之间的距离为 0.34nm，两个碱基对之间成 36°角，每圈有 10bp，螺距为 3.4nm。

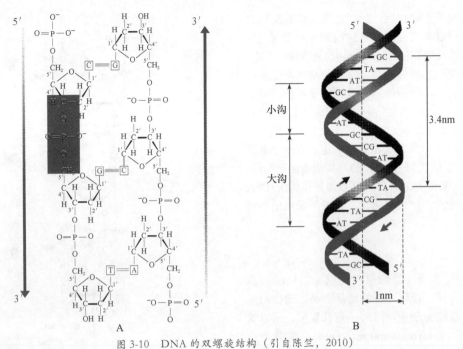

图 3-10　DNA 的双螺旋结构（引自陈竺，2010）

A. 由氢键（虚线）连接的两条互补多核苷酸链；B. DNA 双螺旋结构模型

Watson 和 Crick 所用的资料来自相对湿度为92% 时得到的 DNA 纤维，这种 DNA 称为 B 型 DNA（B-DNA）（图 3-11），生物体内天然状态的 DNA 绝大多数都是 B-DNA。

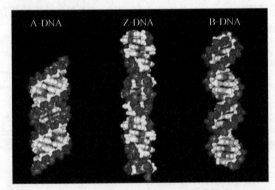

图 3-11　3 种不同 DNA 的双螺旋结构（引自 Robert，2001）

在相对湿度为 75% 时得到的 DNA 纤维的 X 射线衍射分析资料表明，这种 DNA 纤维的结构特点与 B-DNA 不同，称为 A-DNA。A-DNA 也由两条反向平行的多核苷酸链组成，也为右手螺旋，但螺体较宽短，两个相邻碱基对之间的距离为 0.256nm，两个碱基对之间成 32.7°角，沿中心轴每旋转一周有 11bp。目前认为，B-DNA 和 A-DNA 是 DNA 双螺旋结构的两个基本构型。

除了右手螺旋的 B-DNA 和 A-DNA 以外，自然界中还发现有一种左手螺旋的 Z-DNA。与 B-DNA 相比，

Z-DNA 细长，碱基对偏离轴心靠近双螺旋的外侧，容易与外界因子相互作用；其主链磷酸核糖呈 "Z" 形排列，故名 Z-DNA。目前，Z-DNA 的生物学意义尚不清楚，可能在细胞癌变、DNA 的某些识别活动及基因调控中起作用。

2. DNA 的功能

DNA 的主要功能是储存、复制和传递遗传信息，在遗传信息传递过程中，子代 DNA 保留了亲代 DNA 的遗传信息，这些遗传信息通过转录和翻译过程表达出相应的遗传性状，决定细胞的代谢类型和生物学特性。

（二）RNA

RNA 是一种单链结构的多核苷酸，一般为线型，但有的单链分子可通过自身回折形成假双链。细胞内的 RNA 主要有 3 种：**信使 RNA（messenger RNA，mRNA）、转运 RNA（transfer RNA，tRNA）和核糖体 RNA（ribosome RNA，rRNA）**。

1. mRNA

mRNA 由一条多核苷酸链构成，沉降系数为 6 ～ 25S[①]，占细胞内 RNA 总量的 1% ～ 5%。mRNA 含量虽少，但种类很多且大小不一。例如，哺乳动物的每个细胞内均含有数千种大小不同的 mRNA，而且不同组织细胞中的 mRNA 种类相差很大。研究发现，在真核细胞核内合成的 mRNA 初级转录产物比成熟的 mRNA 大得多，称为核内不均一 RNA（heterogeneous

---

①沉降系数（sedimentation coefficient，S）表示大分子物质在离心场中的沉降速率，以每单位重力的沉降时间表示，通常为 1 ～ 200×10⁻¹³s，故 10⁻¹³ 称为沉降单位 S，即 1S=10⁻¹³s。S 值越大沉降速率越快

nuclear RNA，hnRNA），hnRNA 在细胞核内经过加工形成成熟的 mRNA。真核细胞内成熟的 mRNA 在 5′ 端有一个 7- 甲基三磷酸鸟苷（m⁷G5ppp）帽子，在 3′ 端有一段由 30～300 个腺苷酸组成的多聚腺苷酸（polyadenylic acid，poly A）尾巴，这是真核细胞 mRNA 所特有的结构。

mRNA 的功能是从核 DNA 分子上转录出遗传信息，并携带至细胞质中作为合成蛋白质的模板，决定多肽链中氨基酸的种类、数目及排列顺序。

2. tRNA

tRNA 是细胞内分子质量较小的一类 RNA，沉降系数为 3～4S，占细胞 RNA 总量的 5%～10%。tRNA 含 70～90 个核苷酸，其中含有 10%～20% 的稀有碱基，如甲基化嘌呤（mG、mA）、假尿嘧啶（pseudouridine，Ψ）及二氢尿嘧啶（dihydrouridine，DHU）等，tRNA 的二级结构呈三叶草形（clover pattern）（图 3-12）。

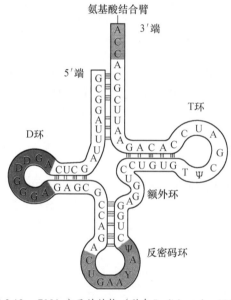

图 3-12　tRNA 分子的结构（引自 Lodish et al.，2000）
D 代表二氢尿嘧啶，Ψ 代表假尿嘧啶，Y 代表嘧啶

tRNA 由 5 部分组成。①**氨基酸结合臂（amino acid arm）**：在三叶草的柄部，由 7 对碱基组成，富含鸟嘌呤，其 3′ 端有 CCA 3 个碱基，可携带活化的氨基酸。②**二氢尿嘧啶环**：又称为 D 环，由 8～12 个核苷酸组成，具有两个稀有碱基——二氢尿嘧啶，可与不同的氨酰 -tRNA 合成酶结合。③**反密码环（anticodon loop）**：由 7 个核苷酸组成，中间 3 个碱基构成**反密码子（anticodon）**，可以识别 mRNA 上的密码子。④**额外环（extra loop）**：由 3～18 个核苷酸组成，不同的 tRNA 具有不同大小的额外环，因此额外环是 tRNA 分类的重要指标。⑤T 环或 TΨCG 环，由 7 个核苷酸组成，其中含有胸腺嘧啶和假尿嘧啶，该环可能与 tRNA 和核糖体的结合以及维持 tRNA 的空间结构有关。

tRNA 的功能是识别活化的氨基酸，合成氨酰 -tRNA 复合体，并借自身的反密码子与 mRNA 上的密码子互补配对，将活化的氨基酸运输到核糖体上以合成蛋白质。近年来发现，tRNA 还可作为反转录时的引物。当反转录病毒在宿主细胞内复制时，需要宿主细胞内的 tRNA 作为引物，才能反转录出与其互补的单链 DNA（cDNA）。可作为引物的 tRNA 主要有色氨酸 -tRNA 和脯氨酸 -tRNA。

3. rRNA

rRNA 是细胞内分子质量最大、含量最多的 RNA，rRNA 约占细胞内 RNA 总量的 80% 以上。在真核细胞中有 4 种不同的 rRNA，沉降系数分别为 5S、5.8S、18S 和 28S。rRNA 分子代谢更新慢，寿命长。rRNA 的功能是与蛋白质结合形成核糖体，为细胞内蛋白质合成提供场所。

4. 小 RNA

近年来，在动物、植物细胞及病毒中发现了一些分子质量很小的**非编码 RNA（non-coding RNA）**，包括**微小 RNA（micro RNA，miRNA）、小干扰 RNA（small interfere RNA，siRNA）、与 PIWI 相互作用的 RNA（piwi-interacting RNA，piRNA）**。小 RNA 的表达具有组织、时间及空间的特异性，可在动物的发育、分化、细胞增殖、凋亡及脂肪代谢等过程中发挥重要的调节作用。2005 年，美国的研究人员发现人类基因组中约有 1/3 编码蛋白质的基因由小 RNA 调控，这一新发现使人们对 RNA 在细胞中所起的作用有了新的认识。

miRNA 是一种含 21～25 个核苷酸的单链小分子 RNA，广泛存在于真核生物中。miRNA 是由含 70～90 个碱基、具茎环结构的单链 RNA 前体经过 Dicer 酶加工而成的，主要通过与靶标基因不完全互补结合、抑制翻译或促进去除 mRNA 的多聚腺苷酸尾巴等方式调控靶基因表达。研究发现，近 1% 的哺乳动物基因可编码 miRNA。siRNA 是由 25～30 个核苷酸组成的双链 RNA 分子，通过完全互补配对的方式与目标 mRNA 结合，引起其降解，从而导致靶基因沉默，即 RNA 干扰。

2006 年 7 月，*Nature* 杂志和 *Science* 杂志几乎同时报道了一类新的非编码 RNA——piRNA，piRNA 是由 26～31 个核苷酸组成的单链小分子 RNA，主要存在于哺乳动物的生殖细胞和干细胞中。piRNA 通过与 PIWI 亚家族蛋白结合形成 piRNA 复合物，调控生殖细胞的基因沉默途径，从而调节精子的成熟发育。

5. 核酶

长期以来，人们认为只有蛋白质才具有催化功能。但后来的研究发现，某些小分子 RNA 也具有生物催化功能，这类具有特殊催化作用的小 RNA 被称为**核酶（ribozyme）**。1981 年，美国科学家 Cech 和 Altman 首先在研究原生动物四膜虫的 26S 前体 rRNA 的剪接中发现，rRNA 基因转录产物的 I 型内含子剪切和外显子拼接过程，可在无任何蛋白质存在的情况下完成，证明了 RNA 具有催化功能。Cech 和 Altman 由于发现了核酶而获得 1989 年的诺贝尔化学奖。

核酶的发现对酶的本质是蛋白质的传统概念提出了新的挑战，同时也为生命起源问题的探索提出了新的见解。目前已发现 5 类具有催化活性的天然核酶：自体催化剪切型、异体催化剪切型、第一组内含子自我剪接、第二组内含子自我剪接及锤头状核酶。其中锤头状核酶已被人工合成，并显示出很好的功能。人们可根据锤头状核酶的结构模式来设计、破坏致病基因或癌基因，从而达到治疗疾病的目的，可望为临床肿瘤的治疗提供新途径。

第三节　细胞结构的组装

组成细胞的物质不是杂乱无章地堆积在一起，而是有规律地组装成复杂的细胞结构。目前认为，细胞结构需经过多级组装：第一级是由各种化学元素组装成基础的小分子物质，如水、氨基酸、碱基、葡萄糖及脂肪酸等；第二级是由小分子物质组装成生物大分子，如氨基酸通过肽键组装成蛋白质，核苷酸通过 3′，5′- 磷酸二酯键组装成核酸，葡萄糖聚合成多糖等；第三级是由生物大分子组装成亚细胞结构，如细胞膜、染色质、细胞骨架等；第四级是细胞器的组装，即由亚细胞结构进一步组装成具有空间结构和生物学功能的细胞核、内质网、高尔基复合体、溶酶体、线粒体、核糖体、中心体等；第五级由多种不同的细胞器组装成完整的细胞。

蛋白质和核酸等生物大分子如何组装成有功能的细胞结构？目前尚不完全清楚。有人认为，细胞结构组装的方式有：①酶效应组装（enzymatic assembly），由相同的单分子在不同酶系催化下合成不同产物，如葡萄糖既可合成纤维素也可合成淀粉。②模板组装（template assembly），是指在模板指导下，通过一系列酶催化合成与模板相同或互补的新分子，如以亲代 DNA 为模板互补合成子代 DNA，或以 DNA 为模板转录 RNA。③自我组装（self-assembly），是指生物大分子借助自身的力量装配成复杂的高级结构，自我组装的信息存在于组装亚基本身，但需要细胞提供组装环境，需要"分子伴侣"介导，如由核质蛋白（nucleoplasmin）介导的核小体组装。

研究证明，细胞内的许多代谢活动都是以蛋白质与蛋白质、蛋白质与核酸、蛋白质与磷脂、蛋白质与糖组装成的特定大分子复合物为基础，然后，再由这些复合物构成细胞的结构基础。随着分子生物学研究的深入，人们认识到细胞结构的组装及去组装在生命活动中起着极其重要的作用，有利于调控细胞的多种复杂的生物学过程。

在蛋白质合成时，mRNA 与多个核糖体结合组装成合成蛋白质的功能单位多核糖体，当蛋白质合成结束时，多核糖体去组装。若核糖体和多核糖体的组装及去组装异常，就会影响细胞内的蛋白质合成，从而影响细胞的结构和功能。

在细胞分裂过程中，绝大多数细胞结构要经历组装与去组装。①在间期细胞中，有蛋白质、DNA、RNA 及核糖体等大分子物质的组装。②在分裂前期细胞中，有纺锤丝微管、纺锤体及染色体的组装，有胞质微管、核仁和核膜的去组装。③在分裂末期细胞中，胞质微管、核仁和核膜等结构重新组装，而纺锤丝微管和纺锤体去组装，染色体也去组装成染色质。一旦上述组装与去组装异常，就会影响细胞的正常分裂。因此，研究细胞周期中细胞结构的组装与去组装，有利于进一步认识细胞的生长、分化、衰老及死亡等重要的生命现象，为临床疾病的有效治疗和预防奠定基础。

在生命活动中，随着细胞周期进行和细胞代谢活动的不同，各种反应复合物，包括细胞器甚至整个细胞都要不断地进行组装和去组装。因此，细胞生命活动的基础就是组成细胞的生物大分子的有序组装和去组装。

复习思考题

1. 蛋白质的分子结构有何特点？在生命活动中有哪些重要作用？
2. 不同类型的核酸在组成、结构、分布和功能上有何区别？
3. 细胞结构的组装与去组装如何体现细胞的生命活动？

（川北医学院　梁素华　刘　云）

第四章 细胞生物学的研究技术和方法

细胞生物学的发展，在很大程度上依赖于研究技术的进步与仪器设备的改进。一种新技术或新方法的创立与应用，常常会给学科开辟一个新的领域，或带来革命性的变化。当今许多细胞生物学方面的新成就，都与物理学、化学和数学的新理论、新方法及新技术的应用息息相关。细胞生物学的研究方法很多，原理和操作步骤各不相同。本章从细胞和细胞结构的形态

观察研究、细胞的分离和培养、细胞组分的分离纯化和测定，以及基因与蛋白质组的研究技术等方面，对一些常用技术的原理、方法和应用作一简要介绍，以期能对细胞生物学研究方法有个概貌的了解。在实际工作中可根据需要，有选择地掌握某些特定的方法，以达到研究目的。

第一节 细胞形态结构研究技术

光学显微镜和电子显微镜是进行细胞形态结构观察研究的主要工具，它们分别用于细胞的显微和亚显微结构层次的研究。

一、细胞的显微结构观察

（一）普通光学显微镜

光学显微镜（light microscope）主要由聚光镜、物镜和目镜3部分组成。影响显微镜成像清晰度最关键的因素是显微镜的分辨力（resolution）。分辨力是指能够区分相近两点的最小距离。能够区分的两点距离越小，表示显微镜的分辨力越高。显微镜的分辨力是由物镜决定的，它与物镜的镜口率（数值孔径）、照明光线的波长有直接关系。可按下式计算：

$$R = 0.61\lambda / \text{N.A.}$$

$$(\text{N.A.} = n \cdot \sin\alpha / 2)$$

式中，R 为分辨力；N.A. 为镜口率，也称为数值孔径（numerical aperture）；λ 为波长；n 为介质的折射率；α 为物镜的镜口角。

从上式可以看出，为提高分辨力，光源波长 λ 越小越好，而物镜的镜口率越大越好。要增大镜口率必须提高物镜与标本间介质的折射率。空气的折射率为1，香柏油的折射率为1.515。因此要增大镜口率需用油浸物镜。

一般光学显微镜的最大分辨力约为 0.2μm，最大放大倍数为 1000～1500 倍，细胞内结构，如线粒体、中心体、核仁、高尔基复合体、染色体等都大于 0.2μm，

只要用染料分别对细胞的不同组分进行选择染色，就能在光学显微镜下所观察到。在光学显微镜下所观察到的细胞结构称为**显微结构（microscopic structure）**。

（二）相差显微镜

利用普通显微镜观察标本时往往需要用染色法将标本切片染色，依靠颜色（光的波长）和亮度（光波的振幅）的差别观察到被检物的结构。活细胞近于无色透明，当光波通过时，波长和振幅变化不大，因此，在普通显微镜下细致观察活细胞的结构是困难的。

观察活细胞的微细结构和变化，一般要使用**相差显微镜（phase contrast microscope）**（图4-1）。其原理是利用光的衍射和干涉特性，通过在物镜后焦面上添加的一个相板和聚光镜上增加的环状光阑的作用，把透过标本不同区域的光波的光程差（相位差），转变成振幅差（明暗差），从而提高细胞内各结构之间的对比度，使生活着的未经染色细胞内的各种结构变得清晰可见。

倒置相差显微镜（inverted phase contrast microscope） 是为了适应生物学、医学等领域中的组织培养、细胞离体培养、浮游生物、环境保护、食品检验等的显微观察。由于上述样品特点的限制，被检物体均放置在培养皿（或培养瓶）中，这就要求倒置显微镜的物镜和聚光镜的工作距离很长，能直接对培养皿中的被检物体进行显微观察和研究。因此，物镜、聚光镜和光源的位置都颠倒过来，故称为"倒置显微镜"。

倒置相差显微镜一般用于观察培养的活细胞，其

光源在载物台上方，物镜在下方，这样特别适用于观察研究体外培养的活细胞的结构和活动，如再装配上显微定格摄影或录像设备，可在镜下连续拍摄记录体外培养细胞的活动，如细胞分裂、细胞迁移运动等过程。

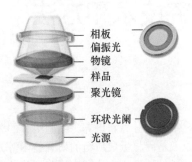

图 4-1　相差显微镜照明原理（引自 www.cnopt.com）

（三）暗视野显微镜

暗视野显微镜（**dark field microscope**）是指利用暗视野聚光器代替普通光学显微镜上的聚光器，或用

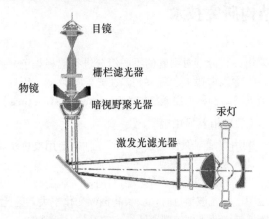

图 4-2　透射式荧光显微镜图解（引自 www.mshot.cn/products_view_88.html）

（五）共聚焦激光扫描显微镜

共聚焦激光扫描显微镜（**confocal laser scanning microscope，CLSM**）是 20 世纪 80 年代发展起来的一种具有划时代意义的图像仪器。共聚焦激光扫描显微镜由显微镜光学系统、激光光源、扫描装置和检测系统 4 部分组成。共聚焦是指物镜和聚光镜同时聚焦到一个点，激光光源经过物镜成像面上的针孔聚集成一点，照射到样品上，保证只有从标本焦面发出的光线聚焦成像，也即只有标本被照亮点发出的光才能通过共焦孔，偏离这一点的漫射光被挡去（不能成像），大大地增加了对比度，因而可以获得样品的清晰图像（图 4-4）。与传统光学显微镜相比，共聚焦激光扫描显微镜具有更高的分辨

中央遮光板遮去中央光束的照明法，不使照明光线直接进入物镜，因而视野的背景是暗的，只有经过标本散射的光线才能进入物镜被放大，在黑暗背景中呈现明亮的图像。这种显微镜虽然对物体内部结构看不清，但却可以提高分辨力，能观察到 0.04μm 以上微粒子存在和运动。因此适合用来观察活细胞内某些细胞器，如线粒体、细胞核以及液体介质中的细菌和真菌等。

（四）荧光显微镜

荧光显微镜（**fluorescence microscope**）由光源、滤色系统（由激发和阻断滤光片组成）和光学系统等主要部件构成。光源多采用高压汞灯，它能发射很强的光，经激发滤光片过滤，形成一定波长的激发光（如紫外线、蓝紫光等）来激发标本内天然物质或结合的荧光物质，发射出不同颜色的荧光，荧光再通过物镜和目镜的放大及阻断滤光片的作用，使特异的荧光透过，即可观察到标本中的荧光现象。

荧光显微镜是细胞荧光化学，特别是免疫荧光技术中的重要工具。根据其光路可分为透射式荧光显微镜和落射式荧光显微镜（图 4-2、图 4-3）。

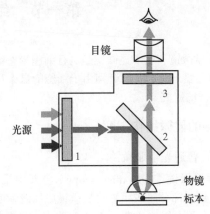

图 4-3　落射式荧光显微镜图解（引自 www.cnopt.com）
1. 第一滤光片，允许波长为 450～490nm 的蓝光通过；2. 平面反射镜，反射波长低于 510nm 的光线，但可允许波长为 510nm 以上的光线通过；3. 第二滤光片，滤掉不需要的荧光信号，使散发出的波长在 520～560nm 特定的绿色荧光通过

率。整套仪器由计算机控制，计算机对所观察的对象进行数字图像处理，各部件之间的操作切换都可在计算机操作平台界面上方便灵活地进行。

以单色激光对样品焦平面进行扫描，得到的是二维图像，不断切换焦平面将获得一系列二维图像，图像经计算机处理后，就可得到完整的三维图像。共聚焦激光扫描显微镜多检测发射荧光或用荧光标记的物质。例如，对细胞或组织切片进行连续扫描，可以得到比普通荧光显微镜更高对比度和高解析度的细胞骨架、染色体、细胞器和细胞膜系统的三维图像；也能检测荧光标记细胞内钙、镁等离子的浓度及蛋白质的互作等。

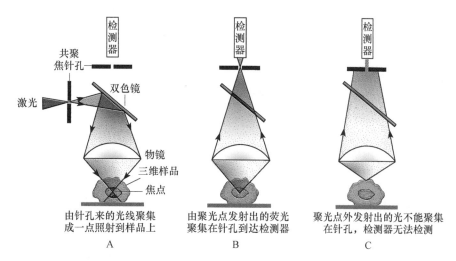

图 4-4　共聚焦扫描显微镜原理示意图（引自陈誉华等，2008）
A. 激光经针孔聚在样品的一个点；B. 从样品点上发出的荧光聚焦在第
二个共聚焦针孔处；C. 从样品其他部位发出的光不能聚焦于第二个针
孔上（不能成像）

二、细胞的亚微结构观察

细胞内小于 0.2μm 的一些细微构造称为**亚微结构**（submicroscopic structure），分子结构归为**超微结构**（ultramicroscopic structure）。但在一般书刊中两者之间并无严格界限，往往把亚微结构也称为超微结构。**电子显微镜**（electron microscope）的发明对生命科学的发展作出了很大贡献，是人类迄今为止进行亚微结构观察的最有力工具。

（一）透射电子显微镜

透射电子显微镜（transmission electron microscope）习惯上简称为透射电镜，其成像原理与光学显微镜不同（图 4-5），它是用电子枪发射的高速电子束（电子流）代替了照明的光线，用特殊的电极或磁极（静电透镜和磁透镜）代替了光学显微镜的聚光镜、目镜和物镜的作用，达到聚焦和放大的目的。当电子束透射样品时，由于样品不同部位对入射电子具有不同散射度，而形成不同电子密度（浓淡差）的高度放大图像，最后就显示在荧光屏上或记录在照相感光胶片上。因为电子波的波长远比光波的波长短，所以电子显微镜的分辨本领比光学显微镜显著提高，最高可达 0.08nm。目前已能在电子显微镜照片上直接看到生物大分子的粗糙轮廓。

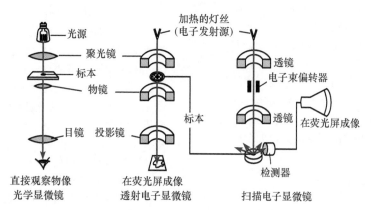

图 4-5　光学显微镜、透射电子显微镜和扫描电子显微镜的主要特征示意图（引自 Alberts et al., 1989）
重点表明相似之处，电子显微镜标本需放置于真空中

透射电子显微镜主要用于观察和研究细胞内部的细微结构。透射电子显微镜的分辨率为 0.1～0.3nm，加速电压为 20～200kV，放大倍数为 50～500 000。

（二）扫描电子显微镜

扫描电子显微镜（scanning electron microscope）习惯上简称为扫描电镜。扫描电子显微镜中电子枪发射出的电子束，经过磁透镜会聚集成极细（约 0.5nm）的电子束（电子探针），它由扫描线圈控制在样品整个表面进行"栅状扫描"。电子束可以激发样品表面产生二次电子，二次电子产生的多少与电子束在标本表面的投射角有关，也与样品表面的起伏形态有关。与此同时，在观察用的荧光屏上也在进行同步扫描。二次电子被收集并变成光信号，再经放大，样品发放电子多的地方，在荧光屏上相应的点就亮，反之则暗，最后在荧光屏上就显示出样品表面形貌的立体图像（图4-5）。

扫描电子显微镜的分辨力不及透射电子显微镜，一般为3nm，但用它观察细胞等生物标本可以得到富有真实立体感的三维结构图像。这是透射电子显微镜所不能做到的；景深大，形成的图像具有强烈的立体感，且样品制备简单，不必作超薄切片。一般样品经固定、脱水干燥，在其表面喷涂一层金属膜后（镀膜可增加二次电子，以产生鲜明的影像）即可观察。它已被广泛应用于观察标本表面精细的三维形态结构。

此外，在电子束的轰击下，样品中的不同原子还会发出具有特定波长的X射线，收集X射线信号，就可以利用扫描电子显微镜对样品各个微区的元素成分进行分析。目前生产的扫描电子显微镜，几乎都附有X射线微区分析仪或能谱仪。

（三）高压电子显微镜

高压电子显微镜（highvoltage electron microcope）也是一种透射电子显微镜。一般把电子束加速电压小于120kV的透射电子显微镜称为常规电子显微镜，它观察的样品厚度至多不能超过0.1μm。把加速电压大于120kV的电子显微镜称高压电子显微镜。加速电压超过了500kV的电子显微镜则可称为**超高压电子显微镜**（ultravoltage electron microscope）。目前世界上最高的加速电压可达3000kV。高压电子显微镜的穿透力强，不仅可以提高分辨力，而且可以观察近1μm厚的样品。由于高压电子显微镜景深很大，厚样品在不同高度上的细节都能同时清楚地成像在同一平面上，因而得到的图像实际上是一张在不同高度的叠加像。所以，将样品的同一部位从两个不同角度得到的两张照片用立体镜进行观察，就如同看立体电影一样，可观察到细胞内三维空间的微细结构。现在已经采用这种方法得到了细胞内细胞器的三维结构，如细胞骨架系统等。

三、细胞的大分子结构观测

（一）扫描隧道显微镜

扫描隧道显微镜（scanning tunneling microscope）是20世纪80年代初发展起来的研究物质表面结构的新型显微镜和表面分析仪器。它的应用，使人们的视野延伸到了原子的尺度。扫描隧道显微镜的工作原理是利用量子力学中的隧道效应，通过一个尖端为原子尺度的针尖，在压电陶瓷的驱动下沿样品表面扫描，

以获得样品表面高分辨甚至原子的分辨图像。它不仅能够提供样品表面原子分辨的形貌，而且能够在多种环境（真空、大气、水、电介质溶液等）下对样品进行观察，特别是它能在生物体保持正常形态及功能的自然环境下工作。

扫描隧道显微镜具有很高的分辨率（横向分辨率为0.1～0.2nm、纵向分辨率为0.001nm），已用于研究DNA分子的双螺旋结构、tRNA结构及细胞膜表面结构等。

（二）原子力显微镜

原子力显微镜（atomic force microscopy）是在扫描隧道显微镜基础上发展起来的一种扫描探针显微镜。原子力显微镜的工作原理是利用激光束偏转法，将针尖制作在一个对微弱力极敏感的"V"形的微悬臂上，微悬臂的另一端固定，使针尖趋近样品表面并与表面轻轻接触，由于针尖尖端原子与样品表面原子之间存在微弱的排斥力，当针尖进行扫描时，可通过反馈系统控制压电陶瓷管伸缩来保持原子之间的作用力恒定，带有针尖的微悬臂将随着样品表面的起伏而颤动，利用光学检测方法得到样品表面形貌的信息。

原子力显微镜的工作范围与扫描隧道显微镜相似，可以在固态和气态条件下及在液体中对样品进行观察（横向分辨率为0.1～0.2nm、纵向分辨率为0.01nm），观测的生物医学样品可以从单个分子到整个细胞，能够在纳米尺度上研究生物的反应机制。目前其的主要应用方面包括生物细胞的表面观测、DNA和蛋白质等生物大分子的表面立体结构及其结晶体观测、生物分子之间力谱曲线的观测等。

（三）X射线衍射技术

研究生物大分子中的原子排列是高分辨电子显微镜不能做到的，而用**X射线衍射技术**（X-diffraction technique）则可解决这一问题。X射线是波长很短的电磁射线，与可见光或电子束不同，穿过标本的X射线无法聚焦成像，但能根据物质对X射线的衍射效应分析出其微细结构。单个样品分子受到波长比它短的X射线照射时，会散射一部分射线，散射的射线是由分子不同部位发出的射线的光波重叠、干涉而成的。在距离样品分子一定距离处放置一个屏幕，则可记录下样品向各个方向散射的射线量，即X射线衍射图。仅用单个分子难以获得清晰的衍射图，为获得强的衍射图，需要对样品分子进行结晶，只有由许多同一个分子制成的晶体按同一方向形成有规律的晶格排列时，才可能获得有效的X射线衍射图。衍射点的强度和分布可反映样品分子的构造（原子排列），由此推算出分子的三维结构。应用该技术，已测定了许多种蛋白质、小分子RNA及DNA的分子结构。

第二节　细胞的分离和培养

几乎所有高等生物（包括动物和人）的组织都是由多种不同类型的细胞组成的，为了解某一种细胞的生命活动过程，常需要大量的同一种细胞，这就要求从组织中分离和纯化目的细胞，并能够在体外进行培养。细胞的分离和培养是细胞生物学的基本研究技术。

一、不同类型细胞的分离

从组织中分离细胞的第一步是将组织制备成游离的细胞悬液，通常是将组织剪成小块，然后用胰蛋白酶、胶原酶消除细胞之间的连接和细胞外基质，用金属离子螯合剂乙二胺四乙酸（EDTA）除去细胞黏着所依赖的钙离子。在操作过程中必须遵守以下几个最基本的原则：①分离体系所用的溶液必须是等渗出的，要具有缓冲性的离子强度；②分离体系应保持低温，以降低细胞的代谢活动；③无菌操作，以备进一步用于细胞培养和分离纯化某些成分；④所用的试剂、器皿需要高压灭菌或过滤除菌。细胞分离需根据不同细胞的特征采用不同的方法。

1. 差速离心或密度梯度离心

根据细胞大小和细胞密度的不同，可通过差速离心或密度梯度离心对其进行分离。差速离心和密度梯度离心的基本要点见本章第三节。

2. 流式细胞技术

流式细胞仪（flow cytometer）也称为**荧光激活细胞分选仪（fluorescence activated cell sorter，FACS）**，是指从多细胞悬液中分离目的细胞的精密仪器。流式细胞仪一般由液流系统、激光发器件、信号检测和控制系统4部分组成。通常用氩离子激光发出的激光束作为激发光，通过调节液压，迫使悬浮细胞排成单列，按重力方向流动，当细胞通过激光束检测区时，细胞被激光束照射而向各个方向发出散射光，若经荧光染色的细胞，就会发出一定强度的荧光。仪器的检测系统可逐个对细胞的散射光和荧光强度进行测定，并将测得的光信号转变成电信号，由电子控制台放大和显示。因此，流式细胞仪具有更广泛的用途。在细胞分离上，流式细胞仪的特点是用带有荧光的特异抗体标记待分离的细胞，然后从未标记的细胞中分选出标记细胞。当一个有荧光抗体标记的细胞液滴通过激光检测器时，将被带上负电荷，不含荧光标记的细胞被带上正电荷，这些带电荷的细胞液滴通过电场时将偏离原来流动的方向，分别收集带正、负电荷的细胞即可得到想要分离的细胞（图4-6）。流式细胞仪可以以每秒2万个的速率对细胞进行分选，其纯度可超过95%。

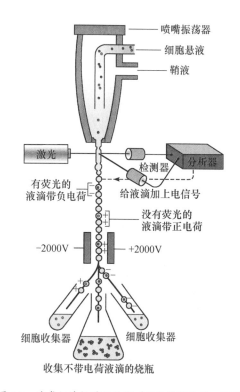

图 4-6　流式细胞仪原理图解（引自陈誉华等，2008）

3. 免疫磁珠法

免疫磁珠（immunomagnetic microsphere）是指一种人工合成的内含磁性氧化物核心的免疫微球颗粒，其中心是 Fe_2O_3 或 Fe_3O_4 颗粒，外包一层聚苯乙烯或聚氯乙烯等高分子材料。在外部磁场作用下，磁性微球可迅速从介质中分离出来，当外部磁场撤离后，微球又可重悬于介质中。由于微球的外表面为聚乙烯性质的高分子材料，很容易包被不同类型的单克隆抗体。因此利用带有特定单克隆抗体的免疫磁珠与靶细胞特异结合的特点，能快速地从多细胞悬液中将目的细胞分离出来。在操作过程中，首先将待分离细胞与包被有特定单克隆抗体的免疫磁珠混合孵育，并将分离柱安装于磁场中，然后将磁珠-细胞混合液缓慢过柱，此时在柱外磁场的作用下，与磁珠结合的细胞被磁场吸附，未结合的细胞从柱中流出，进一步洗去未结合的细胞后，去除磁场，回收目的细胞。免疫磁珠法操作简便，特异性强，具有很好的细胞回收率，同时磁珠颗粒对细胞无影响。连续两次过柱分选可进一步提高分选细胞的纯度，通常可达95%～99%。

4. 激光捕获显微切割技术

近年来发展起来的**激光捕获显微切割技术（laser**

capture microdissection，LCM）虽然不能用于分离活细胞，但其突出优点是能够从组织切片中精确地分离一个单一的细胞。其一般过程是：制备组织切片（通常是冰冻切片），在显微镜下将组织切片覆以特制的透明薄膜，用激光束切割所需的细胞区域，覆膜在激光束经过的地方被溶化，并与下面的细胞紧密连在一起，然后再用另一激光束将其弹出到细胞收集管。分离的细胞可用于生化和基因组分析等研究。激光捕获显微切割技术将形态学观察与分子水平研究有机结合起来，特别适用于待分离细胞占组织（切片）中的比例较小或呈散在分布。目前迅速发展的激光捕获显微切割技术正在与高通量的基因芯片技术结合，将在生物医学领域中得到广泛应用。

二、细胞培养

细胞培养（cell culture）是指细胞在体外的培养技术，即在无菌条件下，从机体中取出组织或细胞，模拟机体内正常生理状态下生存的基本条件，让组织和／或细胞在培养器皿中继续生存、生长和繁殖的方法。通过细胞培养可以获得大量的、性状相同的细胞，以便于研究细胞的形态结构、化学组成及功能和机制。

1. 细胞培养的条件

细胞培养的全过程必须在无菌的环境下进行。为避免环境中的微生物及其他有害物质的影响，需要特殊的无菌室。无菌室应包括操作间和缓冲间两部分。操作间要求有供无菌操作的超净工作台、观察培养细胞的倒置显微镜、离心细胞的小型离心机及复苏细胞和预热培养基的水浴锅等。培养细胞所需要的氧和二氧化碳由接有二氧化碳钢瓶的培养箱提供。培养箱中充填二氧化碳的目的是用来缓冲和维持细胞培养基的pH，提供适宜细胞生长的酸碱度。细胞生长的营养物质由培养基供给。目前常用基础培养基有 Eagle 氏培养基、RPMI1640、DMEM 及 F_{12} 培养基等。这些基础培养基虽然组成不尽一致，但都含有细胞所需要的氨基酸、维生素和微量元素等成分。基础培养基只能提供细胞生长的简单营养物质，细胞实际培养时，还需要添加一些天然的生物成分，其中主要是血清。血清含有许多生长因子，能促进细胞贴壁和增殖。不同的细胞培养需要选择不同的培养基。

2. 原代培养与传代培养

体外培养的细胞可分为原代细胞和传代细胞。直接从体内获取的组织或细胞进行首次培养称为**原代培养（primary culture）**；当原代细胞经增殖达到一定密度后，将细胞分散，从一个培养器以一定比例移到另一个或几个培养器中的扩大培养称为**传代培养（secondary culture）**。传一次习惯上就称为一代。用这种方法可以重复传代数周、数月以至数年。但若反复传代，不仅会消耗大量的培养器皿和培养基，而且传代次数增加及在体外环境中生长时间过长会引起细胞特性逐渐改变，特别是大部分组织来源的细胞不能在体外"永生"，因此，需要将培养的细胞及时冷冻在 −196℃的液氮中长期保存，待需要时将细胞复苏后再培养。

3. 细胞建系

多数原代培养的脊椎动物细胞，在体外经过有限次数的传代培养之后就会死亡。来源于人和动物正常组织的细胞，在体外传代次数一般不超过50代。例如，从胎儿中分离到的成纤维细胞可传50代，来源于成人肺组织的成纤维细胞只能传20余代。通常来源于恶性肿瘤组织的一部分细胞能够在体外无限繁殖、传代，称为**永久性细胞系或细胞株（continuous cell line or continuous cell strain）**。例如，来源于宫颈癌组织的 HeLa 细胞系，于1951年建立，至今仍在世界各地的实验室应用，成为"永生"细胞。正常组织培养的细胞在某些特殊条件下，如放射线照射、化学致癌物处理或癌基因转染等，也能形成"不死"的变异细胞，成为具有肿瘤细胞系性质的细胞。

在细胞建系过程中，无论是从肿瘤组织中分离的细胞，还是正常组织细胞经特殊诱导后产生的"不死"细胞，均需对其生物学特性加以鉴定。还可以用细胞克隆化（cloning）的方法进一步改善细胞系的均一性，即分离出单个细胞使之增殖形成**细胞群（colony）**，由此产生的细胞群称为**细胞株（cell strain）**，它来源于一个**克隆（clone）**，是一个具有相同性质或特征的培养细胞群体。

迄今世界上建立的各种能连续传代的细胞系和细胞株达5000余种。许多国家的研究机构均设有细胞库，随时可以供研究者使用。

4. 细胞融合

细胞融合（cell fusion）又称为**细胞杂交（cell hybridization）**，是指细胞彼此接触时，2个或2个以上的细胞合并形成一个细胞的现象。在自然情况下，体内或体外培养细胞之间发生的融合，称为自然融合。而在体外用人工方法（使用融合诱导因子）促使相同或不同细胞之间发生融合，称为人工诱导融合。

人工诱导融合中常用的诱导因子有生物因子（如灭活的仙台病毒）、化学因子（如聚乙二醇）和物理（如电融合）因子。细胞融合的结果，可形成双核或多核的细胞，含两个不同亲本细胞核的细胞称为**异核体（heterokaryon）**；含同一个亲本细胞核的细胞称为**同核体（homokaryon）**。存活的异核体细胞通过有丝分裂，来自不同细胞核的染色体可合并到一个细胞核中，称为**合核体（synkaryon）**，也就是**杂种细胞（hybrid cell）**，并且可通过选择培养等方法，筛选出所需的杂种细胞。

细胞融合的范围很广，从种内、种间、属间、科间一直到动物、植物两界之间都获得了成功。目前，这项技术已成为研究细胞遗传、细胞免疫、肿瘤和培育生物新品种的重要手段。利用细胞融合技术发展起来的**杂交瘤（hybridoma）技术**，是制造单克隆抗体的主要途径。

第三节　细胞组分的分离和纯化技术

一、细胞组分的分级分离

细胞内各种结构的密度和大小等都不相同，在同一离心场内的沉降速率也不相同。根据这一原理，常用不同介质和不同转速的离心，将细胞内各组分分级分离出来，即**细胞分级分离（cell fractionation）法**。这是现代研究亚细胞组分的化学组成、理化特性及其功能的一种重要方法。此方法是通过组织细胞匀浆、分级分离和分析 3 个步骤完成的。

匀浆是在低温条件下，将组织放在匀浆器中，加入匀浆溶液，进行研磨，细胞被机械地碾碎成各种亚细胞组分和包含物，形成细胞匀浆混合物。然后把细胞匀浆悬浮于一定介质中，利用离心机的不同转速和不同离心时间，使非均一混合体中的颗粒按其大小、轻重，分批沉降到离心管底部，再分步收集，即可得到各种亚细胞组分。最后，用细胞化学和生化等方法，对分级分离得到的组分进行形态和功能鉴定。

常用的分级分离法有两种，即差速离心法和密度梯度离心法。

差速离心（differential centrifugation）是指由低速到高速逐级沉降分离。当离心力低、离心时间短时，较大的颗粒（如细胞核）先沉降到管底；再加大离心力，可分离到较小的颗粒（如线粒体、溶酶体）；用较高的离心力时，再可分离出微粒体（为破碎的内质网）和核糖体等更小的颗粒。从而使各种亚细胞组分得以分离（图 4-7）。

密度梯度离心（density gradient centrifugation）是一种带状分离法，可达到更精细的分离效果。其基本要点是使离心溶液形成密度梯度来维持重力的稳定性以抑制对流。为了形成连续或不连续增高的密度梯度，密度梯度离心的密度范围与待分离组分的密度要大致相等。这需要向溶液中加入第三种成分，如甘油、蔗糖和盐类（氯化铯等）。待分离组分的密度在梯度柱密度范围内，经一定时间的离心后，不同密度的组分分别集中在某一密度带中而得到分离。常用的密度梯度离心有蔗糖密度梯度离心和氯化铯密度梯度离心（图 4-8）。

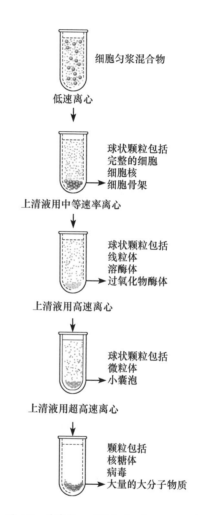

图 4-7　差速离心（引自 Goodman，2008）

将装有细胞裂解液的离心管放离心机的转子中。低速离心较短时间（800 g，10 min）末裂解的细胞和细胞核聚集成片状沉淀物；将上清液移至一个新离心管，加大速度和时间再次离心（12 000 g，20 min），可将细胞器沉降下来；取沉淀后的上清液高速离心（50 000 g，2 h）可沉降微粒体；再以极高速离心（30 000 g，3 h）沉降下来的为游离核糖体和大分子复合物

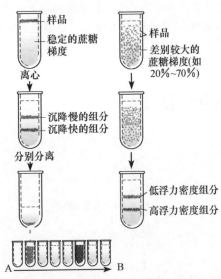

图 4-8　差速区带离心法和平衡密度梯度离心法
（引自 Goodman，2008）

A. 利用差速区带离心法，将样品注入浓度梯度较小的蔗糖溶液液面上。样品中的各组分由于沉降系数的差异，在离心时向底部的迁移速率也不同。在离心管底穿孔并分别收集通过离心分开的各组分。B. 平衡密度梯度离心法是以不同的分子密度区分各组分。将样品注入浓度梯度差异较大的蔗糖溶液中，可以注在液面上方也可以混入溶液。通过离心，各组分将停留在蔗糖密度与自身浮力密度相等的位置，不再继续移动并在试管中开成条带

二、层析法分离蛋白质

研究细胞的组成成分，如某一蛋白质的生物学特性，首先需要对它进行分离和纯化。**层析法**（chromatography）又称为色谱法，或色层分析法，其原理是利用蛋白质分子的大小、形状、所带电荷等差异，使各种蛋白质以不同程度分布在固定相和流动相两相中，由于各组分随流动相前进的速率不同，从而把它们分离。常用柱层析和高压液相层析对蛋白质进行分离。柱层析简便易行，可在一般实验室中开展；高压液相层析所需仪器精密，造价高。

柱层析（column chromatography）是指将蛋白质混合液通过固体性颗粒充填的塑料或玻璃柱，使不同的蛋白质因与颗粒相互作用的差异而被不同程度地滞留，待其从柱的底部流出时，可被分别收集（图 4-9）。常用的层析方法有：①**凝胶过滤层析**（gel chromatography），也称为分子筛层析，根据蛋白质大小将其分离。层析柱中装入多孔的凝胶颗粒，每个颗粒的细微结构及孔径均匀一致，像筛子一样，当蛋白质混合液流过时，小的分子进入凝胶网孔，移动受到延迟；而大的分子则被排阻于颗粒之外，沿凝胶颗粒间隙流动，流动速率快，最先流出层析柱。实际分离时，可按需要选择不同孔径的凝胶颗粒。②**离子交**

换层析（ion exchange chromatography），利用不同蛋白质所带电荷的差异对蛋白质进行分离。层析柱的充填颗粒带有正电荷或负电荷，称为离子交换剂，电荷不同的蛋白质，对层析柱上的离子交换剂有不同的亲和力，改变洗脱液的离子强度和 pH，混合物中的不同蛋白质就能按亲和力的大小顺序依次从层析柱中被洗脱下来。③**亲和层析**（affinity chromatography），层析柱的充填物为亲水的惰性多糖类载体，在载体表面共价连接有能够与待分离蛋白质表面特定部位特异性结合的配体，如酶的底物、特异性抗体或抗原。在待分离蛋白质与载体上的配体形成复合物之后，用平衡缓冲液充分洗柱，除去非特异性结合蛋白，最后通过适当缓冲液将要分离的目的蛋白质从复合物中解离出来。亲和层析效率高，可获得高纯度的蛋白质。

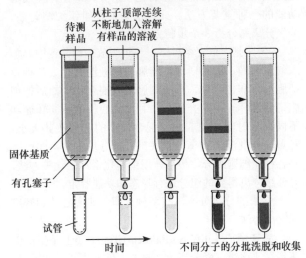

图 4-9　凝胶柱层析示意图
内含珠子的多孔圆柱用特定溶液平衡后，将含有多种蛋白质的样品从柱子的顶端注入。样品被洗脱液洗脱后流出，用不同的试管收集洗脱液。由于柱内珠子的特性，不同性质的蛋白质在柱内的洗脱速率不同

高压液相层析（high performance liquid chromatography，HPLC）需借助高精密仪器——高压液相色谱仪来完成分离工作。高压液相色谱仪一般由溶剂槽、高压泵、色谱柱、进样器、检测器及数据处理机等部件组成，其核心部件是耐高压的色谱柱。HPLC 柱通常由不锈钢制成，充填物为直径在 $3 \sim 10\mu m$ 的微小球形树脂，因颗粒小充填紧密，必须在高压下才能使液相流动。HPLC 分离时间短、效率高，可用来分离各种大小分子。HPLC 反向层析柱常被用于分离酶解后的多肽混合物及其他小分子蛋白质。

三、蛋白质电泳

蛋白质通常带有净正电荷或净负电荷，当在含有蛋白质的溶液中加入电场时，蛋白质分子就会向着与其所带电荷相反方向的电极泳动，这就是**蛋白质电泳**

（electrophoresis）。蛋白质电泳是应用非常广泛的蛋白质分离技术，生物医学中常用的电泳有 **SDS- 聚丙烯酰胺凝胶电泳**（**SDS polyacrylamid gel electrophoresis，SDS-PAGE**）、等电聚焦电泳、双向电泳。SDS-PAGE 是最基本的蛋白质分离技术。

SDS-PAGE 以交联聚合的丙烯酰胺作为蛋白质在其中移动的支持体。**十二烷基磺酸钠**（**sodium dodecyl sulfate，SDS**）是阴离子表面活性剂，当将待分离的蛋白质样品加入 SDS 溶液时，蛋白质的疏水区与 SDS 的疏水端结合，其带负电荷的亲水端互相排斥，使折叠的蛋白质分子伸展为多肽链。除 SDS 外，蛋白质制样时还通常加入二硫键还原剂 β- 巯基乙醇（2-mercaptoethanol，2-ME）或二硫苏糖醇（dithiothreitol，DTT），使蛋白质中的所有二硫键（S—S 结合键）断裂。这样，每个蛋白质分子失去空间结构及与其他蛋白质分子之间的联系，由不同蛋白质亚单位组成的复杂蛋白质也被完全分开。由于所有蛋白质都带有相对一致的负电荷，其在聚丙烯酰胺凝胶中向正极迁移的快慢完全取决于蛋白质分子质量的大小，蛋白质分子质量越大迁移越慢，分子质量越小迁移越快。结果，复杂的蛋白质混合物按分子质量大小在聚丙烯酰胺凝胶上被依次分离，经染色后就可观察到排列整齐的条带。电泳时，若加入已知分子质量的蛋白质作为标记物，就能估算出分离蛋白质的分子质量。

SDS-PAGE 包括蛋白质制样、灌胶、加样、电泳等具体操作步骤，在一般的分子生物学操作手册中都有详细介绍。图 4-10 所示为电泳装置与电泳过程示意图。

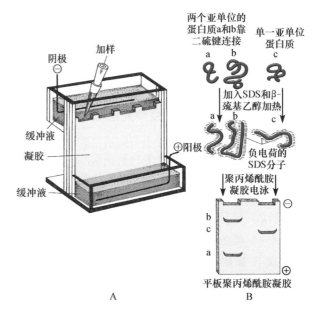

图 4-10　SDS-PAGE 示意图（引自陈誉华等，2008）

A. 电泳装置；B. 电泳过程：单个多肽与负电荷的 SDS 形成复合物，SDS- 蛋白质复合物在聚丙烯酰胺凝胶中向阳极移动

凝胶中的蛋白质分离条带能够被转移到膜性支持物（通常是 PVDF 膜）上，应用酶或荧光标记的抗体与 PVDF 膜孵育，即可对分离的目的蛋白质进行定量分析，这就是蛋白质免疫印迹（Western blotting）技术，是检测组织细胞中基因表达的常用方法。

第四节　细胞和亚细胞组分的测定

在细胞和亚细胞结构形态学研究的基础上，配合细胞组分的细胞化学测定、生化和物理学方法分析，是研究细胞生物学中结构和功能关系的重要手段。

一、细胞化学法

细胞化学法（**cytochemical method**）是指在保持细胞结构的基础上，利用某些化学物质可与细胞内某种成分发生化学反应，而在局部范围形成有色沉淀物的原理，对细胞的化学成分进行定性、定位和定量的研究。目的是联系形态、化学成分和功能以了解细胞代谢的变化。

用细胞化学法能在细胞和组织中显示的物质种类很多。例如，Feulgen 染色法，也称为**福尔根反应**（**Feulgen reaction**），即是显示 DNA 的特异性细胞化学法。其基本原理是，切片标本经盐酸水解后，细胞内 DNA 分子中的嘌呤和嘧啶碱基与脱氧核糖残基解离，使脱氧核糖的醛基得以暴露，并保留在原位。然后用 Schiff 试剂（无色碱性复红）处理，细胞中含有 DNA 的部分就产生阳性反应，即 DNA 中的醛基与无色碱性复红结合呈现紫红色。染色的深度与 DNA 的浓度成正比，故还可用显微分光光度计进行定量测定。又如，酶的细胞化学法主要是显示酶的活性，各种酶有不同的显示方法。一般来说，是将标本放入要显示酶的作用液内温育，作用液中主要含有能被该酶催化分解的物质（作用底物），如在显示**腺苷三磷酸酶**（**adenosine triphosphatase**）的作用液中就含有**腺苷三磷酸**（**adenosine triphosphate，ATP**）。然后，再把经酶分解的产物与另一种物质结合，使在原位形成具有一定颜色的沉淀物，借此可以用显微镜观察酶的活性强弱及存在的部位等。

电子显微镜酶细胞化学技术是在光学显微镜酶细胞化学的基础上发展起来的新技术。它是电子显微镜技术和细胞化学方法结合，使酶与相应底物作用的终末产物具有较高的电子密度，可在电子显微镜下观察到，以此来研究细胞内某些酶在超微结构水平上的分布情况，以及这些酶在细胞活动过程中的变化。目前这项技术在生物学和医学领域受到很大重视。

二、荧光细胞化学和免疫荧光镜检术

荧光法较一般光学方法具有灵敏度高、特异性强和测定快速等优点，因此荧光细胞化学，特别是免疫荧光技术有了很大的发展。利用荧光技术可研究细胞结构和化学组分的定位，研究细胞和组织中物质的吸收与转运，进行病理鉴别及细胞免疫等。

（一）荧光细胞化学法

荧光细胞化学法（fluorocytochemical method）的基本原理是：当用一种波长的光（如紫外线）照射某种物质时，这种物质会在极短的时间内发出较强照射波长的光（可见光），这种光称为荧光。有些物质当受到紫外线照射后自身能发出荧光，即所谓的自发荧光（内源荧光）。有些物质自身荧光很弱或不发荧光，但当它与荧光色素结合后，也同样产生荧光，这种荧光称为间接荧光（或次生荧光）。细胞内除少数物质具有自发荧光外，大多数需外加荧光色素，以形成发光的络合物，进行特异性显示，即荧光探针技术。

荧光色素种类很多，常用的有吖啶橙（AO）、异硫氰酸荧光素（FITC）、溴化乙锭（EB）、罗丹明（rhodamine）等。不同荧光色素要求的激发光波长不同，会产生不同颜色的荧光。可根据被研究物质的结构和特性，选择相应的荧光探针。细胞和组织的荧光现象必须通过荧光显微镜进行观察。例如，细胞经荧光吖啶橙染色后，在荧光显微镜下能反映出细胞的清晰结构，并同时显示两种核酸：细胞核的 DNA 呈黄绿色荧光，细胞质和核仁中的 RNA 呈橘红色荧光。如果结合使用荧光光度计，可测定它们的含量，进而进行定量和动态的研究。

（二）免疫荧光镜检术

免疫荧光镜检术（immunofluorescence microscopy）是指将免疫学方法与荧光染色法结合，应用于显微组织学的技术。它是根据抗原与抗体之间结合的高度特异性，即某种抗体仅能与刺激它产生的抗原物质相结合的原理；反之亦同。所以当发生抗原、抗体反应时，只要知道其中一个因子，就可知道另一个因子。也就是可用已知抗体（或抗原）去追踪和检定未知的抗原（或抗体）。

一般来说，发生在固定组织或细胞内的抗原、抗体反应是不可见的。但如果事先将荧光素标记在已知的抗体分子上，再用这种荧光抗体溶液浸染标本，使其与相应的抗原特异结合，就可在荧光显微镜下进行定位研究，并监测活细胞中某些大分子的浓度和分布变化。它为一般细胞化学方法不能直接显示和特异定位的一些物质，如多种激素及其受体、膜抗原及酶类等，提供了一种特异、灵敏而又直观的方法。

三、放射自显影术

放射自显影术（autoradiography）是指利用放射性核素（如 ^3H、^{14}C、^{32}P、^{125}I 等）来标记生物标本中的大分子或其前体物质，通过注射、掺入、脉冲标记等方法引入细胞或机体中，使之参与机体或细胞的代谢过程。放射性核素在蜕变时会放出射线，当射线通过感光乳胶时能被乳胶中的溴化银吸收而形成潜影，再经显影、定影作用，把潜影部分的溴化银还原为黑色的金属颗粒，从而可借感光乳胶上银粒的所在部位和黑度来判断样品中的放射线物质的分布或强度，或通过银粒颗粒计数、光密度测定等方法进行相对定量分析。

用此技术，可制备整体小动物或大动物脏器切片的放射自显影标本，也可制备组织和细胞切片、超薄切片的放射自显影标本，也可用光学显微镜或电子显微镜观察。

放射自显影术能揭示细胞分子水平的动态变化，使之成为显微镜下可见的形态，并可用以做定位和定量分析。它是目前研究机体和细胞的代谢状态及动态变化过程的重要手段，是生物学和医学科学研究中被广泛应用的一项技术。

四、细胞显微分光光度测定技术

细胞内的化学成分无论是在自然状态或经过化学反应染色后均能吸收光谱的某一特定波段。它们吸收的波长大部分在 230～700nm。也就是说在紫外线与可见光波长范围之内。有很多细胞内的重要物质，在自然状态下对紫外线有典型的吸收曲线。例如，DNA 对紫外线的最高吸收波段是 260nm，而对可见光不能吸收，但经过特异的化学反应染色，就可吸收可见光的特异波段，如 DNA 经 Feulgan 染色后，可吸收波长为 546nm 的可见光。

是指显微镜技术和分光光度技术的结合，根据细胞内某些物质对光谱吸收的原理来定量测定一个细胞或细胞某一部分结构内的化学成分。所用仪器为显微分光光度计，它由光源、单色器、显微镜和光电组合器件等部分组成。此技术是细胞化学定量研究的重要手段。

细胞显微分光光度测定法可分为紫外线显微分光光度法和可见光显微分光光度法。后者对测定的标本先要进行特异的染色，确定该物质在细胞内的位置，也就是定性，然后进行定量分析。这些方法都是对静态细胞的光度测定。

五、流式细胞计量术

在本章第二节中介绍了流式细胞仪的组成原理及其在细胞分选中的应用。除细胞分选作用之外，目前流式细胞仪已被广泛应用于细胞含量测定、细胞凋亡检测、细胞因子检测和细胞免疫表型分析等方面。在测量过程中常用的标记物有异硫氰酸荧光素（FITC，发绿色荧光）、藻红素（PE，发红色荧光）和 TEXAS 红（发射长波红色荧光）。

六、活细胞内分子示踪技术

普通细胞化学和免疫细胞化学技术虽然能检测出细胞内生物分子存在的位置，但这些技术在应用过程中通常是观察固定后细胞内的分子分布，与活细胞内的分子分布存在一定差异。活细胞内的离子和蛋白质分子示踪技术则克服了这一缺点，被广泛用于细胞功能研究。

细胞内的离子在细胞生命活动中起着重要作用，它们有的是信号转导的信使，如钙离子；有的通过离子通道跨膜转运影响膜电位，如钠离子、钾离子；有的是酶催化反应的必需成分，如镁、铁、锌等离子。细胞内离子的实时检测将揭示一些生理过程的机制。一些染料专一地与某种离子结合后会产生荧光或改变本身的发射波长与强度，由此通过检测荧光即可显示活细胞内该离子的量。与离子结合的染料通常称离子探针，只要将它们导入细胞内，就能在时间上和空间上显示活细胞内某种离子的动态变化。

从水母中分离的**绿色荧光蛋白（green fluorescent protein，GFP）**，在蓝色光源（450～490nm）的激发下能发射出绿色荧光，这为研究特定蛋白质分子在细胞内的定位提供了有利条件。利用 DNA 重组技术构建水母绿色荧光蛋白基因与某一待定位蛋白质基因的融合蛋白表达载体，转染特定细胞，就可以在荧光显微镜或共聚焦激光扫描显微镜下观察到待定位蛋白质在活细胞内的位置。通常情况下，融合蛋白中的 GFP 只起标记作用，并不影响待定位蛋白质在细胞内的真实分布。

第五节　基因与蛋白质研究技术

现代细胞生物学强调在基因与蛋白质等分子水平上理解细胞的功能。近年来，有关分子水平的操作技术取得了长足进展，将深入影响对细胞结构与功能的认识。本节简要介绍目前在细胞生物学研究中常用的分子技术。

一、聚合酶链反应技术

聚合酶链反应（polymerase chain reaction，PCR）是指在体外快速扩增特异性 DNA 片段的技术，它利用 DNA 半保留复制原理，通过控制温度，使 DNA 处于"变性－复性－合成"反复循环中。变性（denature）是指在高温下模板 DNA 由双链解离成单链；复性是指温度降低过程中引物（primer）借助碱基互补原则与模板 DNA 结合，也称为退火（anneal）；合成则是指在适当的反应温度和 DNA 聚合酶催化下，利用 4 种核苷酸（dNTP）和某些辅助因子（Mg^{2+}），按引物的 $5'\rightarrow 3'$ 方向合成新的 DNA 片段，常称为延伸（extension）。"变性－退火－延伸"反复循环，每一个循环的产物又作为下一个循环的模板，每循环一次，DNA 分子就按 2^n 指数倍增，结果可获得数百万个拷贝的目的 DNA 片段（图 4-11）。PCR 技术得以实施的关键是反应中的 DNA 聚合酶为耐高温的 *Taq* DNA 聚合酶。*Taq* DNA 聚合酶是 1976 年从温泉的**嗜热水生菌（*Thermus aquaticus*）**中分离得到的（由此得名），其最适工作温度为 75～80℃，在短时间的变性温度（94℃）中仍然保持活性。

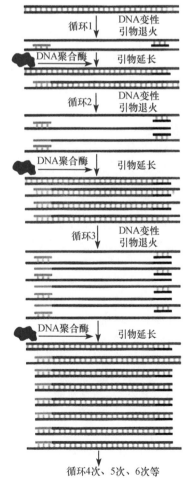

图 4-11　PCR 反应原理示意图（引自杨恬等，2005）

PCR技术主要包括以下几个步骤。①引物的设计：设计并人工合成一对与待扩增DNA序列两端碱基互补的寡核苷酸，大小通常为15～25个核苷酸。在设计时要注意引物之间不能互配形成双链结构，引物内部也不能形成发夹结构。② DNA模板的制备：模板可以是来自任何生物（动物、植物、细菌或病毒）的单链或双链DNA，也可以是经化学方法合成的DNA。RNA则需要用反转录酶处理转换成cDNA。③ PCR反应：在PCR仪上进行，反应条件可人为编辑。④ PCR产物的分离鉴定：常用琼脂糖（agarose）或丙烯酰胺（acrylamide）凝胶电泳分离。核酸分子中的每个核苷酸都带负电荷，在碱性电泳溶液中向阳极移动，因此可以按照其构成碱基数的多少在凝胶中被有效分离，经染色后即可观察到清晰的条带。

PCR技术的特点是操作简便，特异性强，可以将微量的DNA迅速地大量扩增，是分子生物学研究的常规方法。PCR不仅被用于样品中痕量DNA的检测、基因突变分析及基因的克隆，而且也是研究组织细胞中基因表达的常用方法。用于基因表达研究的PCR技术主要有**反转录PCR**（reverse transcription PCR，RT-PCR）和**实时定量PCR**（real time quantitative PCR）。

RT-PCR的反应原理是，在进行PCR之前，首先在反转录酶的作用下将组织细胞来源的mRNA反转录成cDNA（RT），然后再以cDNA为模板进行PCR扩增。RT-PCR除了可用于检测细胞中基因的表达水平之外，还常被用于基因的克隆，即直接克隆扩增后的cDNA。在RT-PCR操作过程中应注意避免RNA酶和基因组DNA的污染。普通RT-PCR的缺陷是不能对标本中的mRNA进行精确定量。

实时定量PCR的原理是，通过在普通PCR扩增过程中引入参照物，以给出初始模板量的方法。常用的参照物为带有不同荧光基团标记的寡核苷酸，所以有荧光定量PCR之称。因PCR反应体系中荧光基团标记的核苷酸或寡核苷酸的作用差异，衍生出了不同类型的荧光定量PCR，在这里以常用的荧光标记寡核苷酸探针（称为*Taq*Man探针）水解法说明荧光定量PCR反应的原理。*Taq*Man探针是能够与所扩增片段内DNA模板杂交的20～24bp人工合成的寡核苷酸，在合成时于5′端加上荧光基团6-羧基荧光素（FAM），3′端标以荧光猝灭基团6-羧基四甲基罗丹明（TAMRA），后者能抑制完整探针中的荧光基团发射荧光。在PCR退火阶段，*Taq*Man探针以碱基互补原则与待扩增DNA模板杂交，至延伸阶段，*Taq*酶随引物延伸沿DNA模板移动，当到达与模板杂交的*Taq*Man探针5′端时，*Taq*酶行使5′→3′外切核酸酶活性，将5′端荧光发射基团FAM切下，猝灭作用解除、荧光信号释放。模板每扩增一次，就有一个探针被切断，同时释放一个荧光信号，荧光强弱与PCR产物成正比，

从而可对模板进行准确定量。目前RT-PCR和荧光定量PCR已广泛应用于组织细胞中的基因表达研究。

二、核酸分子杂交技术

核酸（DNA和RNA）分子由许多单核苷酸分子组成，不同核酸的特性则由单核苷酸分子中碱基的排列顺序决定。DNA分子双链的形成、DNA的复制和转录等，都依赖于碱基互补关系。如果有两条核酸单链（如DNA与DNA或DNA与RNA），其中一条核酸单链的碱基顺序适合与另一条核酸单链的碱基依次互补配对，则在一定条件下两者可形成核酸复合体；若两者在碱基顺序上不依次互补，则不形成复合体。这种复合体形成的现象称为核酸的分子杂交。应用这一原理检查两种核酸分子碱基排列有无互补关系或互补程度的技术，称为**核酸分子杂交技术**（nuclear acid molecular hybridization technique），简称为核酸杂交。这项技术通常都是微量操作，进行反应时需要用放射性核素或生物素等标记的核酸分子作为探针，最后借放射性测量或其他检测手段进行识别、判断。细胞生物学研究中常用的核酸杂交技术有原位杂交、Southern印迹杂交和Northern印迹杂交。

（一）原位杂交

原位杂交（*in situ* hybridization，ISH）技术是指将细胞或组织切片固定于载玻片上，使细胞中的DNA或RNA在保持原来位置的条件下与标记的核酸探针进行原位杂交反应，通过放射自显影检测和显微镜观察可以对所用材料中被杂交的核酸分子进行定位、定量分析或观察基因表达（mRNA）的水平。通常将检测基因表达，即组织细胞中mRNA含量的方法称为RNA原位杂交。RNA原位杂交的主要步骤是：①制备带有放射性核素或非放射性物质标记的cDNA或RNA分子探针。常用于标记的放射性核素有 ^{32}P、^{33}P、^{3}H 和 ^{35}S，非放射性物质有地高辛、生物素、荧光素和酶等。②将探针与组织或细胞在一定条件下共同孵育，使探针与组织细胞中待测的互补核酸单链结合（发生分子杂交）。③利用放射自显影或免疫细胞化学技术显示探针，从而获得mRNA表达的组织细胞和水平高低。

20世纪90年代开始，利用荧光素标记DNA序列作为探针的**荧光原位杂交**（fluorescence *in situ* hybridization，FISH）技术在越来越广的范围得到应用。FISH技术是一种非放射性原位杂交方法，用特殊的荧光素标记DNA探针，在染色体、细胞或组织切片标本上进行DNA杂交，探针和靶DNA经变性－退火－复性，形成杂交体，经荧光检测体系在荧光显微镜下对靶DNA序列进行定性、定量或相对定位分析。随着FISH所应用探针种类的不断增多，FISH技术不仅广泛应用于细胞遗传学方面，而且还广泛应用于肿

瘤的诊断、基因定位等。

（二）Southern 印迹杂交

Southern 印迹（Southern blotting）杂交技术是检测基因组中特异 DNA 序列的方法，主要过程包括：①酶解与电泳，将被检测的 DNA 分子用一种或几种限制性内切核酸酶消化成若干片段、并在琼脂糖凝胶电泳上分离；②印迹，经 DNA 变性处理后，利用虹吸作用将凝胶中待测的单链核酸序列片段转移到硝酸纤维素膜或尼龙膜等固相支持物上；③杂交，将探针与印迹有单链核酸序列片段的硝酸纤维素膜或尼龙膜在杂交液中孵育，使探针与待测的互补核酸单链结合；④放射自显影分析（对以非放射性物质标记的探针，则选用相应的酶显色处理），将 X 射线光片置于杂交后的膜上，−70℃低温曝光适当时间后显影分析。Southern 印迹杂交主要用于 DNA 重组子的鉴定、基因敲除与转基因动物的鉴定，以及基因突变和缺失分析等。

（三）Northern 印迹杂交

Northern 印迹（Northern blotting）杂交技术是检测组织或细胞中特异性 mRNA 的方法。首先从组织或细胞中提取总 RNA 或 mRNA，在琼脂糖凝胶电泳之前需要对 RNA 样品进行变性处理，以破坏 RNA 分子中的局部双螺旋结构，使整个 RNA 分子呈单链（便于分子杂交）。常用变性剂为甲醛或戊二醛。Northern 印迹杂交的后续实验操作过程与 Southern 印迹杂交相同，依次经过电泳分离、印迹、杂交和放射自显影分析等步骤。Northern 印迹杂交主要用于检测组织或细胞中的基因表达。

三、基因的克隆与表达技术

基因的克隆与表达技术是指将一个基因片段插入到一个载体（通常是质粒）中组成重组体，再导入宿主细胞，使目的基因在受体细胞中得到扩增或表达（形成蛋白质）。基因的克隆与表达技术广泛用于细胞分子生物学研究。

基因的克隆与表达技术的实质是 DNA 重组技术（也可理解为体外 DNA 拼接技术）。DNA 重组技术的诞生源于两个重要发现：一是发现了 DNA **限制性内切核酸酶（restriction nuclease）**；二是发现了**质粒（plasmid）**。限制性内切核酸酶能识别 DNA 分子内由 4～8 个碱基组成的特定序列，并将其切断（断点称为酶切位点），酶切位点呈**"回文结构"（palindrome）**，即 DNA 两条链顺着读和倒着读都是一样的碱基序列；质粒是在细菌中发现的染色体以外的遗传物质，它具有自己的复制子，不仅在一定条件下能够不断复制，而且在合适的**启动子（promotor）**作用下能用于表达外源性蛋白质。一些天然质粒已被人为改造，迄今已构建出许多"专用"质粒，可区分为用于基因克隆的

克隆载体、用于在原核细胞或真核细胞中表达外源性蛋白质的表达载体，这些载体都有不同的选择性标记，如编码氨苄青霉素、新霉素（G418）等。

基因克隆与表达的主要步骤是：①应用 PCR 技术直接扩增出特定基因片段，或通过使用限制性内切核酸酶切割 DNA、分离出待克隆基因片段，同时以同样的限制性内切核酸酶酶切质粒载体。② 将获得的基因片段连接到克隆质粒载体上得到重组质粒。不同来源的 DNA 片段，经同一个限制性内切核酸酶酶切后，在 DNA 连接酶（通常是 T4 DNA 连接酶）的作用下，均能相互识别并连接在一起，从而完成 DNA 拼接。③将重组质粒导入适当的受体菌，通常是无致病性的大肠杆菌，称为**转化（transformation）**。④利用克隆质粒载体上的选择性标记、限制性内切核酸酶酶切分析及 DNA 序列分析等筛选和鉴定重组质粒，将含有正确重组质粒的细菌扩大培养并从中提取纯化重组质粒，即完成了目的基因的克隆。⑤将以上克隆的目的基因片段经酶切后再克隆（称为亚克隆）到表达载体，并转化到适当的受体菌（如大肠杆菌 BL21 DE3）中，就可获得目的基因的蛋白质产物。这种应用 DNA 重组技术生产蛋白质的过程，称为基因工程。

将能表达目的基因的重组质粒导入真核类哺乳动物细胞的过程称为**转染（transfection）**，是研究基因功能的常用方法。

四、小 RNA 干扰技术

为确定基因的功能，常需要对特定基因进行功能丧失或突变的操作。除通过复杂的**基因敲除（knock out）**方法产生突变个体之外，近年来建立的 **RNA 干扰（RNA interference，RNAi）**技术也可比较简便地在低等生物（如线虫）或哺乳动物细胞水平对特定基因进行功能丧失或功能降低的操作。

RNAi 的基本原理：一定数量的外源性双链 RNA（dsRNA）进入细胞后，被类似于核糖核酸酶 III 的 Dicer 酶切割成短的 21～23bp 的**双链小干扰 RNA（small interferencing RNA，siRNA）**，siRNA 与解旋酶和其他因子结合,形成 **RNA 诱导沉默复合物（RNA-induced silencing complex，RISC）**。激活 RISC 需要一个依赖 ATP 的、将小分子 RNA 解双链的过程。激活的 RISC 通过碱基配对定位到同源 mRNA 转录本上，并在距离 siRNA 3′端 12 个碱基的位置切割 mRNA。尽管切割的确切机制尚不明确，但每个 RISC 都包含一个 siRNA 和一个不同于 Dicer 的 RNA 酶。因此，siRNA 能够以序列同源互补的 mRNA 为靶点，通过促使特定基因的 mRNA 降解来高效、特异地阻断体内特定基因的表达，诱发细胞呈现特定基因缺失表型。

RNAi 技术操作简便，主要步骤是：首先人工化学合成或酶促合成 RNA 双链，然后通过脂质体包裹等

技术将其转染到体外培养的哺乳动物细胞中，主要用于基因功能研究。

五、基因芯片技术

基因芯片（gene chip）技术是一种特殊类型的核酸杂交技术，其特点是，用于杂交的探针被固定在固相支持物（如玻璃片、硅片、硝酸纤维素膜）上，每个支持物表面固定有大量（通常每平方厘米大于400个）的特定基因片段或寡核苷酸探针，这些探针有规律地排列成二维 DNA 阵列，故又称为 **DNA 微阵列芯片（DNA microarray）**。基因芯片与带有荧光标记的样品 DNA 分子按碱基配对原理进行杂交，通过检测杂交的荧光强度就可获取样品分子的数量和序列信息。

基因芯片的主要技术流程是：芯片的设计与制备，靶基因的标记—芯片杂交—杂交信号检测。芯片的制备主要是应用 DNA 点样仪将化学合成的寡核苷酸探针或 PCR 扩增的特异性基因片段点在经特殊处理的固相支持物表面。靶基因的标记通常采用荧光标记法，即在由 mRNA 反转录成 cDNA 时，应用荧光素标记其中的一种核苷酸，这样便能合成带有荧光素标记的 cDNA。例如，要检测实验组和对照组中的基因表达变化，如果实验组以红色荧光素标记，则对照组要以绿色荧光素标记。基因芯片与靶基因的杂交和一般的分子杂交过程基本相同，通常是将自等量总 RNA 或 mRNA 反转录成的经荧光素标记的实验组和对照组 cDNA 与一个芯片同时杂交。荧光观察结合计算机进行，如果芯片上的荧光点为黄色，则说明该基因在实验组和对照组中均有表达，并且表达量相同；若荧光点为红色则表明实验组中该基因高表达，荧光点为绿色表明对照组中该基因高表达。

基因芯片技术同时将大量探针固定于支持物上，可对样品中数以千计的核酸序列进行一次性的快速检测和分析，常用于组织细胞的基因表达谱测定、基因多态性与基因突变分析等方面。在基因功能研究中，基因芯片技术常用于筛选候选基因。

六、Western 免疫印迹技术

Western 免疫印迹（Western blotting）技术是指将经 SDS-PAGE 分离后的蛋白质转移到膜性支持物上，然后应用酶或荧光标记的抗体去检测。与 Southern 印迹杂交或 Northern 印迹杂交方法类似，但 Western 免疫印迹采用的是聚丙烯酰胺凝胶电泳，被检测物是蛋白质，"探针"是抗体，"显色"用标记的二抗。经过 SDS-PAGE 分离的蛋白质样品，被转移到固相载体（如硝酸纤维素薄膜）上，固相载体以非共价键形式吸附蛋白质，且能保持电泳分离的多肽类型。以固相载体上的蛋白质或多肽作为抗原，与对应的抗体起免疫反应，再与酶或荧光标记的第二抗体起反应，经过底物

显色或自显影以检测经电泳分离的特异性蛋白质成分。该技术通常用于检测组织细胞中蛋白质的表达水平，既可以定性，又可以定量。

七、蛋白质相互作用的研究技术

蛋白质是细胞功能的主要执行者。细胞的生命活动，如信息传递、基因转录、蛋白质转运、蛋白质的修饰和降解等都依赖于蛋白质与蛋白质之间的相互作用。在此介绍几种常用的研究蛋白质相互作用的方法。

（一）免疫沉淀技术

免疫沉淀（immuno-precipitation，IP）技术是研究蛋白质相互作用的常用方法，其基本过程是：在细胞裂解液中加入事先偶联在凝胶颗粒或磁珠上的目的蛋白的抗体，将细胞裂解液中的目的蛋白沉淀出来，在此过程中能够与目的蛋白发生相互作用的蛋白质将被同时沉淀下来，然后用 SDS-PAGE 和 Western 免疫印迹技术对沉淀出来的蛋白质进行鉴定。该方法简便易行，但因是体外实验方法，不能给出细胞内蛋白质相互作用的动态结果，同时细胞内本来没有相互作用的蛋白质在破碎细胞时可能发生聚集，导致假阳性结果出现。因此，在应用免疫沉淀技术的过程中应多次实验，并进一步结合其他方法证实。

（二）荧光共振能量转移技术

荧光共振能量转移（fluorescence resonance energy transfer，FRET）技术是近年来建立的检测蛋白质之间相互作用的新方法。FRET 是一种量子力学现象，当一个荧光供体分子与一个荧光受体分子彼此接近而供体的发射光谱与受体的激发光谱重叠时就会发生 FRET 现象，此时能量以非辐射的方式由供体转移到受体。FRET 的直观表现是，供体荧光和受体荧光之间靠近达到合适的距离时，如果以供体的光激发，供体的荧光强度要比它单独存在时低得多，据此鉴定蛋白质之间的相互作用。早期研究中，多以生物分子的荧光类似物或在生物大分子上偶联一个荧光基团作为荧光供体或受体。随着绿色荧光蛋白（GFP）被引入 FRET 的显微映像之后，借助荧光显微镜，可实时观测活细胞内蛋白质与蛋白质的相互作用。

（三）酵母双杂交技术

酵母双杂交（yeast two-hybridization）技术是筛选存在相互作用蛋白质的常用方法，其基本原理是：将目的蛋白与报告基因的 DNA 结合结构域构建成融合蛋白 [目的蛋白被称为诱饵（bait）]，将被筛选的蛋白质（通常是编码细胞中所有蛋白质的 cDNA 文库）与报告基因的转录激活结构域构建成融合蛋白（库），如果诱饵蛋白和筛选的蛋白质在酵母细胞中存在相互作用，则报告基因就会在酵母中表达，直接从报告基因呈阳性表达的酵母菌落中分离出编码被筛选蛋白质

的质粒，就可获得与诱饵蛋白互作的蛋白质的基因编码序列。酵母双杂交能快速检测蛋白质的相互作用，包括相应的结构域。但需要指出的是，酵母双杂交只是一个筛选系统，只能说明两个蛋白质之间有相互作用的结构基础，并不一定表示这两个蛋白质在细胞内一定会相遇或这种相互作用在活细胞内确实存在，还需要用其他方法（如 IP）在细胞内进一步验证。

八、蛋白质组研究技术

蛋白质组学（proteomics）最初的概念是应用蛋白质**双向电泳**（two-dimensional gel electrophoresis，**2-DE**）和**质谱**（mass spectrometry）技术研究不同组织细胞中一个基因组（genome）的**蛋白质表达谱**（expression profiling），现已演变成包括**表达蛋白质组学**（expression proteomics）和蛋白质相互作用的蛋白质复合体（protein complex）功能研究等内容。目前蛋白质组学研究技术已成为确定基因功能的有效手段。双向凝胶电泳和质谱技术是蛋白质组学研究的基本技术，在此简要介绍。

双向凝胶电泳的原理：第一向在高压电场下对蛋白质进行等电聚焦（IEF），然后再进行第二向的 SDS-PAGE 分离。等电聚焦电泳由最初的载体两性电解质管胶电泳发展到目前的固相 pH 梯度（IPG）凝胶电泳，由于采用了 IPG 胶条，从而避免了因载体两性电解质引起的聚焦时间延长、pH 梯度不稳定、阴极漂移等现象。目前 IPG 双向凝胶电泳的分辨率达到了 1 万多个蛋白质点，但对过于偏酸或偏碱、高分子质量、微量蛋白质及难溶性蛋白质的分辨仍感困难。由于双向凝胶电泳对批量蛋白质可实现一次性分离，具有高灵敏度和高分辨率、便于计算机进行图像分析处理、可以很好地与质谱分析等鉴定方法匹配的优点，成为目前分离蛋白质组分的核心技术。

对分离的蛋白质进行鉴定是蛋白质表达谱研究的又一项重要内容，传统的微量蛋白质测序、氨基酸组成分析等蛋白质鉴定方法费时、费力，不易实现高通量分析。因此一种新的蛋白质鉴定技术——质谱法受到了人们的重视和应用，其基本原理是样品分子离子化后，根据离子间质荷比（m/z）的差异来分离并确定样品的分子质量。目前用于蛋白质鉴定的质谱主要有两种：**电喷雾电离质谱**（electrospray ionization

mass spectrometry，**ESI-MS**）和**基质辅助激光解吸/电离飞行时间质谱**（matrix-assisted laser desorption ionization/time-of-flight，**MALDI-TOF-MS**）。蛋白质的质谱测序借助质谱联用技术测定肽片段的序列结构。质谱联用可以将每个酶解短肽经第一级质谱或色谱分离进入碰撞室，与氮气或氦气碰撞，沿着碳骨架断成不同长度的寡肽。第二级质谱测定第一个寡肽的分子质量，一系列寡肽的分子质量差异对照各种氨基酸残基的分子质量，如此对号入座即可解读出一段多肽。此法无需大量地纯化样品。

目前，基因组和转录组的测序成果为蛋白质组的研究奠定了良好基础。例如，金黄色葡萄球菌病原体的全套基因组测序已经完成，通过基因组的信息来研究其蛋白质组成将有助于发现新的抗癌因子、抗生素、工业催化剂等；1995 年流感嗜血杆菌的全部基因组测序完成，为支气管感染的研究提供了蛋白质组学基础。转录组测序的研究对象为特定细胞在某一功能状态下所能转录出来的所有 RNA 的总和，主要包括 mRNA 和非编码 RNA。转录组研究是基因功能及结构研究的基础和出发点，通过新一代高通量测序，能够全面快速地获得某一物种特定组织或器官在某一状态下的几乎所有转录本序列信息，现已广泛应用于基础研究、临床诊断和药物研发等领域。这些工作将会是蛋白质组学的重要组成部分。

复习思考题

1. 哪些形态学研究技术可用于观察活细胞或活细胞内的生物大分子？
2. 简述用于细胞亚微结构和超微结构研究的技术及其特点。
3. 简述细胞分离培养的概念及常用细胞分离方法的原理。
4. 简述研究亚细胞结构蛋白质组学的技术路线。
5. 简述细胞基因表达及功能研究的常用分子技术及其原理。

（四川大学 陶大昌；中国医科大学 陈誉华）

小　结

　　细胞生物学是从细胞的整体、显微、亚显微和分子等各级水平研究细胞的结构、功能及生命活动规律的学科。而医学细胞生物学则是研究医学理论与实践紧密联系的细胞生命活动。细胞生物学是生命科学中的前沿学科之一，其的发展过程对整个生命科学起着巨大的推动作用。细胞生物学的发展历史可分为细胞学发展的萌芽、细胞学说的创立、经典细胞学、实验细胞学及细胞生物学五大阶段。

　　一切生物体都是以细胞作为基本组成单位的，细胞又是生命活动的基本单位。细胞必须具备细胞膜、DNA 和 RNA、核糖体以及特定的繁殖方式。

　　细胞是物质的，组成细胞的主要物质有生物大分子及水和无机盐。生物大分子包括核酸、蛋白质及多糖。蛋白质是构成细胞的主要成分，其基本结构单位是氨基酸，氨基酸分子经过肽键连接形成蛋白质的一级结构，一级结构通过氢键、二硫键、疏水键和离子键等作用形成蛋白质的空间结构。核酸是遗传物质，是控制生物性状发育的重要生物大分子，许多单核苷酸通过 3′，5′- 磷酸二酯键聚合成多聚核苷酸。根据核苷酸中所含戊糖的不同，将核酸分为 DNA 和 RNA 两大类。DNA 由两条互相平行但方向相反的多核苷酸链构成，两条链围绕同一中心轴以右手螺旋方式盘绕形成双螺旋，DNA 的主要功能是携带和传递遗传信息。RNA 是一种单链结构的多核苷酸，主要包括 mRNA、tRNA 和 rRNA 3 类。另外，还有一类非编码小 RNA，包括 miRNA、siRNA 及 piRNA，非编码 RNA 的表达具有组织、时间及空间的特异性，可在动物的发育、分化、细胞增殖、凋亡及脂肪代谢等过程中发挥重要调节作用。

　　细胞的亚微结构包括膜相结构和非膜相结构。细胞内各种膜相结构的膜都具有相似的基本结构形式，即由三层结构组成，其中包括内外两层致密的深色带和中间一层疏松的浅色带，一般将这三层结构形式的膜称为单位膜。膜相结构的重要意义在于其区域化作用。

　　细胞一般分为两大类：原核细胞和真核细胞。原核细胞与真核细胞在结构上的主要区别在于有无完整的细胞核和膜相结构的细胞器。真核细胞是在原核细胞的基础上进化而来的。组成细胞的物质包括有机物和无机物两大类，细胞通过这些物质表现各种复杂生命现象。

　　细胞生物学的发展在很大程度上依赖于研究技术的进步和仪器设备水平的提高。当前细胞生物学的新成就，与物理学、化学和数学的新理论、新方法及新技术在细胞生物学领域中的应用分不开。细胞生物学的研究方法很多，原理和操作技术各不相同。一般可分为：形态结构的观察，如各种显微镜的应用及 X 射线衍射技术等；细胞和亚细胞组分的测定，如细胞化学法、放射自显影、分光光度术及细胞组分的分级分离等。另外，还有细胞培养、细胞融合、显微操作、细胞电泳和细胞分子技术的运用等。

第二篇

细胞的结构和功能

细胞的结构分为细胞膜、细胞质和细胞核3部分。细胞膜是围在细胞质表面的一层薄膜，因而又称为质膜（plasma membrane）。它的厚度一般为 7 ～ 10nm，超过光学显微镜所能分辨的极限，所以在光学显微镜下是观察不到细胞膜的，光学显微镜下观察到的所谓细胞膜，实际上是细胞与周围介质的界面。

细胞中的许多结构都是由膜构成的。除了细胞外层的细胞膜外，细胞内还有丰富的膜结构，如线粒体、内质网、高尔基复合体、溶酶体和核膜等，它们都是由膜构成的细胞器，这些膜在电子显微镜下也呈现类似于单位膜的基本形态。现在人们把细胞膜和细胞内各种膜相结构的膜统称为生物膜（biological membrane）。

生物膜是细胞进行生命活动的重要结构基础。对细胞内环境的稳定、能量的转换、信息的传递、物质的交换等都起着主要作用，对细胞的生存、生长、发育、分裂、分化也起着十分重要的作用。此外，生物膜在细胞间的相互识别、细胞与外界环境之间的相互作用中起着主导作用。可以说，细胞的每一种功能活动几乎都与膜的作用相关联。

细胞质是细胞的主要结构之一，在细胞质中有各种重要的细胞器，如内质网、高尔基复合体、溶酶体、线粒体，以及非膜相结构的核糖体、细胞骨架系统和细胞质基质。细胞的生命活动离不开细胞质的作用，各种细胞器既执行各自的重要功能，又是细胞代谢的关键结构，包括糖代谢、脂代谢、蛋白质代谢、能量转换等，因此，细胞质是细胞代谢的中心。

细胞核是细胞生命活动的调控枢纽，也是蕴藏和控制遗传信息的中心，是细胞中最大的细胞器。它的出现是生物进化历程中的一次飞跃，是真核细胞结构完善的主要标志。

真核细胞中的核酸和核蛋白绝大部分被包围在细胞核内，而原核细胞是没有细胞核的，其 DNA 等物质位于细胞质的局部，称为拟核。细胞在进化中出现细胞核，使遗传物质与细胞质有了分隔。真核细胞基因从 DNA 转录至 RNA 后，需经过复杂的加工、修饰才能参与指导蛋白质合成，即在遗传信息的转录和翻译之间有一个重要的中间步骤。细胞核的存在使转录和翻译两个环节在时间上和空间上得以分离，从而确保了真核细胞基因表达的准确和高效。

本篇对细胞的基本结构及其功能做详细的介绍。

第五章　细　胞　膜

细胞膜（cell membrane）也称为质膜。它包围着整个细胞，构成了细胞的边界。它作为细胞外围的屏障，可以阻止细胞成分的外漏，防止其与周围界质混合，而且可以控制细胞内外物质的交换。细胞膜中有一些蛋白质分子作为外来信息的"传感器"，使细胞能够对周围环境的变化产生应答反应。另外，细胞膜还有非常特别的机械性质，如细胞生长时新膜的加入使细胞膜面积增大；细胞膜可以进行很大程度的变形；用显微注射针刺穿细胞膜，细胞膜可以迅速地重新封闭形成完整的膜；等等。正是由于以上各种特性的存在，才使细胞膜担负起稳定细胞内部环境，控制细胞内外物质、信息流动的

重任。另外，细胞膜对细胞的生存、生长、发育、分裂、分化也起着十分重要的作用。在进化上，细胞膜的出现是一个重要的关键阶段，有了它的出现才有了细胞，由此也才有了生命物质向更高形式的发展。

实际上，在细胞中除了细胞外层的细胞膜外，细胞内还有丰富的膜性结构，如线粒体、内质网、高尔基复合体、溶酶体、核膜等。由于这些膜与细胞膜在化学组成、分子结构和功能运作上具有很多共性，现在人们把细胞膜和细胞内各种膜相结构的膜统称为**生物膜（biological membrane）**。细胞的每一种功能活动，几乎都与膜的作用相关联。

第一节　细胞膜的化学组成和分子结构

一、膜的化学组成

对细胞的各种膜进行微量化学分析，结果表明组成膜的化学成分主要有脂类、蛋白质、糖类、水、无机盐和金属离子等，其中以脂类和蛋白质为主。脂类占膜总含量的 30% ~ 80%，蛋白质占 20% ~ 70%，糖类占 2% ~ 10%。膜上的水约有 20% 呈结合状态，其余则为自由水。膜上的金属离子与一些膜蛋白的功能有关。

各种生物膜组成成分的比例不一致，脂类与蛋白质所占的比例可从 1:4 ~ 4:1。一般来说，功能复杂或多样的膜蛋白质所占比例较大。例如，线粒体内膜的蛋白质成分可高达 75%、脂类约占 25%。功能简单的细胞膜中所含蛋白质的种类和数量则较少。例如，神经髓鞘的功能比较简单，主要起绝缘作用，其膜中含脂量可达 80%，而蛋白质只有 3 种，含量显著地低于脂类。人体中的多数细胞膜，其脂类与蛋白质的含量大体相等。

（一）膜脂

膜中的脂类以磷脂和胆固醇为主，有的膜中还有糖脂。

1 . 磷脂

磷脂（phospholipid）是最重要的脂类，几乎所有细胞膜中都含有磷脂，主要的磷脂是磷酸甘油脂和鞘磷脂。

最简单的磷酸甘油脂是磷脂酸（图 5-1），它以甘油为骨架，甘油分子的 1 位、2 位羟基与脂肪酸形成酯键，3 位羟基与磷酸形成酯键。膜上的磷脂酸含量不多，但它是合成其他磷酸甘油脂的前体，其磷酸基团再与其他分子（胆碱、乙醇胺、L- 丝氨酸等）结合可形成多种磷脂，如磷脂酰胆碱（卵磷脂）、磷脂酰乙醇胺（脑磷脂）和磷脂酰丝氨酸等（图 5-2、图 5-3）。膜中含量最多的是磷脂酰胆碱，其次是磷脂酰乙醇胺。

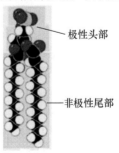

极性头部

非极性尾部

图 5-1　磷脂酸的分子结构（引自 Karp，2002）

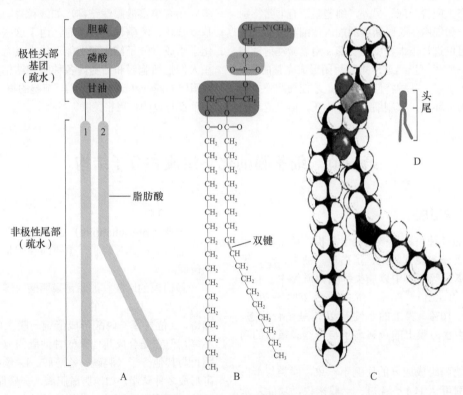

图 5-2　磷脂酸甘油脂的分子结构（引自 Karp, 2002）

磷脂酰乙醇胺　　磷脂酰丝氨酸　　磷脂酰胆碱　　鞘磷脂

极性头部基团（疏水）

胆碱

磷酸

甘油

脂肪酸

非极性尾部（疏水）

双键

头
尾

D

A　　　　　　B　　　　　　C

图 5-3　磷脂酰胆碱分子的结构（引自 Karp, 2002）

A. 分子结构示意图；B. 结构式；C. 空间结构模型；D. 空间结构符号

鞘磷脂的结构与磷脂酰胆碱相似，但以鞘氨醇代替磷酸甘油脂中的甘油，其氨基与脂肪酸链形成酰胺键，只有一条脂肪酸链（图 5-2）。

在磷脂分子中，脂肪酸链的长短和不饱和度不同，一般脂肪酸链的碳原子数为 12～24，都是偶数，其中以 16 碳和 18 碳为多。通常在一条脂肪酸链中含有一个或几个双键（不饱和的），在另一条脂肪酸链中则不含双键（饱和的）。

2. 胆固醇

胆固醇（cholesterol） 是细胞膜中另一类重要的脂类（图 5-4）。它是中性脂类，在各种动物细胞膜中含量较高，有的多达一个磷脂分子就伴有一个胆固醇分子。生物膜中的胆固醇与磷脂的碳氢链相互作用，可阻止磷脂凝集成晶体结构，对膜脂的物理状态具有调节作用。动物细胞无细胞壁保护，胆固醇有加强细胞膜的作用。

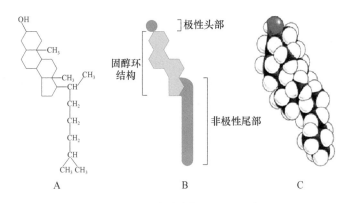

图 5-4　胆固醇（引自 Karp，2002）

A. 分子式；B. 示意图；C. 空间结构模型

3 . 糖脂

糖脂（glycolipid） 为含有一个或几个糖基的脂类，在所有细胞膜表面都能找到，大约占细胞膜外层脂类分子的 5%。动物细胞膜中的糖脂主要为鞘氨醇的衍生物，结构类似于鞘磷脂，只是糖基取代了磷脂酰胆碱，如脑苷脂、神经节苷脂等。脑苷脂为最简单的糖脂，只含一个单糖残基（图 5-5）。而神经节苷脂是比较复杂的糖脂，含有 7 个单糖残基的分支链。它们在神经髓鞘和神经元细胞膜中含量较高。

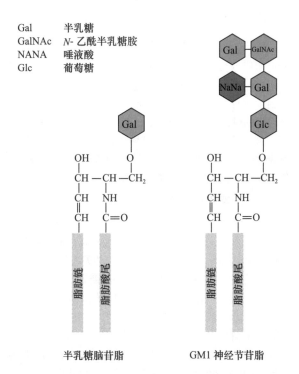

Gal	半乳糖
GalNAc	N- 乙酰半乳糖胺
NANA	唾液酸
Glc	葡萄糖

图 5-5　脑苷脂、神经节苷脂的分子结构（引自 Karp，2002）

膜脂的种类虽多，但它们的分子结构具有共同的特点，即都具有亲水和疏水两部分。如图 5-3 所示，磷脂酰胆碱分子中含磷酸和胆碱的一端是亲水的，为极性头部；两条几乎平行的脂肪酸链是疏水的，为非极性尾部。这种一头亲水一头疏水的分子，称为兼性分子或**双亲媒性分子（amphipathic molecule）**。其他的磷脂、胆固醇、糖脂也都是兼性分子。

磷脂分子的结构特点赋予了它独特的物理性质，当磷脂位于空气—水或油—水界面时，它们往往排列在界面上，极性的头部伸向水中，非极性的尾部则避开水面，伸向空气（或油）。在水环境中，磷脂的分子聚集，其极性头部与水接触，而非极性疏水的尾部避开水，向着分子团的内面，这样形成小球形的分子团；或在水量适宜时，分子排列成片层形式（或称为液晶形式）。片层由双层磷脂分子组成，分子的亲水头部伸向分子双层的内侧，这种片层又称为"脂双分子层"；或由磷脂分子形成球形的**脂质体（liposome）**（图 5-6）。大部分的磷脂和糖脂分子在水环境中能自发形成双层，而且这样的脂双层又能自我封合成为脂质体。在生物膜中脂类部分的形成是一个自我组装的过程。磷脂分子能自发形成双层，具有自我组装、自我封合的特性和流动性，对其是构成生物膜的主要组分之一很有意义。

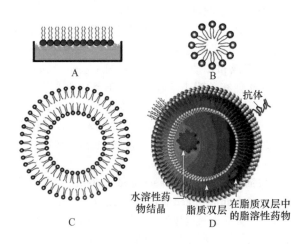

图 5-6　磷脂的物理特性（引自 Alberts et al.，2002）

A. 水溶液上单层磷脂分子；B. 水溶液中的磷脂分子团；C. 球形脂质体；D. 用于靶向药物治疗的脂质体示意图

（二）膜蛋白

细胞中有 20% ～ 25% 的蛋白质参与了膜结构的组成。膜中的蛋白质种类非常多，膜功能的差异主要在于所含蛋白质的不同。研究证明，膜蛋白主要是球状蛋白质，有单体，也有多聚体。它们结合于膜上的方式不同反映蛋白质所担负的功能不同。一般根据膜蛋白与膜脂的结合方式以及其在膜中所在的位置不同，可分为 3 种类型：跨膜蛋白、膜周边蛋白和脂锚定蛋白。

1. 跨膜蛋白

跨膜蛋白（transmembrane protein）也称为**膜整合内在蛋白（integral protein）**或**镶嵌蛋白（mosaic protein）**，占膜蛋白总量的 70% ～ 80%。它们部分嵌在膜中，通过非极性氨基酸部分，直接与膜脂双层的疏水区相互作用而嵌入膜内，许多跨膜蛋白是兼性分子，它们的多肽链可横穿膜一次或多次，还有多亚基跨膜蛋白。其共同特征是以疏水区跨越脂双层的疏水区，而亲水的极性部分位于膜的内外表面。大部分跨膜蛋白的跨膜区都是 α 螺旋，也有 β 片层结构的 β 筒（β barrel）（图 5-7A、B、C）。

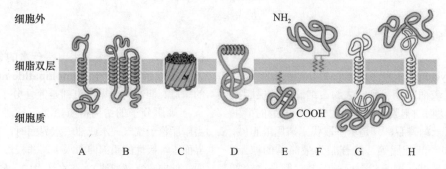

图 5-7 膜蛋白与脂双层结合的几种方式（引自 Alberts et al., 2004）

A、B、C. 跨膜蛋白，以一次或多次跨膜的 α 螺旋或 β 筒的形式；D. 位于胞质侧，通过暴露在蛋白质表面的兼性的 α 螺旋结构与脂双层的内层脂质相互作用；E、F. 位于膜的两侧，以共价键与脂双层分子结合；G、H. 膜外在蛋白质，通过非共价键与膜脂的极性头部或通过与膜内在蛋白质亲水部分相互作用而间接与膜结合

跨膜蛋白与膜的结合非常紧密，只有用去垢剂处理使膜崩解才能使其从膜上溶解下来。

2. 膜周边蛋白

膜周边蛋白（peripheral protein）又称为膜外在蛋白，它们不直接与脂双层疏水部分相连接，常常通过非共价键，如静电作用、离子键、氢键与膜脂的极性头部或通过与膜内在蛋白质亲水部分相互作用而间接与膜结合（图 5-7 D、G、H）。

膜周边蛋白主要分布在膜的内表面，为水溶性蛋白质。一般用比较温和的条件处理，如改变溶液的离子强度或 pH、加入金属螯合剂（metal chelating）等，就能使其从膜上溶解下来，但不能再与脂类聚合重新形成膜结构。此类蛋白质一般占膜蛋白的 20% ～ 30%，而在红细胞膜中约占 50%，如红细胞膜内表面的血影蛋白（spectrin）就是一种膜周边蛋白。

3. 脂锚定蛋白

脂锚定蛋白（lipid-anchored protein）又称为**脂连接蛋白（lipid-linked protein）**。这类膜蛋白位于膜的两侧，类似于膜周边蛋白，但与其不同的是脂锚定蛋白以共价键与脂双层分子结合，因此，分离脂锚定蛋白须用去垢剂或有机溶剂处理。

脂锚定蛋白可以以两种方式结合于脂分子上，一种方式是蛋白质与脂双层中的碳氢链形成共价键而被锚定在脂双分子层上；另一种方式是蛋白质通过寡糖链间接与脂双层结合，主要是蛋白质的羧基端与包埋在脂双层外层中的糖基磷脂酰肌醇相连，而被锚定在细胞膜的外层（图 5-7 E、F）。

膜蛋白的功能不仅有机械支持作用，而且可以作为载体蛋白、受体、抗原、酶等在物质运输、信号转导、免疫反应等很多方面起着重要作用。

（三）膜糖

细胞膜中含有一定量的糖类，在真核细胞中占细胞膜质量的 2% ～ 10%。它们大多数是与蛋白质或脂类分子结合的低聚糖，主要分布在细胞膜的外表面（图 5-8）。

在动物细胞中，组成低聚糖的单糖有 7 种，包括 D- 葡萄糖、D- 半乳糖、D- 甘露糖、L- 岩藻糖、N- 乙酰半乳糖胺、N- 乙酰葡萄糖胺和唾液酸。一般由 1 ～ 10 个单糖或单糖衍生物组成低聚糖链（寡糖链），有直链也有分支链。它们与蛋白质多肽链的氨基端共价结合成**糖蛋白（glycoprotein）**，与脂类分子亲水端共价结合成**糖脂（glycolipid）**。一个糖蛋白可有多个低聚糖侧链，而每个糖脂分子只带一个低聚糖侧链。有的膜蛋白含有一个或多个长的多糖链，称为蛋白聚糖。由于组成寡糖链的单糖的数量、种类、结合方式、排列顺序及有无分支等不同，就出现了千变万化的组合形式。

ABO 血型抗原是红细胞膜主要的血型抗原（图

5-8）。ABO 血型**决定子（determinant）**，即 ABO 血型抗原是一种糖脂，其寡糖部分具有决定抗原特异性的作用，也就是说人的 A、B、AB 血型是由红细胞膜脂或膜蛋白中的糖基决定的。A 血型的人红细胞膜脂寡糖链的末端是 N- 乙酰半乳糖胺（GalNAc），B 血型的人红细胞膜脂寡糖链的末端是半乳糖（Gal），O 血型的人则在红细胞膜脂寡糖链的末端没有这两种糖基，而 AB 血型的人则在红细胞膜脂寡糖链的末端同时具有这两种糖基。

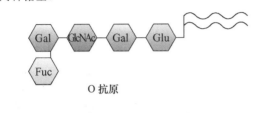

O 抗原

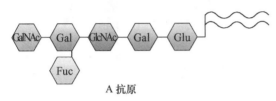

A 抗原

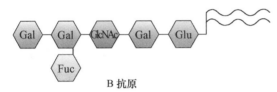

B 抗原

图 5-8　ABO 血型抗原（引自 Karp，2002）

二、膜的分子结构

最早对细胞膜进行研究的是 E. Overton，他以植物为材料，对 500 多种物质穿过细胞膜进行了上万次的实验，发现脂溶性的物质很容易透过细胞膜，而非脂溶性物质则难以通过。1902 年他首先提出细胞膜是由脂类组成的。

1925 年，F. Gorter 和 F. Grendel 确认了细胞膜是由脂双分子层组成的。他们用丙酮抽提红细胞膜的脂类，并将它在空气－水界面上铺展成单分子层，测量其所占面积相当于所用红细胞膜总面积的 2 倍。因而认为，红细胞膜是由两层脂类形成的，第一次提出了脂质双分子层是细胞膜的基本结构的概念。这个结论虽然是正确的，但它却是基于两个错误的假定偶然地互相补偿而得出的。一方面丙酮没有提取完所有的脂类；另一方面，对细胞表面积的测量是根据干的样品，实际所测的值少于真实湿的样品。从这一实验所得的结论却对细胞生物学产生了深刻的影响，脂双层的概念已为后来大部分膜结构模型所接受，并在这一基础上围绕膜蛋白与脂双层的结合方式，人们先后提出了几十种不同的膜分子结构的模型，如片层结构模型、

单位膜模型、液态镶嵌模型等。其中受到广泛支持的是**液态镶嵌模型（fluid mosaic model）**（图 5-9）。

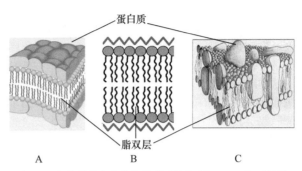

图 5-9　各种膜的分子结构模型（综合 Alberts et al.，2004）
A. 片层结构模型；B. 单位膜模型；C. 液态镶嵌模型

液态镶嵌模型的提出有赖于 20 世纪 60 年代以后一系列新技术的应用。电子显微镜冰冻蚀刻技术证明，在膜的脂类双分子层中有蛋白质颗粒的分布。红外光谱、旋光色散等技术证明，膜蛋白主要不是 β 折叠结构，而是 α 螺旋的球形结构。荧光标记抗体的细胞融合实验等证明，生物膜具有流体的性质。这些事实都对基于电子显微镜观察的结果提出了修正。

液态镶嵌模型主要把生物膜看成是球形蛋白质和脂类的二维排列的液态体，不是静止的，而是一种具有流动性特点的结构。膜中脂类双层既具有固体分子排列的有序性，又具有液体的流动性，即流动的脂质双分子层构成膜的连续主体，各种球状蛋白质分子镶嵌在脂类双分子层中。蛋白质分子的非极性部分嵌入脂类双分子层的疏水区；极性部分则外露于膜的表面，似一群岛屿一样，无规则地分散在脂类的海洋中。这个模型主要强调了膜的动态性和脂类分子与蛋白质分子的镶嵌关系。

液态镶嵌模型虽然可以解释许多膜中所发生的现象，并为人们所普遍接受，但它不能说明具有流动性的质膜怎样保持膜的相对完整性和稳定性。1975 年 **Wallach 的晶格镶嵌模型（crystal mosaic model）** 指出，生物膜中流动的脂质是在可逆的进行无序（液态）和有序（晶态）的相变，膜蛋白对脂类分子的运动具有控制作用。1977 年 Jain 和 White 提出的**板块镶嵌模型（block mosaic model）** 指出，在流动的脂类双分子层中存在许多大小不同、刚性较大的彼此独立移动的脂质区（有序结构的"板块"），这些有序结构的板块之间被流动的脂质区（无序结构的"板块"）分割。这两者之间可能处于一种连续的动态平衡之中，因而，细胞膜实际上是同时存在有不同流动性的板块镶嵌而成的动态结构。

事实上，这两种模型与液态镶嵌模型并没有本质差别，它们是对膜流动性的分子基础作的补充和完善。

随着研究的深入，人们又发现在细胞膜上存在着功能比较特殊的**脂筏（lipid raft）**。脂筏是指细胞膜上

富含胆固醇和鞘磷脂的**微结构域（microdomain）**，并聚集了一些特定种类的膜蛋白。它是一种动态结构。由于鞘磷脂具有较长的饱和脂肪酸链，分子之间的作用力较强，所以这些区域结构致密，介于无序液体与液晶之间，称为**有序液体（liquid-ordered）**。其周围则是富含不饱和磷脂的流动性较高的液态区。在低温下这些区域能抵抗非离子去垢剂的抽提，所以又称为**抗去垢剂膜（detergent-resistant membrane，DRM）**。磷脂双层具有不同的脂筏结构：外侧的微区主要含有鞘脂、胆固醇及 GPI- 锚定蛋白，由于鞘磷脂含有长链

饱和脂肪酸，流动性差，而邻近的磷脂区脂肪酸多不饱和，所以出现相分离。内层也有类似的微区，但与外层的脂质不同，主要是在此区有许多酰化的锚定蛋白，特别是信号转导蛋白，如 Src、G 蛋白的 Ga 亚基等。脂筏在膜内形成一个有效的平台，它有两个特点，即许多蛋白质聚集在脂筏内，便于相互作用参与信号转导、受体介导的内吞及胆固醇代谢运输等。当前的研究表明，脂筏功能紊乱与艾滋病、肿瘤、动脉硬化、阿尔茨海默病、疯牛病及肌营养不良等疾病有着密切的相关性。

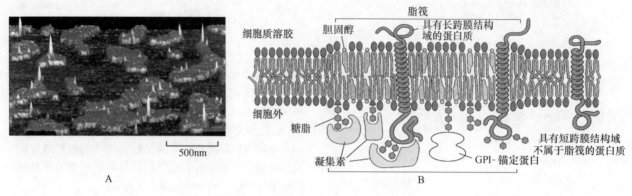

图 5-10　脂筏结构示意图（引自 Karp，2002）

A. 脂筏模型示意图；B. 脂筏模型的分子结构

现在对膜的分子结构较为一致的看法如图 5-11 所示，图中不但表示了脂类与蛋白质的关系，也表示了细胞外糖链和细胞内细胞骨架与两者的相互作用关系。

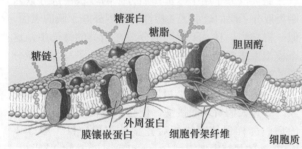

图 5-11　膜的分子结构（引自 Darnell et al.，1986）

三、膜的主要理化特性

（一）膜的不对称性

膜的内外两层在结构和功能上有很大的差异，称这种差异为膜的**不对称性（asymmetry）**。

1. 膜蛋白的不对称分布

膜蛋白镶嵌在脂类双层中，它们在内外两层的分布并不相同。从用冰冻蚀刻技术得到的生物膜的两个剖面中也可清楚地看到膜蛋白的分布有明显的差异。例如，红细胞膜的冰冻蚀刻标本显示，靠细胞质断裂面的颗粒数为 2800 个 / μm^2，靠外表面断裂面的颗粒数只有 1400 个 / μm^2。

膜蛋白分布的不对称性是绝对的。每种膜蛋白在膜内都有特定的排布方向，各种膜蛋白在膜中的特殊方向即造成其分布的不对称性。贯穿膜全层的跨膜蛋白的两个亲水端，不仅长度不同，而且氨基酸的种类、顺序都不相同。例如，红细胞膜上血型糖蛋白肽链的 N 端在膜的外侧，而带Ⅲ蛋白的 N 端却在膜的细胞质侧。各种细胞膜上结合的酶分子，有的在膜的外侧有活性位点，有的在膜的内侧有活性位点，而膜中的膜周边蛋白主要附着在膜的内表面（图 5-12）。

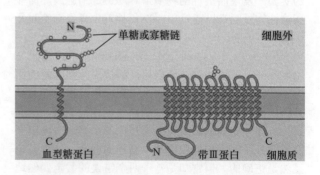

图 5-12　血型糖蛋白和人红细胞膜中的带Ⅲ蛋白

（引自 Cooper，2000）

2. 膜脂的不对称性分布

分析各种生物膜内层和外层膜脂的化学组成，发现组成两个脂质双分子层中的脂类分子的分布是不对称的（图 5-13）。以红细胞膜为例，其脂双层的外单层

几乎全部由磷脂酰胆碱和鞘磷脂组成，而内单层则是由一端含有氨基的磷脂，即磷脂酰丝氨酸和磷脂酰乙醇胺组成，胆固醇的含量在内、外层之间的差异很大，也是不对称的。但胆固醇和磷脂的不对称性分布是相对的，仅为含量上的差异，而对于糖脂而言，它只分布于外单层，所以其的不对称性分布是绝对的。另外，膜脂分布的不对称性还表现在二维平面内膜组分分布的不均一性（如脂筏）以及不同膜性细胞器中脂类组成的差异上。

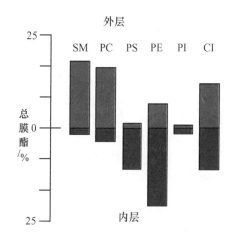

图 5-13 人红细胞膜内、外层磷脂的不对称分布

（引自 Karp，2002）

SM. 鞘磷脂；PC. 磷脂酰胆碱；PS. 磷脂酰丝氨酸；PE. 磷脂酰乙醇胺；PI. 磷脂酰肌醇；CI. 胆固醇

生物膜结构上的不对称性保证了膜功能的方向性，使膜两侧具有不同功能。有的功能只发生在膜的外层，有的功能则发生在膜的内层，这是生物膜发挥作用所必不可少的。例如，调节细胞内外 Na^+、K^+ 浓度的 Na^+-K^+ ATP 酶，其运转时所需 ATP 是细胞内产生的，而该酶的 ATP 结合点正是位于膜的内侧面；许多激素受体是接受细胞外信号的结构，它们处于靶细胞的细胞膜外侧。

（二）膜的流动性

生物膜是动态结构，它的流动性包括膜脂的**流动性（fluidity）**和膜蛋白的**运动性（mobility）**。大量的研究结果表明，生物膜的各种重要功能都与膜的流动性密切相关。适宜程度的流动性对膜功能的正常表现是一个极为重要的条件。因此，对膜流动性的研究，已经成为膜生物学的主要内容之一。

1. 膜脂的流动性

现在认为脂质双层不是固体，也不是液体，而是**液晶态（liquid crystal）**（介于晶态与液态之间的过渡状态）。它既具有液体的流动性，又具有固体所具有的分子排列的有序性，其黏度相当于橄榄油。在正常的生理温度下，膜脂质层大多呈液晶态，不断处于热运动之中，当温度降至某一点时，其可从流动的液晶态转为晶态（或凝胶态）。温度升高，晶态也可熔融为液晶态，这种变化称为相变（phase transition），引起相变的温度称为相变温度。膜脂由其组成成分不同而各有不同的相变温度，在某一温度条件下，有些脂类分子可能处于晶态，另有一些脂类分子可能处于液态。处于不同状态的脂类分子各自分别汇集，形成相的分离，成为不同流动状态的微区，以完成不同的功能。

细胞内、外的水环境使膜脂分子不能从膜脂双层中逸出，但是膜脂和膜蛋白在脂双层的单层平面内可以前后左右运动和彼此之间交换位置，因此，膜可以看成是二维流体，这种特性对完成膜的特定功能是非常必要的。

研究结果都表明，脂类分子的各种运动与膜结构的流动性有着密切的关系。在相变温度以上的条件下，膜脂分子的运动可归纳为下列 4 种方式（图 5-14），膜脂分子的与膜平面垂直的轴进行的旋转运动、各脂质分子沿膜平面的侧向移动、膜脂分子在双分子层之间的翻转运动及膜脂分子烃链的弯曲运动。

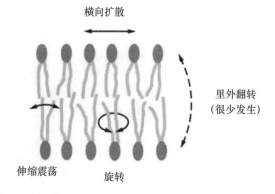

图 5-14 脂双层中磷脂运动的几种方式

（引自 Alberts et al.，2004）

2. 膜蛋白的运动性

膜蛋白的运动一般可分为两类：被动扩散和细胞代谢驱使的运动。后一类是指膜蛋白与膜下方的微管、微丝结合而形成复合体的运动，膜脂流动性对其仅有间接的影响。从直接受膜脂流动制约的膜蛋白的被动扩散来看，膜蛋白的运动可分为侧向扩散和旋转扩散两种。

（1）侧向扩散。1970 年 L. D. Frye 和 M. Edidin 首先用**细胞融合（cell fusion）**和间接免疫荧光法证明膜抗原（膜蛋白）在脂质双层二维平面中可以自由扩散（图 5-15）。他们用融合剂使离体培养的小鼠细胞和人细胞融合，融合前对两种细胞表面膜抗原用结合荧光染料的特异抗体标记，人细胞结合红色荧光抗体、小鼠细胞结合绿色荧光抗体，来观察人 - 小鼠杂交细胞表面抗原分布的变化。刚融合时异核细胞的膜抗原蛋白只分布于各自的细胞膜部分，一半呈红色颗粒，一半呈绿色颗粒。经37℃培养40min后，两种颜色的荧光颗粒就基本均匀地分布在整个杂交细胞膜上。这表明两种细胞的膜蛋白，在膜内进行侧向移动而相互混在一起。

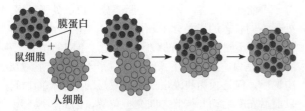

图 5-15　人 - 鼠细胞融合过程中膜蛋白的相互扩散运动
（引自 Karp，2002）

用淋巴细胞作为材料也得到了类似的结果。例如，将抗淋巴细胞荧光标记的专一抗体与淋巴细胞的表面抗原结合，就可以根据荧光标记的分布来追踪细胞抗原的位置变化。在刚开始结合时，显示抗原在细胞表面的分布很均匀，此后几分钟，抗原 - 抗体结合物的分布发生变化，由均匀状态变为成簇分布，随之又集中成斑，最后全部集中到某一区域成帽状结构，即成帽反应。这也是膜蛋白的侧向扩散运动所致。

目前测定膜蛋白的侧向扩散常采用**光致漂白荧光恢复法（fluorescence photobleaching recover，FPR）**。这种方法是利用激光，使膜上某一微区结合有荧光素的膜蛋白被不可逆地漂白之后，当邻近微区未被激光漂白带有荧光的膜蛋白，由于侧向扩散，不断地进入这个已漂白的微区时，荧光又重新恢复。可用其恢复速率计算蛋白质分子的侧向扩散系数和速率。膜蛋白侧向扩散比膜脂扩散要慢得多。例如，脂分子在长度为 $1 \sim 2\mu m$ 的大肠杆菌中，从一端扩散到另一端需要10min，而膜蛋白则需要几天。

膜蛋白的运动还受细胞内部结构的控制。例如，红细胞细胞膜的内表面有一种膜周边蛋白，可形成网架，把膜蛋白位置固定，使其不易扩散。如果把这种蛋白质除掉，则整个蛋白质的扩散速率大大提高。另外，细胞质中的细胞骨架对膜蛋白的运动性具有动态控制作用（图 5-16）。

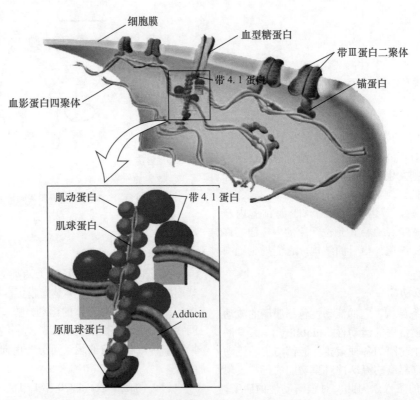

图 5-16　膜蛋白的运动性受细胞内的细胞骨架系统控制（引自 Alberts et al.，2004）

（2）旋转扩散。膜蛋白能围绕与膜平面相垂直的轴进行旋转运动，但旋转扩散速率比侧向扩散速率更为缓慢。不同的膜蛋白，由于本身及微环境的差别，它们的旋转扩散速率也有很大的差异。一般膜蛋白的旋转扩散速率比侧向扩散速率更为缓慢。

影响膜流动性的因素很多，简要归纳为以下几点：脂肪酸链的长度和不饱和程度，胆固醇与磷脂的比值，卵磷脂与鞘磷脂的比值，膜蛋白的影响，环境的温度、pH、离子强度、金属离子等，都会不同程度地影响膜脂的流动性（图 5-17）。

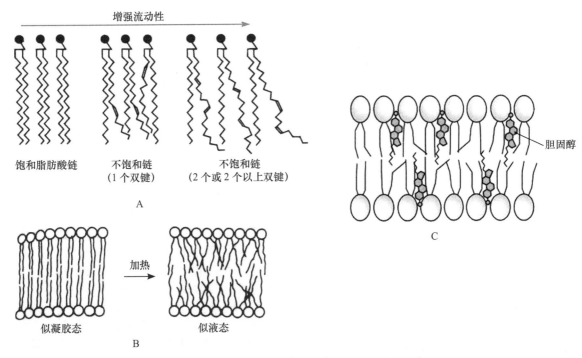

图 5-17 影响膜流动性的各种因素（引自 Alberts et al.，2004）

A．脂肪酸链饱和度的影响；B．温度对膜脂流动性的影响；C．胆固醇的影响

膜的流动性具有十分重要的生理意义，如物质转运、能量转换、细胞识别、免疫、药物对细胞的作用等都与膜的流动性密切相关，可以说，一切膜的基本活动均在细胞膜的流动状态下进行。如果细胞膜固化，黏度增大至一定程度，可使某些物质的传送中断，特别是酶的活性将中止，最后导致细胞死亡。为了使生物膜具有合适的流动性以行使其正常功能，生物体可以通过细胞代谢等方式予以调控，如果超出调节范围，细胞就难以维持正常的功能而发生病变。

第二节　细胞膜与物质的跨膜转运

活细胞与环境之间进行着活跃的物质交换。生命活动中所需要的物质要从细胞周围环境中取得，细胞的代谢产物则需要由细胞排出，这些川流不息的物质都得经过细胞膜。细胞膜允许一定物质穿过的特性称为膜的**通透性（permeability）**。细胞膜通透性最显著的特点是它的选择性，即有选择地允许或阻止一些物质通过细胞膜。选择性通透对物质进出细胞起着调节作用，维持了膜内的外离子浓度差和膜电位，保证了膜内外的渗透压平衡。这是细胞膜最主要的生理功能之一，对保证细胞及有机体最基本生命活动的正常进行具有极其重要的作用。

细胞内外的物质交换有许多不同的机制，总的来看，与细胞膜有关的物质运输活动有两种形式：一种是小分子和离子的**穿膜运输（transmembrane transport）**；另一种是大分子和颗粒物质的**膜泡运输（transport by vesicle formation）**。

一、穿膜运输

如果采用人工脂双层膜研究细胞膜对小分子和离子的通透性，会发现不同分子通过脂双层的扩散速率不同，主要取决于分子大小和在脂中的相对溶解度。一般来说，分子质量越小，脂溶性越强，通过脂双层的速率越快。脂双层对所有带电荷的分子（离子），不管它多么小，都是高度不通透的，这些分子所带的电荷及高度的水合状态妨碍它们进入脂双层的疏水区域，Na^+、K^+ 对脂双层的通透性仅为水的 10^{-9} 倍（图 5-18），在生理状态下，这些细胞必需的离子必须借助于膜上的转运蛋白才能进行穿膜转运。另外，研究发现在某些细胞的膜上存在水通道蛋白，水可借助于该通道快速穿膜。所以说膜对物质的通透性首先取决于物质本身的性质，但是细胞膜本身的结构属性（如膜上的转运蛋白）也是决定某些细胞新陈代谢必需的物质，如氨基酸、葡萄糖、Na^+、K^+ 等能否穿膜转运的重要方面。

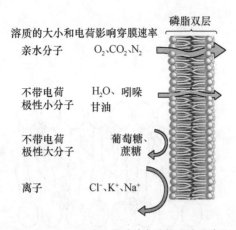

图 5-18　人工脂质双层膜对各种物质的通透性
（引自 Alberts et al., 2004）

（一）简单扩散

简单扩散（simple diffusion）是最简单的一种运输方式，它不需要消耗细胞本身的代谢能，也不需要专一的膜蛋白分子，只要物质在膜两侧保持一定的浓度差，即可发生这种运输。脂溶性物质，如苯、醇、甾类激素以及 O_2、N_2、CO_2、乙醇、尿素和甘油等的转运就是借助于浓度梯度，从高浓度一侧直接穿过脂质双层向低浓度一侧进行扩散的。在进行扩散时，所需要的能量是来自高浓度本身所包含的**势能（potential energy）**。这种物质从高浓度向低浓度的穿膜运动，符合物理学上的单纯扩散规律。然而不同分子通过脂质双层的扩散速率不同，扩散速率除依赖于浓度梯度的大小以外，主要还与物质的油 / 水分配系数和分子大小有关。油 / 水分配系数越大，分子越小，则穿膜速率越快（表 5-1）。

表 5-1　物质油 / 水分配系数与其穿膜速率的关系

物质名称	分配系数（$\times 10^2$）	相对速率
甲醇	0.78	0.99
甘油乙醚	0.74	0.077
丙二醇	0.57	0.087
甘油甲醚	0.26	0.043
乙二醇	0.049	0.043
甘油	0.007	0.000 74
赤藓糖醇	0.003	0.000 046

资料来源：引自 Alberts 等（1994）

（二）离子通道扩散

Na^+、K^+、Ca^{2+} 等是极性很强的水化离子，难以直接穿过细胞膜的脂质双层，但离子的穿膜转运速率很高，可在数毫秒内完成，依靠膜上其他转运系统转运，则不能如此快速，故有人推测膜上存在着离子的特异通道，即**离子通道（ionic channel）**。大量的研究不仅验证了很多有关离子通道的模型和假设，而且使人们

对离子通道的结构与功能有了更进一步的认识。

现已了解，离子通道是镶嵌在膜上的跨膜蛋白质，它由 α 螺旋蛋白构成，称为通道蛋白（channel protein）。其中心具有亲水性通道，它对离子具有高度的亲和力，允许适当大小的离子顺浓度梯度瞬间大量通过。离子通道可迅速地开放或关闭，这是受通道闸门所控制的，而闸门是由通道蛋白的带电分子或基团（如羟基或磷酸基）所构成的，有的持续开放，有的间断开放。间断开放的通道，第一类是电位依赖性**电压闸门通道（voltage-gated channel）**，闸门的开闭受膜电压控制（如钠通道、钙通道、钾通道等），当膜两侧特异离子浓度发生变化时，膜电位改变导致通道开放或关闭）（图 5-19A）。第二类是**配体闸门通道（ligand-gated channel）**，闸门开闭受化学物质（又统称为配体）调节，如乙酰胆碱通道等（图 5-19B、C）。当某一配体（如神经递质等化学物质）与通道蛋白的相应部位（受体）结合，则引起通道蛋白的构象发生变化，导致闸门反应性开放。配体有的位于细胞内（图 5-19C），有的位于细胞外（图 5-19B）。第三类是**机械闸门通道（mechanical-gated channel）**。例如，内耳听觉毛细胞就具有这种通道，当声音传至内耳时，引起毛细胞下方的基膜发生振动，从而使纤毛触及到上方的覆膜，迫使纤毛发生倾斜，在这种机械压力的作用下，引起纤毛离子门通道开放，离子涌入细胞内，膜电位改变，信号经神经传出（图 5-19D）。

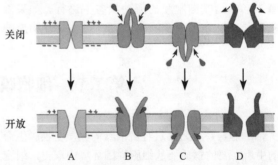

图 5-19　闸门通道示意图（引自 Lodish, 2008）
A. 电压闸门通道；B. 配体闸门通道（胞外配体）；C. 配体闸门通道（胞内配体）；D. 机械闸门通道

闸门开放的时间极短暂，只有几毫秒，随即自然关闭。这种特性有利于一些顺序性活动。例如，一个通道离子的流入，可引起另一个通道的开放，后者在顺序变化中又可影响其他专一的通道开放。因此，第一个通道闸门的迅速关闭对第二个通道的活动有调节作用。例如，在神经肌肉连接系统，一个冲动沿神经传送并引起肌肉的收缩，整个反应在不到 1s 的时间内完成，但却至少关系到 4 个不同部位的离子通道闸门按一定的顺序开放和关闭。如图 5-20 所示：①当冲动到达神经末梢，去极化发生，膜电位降低，引起神经末梢膜上的电压闸门通道开放，因 Ca^{2+} 浓度细胞外高

于细胞内达 4 倍以上，所以 Ca^{2+} 急速进入神经末梢，刺激分泌神经递质——乙酰胆碱；②释放的乙酰胆碱与肌肉细胞膜上的配体闸门通道上的特异部位（受体）结合，闸门瞬间开放，Na^+ 大量涌入细胞，引起局部膜去极化，膜电位改变；③肌肉细胞膜的去极化，又使其膜上的电压闸门 Na^+ 通道依次开放，Na^+ 更多地进入，进一步促进膜的去极化扩展到整个肌膜；④肌肉细胞膜去极化又引起肌肉细胞内肌质网上的 Ca^{2+} 通道开放，Ca^{2+} 从肌质网内流入细胞质，细胞质内 Ca^{2+} 浓度急剧升高，肌原纤维收缩（图 5-20）。

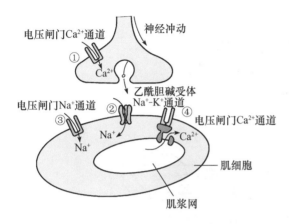

图 5-20　神经肌肉连接处的闸门通道（引自 Alberts et al., 2004）

（三）易化扩散

一些非脂溶性（或亲水性）的物质，如糖、氨基酸、核苷酸、金属离子等，不能以简单扩散的方式进出细胞，它们穿过细胞膜需要借助于一定**载体（carrier）**的帮助。凡是借助于载体顺浓度梯度的物质运输方式称为**易化扩散或帮助扩散（facilitated diffusion）**。

实验证明，载体分子就是膜上与物质运输有关的跨膜蛋白，称为**载体蛋白（carrier protein）**。它具有专一的结合部位，对所结合的溶质具有高度专一性，其上有结合点，只能与某一种物质进行暂时性地、可逆地结合。不同的溶质由不同的载体蛋白进行运输。某一溶质分子与专一的载体蛋白结合后，通过一定的易位机制来完成运输。目前一般认为，易化扩散中的易位机制是通过载体蛋白分子发生可逆的构象变化实现的。如图 5-21 所示，当载体蛋白一端表面的特异结合部位与专一的溶质分子或离子结合形成复合体时，即引起载体蛋白发生构象变化，将被运送的分子或离子从膜的一侧移至膜的另一侧。同时，随构象的变化，载体对该物质的亲和力也改变，于是物质与载体分离而被释放，载体蛋白又可恢复到它原有的构象，载体可反复循环使用。这种运输过程是利用被转运物质浓度差的势能，不需要消耗代谢能。例如，人红细胞对葡萄糖分子的易化扩散，有人认为是依靠贯穿嵌入在膜上的一种四聚体蛋白质分子进行的，它是分子质量

为 45kDa 的载体蛋白，与葡萄糖分子有特异的亲和力，当葡萄糖分子与外侧 2 个亚基结合时，引起它们的构象变化，就将葡萄糖甩入膜的中部，然后与内侧 2 个亚基结合，通过构象变化，再将葡萄糖导入细胞内。红细胞膜上约有 5 万个葡萄糖载体，其最大传送速率约为 180 个葡萄糖分子 /s。类似于葡萄糖转运蛋白这样的载体蛋白，可以将一种溶质分子从膜的一侧转运到另一侧，这种运输方式称为**单运输（uniport）**。

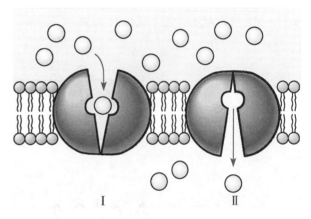

图 5-21　转运物质时载体蛋白的构象变化
（引自 Alberts et al., 1994）

在构象"I"状态时，载体蛋白的溶质 A 结合部位向膜外暴露，结合后载体蛋白变为"II"的构象状态，结合部位向膜内暴露，将溶质 A 释放，同时载体蛋白又恢复"I"的构象，可再次结合溶质

易化扩散的速率在一定限度内与物质的浓度差成正比，当扩散速率达到一定水平，就不再受溶质浓度的影响。因为在细胞膜上运输一定物质的载体数量相对恒定，当所有载体蛋白的结合部位被占据，载体处于饱和状态时，运输速率达到最大值，扩散速率就维持在这个水平上，尽管膜两侧的浓度差可以很显著，但扩散速率不再加快。而简单扩散的溶质扩散速率总是与溶质浓度差成正比。

（四）水通道扩散

水分子是一种极性小分子，不溶于脂，但穿膜速率很快，曾经让人百思不得其解。直到 1992 年 Peter Agre 第一次证明了从红细胞膜上分离的 29kDa 的疏水性跨膜蛋白是一种选择性水通道蛋白，才确定了细胞膜上存在着转运水的特异性通道蛋白，并命名为 Aquaporin 1。Peter Agre 也由于首次发现并确认了水通道的存在而荣获了 2003 年诺贝尔化学奖。

目前的研究已证明，水通道蛋白是一个广泛存在于动物、植物甚至低等生命体内的保守家族。现已在哺乳动物中发现了 13 种水通道蛋白，在许多组织和器官的特殊类型细胞中广泛存在。目前用 AQPs 代表水通道。

AQPs 的结构和功能相对来说比较简单。不像离子通道转运和其他溶质转运,AQPs 没有门控性、饱合性和膜电位依赖性。目前发现的哺乳动物 AQPs 中,包括 AQPs 1、AQPs 2、AQPs 4、AQPs 5 和 AQPs 8,基本功能都是水选择性转运蛋白,它能提高细胞的水通透能力达 50 倍。比较典型的是在肾脏的尿液浓缩机制中,AQPs 1 ~ AQPs 4 起着重要作用。除了作为水的特殊通道,某些 AQPs 还同时转运其他溶质,例如,**水 – 葡萄糖通道(aquaglyceroporin)**,既能转运水也能转运葡萄糖的 AQPs,包括 AQPs 3、AQPs 7、AQPs 9。

其中存在于人细胞膜上的 AQPs 9 也能转运其他小的极性溶质,包括氨基酸、糖,甚至亚砷酸盐。

典型水通道功能域结构包括 6 次穿膜的 α 螺旋区(1 ~ 6)和 5 个螺旋间的细胞外和细胞内的环(a ~ e)(图 5-22A),这些功能域合在一起形成水通道的一个亚基,包含由 b 环和 e 环的 NPA(精氨酸 – 脯氨酸 – 丙氨酸)基序共同构成位于脂质双层内部的三维结构来控制水分子的穿膜(图 5-22B、C),4 个亚基再形成 4 聚体成为有功能的水通道(图 5-22D)。

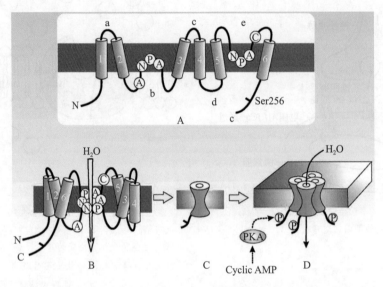

图 5-22 水通道 AQPs 1 的结构(引自 cellsignallingbiology. org,2013)

该通道只允许水分子跨膜运输而不允许带电质子或其他离子通过,在功能上都可以作为一个独立水通道。

以上提到的 4 种物质转运方式都不需要消耗代谢能,消耗的是存在于水或浓度梯度中的势能(像葡萄糖等不带电荷的溶质)或溶质的"电化学梯度"(像带电荷的溶质),这个势能或梯度决定了被动跨膜转运的方向。当细胞外的溶质浓度高于细胞内,并且细胞膜中存在合适的通道和载体蛋白,则该溶质将以**被**

动运输(passive transport)的方式自发地穿过膜进入细胞内,转运蛋白没有消耗能量。然而,如果一种溶质要逆浓度梯度移动,这时不但需要转运蛋白的参与,还需要消耗能量(多数是指 ATP)以驱动这种转运。这种跨膜转运溶质的过程称为**主动运输(active transport)**,也称为**代谢关联运输(metabolically linked transport)**,只有某些特殊类型的转运蛋白才具有利用某些能源做主动转运的能力,下面要讲的离子泵和伴随运输就是后一种类型(图 5-23)。

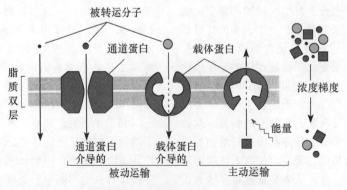

图 5-23 被动运输和主动运输(引自 Alberts et al.,1994)

（五）离子泵

为了了解释细胞逆浓度梯度排出 Na^+ 吸收 K^+ 的机制，Hodkin 和 Keynes 最先提出离子泵模型。不久，Skou 在 1957 年发现有一种酶，在有 Na^+、K^+、Mg^{2+} 存在时，把 ATP 水解成 ADP 和焦磷酸，与此同时，Na^+ 和 K^+ 以逆浓度梯度方向进行穿膜运输。Skou 把离子泵与 ATP 酶联系起来，经过深入地研究，又发现这个酶广泛存在于动物和植物细胞中，只要有 Na^+、K^+ 主动运输的地方就能检测到这种酶的活性。泵的活动和酶的活力是成正比的，如改变 Na^+、K^+ 浓度，对酶的活力和离子传送速率有平行的影响。因此，离子泵实际上就是膜上的一种 ATP 酶。细胞膜上作为泵的 ATP 酶有很多种，它们都具有专一性。不同的 ATP 酶运输不同的离子，可分别称它们为某物质的泵。例如，同时运输 Na^+、K^+ 称为钠钾泵或钠泵（Na^+-K^+ pump），运输 Ca^{2+} 的称为钙泵（Ca^{2+} pump）等。一些实验证实离子泵的能量来源是 ATP。例如，当枪乌贼的巨大神经细胞中毒后，自己不能合成 ATP 时，若给它注射 ATP，它的细胞膜立即开始转运 Na^+ 和 K^+，并且一直持续到 ATP 全部用完为止。若加入抑制 ATP 酶的抑制剂，则泵的活动停止。表明 ATP 是在 ATP 酶的作用下，降解为 ADP 和焦磷酸，释放出能量，启动了泵的运转。

钠泵是嵌在细胞膜类脂双层中的一种蛋白质，实际上就是 Na^+-K^+ATP 酶（Na^+-K^+ ATPase），它具有载体和酶的活性。用生化方法已从多种动物组织中分离和提纯了 Na^+-K^+ ATP 酶。现一般认为，Na^+-K^+ ATP 酶是由 α、β 2 个亚单位组成的跨膜蛋白（图 5-24）。大的 α 亚单位分子质量约为 120kDa，为该酶的催化部分，其细胞质端有与 Na^+ 和 ATP 结合的部位，外端有与 K^+ 和乌本苷的结合部位，通过反复磷酸化和去磷酸化进行活动；小的 β 亚单位分子质量约为 55kDa，为糖蛋白，作用尚不清楚。但把 α 亚单位与它分开时，酶活性即丧失。Na^+-K^+ ATP 酶必须要有 Na^+、K^+、Mg^{2+} 存在时才能被激活，催化 ATP 水解，提供能量驱动 Na^+、K^+ 对向运输。其作用过程可分为以下两个步骤（图 5-25）。

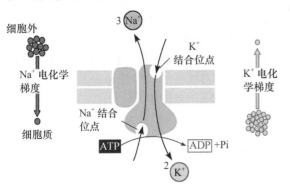

图 5-24 钠泵示意图（引自 Alberts et al., 2004）

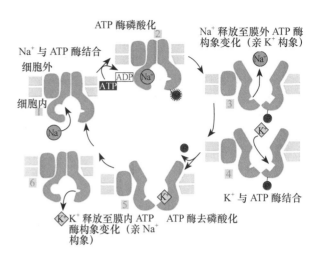

图 5-25 钠泵的作用过程（引自 Alberts et al., 2004）

第一步，在细胞膜内侧，有 Na^+、Mg^{2+} 存在时，ATP 酶被 Na^+ 激活，将 ATP 分解为 ADP 和高能磷酸根。磷酸根与 ATP 酶共价结合形成磷酸 -ATP 酶中间体（酶的磷酸化），引起酶蛋白分子发生构象变化而与 Na^+ 的亲和力降低，Na^+ 被分离释放，此时 Na^+ 被转运到细胞膜外。

第二步，改变构象的 ATP 酶，在细胞膜外侧有 K^+ 存在时，与 K^+ 亲和力大，与 K^+ 结合后，ATP 酶发生去磷酸化作用，并恢复到原来构象，与 K^+ 亲和力降低，K^+ 被转运到细胞膜内。

由上可见，随着 ATP 不断被分解，磷酸根快速被结合和释放（磷酸化和去磷酸化），ATP 酶的构象随之不断发生变化，与 Na^+、K^+ 的亲和力也发生改变，由此将 Na^+ 移到细胞外，而将 K^+ 送到细胞内。利用红细胞血影测得，每水解 1 个 ATP 分子所释放的能量，可供泵出 3 个 Na^+、泵入 2 个 K^+。ATP 酶蛋白分子的构象变化非常快速，1s 内约可作 1000 次变化，即 1s 内 1 个 ATP 酶分子可进行约 1000 次 Na^+、K^+ 的主动运输。因此影响细胞代谢的各种因素，如低温、抑制能量合成的毒素，都会影响钠泵的正常活动。

有人估计，细胞内约有 1/3 的 ATP 是用来供钠泵活动，以维持细胞内外的离子梯度的。这种状态的维持有着重要的生理意义，如在膜电位产生、调节细胞渗透压、为某些营养物质吸收提供驱动力（如葡萄糖的转运），以及在神经和肌肉细胞的冲动传导等方面都起着重要作用。

钙泵也是对维持细胞基本功能有重要作用的泵。它是 Ca^{2+}-ATP 酶，存在于细胞膜或某些细胞器的膜上，它能将 Ca^{2+} 泵出细胞质或泵入某些细胞器，使 Ca^{2+} 浓度在细胞质中维持低水平（$\leqslant 10^{-7}$mol/L），而在细胞外或某些细胞器中维持高水平（约 10^{-3}mol/L），这种浓度梯度是靠钙泵来维持的。红细胞钙泵位于细胞膜上，功能是将 Ca^{2+} 运输出细胞；在肌肉细胞中它存在于肌质网膜上，肌质网是肌细胞内储存 Ca^{2+} 的场所，当肌细胞膜去极化时，Ca^{2+} 由肌质网释放到细胞质中，刺激肌肉收缩，然后，钙泵负责将细胞质中的 Ca^{2+} 泵入肌质网中储存。像钠泵一样，在钙泵工作周期中也有磷酸化和去磷酸化过程。每水解 1 个 ATP 分子，可转运 2 个 Ca^{2+} 进入肌质网。现已分离纯化得到 Ca^{2+}-ATP 酶，发现它是一条大约有 1000 个氨基酸组成的跨膜多肽链。其氨基酸序列与 Na^+-K^+ATP 酶 α 催化亚单位很相似，说明这两种离子泵在进化上有一定关系。

（六）伴随运输

细胞为了维持生存，必须从周围环境中摄取营养物质（如葡萄糖、氨基酸等），这些物质的浓度在细胞外常比细胞内低得多，因而需要逆浓度梯度进行主动运输。但它们逆浓度梯度进入细胞的动力不是直接来自水解 ATP，而是借助另一种物质的浓度梯度作为动力进行的。这一类运输方式称为**伴随运输（cotransport）**。有人研究小肠上皮细胞对葡萄糖和各种氨基酸的吸收过程，发现在此过程进行时，周围介质中必须有很高浓度的 Na^+ 存在，否则葡萄糖或氨基酸的逆浓度梯度的运输

就不能进行。后来，又发现 Na^+ 总是与葡萄糖或氨基酸伴随进入细胞，这种过程是由膜上的钠泵和共运输的特异载体蛋白共同协作完成的（图 5-26）。由于钠泵的作用，依靠分解 ATP 提供的能量，把 Na^+ 泵出细胞外，形成细胞内外的 Na^+ 电化学梯度差，即细胞膜外的浓度远高于细胞膜内；而在共运输的载体蛋白上具有 2 个结合位点，可分别与 Na^+ 和葡萄糖（或氨基酸）结合。当 Na^+ 顺电化学梯度进入细胞时，葡萄糖或氨基酸就利用 Na^+ 势能的驱动，随载体蛋白发生构象变化，而与 Na^+ 相伴逆浓度梯度进入细胞，并与载体分离，载体蛋白构象恢复到原状，可再反复工作。Na^+ 浓度梯度越大，葡萄糖等溶质分子进入细胞的速率就越快，相反，如果细胞外液中 Na^+ 浓度明显降低，转运则停止。当细胞内 Na^+ 浓度因回流而增加时，钠泵就再次工作将 Na^+ 泵出。葡萄糖或氨基酸的主动运输并不直接利用 ATP，而是依靠钠泵维持 Na^+ 的跨膜梯度的驱动进行伴随运输的，所以离子梯度驱动的主动运输可以说是一种间接的主动运输。小肠上皮细胞就是利用这种机制来吸收葡萄糖、果糖、甘露糖、半乳糖、氨基酸等养料，再经易化扩散转运至血浆的（图 5-27）。

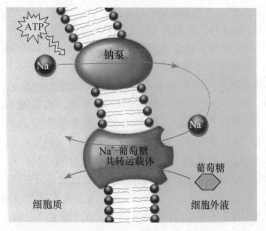

图 5-26 钠泵维持的 Na^+ 梯度驱动葡萄糖的主动运输示意图（引自 Alberts et al., 2004）

图 5-27 肠腔中的葡萄糖经小肠上皮细胞吸收转运入血液的示意图（引自 Alberts et al., 1994）

Na^+- 葡萄糖的共转运是同方向协同转运溶质分子的运输方式，称为**共运输（symport）**；在动物细胞中还存在两种物质转运方向相反的情况，称为**对运输（antiport）**。例如，心肌细胞膜上存在的 Na^+-Ca^{2+} 对向转运载体，使 Ca^{2+} 可以借助于 Na^+ 的电化学梯度差将 Ca^{2+} 转运到细胞外，以保持细胞内部的低 Ca^{2+} 状态。这两种伴随运输的共同特点是在转运溶质时需要间接消耗代谢能。

在动物细胞中，驱动伴随运送的离子常常是 Na^+，而在大多数细菌中，由离子梯度驱动的主动运输系统是 H^+ 而不是 Na^+，由 H^+ 的浓度梯度驱动了细菌对大多数糖类和氨基酸的转运。

在上述 5 种穿膜运输的方式中，除了简单扩散，

其他几种方式的物质转运都有跨膜蛋白的参与，这些跨膜蛋白被称为转运蛋白，包括通道蛋白和载体蛋白。从本质上来说，两种转运蛋白都具有横跨脂质双层的多肽链，即它们是一种多次穿越的跨膜蛋白。一般认为，多肽链来回穿越脂质双层形成一个连续的由蛋白质衬砌的通路，该通路选择性地允许小的亲水分子穿越膜，而不直接接触脂质双层疏水性的内部。另外，这两种蛋白质的不同之处在于，通道蛋白主要根据大小和电荷决定某些离子和分子能否通过，假如通道处于开放状态（通道的开放受到某些因素的控制），那么只有足够小并带有适当电荷的分子才能通过；而载体蛋白只允许与自身蛋白质结构相适合的，也就是说能够与自身很好地结合的分子或离子通过，同时伴随自身结构的变化，这种专一

性结合使这类需要载体蛋白参与的物质转运有了选择
性。图5-28概括了这些转运蛋白的基本情况。

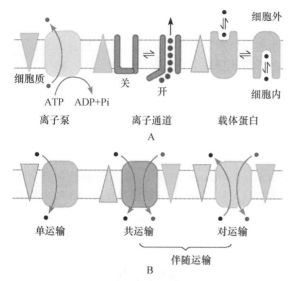

图 5-28 细胞膜上的转运蛋白（引自 Karp，2002）

二、膜泡运输

大分子，如蛋白质、多核苷酸、多糖等是不能
通过细胞膜的，但细胞却能排出和摄入特定的大分子，
甚至颗粒也能通过细胞膜。细胞在转运这些物质过程
中涉及一些有界面的小囊泡有顺序地形成和融合，故
属于膜泡运输。细胞与外界进行物质交换的膜泡运输
与细胞膜的活动密切相关，可分为胞吞作用和胞吐
作用。

（一）胞吞作用

胞吞作用（endocytosis）是指细胞表面发生内陷，
由细胞膜把环境中的大分子和颗粒物质包围成小泡，
脱离细胞膜进入细胞内的转运过程。这不仅是细胞局
部对外来物质的反应，也是细胞整体反应的结果。根
据吞入物质的状态、大小及特异程度等不同，分为吞
噬作用、胞饮作用和受体介导的胞吞作用3种方式（图
5-29）。

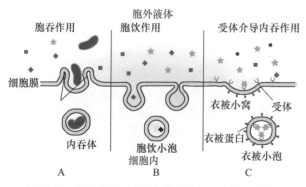

图 5-29 胞吞作用的 3 种方式（引自 Lodish，2008）
A. 吞噬作用；B. 胞饮作用；C. 受体介导的胞吞作用

1. 吞噬作用

细胞内吞入较大的固体颗粒或分子复合物（直
径可达几个微米），如细菌、无机尘粒、细胞碎片等
物质的过程，称为**吞噬作用（phagocytosis）**。此作用
包含吸附和吞进两个相对独立的过程。被吞噬的颗粒
首先吸附在细胞表面，一般认为，吸附不具明显的专
一性。随之，吸附区域的细胞膜向内凹陷形成囊，囊
口部分的膜融合封闭而形成囊泡。从细胞膜上分离下
来，进入细胞质内运行。吞噬形成的囊泡称为**吞噬体
（phagosome）**或**吞噬泡（phagocytic vesicle）**。吞噬泡
在细胞内与溶酶体融合，物质可被其中的酶分解。

吞噬作用在原生动物中广泛存在，是获取营养物
质的重要方式。高等动物和人类，体内的大多数细胞
没有吞噬作用，只有少数特化细胞具有这一功能。其
主要作用是消灭异物，在动物机体防卫系统中起着重
要作用。例如，网状内皮系统的巨噬细胞、单核细胞
和中性粒细胞等，它们广泛分布于组织和血液中，共
同防御微生物的侵入，清除衰老和死亡的细胞。

2. 胞饮作用

细胞吞入大分子溶液物质或极微小颗粒物的活
动，称为**胞饮作用（pinocytosis）**。细胞周围环境中的
某些液体物质达到一定浓度时，即引起细胞产生胞饮。
这些物质先吸附在细胞表面（靠静电力或与表面某些
物质结合），然后通过这部分细胞膜下微丝的收缩作用，
使细胞膜凹陷包围液体物质，接着与细胞膜分离，形
成**胞饮体（pinosome）**或**胞饮小泡（pinocytic vesicle）**，
进入细胞内部。有的胞饮过程是细胞膜凹陷深入细胞质
内形成小的胞饮渠道（图5-30），然后通过渠道末端膜
的断离、融合，再形成胞饮小泡，进入细胞内。

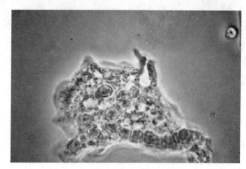

图 5-30 大变形虫细胞内胞饮作用的渠道（引自 Lodish，2008）

胞饮作用与能形成伪足的细胞及具有高度可活动
膜的细胞有关，主要存在于变形虫、动物和人组织中的
小肠上皮细胞、黏液细胞、成纤维细胞、毛细血管内皮
细胞、肾小管细胞和巨噬细胞等。一个巨噬细胞 1h 饮
入的液体，可达细胞体积的 20% ～ 30%。一些分泌细
胞在突发性分泌后几分钟至几个小时内，胞饮速率明显
增加，饮入溶液的体积常与分泌出的体积相当。

有的胞饮小泡体积很小，直径只有 65nm，在电

子显微镜下才能分辨。形成这种小泡的过程称为**微胞饮作用**（micropinocytosis），主要是摄取和转运蛋白质。微胞饮现象存在于毛细血管上皮细胞、肝细胞、神经纤维上的施万细胞、巨噬细胞、网状细胞等。在动物组织中，有的细胞介于两个解剖分区之间，细胞具有极性，它在一极形成微胞饮小泡，小泡不与细胞质中的溶酶体融合，即横穿细胞质抵达另一极，把胞饮的物质释放出去，这种胞吞作用与胞吐作用偶联，横穿细胞运送物质的过程，称为**穿胞吞吐作用**（transcytosis）。许多细胞都以这种方式转运物质。例如，在毛细血管上皮细胞中，内外两侧的细胞膜下方，微胞饮小泡较集中，这就是液体物质穿越毛细血管上皮细胞进行转运的形态学特征。

3. 受体介导的胞吞作用

受体介导的胞吞作用（receptor mediated endocytosis）是特异性很强的胞吞作用。大分子先与细胞膜上特异性受体（镶嵌在细胞膜上的蛋白质分子）识别并结合，然后通过膜囊泡系统完成物质的传送。这个过程中形成的囊泡是一类特殊结构的小泡，在电子显微镜图像上可见其外表面覆盖有毛刺状结构的衣被，称这类小泡为有被或**衣被小泡**（coated vesicle）（图5-31）。因此，受体介导的胞吞作用又可称为**有被小泡运输**（coated vesicle transport）。这种作用较液相胞饮速率快，可使细胞大量摄入特定分子而不需要带进过多的胞外液体，具有选择性浓缩作用，即使某种溶质分子在细胞外液中浓度很低，也能被捕获吸收。

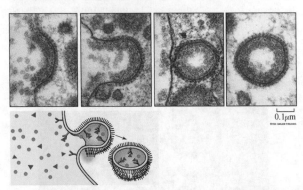

图 5-31　受体介导的胞吞作用中从有被小窝形成有被小泡的
电子显微镜图像（引自 Alberts et al.，2004）

大多数真核细胞内都含有有被小泡，其直径为50～250nm。人们认为有被小泡的一部分在内质网和高尔基复合体中形成，负责细胞内细胞器间的物质传送，而大部分则来自细胞膜的特定区域，这个区域称为**有被小窝**（coated pit）。在电子显微镜图像上可见此区域的膜向下凹陷，在细胞膜的细胞质面覆盖了一层与有被小泡相似的有被结构（图5-31）。有被小窝在各种培养细胞中约占细胞膜总面积的2%。它形成后1min就内陷，并与细胞膜脱离进入细胞，变成了有被小泡，负责细胞外特异物质向细胞内的转运。

有人从神经组织中部分纯化得到有被小泡，用电子显微镜负染色方法直接观察到有被小泡的衣被呈五边形和六边形的篮网特征（图5-31）。将有被小窝和有被小泡分离纯化进行生化和结构分析，发现小泡衣被的最主要蛋白质是笼蛋白（clathrin）。这是一种高度稳定的纤维状蛋白，分子质量为180kDa。它与另一种较小的多肽形成衣被的结构单位——**三腿蛋白复合体**（three-legged protein complex）。每个复合体由3个笼蛋白分子（重链）和3个较小的多肽分子（轻链）组成，呈3分支状排列。每一个分支可分成近轴段（轻链）和远轴段（重链），两段之间有一拐点，远轴段的末端呈钩状（图5-32A）。由于三腿蛋白复合体的这种特殊几何结构，使它能组装成五角形或六角形的篮网状结构（图5-32B）。衣被的作用与小泡最初的形成有关，一旦小泡形成，笼蛋白即解体脱下，可再去参加形成另外的有被小泡。

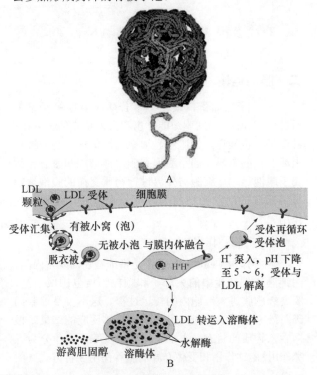

图 5-32　LDL 受体介导的 LDL 颗粒胞吞过程示意图

（引自 Lodish et al.，2008）

A. 三腿蛋白复合体和有被小泡的衣被；B. LDL 受体介导的
LDL 颗粒胞吞过程

在大多数动物细胞中，网格蛋白、有被小窝和有被小泡为从细胞外液摄取特定大分子提供了有效的途径，这一过程即为受体介导的胞吞作用。此作用的典型例子是细胞对胆固醇的摄取（图5-32）。通常，血液中的胆固醇多以胆固醇复合体形式存在和运输，该复合体称为**低密度脂蛋白**（low density lipoprotein，**LDL**）颗粒。LDL 颗粒髓心约含1500个胆固醇分子，外周包绕着脂质层，一种特异的膜蛋白分子——载脂蛋白嵌插在脂层中（图 5-33）。LDL 颗粒悬浮在血液中，当细胞需要用胆固醇合成膜时，LDL 颗粒的外层蛋白可与细胞膜有被小窝上存在的 LDL 受体特异结合，这种结合可诱使尚未结合的 LDL 受体向有被小窝处移动而与 LDL 结合，并引起有被小窝继续内陷，使 LDL 颗粒同受体一起进入细胞质内，形成有被小泡。接着有被小泡迅速脱被成为无被小泡，无被小泡之间或与

细胞质中其他小泡发生融合，形成更大的囊泡，称为内吞体（endosome）。在其膜上的 H^+-ATP 酶作用下，H^+ 被泵入内吞体，当 pH 达到 5～6 的酸性条件下，受体与 LDL 颗粒解离，并分隔到 2 个小囊泡中，含受体的小泡返回到细胞膜参与受体再循环；含有 LDL 的小泡与溶酶体融合，被其中的酶分解为游离的胆固醇进入细胞质，成为细胞合成膜的原料。

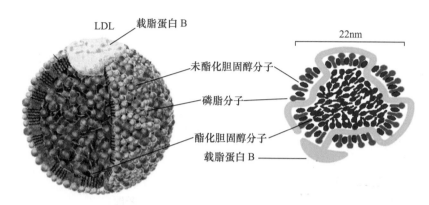

图 5-33　LDL 颗粒结构示意图（引自 Lodish，2008）

此外，目前了解在细胞膜上尚有激素、转铁蛋白等重要分子的受体，这些分子也是通过这种途径进入细胞的。

（二）胞吐作用

胞吐作用（exocytosis）也称为外排作用，它是一种与胞吞运送物质相反的过程（图 5-34）。细胞内某些物质由膜包围成小泡从细胞内部逐步移到细胞膜下方，小泡膜与细胞膜融合，把物质排到细胞外。这是将细胞分泌产生的激素、酶类及未被消化的残渣等物质运出细胞的重要方式。

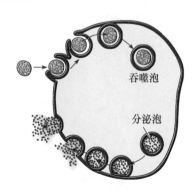

图 5-34　细胞膜的胞吞作用和胞吐作用（引自 Lodish，2008）

根据真核细胞胞吐作用方式的不同，将胞吐用分为两种形式：**结构性分泌（constitutive pathway of secretion）**和**调节性分泌（regulated pathway of secretion）**（图 5-35）。前者是指分泌蛋白合成后立即被包装入高尔基复合体的分泌囊泡中，随即很快被运送到细胞膜处，分泌到细胞外，这种分泌过程普遍存

在于所有的细胞内；后者是指细胞分泌蛋白合成后被储存于分泌囊中，只有当细胞接受细胞外信号（如激素）的刺激，引起细胞内 Ca^{2+} 浓度瞬时升高，才能启动胞吐过程，使分泌泡与细胞膜融合，向细胞外间隙释放分泌物，这种分泌过程称为调节性分泌途径，只存在于特化的细胞中，如能分泌激素、神经递质、消化酶的分泌细胞。

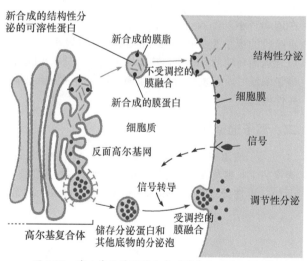

图 5-35　胞吐作用的两种方式（引自 Lodish，2008）

胞吞作用和胞吐作用都伴随着膜的运动，主要是膜本身结构的融合、重组和移位，这都需要能量的供应。有实验证明，如果细胞氧化磷酸化被抑制，肺巨噬细胞的吞噬作用就会被阻止。在分泌细胞中，如果 ATP 合成受阻，则胞吐作用不能进行，分泌物无法排到细胞外。

第三节　膜转运系统异常与疾病

细胞膜中与物质转运有关的转运蛋白（如载体蛋白、通道蛋白和离子泵等）结构的缺损和功能异常都会引起物质转运障碍，产生相应的膜转运异常的疾病。转运蛋白是由基因编码的，基因突变或表达异常导致蛋白质数量或结构发生改变是引起相应的遗传性膜转运异常疾病的原因。

一、载体蛋白异常与疾病

（一）胱氨酸尿症

胱氨酸尿症（cystinuria） 是一种遗传性膜转运异常疾病，患者的尿中含有大量的胱氨酸，当尿的 pH 下降时，胱氨酸沉淀形成尿路结石，引起肾损伤。其病因是由于基因突变导致肾小管上皮细胞转运胱氨酸及二氨基氨基酸（赖氨酸、精氨酸和鸟氨酸）的载体蛋白先天性缺陷，从而引起对肾小球滤出原尿中的 4 种氨基酸重吸收障碍，尿中 4 种氨基酸排出过量，患者血液中这些氨基酸低于正常值，而尿液中则高于正常值。

（二）肾性糖尿病

肾性糖尿病（renal glycosuria） 是指肾小管上皮细胞葡萄糖重吸收障碍导致尿液中出现葡萄糖。正常情况下血浆葡萄糖可由肾小球完全滤过，但绝大部分在近端肾小管经 Na^+ 驱动的葡萄糖载体而被重吸收，重吸收的极量为 $250 \sim 335mg/min$。而当肾小管细胞膜转运葡萄糖的载体蛋白功能缺陷，使葡萄糖重吸收极量降低时，就发生肾性糖尿病。肾性糖尿病也是遗传性疾病。

二、离子通道异常与疾病

离子通道蛋白异常会导致一系列疾病的发生，这类疾病主要累及神经、肌肉、心脏、肾脏等系统和器官。例如，**囊性纤维化（cystic fibrosis）** 是一种致死的常染色体隐性遗传病，在白种人中发病率高，群体发病率为 $1/2000 \sim 1/1900$。其主要临床表现为全身性分泌功能障碍，分泌的黏液不能被及时清除，引起导管堵塞、感染等症状。囊性纤维化是由位于 7q31 的囊性纤维跨膜转导调节子（CFTR）的编码基因发生突变引起的。CFTR 是位于细胞膜上的一个受 cAMP 调节的氯离子通道，在 cAMP 的介导下，CFTR 发生磷酸化，引起离子通道开放，以 $10^6/min$ 的速率向细胞外转运氯离子。CFTR 异常会导致氯离子和水不能进入分泌的黏液中，分泌的黏液黏度增大引起导管堵塞或其他异常。

复习思考题

1. 蛋白质是构成细胞膜的主要成分，膜蛋白在保证生物膜的结构完整性和发挥生物膜的功能方面都起到了哪些作用？

2. 铁的摄入与膜上的转铁蛋白受体有关，是以受体介导内吞作用方式被细胞摄入的。请阅读相关参考资料回答铁被细胞摄入的过程，并比较与胆固醇摄入过程的异同点。

3. 请查阅参考文献举出另外两例伴随运输（共运输和对运输）的例子。

4. 什么是细胞识别？多细胞生物有机体中有哪几种识别系统？

5. 细胞识别的生物学意义有哪些？认识这些意义对医学实践有什么帮助？

6. 为什么说细胞识别实质上是分子识别？细胞表面有哪些结构参与了细胞识别过程？

（第二军医大学　朱海英）

第六章 内膜系统

内膜是针对细胞表面的细胞膜而言的。**内膜系统**（**endomembrane system**）是由多细胞器组成的细胞内庞大而复杂的膜性功能结构体系，其主要功能是执行细胞内生物合成这一重要的生命活动，包括合成蛋白质、酶、脂类和糖类等物质，同时还完成对这些物质的加工、分选、包装和运输，它是机体完成新陈代谢的重要结构基础之一。具体来说，内膜系统是指位于细胞质内，在结构、功能乃至发生上有一定联系的膜性结构的总称，包括内质网、高尔基复合体、溶酶体、过氧化物酶体、核膜等细胞器及细胞质内的膜性转运小泡（图 6-1）。内膜系统是细胞长期演化的产物和内部结构不断分化完善、生理功能逐渐提高的结果，它是真核细胞区别于原核细胞的重要标志之一。从发生上目前比较一致的看法是，在细胞进化的过程中，内膜系统通过细胞膜的内陷、分化逐渐形成；在个体发生中，新细胞的内膜系统来源于原来的内膜系统。

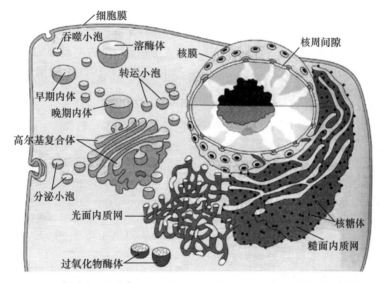

图 6-1 内膜系统 [引自 http://jpkc. scu. edu. cn/ywwy/zbsw(E)/edetail7. htm]

第一节 内 质 网

内 质 网（endoplasmic reticulum，ER）是 K. R. Porter 等于 1945 年在电子显微镜下观察培养小鼠成纤维细胞时发现的，因在细胞质中集中分布于细胞核附近，相互连接形成网状而得名。

一、内质网的形态结构和类型

内质网是指由一层单位膜围成的管状、泡状和囊状结构，相互连接形成连续的、内腔相通的膜性管道系统。内质网膜可与细胞核核膜外层相连，也可与细胞膜内褶相连。

根据内质网膜上是否附着核糖体，将内质网分为**糙面内质网**（rough endoplasmic reticulum，RER）和**光面内质网**（smooth endoplasmic reticulum，SER）两种基本类型。糙面内质网膜的细胞质面附着有核糖体，光面内质网膜上则无（图 6-2）。

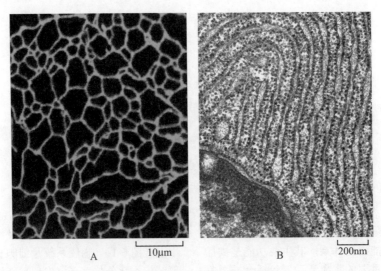

图 6-2　内质网（引自 Alberts，2007）

A．培养植物细胞的部分内质网网络，基因工程表达绿色荧光蛋白显示（by Petra Boevink and Chris Hawes）；B．胰腺外分泌细胞的部分内质网和每天分泌大量的消化酶，细胞质充满了密集的内质网膜及附着核糖体（by Lelio Orci）

糙面内质网又称为**粗面内质网或颗粒内质网**（**granular endoplasmic reticulum，GER**），是核糖体和内质网共同构成的复合结构，多数为扁囊状，少数为管状和泡状。糙面内质网上附着的核糖体随细胞功能状态的变化而变化。在分泌功能旺盛的细胞中，核糖体常以多聚体的形式存在，而且排列紧密，形成嗜碱性颗粒，称为嗜碱质，如神经细胞中的**尼氏体**（**Nisslbody**）。糙面内质网腔中的内容物一般为均质的蛋白质，电子密度低。但在某些情况下（蛋白质合成功能亢进），糙面内质网腔中的内容物在囊内浓缩，使蛋白质形成密度较大的小体或结晶，如浆细胞中的**罗氏小体**（**Russell's body**）。除哺乳动物的红细胞外，几乎所有的真核细胞均含有糙面内质网，只是多少不同而已。

光面内质网又称为**滑面内质网或无粒内质网**（**agranular endoplasmic reticulum，AER**）。其细胞质面没有核糖体附着，多为彼此连通的小管或小泡，很少形成囊。若光面内质网不是弥散分布，而是集中在局部，细胞质内就形成**嗜酸性小体**（**eosinophilic body**）。在某些特化的细胞中，光面内质网比较丰富，如肌肉细胞、肝细胞、分泌类固醇激素的细胞。

内质网的形态结构、分布位置及数量在不同的细胞中差别较大。某些细胞的内质网管状、泡状、网状3 种形态都存在，而另一些细胞可能只有其中的一种或两种形态。有的只有糙面内质网分布，有的只有光面内质网分布，有的两者均有分布。这与细胞类型、生理状态及分化程度有关。通常情况下，已分化细胞，如胰腺细胞、肝细胞和浆细胞等，其内质网均较发达，而未分化细胞的内质网却不发达。这是因为已分化细胞的功能已经特化，为了行使其特殊功能，需要合成大量输送到细胞外发挥生理作用的结构蛋白或功能蛋白，因而内质网特别发达；而未分化细胞，如胚胎细胞，其增殖能力旺盛，需要合成的是在细胞内发挥生理作用的蛋白质，故内质网不发达。因此，内质网发达与否可作为判断细胞分化程度和功能状态的一种形态学指标。

此外，内质网还有一些衍生类型。例如，视网膜色素上皮细胞中的**髓样体**（**myeloid body**）；生殖细胞、快速增殖细胞、某些哺乳类动物的神经元和松果体细胞及一些癌细胞中的**环孔片层**（**annulate lamellae**）；在横纹肌，如心肌和骨骼肌细胞中，还有特化的**肌质网**（**sarcoplasmic reticulum**）。在对内质网的研究中还出现了一个专业术语——**微粒体**（**microsome**）。它是细胞的一种非生理性结构，是在细胞匀浆和差速离心过程中分离得到的、由破碎的内质网自我融合形成的、近似球形的膜囊泡结构。表面附有核糖体的为糙面微粒体，来自糙面内质网；表面光滑、没有核糖体附着的为光面微粒体。光面微粒体一部分来自光面内质网，一部分可能来自细胞膜、高尔基复合体或其他膜性碎片。尽管内质网在离心过程中受到了一定程度的破坏，所形成的微粒体也不再是真正生活状态的内质网，但作为内质网的基本特征仍然保存。被分离的微粒体，特别是糙面微粒体，在结构上与糙面内质网以相同的方式封闭，仍具备蛋白质合成、蛋白质糖基化和脂类合成等内质网的基本功能，可以在体外进行各种实验。目前有关糙面内质网功能的资料大部分来自糙面微粒体的体外实验结果。

二、内质网的化学组成和酶类

内质网是膜结构，所以构成内质网的主要化学成分也是蛋白质和脂类。综合不同动物组织细胞来源的微粒体资料，其蛋白质和脂类组成比例大约为 2：1，如大鼠肝细胞微粒体含 60%～70% 的蛋白质和 30%～40% 的脂类。

内质网膜上存在许多与糖代谢、脂代谢、蛋白质加工、药物及其他有毒物质脱毒相关的酶类（表 6-1），所含种类至少有 30 种。内质网的标志酶是葡萄糖 -6- 磷酸酶，位于内质网腔面。

表 6-1　在分离的微粒体膜上检测到的某些酶类

催化类型	酶	作用位点朝向
糖代谢	葡萄糖 - 6 - 磷酸酶	腔
	β - 葡萄糖醛酸酶	腔
	葡萄糖醛酸基转移酶	腔
	糖基转移酶	腔
脂代谢	脂肪酸 -CoA 连接酶	细胞质溶胶
	磷脂酸磷酸酶	细胞质溶胶
	胆固醇羟基化酶	细胞质溶胶
	转磷酸胆碱酶	细胞质溶胶
	磷脂转位酶	细胞质溶胶、腔
药物脱毒氧化	细胞色素 P450	细胞质溶胶
	NADPH- 细胞色素 P450 还原酶	细胞质溶胶
	细胞色素 b_5	细胞质溶胶
	NADPH- 细胞色素 b_5 还原酶	细胞质溶胶
蛋白质加工	蛋白质二硫键异构酶	腔

资料来源：引自王金发（2003）

三、内质网的功能

内质网为遍布细胞质内的复杂膜系统，它不仅在细胞内功能的区域化中发挥重要作用，而且在细胞有限的空间内建立起大的膜表面，以便于各种酶类的分布和功能的发挥。不同类型内质网及膜上所含膜蛋白和酶类的差异，赋予了内质网复杂多样的功能。

（一）糙面内质网的功能

糙面内质网的主要功能是进行细胞内蛋白质的合成、修饰、加工和转运。

1. 参与蛋白质的合成

核糖体是细胞内蛋白质合成的场所，糙面内质网最重要的功能是为核糖体合成蛋白质提供附着的支架，参与蛋白质的合成。由附着核糖体合成的蛋白质包括外输性蛋白（或分泌蛋白质）、膜整合蛋白、可溶性驻留蛋白。这 3 种类型的蛋白质在核糖体上完成合成后，经糙面内质网进行修饰、加工、分选转运到功能部位。

附着核糖体是如何附着到内质网膜上以及新生肽链穿越内质网转移至内质网腔的机制，1975 年提出的

信号肽假说（signal hypothesis）做出了解释（详见本章第五节）。

2. 帮助新生多肽链的折叠与装配

附着核糖体合成的多肽链通过一定的机制转移入内质网腔中，内质网为新生多肽链的正确折叠和装配提供物质条件和场所。

内质网腔中存在的丰富谷胱甘肽（GSH）使网腔内形成高氧化状态的环境，提供了多肽链上半胱氨酸残基之间二硫键形成的必要条件；内质网腔中蛋白质二硫键异构酶（表 6-1）的存在，则使二硫键形成和多肽链折叠的速率大大加快。

另外，新生多肽链的正确折叠与装配还需要一类"伴侣"蛋白的帮助。这类蛋白能够通过与多肽链的识别和结合协助多肽链的折叠组装和转运，但其本身却并不参与最终产物的形成，因而被称为**伴侣蛋白（chaperone protein）**或**分子伴侣（molecular chaperone）**。例如，**Bip 蛋白（binding protein，Bip）**是**热休克蛋白 70（heat shock protein 70，HSP70）**家族的成员，可识别并结合折叠错误的多肽及尚未完成装配的蛋白质亚单位，使其滞留并促使其重新折叠与装配，发挥纠错功能。又如，**钙网素（calreticulin）**、**葡萄糖调节蛋白 94（glucose regulated protein 94，GRP94）**等，其中，GRP94 也称为**内质网素（endoplasmin）**，被视为是内质网的标志分子伴侣。另外，在内质网膜上还发现了一种被称为 calnexin 的整合蛋白，具有酶活性，可以结合那些未正确折叠的蛋白质，使之滞留于内质网中而不被释放，被认为是合成蛋白质质量的重要监控因子。

3. 进行蛋白质的糖基化修饰

糖基化（glycosylation）是指单糖或寡糖与蛋白质通过共价键结合形成糖蛋白的过程。由附着核糖体合成的蛋白质大部分都要在糙面内质网腔中进行糖基化，主要是寡糖与蛋白质天冬酰胺残基侧链上的氨基基团的结合，称为 N- 连接糖基化（N-linked glycosylation）。起催化作用的是糙面内质网膜腔面的糖基转移酶（表 6-1），它是一种膜整合蛋白。其糖基化开始于一个共同的前体，即 N- 乙酰葡糖胺、甘露糖和葡萄糖组成的 14 寡糖。它作为前体，首先与内质网膜中的嵌入脂质分子磷酸**多萜醇（dolichol）**连接并被其活化，然后在糖基转移酶的作用下，与新生肽链的天冬酰胺（Asn）残基的氨基基团连接。

游离核糖体合成的新生肽链由于不能接触到此酶而不能进行糖基化。细胞中糖基化形成的糖蛋白根据糖与蛋白质连接方式的不同分两种，一种是 N- 连接的寡糖蛋白，这种糖基化发生在糙面内质网腔；另一种是 O- 连接的寡糖蛋白（详见"高尔基复合体"一节）。

4. 进行蛋白质的细胞内运输

糙面内质网上附着核糖体合成的蛋白质转运至内

质网腔中经修饰加工后,将被内质网膜包裹,以"出芽"的方式形成膜性小泡来完成转运,即完成细胞内的蛋白质运输。包裹着外输性蛋白的膜性小泡在细胞内的运输主要有两种途径:一是进入高尔基复合体,进一步加工、浓缩并最终以分泌颗粒的形式被排吐到细胞外,这是最普遍和最常见的蛋白质分泌途径;二是直接进入大浓缩泡,进而发育成酶原颗粒,通过胞吐作用排出细胞,这种途径仅见于某些哺乳动物的胰腺外分泌细胞。

(二)光面内质网的功能

不同类型细胞中光面内质网的化学组成和所含酶类不同,因此功能比较复杂,随细胞种类不同其呈现多种不同的功能。

1. 脂类合成与转运

合成脂类是光面内质网最重要的功能之一。内质网合成的脂类包括脂肪、磷脂、胆固醇、皮质激素和糖脂等,其中磷脂和胆固醇是组建生物膜脂质双层的主要成分。细胞所需要的全部膜脂均由内质网合成。合成的膜脂首先加入到内质网膜脂双层中,随着脂质的不断合成,内质网的膜面积越来越大,在适当的时候开始进行磷脂的转运。其转运的方式有两种:一是以出芽小泡的方式,转到高尔基复合体、溶酶体和细胞膜;二是以水溶性的**磷脂交换蛋白(phospholipid exchange protein,PEP)**作为载体,与之结合形成复合体,进入细胞质基质,通过自由扩散,转到缺少磷脂的线粒体和过氧化物酶体膜上。

经小肠吸收的脂肪分解底物,如甘油、甘油一酯和脂肪酸进入细胞后,在内质网重新合成甘油三酯。在光面内质网中合成的脂类,与糙面内质网合成的蛋白质一起合成脂蛋白,经高尔基复合体分泌出去。

在类固醇分泌旺盛的细胞中,光面内质网发达,其膜上存在与类固醇代谢密切相关的关键酶,说明类固醇代谢也可能在光面内质网中进行的。

2. 解毒作用

机体外源性和内源性毒物及药物均通过肝脏解毒,肝脏的解毒功能主要是由肝细胞内的光面内质网来完成的。研究表明,光面内质网含有与解毒有关的酶系,包括氧化酶系和转移酶系。其中,氧化酶系包括细胞色素 P450、NADPH- 细胞色素 P450 还原酶、细胞色素 b_5、NADH- 细胞色素 b_5 还原酶、NADPH- 细胞色素 c 还原酶等(表 6-1),形成光面内质网的电子传递体系,在电子传递、氧化还原过程中,能催化多种化合物氧化、羟化,从而钝化或破坏毒物或药物的毒性。多数解毒反应与氧化作用有关,有些也涉及还原和水解作用,或者三者结合。同时,由于羟化作用,化合物的水溶性增强,更易于排泄。例如,氨基酸代谢生成的氨,在内质网酶的作用下形成无毒的尿素被排泄;巴比妥类药物,可在葡萄糖醛酸转移酶催化下

与葡萄糖醛酸结合,形成水溶性物质而排泄;细胞色素 P450 参与有毒物质以及类固醇和脂肪酸的羟基化,增强水溶性,容易被分泌排出。但也有的毒物或药物经氧化作用后反而使毒性增强,如 3,4- 苯并芘和黄曲霉素等。

3. 参与糖原代谢

糖原代谢包括糖原的合成与分解,光面内质网参与了糖原的分解过程。当机体需要化学能(如饥饿)时,糖酵解途径和磷酸戊糖代谢途径被抑制,在激素的调控下,糖原在细胞质基质中被降解为葡萄糖 -6- 磷酸,然后在光面内质网膜上葡萄糖 -6- 磷酸酶的催化下分解为去磷酸化的葡萄糖,后者比磷酸化的葡萄糖更易于透过脂质双层膜进入内质网,然后经由内质网转运到细胞膜,释放到血液中。但光面内质网参与糖原分解的过程中还存在一些问题尚待深入研究。例如,为何糙面内质网和光面内质网均含有葡萄糖 -6- 磷酸酶,只是光面内质网与糖原密切结合而发挥分解作用;葡萄糖 -6- 磷酸酶究竟存在于光面内质网的什么位置?至于光面内质网是否也参与糖原合成代谢,目前还存在截然不同的两种观点。

4. 储存和调节 Ca^{2+} 浓度

在肌肉细胞中,光面内质网特化为肌质网。肌质网具有储存和调节 Ca^{2+} 浓度的功能,通过调控 Ca^{2+} 浓度控制肌纤维的收缩。通常情况下,肌质网膜上的 Ca^{2+}-ATP 酶把细胞质中的 Ca^{2+} 泵入网腔储存起来,当受到神经冲动的刺激或细胞外信号物质作用时,引起 Ca^{2+} 向细胞质基质释放。

5. 参与胃酸、胆汁的合成和分泌

在胃壁腺细胞中,光面内质网可使 Cl^- 和 H^+ 结合生成 HCl;在肝细胞中,光面内质网能合成胆盐,还可通过葡萄糖醛酸转移酶的作用,使非水溶性的胆红素颗粒形成水溶性的结合胆红素。

四、内质网与医学

(一)内质网形态、结构与功能的异常

内质网是一个敏感的细胞器,许多有害因素或病理条件下,如缺氧、辐射、中毒、感染及某些化学药物等均可引起内质网发生形态、结构和功能的异常改变,常见的病理性变化有内质网肿胀(肥大)、脱粒、腔内物质累积。极度的肿胀,最终会导致内质网破裂。但有一些内质网形态异常的发生是对机体有利的,当某些感染因子刺激特定细胞时,会引起内质网变得肥大,这是抗感染作用的体现;细胞在某些药物作用下,常出现光面内质网的代偿性变大,这是药物经由内质网解毒或降解的表现。

目前人们十分关注**内质网应激(endoplasmic reticulum stress,ER stress)**与疾病的关系,内质网应激在多种疾病(如神经退行性疾病、肿瘤)的发生、发

展过程中发挥着重要的病理生理作用，它对决定应激细胞的结局（如抵抗、适应、损伤或凋亡）具有重要作用。

（二）内质网异常与肿瘤

内质网在不同肿瘤细胞中呈现生物学特性的多样性改变。低分化癌细胞中内质网稀少，高分化癌细胞中内质网丰富，呈网状遍布于细胞质中。具有高侵袭力的癌细胞常伸出不同形态的伪足，内质网从细胞质延伸至伪足内。低侵袭力的癌细胞内质网少，葡萄糖 -6- 磷酸酶活性普遍下降，但内质网合成的分泌蛋白、尿激酶却明显增多。高侵袭力癌细胞的内质网合成的分泌蛋白、β- 葡萄糖醛酸苷酶比低侵袭力癌细胞的高 1.6 倍，同时合成更多的驻留蛋白，如 GRP94，参与内质

网复杂的细胞生理功能。

（三）内质网与阿尔茨海默病

阿尔茨海默病（Alzheimer's disease，AD）是一种慢性大脑退行性疾病，**β- 淀粉样蛋白（β-amyloid protein，Aβ）**的凝集、沉积是该病发生的重要原因。β- 淀粉样蛋白级联学说认为，AD 患者可能是由于淀粉样蛋白前体基因和早老素基因突变，导致 Aβ 蛋白异常分泌和产生过多，在脑组织的内质网内沉积，对周围的突触和神经元有毒性作用，破坏突触膜，引起神经细胞退化、变性和坏死。β- 淀粉样前体蛋白在内质网中合成，然后水解为 β- 淀粉样蛋白；早老素定位在内质网上，参与 β- 淀粉样前体蛋白的水解加工。

第二节　高尔基复合体

高尔基复合体是 1898 年 C. Golgi 在研究猫头鹰脊髓神经节细胞时，在细胞质内观察到的一种网状结构，称为**内网器（internal reticular apparatus）**，后来在几乎所有真核细胞中都观察到这一结构。由于这一结构是 C. Golgi 首先发现的，便将其命名为**高尔基器（Golgi apparatus）**或高尔基复合体（Golgi body）。20 世纪 50 年代，电子显微镜观察发现该细胞器是由几部分膜性结构共同构成的，故又称为**高尔基复合体（Golgi complex）**。

不同细胞高尔基复合体的数量不等，平均每个细胞约 20 个。在低等真核细胞中，有时只有 1 个或 2 个，有的可达 1 万多个。在分泌功能旺盛的细胞中，高尔基复合体数量很多，如胰腺外分泌细胞、唾液腺细胞、上皮细胞等，而肌细胞和淋巴细胞中较少见。成熟红细胞和白细胞中，高尔基复合体萎缩甚至消失。

一般认为，高尔基复合体的发生来源于内质网和核膜。新囊泡从内质网或核膜的膜物质产生，并入高尔基复合体顺面，再在其反面不断产生分泌小泡并分离出去。这既保证了高尔基复合体囊泡数目的恒定，

又与内膜系统其他细胞器在结构、功能和发生上成为相互联系的整体。

一、高尔基复合体的形态结构

电子显微镜下，高尔基复合体是由 3 ～ 8 个扁平膜囊堆叠在一起形成的复合结构。每个膜囊都由一层单位膜围成。扁平囊膜的厚度为 6 ～ 8nm，接近于细胞膜的厚度；囊腔宽为 15 ～ 20nm；相邻膜囊之间相距约为 20nm。由于扁平囊是层叠堆置于细胞质中，故又将其称为高尔基堆。

高尔基复合体呈弓形或稍显弓形，其凸面朝向细胞核或内质网，称为**顺面（cis face）**，也称为**形成面（forming face）**或**未成熟面（immature face）**。凹面朝向细胞膜，称为**反面（trans face）**，也称为**成熟面（mature face）**或**分泌面（secretion face）**。

从顺面向反面，高尔基复合体的结构可分为 3 个部分，即**顺面高尔基网（cis Golgi network，CGN）**、**中间膜囊（medial cisterna）**和**反面高尔基网（trans Golgi network，TGN）**（图 6-3）。

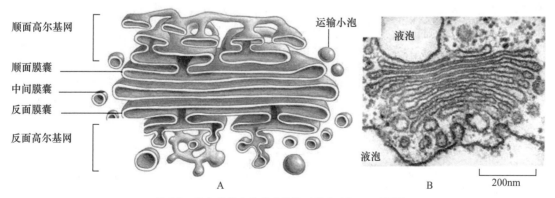

顺面高尔基网
顺面膜囊
中间膜囊
反面膜囊
反面高尔基网
运输小泡
液泡
液泡
200nm
A
B

图 6-3　高尔基复合体模式结构（引自 Alberts，2007）

A. 模式图；B. 透射电子显微镜图

中间膜囊略呈弓形平行整齐地堆叠在一起，它们是高尔基复合体最具特征的主体结构部分。在顺面聚集分布有许多**小囊泡**（vesicle），它们和顺面膜囊构成顺面高尔基网。小囊泡是直径为 40～80nm 的膜泡结构，包括两种类型：一类是表面光滑的小泡；一类是表面有绒毛样结构的**衣被小泡**（coated vesicle）。这些小囊泡被认为是从其附近的糙面内质网芽生分化出来，然后并入到扁平囊的。因此，这些小囊泡又被称为**运输小泡**（transfer-vesicle），一方面完成从内质网向高尔基复合体的物质转运，把内质网中的蛋白质转运到高尔基复合体中；另一方面也使扁平囊泡的膜结构及其内含物不断地得到更新和补充。在高尔基复合体的反面分布着一些相对于小囊泡较大的囊泡，称为**大囊泡**（vacuole），也称为**分泌泡**（secreting vacuole），

它们与反面膜囊构成反面高尔基网。大囊泡直径为 0.1～0.5μm，是由扁平囊末端膨大、断离而形成的。不同分泌泡在电子显微镜下所显示的电子密度不同，可能是它们处于不同成熟程度的反映。

二、高尔基复合体的化学组成

作为膜性结构，高尔基复合体的化学成分主要是脂质和蛋白质。通过对大鼠肝细胞高尔基复合体的研究表明，高尔基复合体约含 60% 的蛋白质和 40% 的脂类。

（一）高尔基复合体的脂类成分

高尔基复合体的总脂含量介于内质网膜与细胞膜之间（表6-2），说明高尔基复合体是内质网与细胞膜之间相互联系的一种过渡型细胞器。

表6-2　高尔基复合体膜、内质网膜和细胞膜膜脂及其含量

膜的类型	脂质的种类及其含量 / %					
	总脂含量	卵磷脂	磷脂酰丝氨酸	神经鞘磷脂	胆固醇	磷脂酰乙醇胺
内质网膜	42.0	14.0	6.9	5.6	5.2	6.9
高尔基复合体膜	35.0	14.6	6.6	3.5	1.7	6.6
细胞膜	30.0	13.5	6.4	1.3	1.0	6.4

资料来源：引自胡以平等（2009）

（二）高尔基复合体所含酶类

高尔基复合体膜及腔中含有丰富的蛋白质和酶类，反映了高尔基复合体复杂的功能。其主要酶类如下所述。

（1）糖基转移酶。是高尔基复合体的标志酶，包括：①参与糖蛋白生物合成的糖基转移酶类，它能将寡糖转移到蛋白质分子上形成糖蛋白，如唾液酸转移酶、N-乙酰基葡萄糖胺半乳糖基转移酶、β-半乳糖基转移酶、N-乙酰葡萄糖胺转移酶等；②参与糖脂合成的磺化（硫化）糖基转移酶，如半乳糖脑苷脂磺基转移酶、乳糖苷神经酰胺唾液酸基转移酶、GM1 唾液酸基转移酶、GM3 唾液酸基转移酶、GM2 半乳糖基转移酶、GM2 N-乙酰葡萄糖胺基转移酶等。

（2）酰基转移酶。参与磷脂合成，如溶血卵磷脂酰基转移酶、磷酸甘油磷脂酰转移酶等。

（3）核苷酶。催化水解核苷或核苷酸衍生物中 N-糖苷键的酶，如 5′-核苷酶、α-甘露糖苷酶等。

（4）其他酶类。包括氧化还原酶（NADH-细胞色素 c 还原酶、NADPH-细胞色素还原酶）、磷酸酶（腺苷三磷酸酶、硫胺素焦磷酸酶）、激酶（酪蛋白磷酸激酶）、磷脂酶等。

三、高尔基复合体的极性

研究表明，高尔基复合体的形态结构和功能表现出明显的极性特征，体现在两个方面：一是构成高尔基复合体的各膜囊在形态、化学组成和功能上的差异；

二是执行功能时具有方向性、顺序性。

在形态上，顺面高尔基网靠近内质网，扁囊较小、较狭窄；而反面高尔基网朝向细胞膜，扁囊较大、较宽；在化学组成和功能上，高尔基复合体的各部分结构含有不同的酶，形成各自相对独立的生化区室，分别执行不同的功能，并表现出方向性和顺序性。

内质网合成的蛋白质、脂类等物质主要是从高尔基复合体的顺面进入，顺序经过顺面膜囊、中间膜囊、反面膜囊，然后到达反面高尔基网，在穿过各膜囊的同时进行加工、修饰，最后经反面高尔基网分选与包装，以分泌泡的形式离开高尔基复合体。但随着研究的深入，发现高尔基复合体对加工修饰前后蛋白质和脂质的转入及转出，并不都是顺面进反面出，其更复杂的机制有待进一步揭示。

四、高尔基复合体的功能

高尔基复合体的主要功能是参与糙面内质网合成蛋白质的加工、分选与包装，然后分门别类地运送到细胞内特定部位或分泌到细胞外，下面分别进行阐述。

（一）高尔基复合体是细胞内合成蛋白质及脂类运输和分泌的中转站

20 世纪 60 年代，J. Jamieson 和 Palade 等运用放射性核素标记示踪技术，将 ^{3}H 标记的亮氨酸注射于豚鼠胰腺细胞，3min 后，标记的亮氨酸出现在内质网中；20min 后，从内质网进入到高尔基复合体；120min 后，出现在细胞膜分泌泡并开始释放。该实验清楚地显示

了分泌性蛋白在细胞内的合成及转运途径。此外，通过高尔基复合体进行定向运输和分泌的蛋白质还有溶酶体中的酸性水解酶、多种细胞膜蛋白、胶原纤维等细胞外基质成分等。

高尔基复合体还是细胞内膜转换的中转环节。新膜在内质网合成后，经小泡运输，与高尔基复合体融合形成高尔基复合体形成面的膜，再从成熟面芽生分泌性小泡转移到细胞膜，并与之融合，成为细胞膜的一部分。高尔基复合体作为内膜系统膜转运、补充和更新的枢纽，参与膜流（详见本章第五节）。

（二）高尔基复合体是细胞内合成物质加工的重要场所

高尔基复合体所含的酶类可以催化各种反应，以完成对细胞内合成物质的加工和修饰。其加工修饰类型分为以下几种。

1. 对蛋白质进行糖基化和硫酸盐化作用

糙面内质网合成的蛋白质在高尔基复合体中经糖基化修饰后形成糖蛋白。

N- 连接糖蛋白糖链的合成与糖基化修饰开始于内质网，完成于高尔基复合体。从糙面内质网转运至高尔基复合体的 N- 连接糖蛋白具有相同的寡糖结构，必须在高尔基复合体中经过进一步的加工，如切除多余的甘露糖、加上其他必要的糖基（如 UDP- 半乳糖、UDP- 葡萄糖、UDP- 唾液酸等）等，才能成为成熟形式的糖蛋白。

O- 连接糖蛋白糖链的合成主要或全部是在高尔基复合体内完成的。进行 O- 连接糖基化时，与寡糖链结合的氨基酸残基通常是丝氨酸、苏氨酸和酪氨酸，或胶原纤维中的羟赖氨酸和羟脯氨酸。

蛋白质糖基化具有重要意义：①糖基化对蛋白质具有保护作用，使它们免遭水解酶的降解；②糖基化具有运输信号的作用，可引导蛋白质包装形成运输小泡，进行蛋白质的靶向运输；③糖基化形成细胞膜表面的糖被，在细胞膜保护、识别及通信联络等生命活动中发挥重要作用。

此外，高尔基复合体还进行糖蛋白和蛋白多糖类的硫酸盐化作用，如在杯状细胞中观察到大量硫酸盐化糖蛋白，在软骨细胞中观察到大量硫酸盐化蛋白多糖。

2. 对糖脂进行糖基化和硫酸盐化作用

光面内质网合成的脂类在高尔基复合体中转运时进行糖基化修饰，如对脑苷脂、神经节苷脂等含有末端半乳糖和唾液酸的糖脂进行糖基化。与之相关的一些糖基转移酶和磺基转移酶均在分离的高尔基复合体中被发现。糖脂是生物膜的重要结构成分，糖链均暴露于细胞表面参与细胞识别；糖在糖脂中起定向作用，使糖脂不能从膜的外侧转移到内侧。另外，高尔基复合体还对糖脂和类固醇激素等进行硫酸盐化作用。

3. 对分泌性蛋白质部分肽链进行水解

对蛋白质进行水解是高尔基复合体对蛋白质进行加工修饰的另一种功能体现。某些在糙面内质网中合成并运来的蛋白质和酶，如胰岛素、甲状腺素、神经肽等，是以无活性前体形式存在的，当被运输到高尔基复合体后，经蛋白质水解酶催化切除部分肽链成为有生物活性的多肽。例如，人胰岛素在内质网中以胰岛素原的形式存在，胰岛素原含有 86 个氨基酸残基，由 A、B 两条肽链和有连接作用的 C 肽组成。当它被转运到高尔基复合体后，经酶水解切除 C 肽后才成为有活性的胰岛素。另外，胰高血糖素、血清白蛋白等水解修饰也是在高尔基复合体中完成。

4. 对溶酶体酶进行磷酸化作用

溶酶体酶由糙面内质网膜上的附着核糖体合成后在内质网腔中进行 N- 连接糖基化，形成 N- 连接糖蛋白，没有活性，当被运送到高尔基复合体后，其甘露糖在顺面高尔基网被磷酸化，形成甘露糖 -6- 磷酸。甘露糖 -6- 磷酸是溶酶体酶的分选信号，这种磷酸化甘露糖的形成，一方面保护多肽链上的甘露糖免受高尔基网中甘露糖苷酶的切割，另一方面防止了高尔基网中 N- 乙酰葡萄糖胺、半乳糖、唾液酸等的掺入而形成其他的分泌蛋白。

（三）高尔基复合体是细胞内合成蛋白质分选和囊泡定向运输的枢纽

新合成的蛋白质被特异性地分选以转送到靶部位的现象称为**蛋白质分选（protein sorting）**。在细胞内合成蛋白质的分选和定向运输中，高尔基复合体发挥着重要的枢纽作用。其可能的机制是：糙面内质网合成的蛋白质在高尔基复合体中被加上不同的分选信号，如加上磷酸、半乳糖、唾液酸等。带有分选信号的蛋白质，被反面高尔基网膜上的专一受体识别、浓缩，经高尔基复合体膜包围，然后形成不同去向的运输和分泌小泡（囊泡），定向输送到细胞的不同部位。囊泡定向运输主要有 5 条可能的途径：①经高尔基复合体分选的溶酶体酶，以有被小泡的形式被转运到溶酶体；②分泌性蛋白或外输性蛋白，以有被小泡的形式运向细胞膜分泌释放到细胞外；③以分泌小泡的形式暂时存储在细胞质中，在需要的情况下，被分泌释放到细胞外；④以分泌小泡的形式运输到细胞膜、内质网膜、溶酶体膜、线粒体膜或在细胞器中成为驻留蛋白，甚至在高尔基复合体各个膜囊之间形成穿梭小泡；⑤在反面高尔基网"逮着"未正确包装的蛋白质回输到内质网。

（四）高尔基复合体是错误选送蛋白质的监督和遣送站

内质网驻留蛋白的羧基端都有一个**内质网驻留信号（ER retention signal）**，即 KDEL 信号序列。如果内质网驻留蛋白在出芽时被错误地包进分泌泡而离开内质网，运输到高尔基复合体，反面膜囊膜上的

KDEL 信号受体蛋白就会与之结合，并形成小泡，将这些本该滞留在内质网中的蛋白质"押送"回内质网。例如，Bip 蛋白，它是内质网中的功能蛋白，如果从 Bip 蛋白除去 KDEL 信号，Bip 蛋白就会被分泌出去；如果将 KDEL 信号加到别的分泌蛋白上，被加信号的蛋白质就会滞留在内质网中。KDEL 信号受体存在于高尔基复合体各个部分的膜上。

五、高尔基复合体的病理性变化

高尔基复合体是一种动态的细胞器，在细胞分化的不同阶段及各种病理因素影响下，均可能出现形态学上的变化，常见的病理性变化如下所述。

1. 高尔基复合体肥大与萎缩

当细胞分泌功能亢进或代偿性功能亢进时，往往伴随细胞内高尔基复合体结构的肥大。例如，在大白鼠实验性肾上腺皮质再生实验中发现，肾上腺皮质再生过程中，腺垂体分泌促肾上腺皮质激素，其高尔基复合体显著肥大；再生过程将结束时，促肾上腺皮质激素分泌下降，腺垂体细胞的高尔基复合体形态结构又恢复正常大小。

中毒细胞的高尔基复合体结构变化则相反。例如，遭受中毒因素（如乙醇等毒性物质）作用引起脂肪肝时，处于病理状态的肝细胞功能受到严重影响，脂蛋白在高尔基复合体的合成和分泌发生障碍，甚至高尔基复合体中的脂蛋白颗粒消失，从形态结构看，高尔基复合体发生萎缩、破坏或消失。

2. 癌细胞内高尔基复合体的异常变化

正常情况下，分化成熟、分泌活动旺盛的细胞中高尔基复合体较为发达，尚未分化成熟或处于生长发育阶段的细胞中高尔基复合体则相对较少。迅速生长的肿瘤细胞中高尔基复合体均不太发达；低分化的大肠癌细胞中高尔基复合体仅为一些分泌小泡聚集在一起，位于细胞核周围；高分化的大肠癌细胞中高尔基复合体发达，可观察到其完整的结构。

第三节　溶　酶　体

1949 年 C. Duve 在鼠肝细胞中发现了**溶酶体**（lysosome），1955 年 C. Duve 等通过在电子显微镜下观察得以证实。由于其内含多种水解酶，具有分解各种内源性和外源性物质的功能，故而得名。溶酶体普遍存在于除哺乳动物成熟红细胞外的真核细胞中。

溶酶体在结构、功能和发生上与内膜系统其他结构组分的关系紧密，机制较为明确，经由糙面内质网-囊泡-高尔基复合体-囊泡-初级溶酶体-次级溶酶体这一系列细胞器的协同作用，完成对蛋白质、脂类和糖类物质的合成、加工和运输，溶酶体在此过程中不断生成、不断更新。

一、溶酶体的形态结构及溶酶体的特性

溶酶体是由一层单位膜围成的球状小体，多为圆形或卵圆形，大小不一，腔内含有各种不同的水解酶类。溶酶体的直径常为 $0.2 \sim 0.8\mu m$，最大的可以超过 $1\mu m$，最小的直径只有 $25 \sim 50nm$（图 6-1）。

溶酶体具有高度**异质性**（heterogenous）。不同细胞中溶酶体的数量差异较大，典型的动物细胞中约含有几百个溶酶体。在每一个溶酶体中含有的酶的种类有限、数量不等，不同溶酶体含有的水解酶也并非完全相同。因此，不同细胞或同一细胞内的溶酶体表现出不同的生化和生理性质。溶酶体具有酸性内环境，溶酶体酶作用的最适 pH 为 $3.5 \sim 5.5$。溶酶体膜上有质子泵，如 H^+ 泵（H^+-ATPase），借助水解 ATP 释放出的能量将 H^+ 泵入溶酶体内，使溶酶体中 H^+ 的浓度比细胞质中的高，维持其内部的酸性条件。同时，在溶酶体膜上有 Cl^- 通道蛋白，可向溶酶体中运输 Cl^-。两种运输蛋白作用的结果，就等于向溶酶体运输了 HCl。

溶酶体具有高度稳定性。溶酶体虽然呈较高的酸性环境，并含有大量水解酶，但却在活细胞中稳定存在，所有的水解酶均不能透过溶酶体外逸，这与溶酶体膜的稳定性有关。溶酶体膜的稳定性是基于以下结构基础：①溶酶体膜含有酸性的、高度糖基化的膜整合蛋白，其寡糖链伸向溶酶体内表面，保护溶酶体膜免遭水解酶作用；②溶酶体膜中含有较多胆固醇，促进膜的稳定。

溶酶体膜上存在特殊的转运蛋白，对物质转运呈现特异性。当各种有机物进入溶酶体后，水解酶发挥作用，供细胞加工重新利用或排出细胞外。

二、溶酶体的酶类

已经证实，溶酶体内含有 60 多种酸性水解酶，这些水解酶分为六大类，分别为蛋白酶、核酸酶、脂酶、磷酸酶、糖苷酶、溶菌酶等酸性水解酶。其中，酸性磷酸酶是溶酶体最具特征性的标志酶。这些酶的最适 pH 为 5.0，能在酸性环境下将蛋白质、脂类、糖类和核酸等多种物质分解。

三、溶酶体形成与成熟的过程

溶酶体的形成过程非常复杂，涉及内质网、高尔基复合体及细胞内吞作用。比较清楚的是甘露糖-6-磷酸（M-6-P）途径，以此为例说明溶酶体形成和成熟的过程。

1. 溶酶体酶蛋白前体在糙面内质网进行合成、初加工和转运

附着核糖体最初合成的是溶酶体酶蛋白前体，进入内质网腔进行糖基化，形成具有 N- 连接的富含甘露糖的糖蛋白。之后，内质网以出芽的方式将溶酶体酶蛋白前体包裹形成膜性小泡，以膜泡运输方式运输到顺面高尔基网并与之融合。

2. 溶酶体酶蛋白前体在高尔基复合体进行标记、分选和转运

溶酶体酶蛋白前体在顺面高尔基网腔内，通过磷

酸转移酶和 N- 乙酰葡萄糖胺磷酸糖苷酶的催化作用，将酶蛋白前体寡糖链上的甘露糖磷酸化，形成 M-6-P。M-6-P 是一种分选信号（图 6-4），当带有 M-6-P 标记的溶酶体酶蛋白前体转运到反面高尔基网时，便与反面高尔基网膜内侧的 M-6-P 受体结合，之后通过受体介导的运输方式把酶蛋白前体分选进入特殊的运输小泡，即网格蛋白有被小泡。该小泡在脱离反面高尔基网时，其表面的网格蛋白脱落而成为无被的运输小泡，游离到细胞质中。

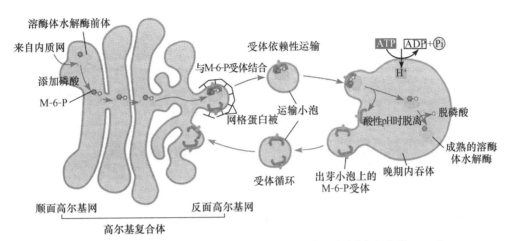

图 6-4 溶酶体的形成与 M-6-P 受体的再循环示意图（引自杨抚华等，2011）

3. 内体性溶酶体在细胞质中形成

在细胞质中，高尔基复合体芽生的运输小泡与细胞内的**内体（endosome）**融合，形成**内体性溶酶体（endolysosome）**，也有称内溶酶体的。

内体，也称为内吞体，是细胞内一类异质性的膜泡，由细胞的胞吞作用形成，有**早期内体（early endosome）**和**晚期内体（late endosome）**之分。一般认为，最初形成的早期内体囊腔中的离子浓度和 pH 与细胞外液相同（pH 为 7.0 ～ 7.3），当早期内体与胞内运输小泡融合后就形成晚期内体。参与形成内体性溶酶体的内体是呈现酸性环境的晚期内体。由于这些小泡膜上存在 H^+ 泵，能将细胞质中的 H^+ 泵入其内，从而使晚期内体中的 pH 呈酸性。

4. 溶酶体成熟

内体性溶酶体（晚期内体）内的 pH 下降到 6 左右，其实际已成为一种**酸性房室（acidic compartment）**。在酸性环境中，溶酶体酶蛋白前体与 M-6-P 膜受体分离。酶蛋白前体经酶磷酸化而成熟；同时，卸载的 M-6-P 膜受体通过溶酶体膜出芽、脱落，以运输小泡的形式返回到反面高尔基网。至此，脱离了 M-6-P 膜受体的成熟形式的溶酶体形成。

从溶酶体的形成和成熟过程可以看出，溶酶体的酶来自糙面内质网，溶酶体酶的分选发生在高尔基复合体，溶酶体的膜来自晚期内体。

四、溶酶体的类型

由于对溶酶体研究的不断深入，研究者从不同角度对其提出了不同形式的分类。

根据溶酶体形成过程和执行消化功能情形的不同，溶酶体分为内体性溶酶体和**吞噬性溶酶体（phagolysosome）**。前面已述及，内体性溶酶体是指由高尔基复合体芽生的运输小泡和晚期内体合并而成；吞噬性溶酶体是指内体性溶酶体与含有细胞内外作用底物的自噬体和吞饮体相互融合形成，也称为**多泡小体（multivesicular body）**。

根据溶酶体所处不同生理功能阶段，溶酶体分为**初级溶酶体（primary lysosome）**、**次级溶酶体（secondary lysosome）**、**终末溶酶体（telolysosome）**。

（一）初级溶酶体

初级溶酶体是指从反面高尔基网出芽形成的特异性囊泡，是一种刚从高尔基复合体分选包装形成的含溶酶体酶前体的运输小泡。在形态上一般是透明的圆球状。初级溶酶体不含作用底物，其中的酶蛋白前体通常处于非活性状态，尚未进行消化活动，因此又称为**非活性溶酶体（inactive lysosome）**，是溶酶体酶来源的初级形式。

（二）次级溶酶体

次级溶酶体是指初级溶酶体与含底物的小泡融

合，水解酶被激活，是将要或正在进行消化活动的囊泡，是溶酶体发挥消化功能的存在形式。它的体积较大，外形不规则。由于次级溶酶体的实质是将要或正处于消化作用的功能状态，故其又被称为**消化泡（digestion vacuole）**。

依据囊腔中所含作用底物来源的不同，次级溶酶体又可分为**自噬性溶酶体（autophagic lysosome）**和**异噬性溶酶体（heterophagic lysosome）**。

自噬性溶酶体是自噬体与初级溶酶体融合后形成的。其底物为细胞内的一些内源性物质，包括细胞内衰老或损伤和破碎的细胞器如线粒体、内质网、核糖体、脂类和糖原等。这些内源性物质被内膜系统的膜包裹形成**自噬体（autophagosome）**，与初级溶酶体融合，随后被消化分解，此过程为**自体吞噬（autophage）**。

异噬性溶酶体是异噬体与初级溶酶体融合后形成的。其底物为来自细胞外的一些外源性物质。若外源性物质为固体，通过细胞的吞噬作用而被摄入细胞内形成**吞噬体（phagosome）**；若外源性物质为液体，通过细胞的胞饮作用而被摄入细胞内形成**吞饮体（pinosome）**。二者统称为异噬体，异噬体与初级溶酶体融合，随后被消化分解，此过程称为**异体吞噬（heterophagy）**。

（三）终末溶酶体

终末溶酶体是溶酶体消化功能耗竭后的存在形式。次级溶酶体中的消化活动接近完成时，水解酶的活性下降，致使一些底物不能被完全分解而残留在溶酶体内。随着酶活性降低及至最终消失，次级溶酶体的消化功能也告结束，因此，被称为**终末溶酶体（telolysosome）**，有的又称为**残余小体（residual body）**。它们可通过细胞的胞吐作用排出细胞，有的则残留在细胞内不被外排。它们会随着个体年龄的增长而在细胞中累积。不同的残余小体不仅形态差异明显，而且也有不同的内含残留物质，最常见的残余小体有**脂褐素（lipofusin）**、**髓样结构（myelin figure）**和**含铁小体（siderosome）**。

脂褐素是一种由单位膜包裹的、形态不规则的小体，内含脂滴和电子密度不等的深色物质。有人认为，可能是因溶酶体中缺乏某些脂类代谢所需要的酶而导致了脂褐素的形成。常见于神经细胞、心肌细胞及肝细胞，并随年龄增长而增多。

髓样结构是一种内含板层状、指纹状或同心圆层状排列的膜性小体。大小差异为 0.3～3μm。对髓样结构的形成有两种说法，一种说法认为它是溶酶体中一些未能完全分解的脂类物质水化后形成的；另一种说法认为是由于溶酶体中膜性成分消化不全所致。常见于单核吞噬细胞、大肺泡细胞、肿瘤细胞和病毒感染的细胞。

含铁小体内部充满电子密度较高的含铁颗粒，颗粒直径为 50～60nm。当机体摄入大量铁质时，在肝脏、肾脏等器官组织的巨噬细胞中常会出现许多这样的含铁小体。

五、溶酶体的功能

溶酶体是细胞内的消化器，承担细胞内各种复杂的消化功能，借此参与机体生理功能和发育过程。

（一）对内吞物质进行消化分解，清除异物，参与细胞防御

细胞防御是机体免疫防御系统的重要组成部分，溶酶体强大的物质消化和分解能力是实现细胞免疫防御功能的基本保证和基本机制。细胞内吞物质包括有害物质、细菌和病毒等，溶酶体对其进行消化分解，清除异物，参与细胞防御。通常巨噬细胞有发达的溶酶体，这些细胞通过溶酶体对吞噬的细菌或病毒颗粒进行消化分解。

（二）对细胞自身物质进行消化分解，参与细胞及细胞器的更新

细胞自身物质包括细胞内的各类细胞器及细胞质，它们均有一定的寿命，许多生物大分子的存活时间只有数小时到数天。例如，肝细胞中线粒体的半衰期为 10 天左右，肝细胞内所有成分在 150 天要解聚和重新利用；红细胞的寿命平均为 120 天。溶酶体对因生理或病理原因遭破坏损伤或衰老的细胞器或细胞进行消化分解和清除，在细胞结构更新中有重要意义。

（三）对吞噬的大分子营养物质进行消化分解，提供细胞营养

溶酶体对细胞吞噬的大分子营养物质进行消化，将其分解为可直接利用的小分子，再用于细胞合成代谢，这是细胞获取营养物质的一个重要途径。在细胞饥饿状态下，通过消化分解自噬细胞内的某些大分子物质，可为细胞的生命活动提供营养和能量，维持细胞的生存。原生动物从外界摄入的各种营养物质，是完全依赖溶酶体的分解消化而被吸收利用的。

（四）发挥自溶作用，参与机体组织器官的形态建成

溶酶体通过自溶作用，在胚胎发育过程中除去不必要的细胞、组织。例如，手指或足趾的形成，就是在发育过程中溶酶体发挥自溶作用，将指（趾）间的结构降解。再如，蝌蚪变态期，其尾部细胞的溶酶体数量增多、溶酶体膜破裂，释放出来的水解酶引起细胞破坏，尾部消失。再如，脊椎动物在胚胎发育至两性分化时，**米勒氏管（Müllerian duct）**在雌性体内将发育成输卵管，而在雄性体内则退化。在退化开始时，其溶酶体的水解酶浓度增加，此变化不发生于雌性米勒氏管。睾丸酮可促进此类酶的释放，导致雄性米勒氏管的萎缩和消失。

（五）参与激素的合成，调节激素水平

溶酶体参与激素的合成、加工、成熟等活动，但在类固醇激素和肽类激素的分泌过程中发挥的作用不同。在分泌类固醇激素的细胞中，溶酶体主要作用于激素原料胆固醇的代谢活动。例如，将摄入的血浆脂蛋白水解转化为胆固醇；将细胞内脂滴中储存的胆固醇酯水解为游离胆固醇等。在分泌肽类激素细胞中，溶酶体主要是将尚未加工完毕的激素水解转化为成熟的、分泌形式的激素。例如，甲状腺上皮细胞中，滤泡腔中的甲状腺球蛋白被胞吞摄入细胞后，在溶酶体中被组织蛋白酶 D 和酪氨酸酸性羟基肽酶水解转化为含碘的游离甲状腺 T3 和 T4。此外，分泌肽类激素的细胞已合成的激素并不全部释放，有相当一部分在细胞内被溶酶体以分泌自噬（crinophagy）的方式降解，其降解量可占合成激素总量的 15% ~ 50%，以调节激素的分泌水平。分泌自噬是指在某些分泌细胞中，溶酶体与细胞内部分分泌颗粒融合，其中的水解酶将这些分泌颗粒降解的消化活动。

（六）发挥细胞外消化作用，参与重要的生命活动

溶酶体可对细胞外的物质进行消化作用，参与一些重要的生命活动，如受精作用。动物精子中的溶酶体特化为最前端的顶体，覆盖于精子头部细胞核前方、介于细胞核与细胞膜之间；顶体反应是受精作用的先决条件。顶体释放顶体酶（溶酶，包括透明质酸酶、放射冠分散酶、顶体素、芳基硫酸脂酶等），溶蚀放射冠和透明带，协助精子穿透卵的各层膜，使精子细胞的细胞膜和卵细胞的细胞膜接近并融合，精子的细胞质和细胞核进入卵细胞中，完成受精作用。脊椎动物生长发育过程中的骨组织发生及骨质更新、哺乳动物子宫内膜的周期性萎缩、断乳后乳腺的退行性变化、衰老细胞的清除及某些特定的编程性细胞死亡等生命现象，都离不开溶酶体的作用。

六、溶酶体异常与疾病

溶酶体具有细胞内消化器的功能特征，如果其酶活性或膜稳定性异常会直接或间接影响细胞的正常功能，从而导致相应疾病的发生。

（1）硅肺病。硅肺病曾称为矽肺病，是工业中发生的一种职业病。经肺吸入的硅尘颗粒被肺内的巨噬细胞吞噬，并积聚在溶酶体内。其中的硅酸能破坏溶酶体膜的稳定性，致使溶酶体膜破裂，大量溶酶体酶释放进入细胞质中，引起细胞自溶、死亡，被释放的硅颗粒又被其他巨噬细胞吞噬，这种过程反复进行，导致大量巨噬细胞死亡，死亡的巨噬细胞释放出巨噬细胞纤维化因子，刺激成纤维细胞分泌大量胶原，这些胶原纤维在肺部大量沉积形成纤维化结节，使肺的弹性降低，肺功能受损。这类由溶酶体膜稳定性异常引起的疾病，可通过使用溶酶体膜稳定剂来治疗。克矽平治疗矽肺的原理就是克矽平上的氢原子可以与硅酸分子结合，阻止硅酸分子对溶酶体膜的破坏作用。

（2）痛风。痛风是以高尿酸血症为主要临床生化指征的嘌呤代谢紊乱性疾病。当尿酸盐生成和排除失去平衡后，血尿酸盐升高，以结晶形式沉积于关节、关节周围及多种组织，并被白细胞吞噬。被吞噬的尿酸盐结晶与溶酶体膜形成氢键结合，改变溶酶体膜的稳定性，溶酶体中的水解酶和组胺等致炎物质释放，引起白细胞自溶坏死，引发沉积组织的急性炎症，被释放的尿酸盐继续在组织沉积，当沉积发生在关节、关节周围、滑囊、腱鞘等组织时，形成异物性肉芽肿；在肾脏，则可能导致尿酸性肾结石或慢性间质性肾炎。

（3）黏多糖储积症。黏多糖储积症（muolysaccharidosis，MPS）是一组黏多糖代谢障碍性疾病，分为 7 个类型，大多数属于常染色体隐性遗传病。主要是溶酶体缺乏降解黏多糖（氨基葡聚糖）的酶，使大量黏多糖储积在次级溶酶体内所致。患者主要表现为面容粗犷，骨骼异常，智力发育不全，内脏功能受损，角膜浑浊等。目前，通过脂质体运载，将溶酶体缺失的酶移入有关细胞的溶酶体中，以治疗先天性溶酶体病的治疗方法正在探索之中。同样，个别溶酶体酶作用亢进时，也可通过脂质体将特异性抑制剂移入溶酶体，以降低该酶的活性。

第四节　过氧化物酶体

1954 年 J. Rhodin 通过电子显微镜观察小鼠肾脏肾小管上皮细胞时发现的一些颗粒小体，被称之为**微体（microbody）**。后来发现微体普遍存在于各类细胞中（图 6-5）。由于所含酶的差异，微体被分为过氧化物酶体、乙醛酸循环体、氢酶体及糖酶体 4 种。乙醛酸循环体仅见于植物细胞，氢酶体和糖酶体见于一些原生动物细胞，故本节重点讨论过氧化物酶体。

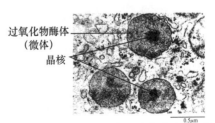

图 6-5　电子显微镜图示鼠肝细胞中的过氧化物酶体

（引自 Karp，2004）

过氧化物酶体在结构和功能上与内膜系统的其他细胞器有联系，因此认为它可能来自光面内质网、高尔基复合体或糙面内质网。对肝细胞过氧化物酶体的研究表明，其必需的酶是由附着核糖体合成的，并储存在内质网腔内或迁移至高尔基复合体中，最后分离出去形成过氧化物酶体。也有报道，在酵母微体内可能存在 DNA，表明微体有自我复制的可能；原有过氧化物酶体的分裂增殖是新生过氧化物酶体形成的可能途径。但更多关于其起源、发生和更新的机制尚需深入研究。

一、过氧化物酶体的形态结构及特征

电子显微镜下，过氧化物酶体是由一层单位膜包裹的膜性细胞器，呈圆形或卵圆形，直径约为 $1.7\mu m$，有时也呈半月形或长方形，其形态和大小表现出多样性。人和鸟类细胞的过氧化物酶体直径较小，为 $0.1 \sim 0.2\mu m$，称为**微过氧化物酶体（microperoxisome）**。

过氧化物酶体与溶酶体等膜泡结构不同的突出特征是：①过氧化物酶体中常常含有电子密度高、排列规则的晶格结构，此为尿酸氧化酶形成的，称为**类核体（nucleoid）**或**类晶体（crystalloid）**（图 6-5）；②在过氧化物酶体界膜内表面可见一条高电子密度条带状结构，称为**边缘板（marginal plate）**。

过氧化物酶体膜的组成中，膜脂主要是磷脂酰胆碱和磷脂酰乙醇胺，膜蛋白包括多种结构蛋白和酶蛋白。过氧化物酶体的膜具有较高的物质通透性，可允许氨基酸、蔗糖、乳酸等小分子物质自由穿越，在一定条件下可允许一些大分子物质进行非吞噬性穿膜转运。

二、过氧化物酶体中的酶

与溶酶体一样，过氧化物酶体是异质性细胞器。在形态、大小以及所含酶的种类和数量上均表现出多样性，即不同细胞内的过氧化物酶体在形态、大小及所含酶类和数量上均不同。迄今为止，已在过氧化物酶体中鉴定出 40 多种酶，但是至今尚未发现一种过氧化物酶体含有全部 40 多种酶。过氧化物酶体中的酶大致可分为 3 类，即氧化酶、过氧化氢酶和过氧化物酶。

（1）氧化酶：包括尿酸氧化酶、D- 氨基酸氧化酶、L- 氨基酸氧化酶、L-α 羟基酸氧化酶等黄素（FAD）依赖氧化酶类。氧化酶占过氧化物酶体中酶总量的 $50\% \sim 60\%$。

（2）过氧化氢酶：过氧化氢酶约占过氧化物酶体中酶总量的 40%。它的作用是将氧化酶催化底物产生的过氧化氢还原成水和氧气。虽然过氧化物酶体是一种高度异质性的细胞器，但几乎所有的过氧化物酶体都含有过氧化氢酶，因此，过氧化氢酶是过氧化物酶体的标志酶。所以有人又将过氧化物酶体称为过氧化氢体。

（3）过氧化物酶：目前认为，过氧化物酶可能仅存在于少数几种细胞（如血细胞）的过氧化物酶体中。其作用与过氧化氢酶一样，催化过氧化氢还原成水和氧气。

除上述 3 类酶以外，过氧化物酶体中还含有柠檬酸脱氢酶、苹果酸脱氢酶等。

三、过氧化物酶体的功能

由于不同种类细胞的过氧化物酶体中所含酶类不同，所以其功能也不同。过氧化物酶体中所含的酶类越丰富，功能越复杂。

（一）清除过氧化氢和其他毒性物质，发挥解毒作用

过氧化物酶体中的氧化酶可利用分子氧进行氧化反应，去除底物上的氢原子，产生过氧化氢，过氧化氢酶将反应产生的过氧化氢还原成水和氧气；同时，过氧化氢还可氧化其他毒性底物，如甲醛、酚、甲酸和醇等。各种氧化酶的作用底物不同，但共同特征都是氧化底物把氧还原成过氧化氢。

氧化酶与过氧化氢酶作用的偶联，形成了一个由过氧化氢协调的简单的呼吸链，这是过氧化物酶体的重要特征之一，也是过氧化物酶体的主要功能，即有效清除细胞代谢过程中产生的过氧化氢及其毒性作用。这种反应在肝脏、肾脏组织中显得尤其重要。例如，饮酒时进入体内的乙醇，主要就是通过这种方式进行氧化解毒的。

（二）调节细胞内的氧浓度，使细胞免受高浓度氧损害

过氧化物酶体中的氧化酶催化反应对细胞内氧浓度具有很重要的调节作用。研究表明，肝细胞内 20% 的氧是由过氧化物酶体消耗的，80% 的氧供给线粒体进行氧化磷酸化。但两者利用氧的结果是不同的，过氧化物酶体氧化产生的能量以产热的方式消耗，线粒体氧化产生的能量以 ATP 的形式储存起来。线粒体和过氧化物酶体对氧的敏感性也不同，线粒体氧化所需最佳氧浓度为 2% 左右，增加氧浓度并不会提高线粒体的氧化能力；过氧化物酶体的氧化能力随氧浓度增高而增强。因此，在低浓度氧的条件下，线粒体利用氧的能力比过氧化物酶体强，如果细胞处于高浓度氧的条件下，过氧化物酶体的氧化反应占主导地位，发挥强氧化作用，这种特性使过氧化物酶体具有调节氧浓度，使细胞免受高浓度氧的毒性作用。

（三）进行脂肪酸的氧化，参与细胞代谢活动

动物细胞过氧化物酶体中有氧化高能分子脂肪酸的酶类。动物组织中 25% ~ 50% 的脂肪酸在过氧化物酶体中氧化，其他则在线粒体中氧化。氧化酶对脂肪进行 β- 氧化，将脂肪酸分解为 2 碳分子，这些 2 碳分子被转化为乙酰辅酶 A，并被转运到细胞质基质，以备生物合成反应时再利用，或向细胞直接提供热能。

（四）参与含氮物质的代谢

在大多数动物细胞中，尿酸氧化酶对尿酸氧化而言是必需的。尿酸是核苷酸和某些蛋白质降解代谢的产物，尿酸氧化酶将尿酸进一步氧化去除。另外，过氧化物酶体还参与其他氮代谢，如转氨酶催化氨基的转移等。

（五）其他功能

过氧化物酶体还具有再生氧化型辅酶 I（NAD$^+$）以及参与核酸和糖代谢的作用。

四、过氧化物酶体异常与疾病

1. 过氧化物酶体病理性改变

过氧化物酶体病理性改变表现为过氧化物酶体的数量、体积（大小）、形态等异常。例如，患有病毒性肝炎、炎症、甲状腺功能亢进、慢性酒精中毒或慢性低氧症等疾病时，可见患者肝细胞过氧化物酶体数量增多；在甲状腺功能低下、脂肪变性或高血脂症等情况下，过氧化物酶体数量减少、老化或发育不全；病毒、细菌及寄生虫感染，炎症或内毒素血症等情况下，可见过氧化物酶体数目、大小及酶含量异常；数目变化

也常见于肿瘤细胞中，如肝肿瘤细胞过氧化物酶体的数目与肿瘤细胞的生长成反比，生长速率越迅速的肿瘤细胞，含过氧化物酶体越少；在缺血性组织中，还常见基质溶解导致的异常形态学变化，如在腔内出现片状或小管状结晶包含物。

2. 原发性过氧化物酶体缺陷引致遗传性疾病

与原发性过氧化物酶体缺陷相关的大多数是一些遗传性疾病，表现为过氧化物酶体结构异常和功能障碍。近年来，越来越多的过氧化物酶体病被发现。例如，遗传性无过氧化氢酶症，此类患者细胞内过氧化氢酶缺乏，抗感染能力下降，易发口腔炎等疾病。又如，脑肝肾综合征（Zellweger 综合征）是一种常染色体隐性遗传病，该病由于过氧化物酶体丧失了大量的关键酶，如过氧化氢酶缺乏、琥珀酸脱氢酶 - 黄素蛋白与 CoQ 之间的电子传递障碍，临床表现为严重的肝功能障碍、重度骨骼肌张力减退、脑发育迟缓及癫痫等综合症状。此类患者常常在年轻时死亡。

过氧化物酶体病的严重程度与缺陷酶的种类有关，仅缺失一种酶的过氧化物酶体病，如**肾上腺脑白质营养不良（adrenoleukodystrophy，ALD）**，临床症状最轻。

第五节　内膜系统功能整体性与蛋白质的分选及运输

前面分别阐述了内膜系统各细胞器如何进行生物合成、加工、分选和包装等过程，下面以蛋白质分选和蛋白质运输为例，说明内膜系统结构和功能的整体性，概述新合成蛋白质的分选、包装及运输机制。

一、内膜系统的区域化作用、囊泡运输及膜流等体现结构和功能的整体性

1. 区域化为细胞内物质的生物合成和运输提供了结构基础

细胞内所有的物质合成和代谢活动都有各自

的定位，细胞内膜系统的区域化为此构筑了结构基础。真核细胞内的膜（内膜）将细胞内立体区域封闭成无数独立的**膜性房室（compartment）**，以细胞器的形式存在，相应的蛋白质或独特的酶被局限在细胞特定的区域，起到对细胞的**区域化作用（compartmentalization）**（图 6-6）。这种区域化作用不仅增加了细胞内有限空间的表面积，同时使复杂的生理生化反应过程和特定的生物学功能分别在特定的空间、彼此独立地有序进行，减少相互干扰，提高了细胞的代谢水平和功能效率。

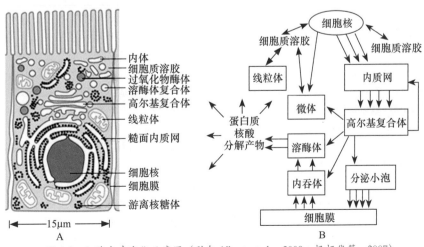

图 6-6　细胞内房室化示意图（引自 Alberts et al., 2008；杨抚华等，2007）

内膜系统的各个结构虽然形态、大小各异，在不同的分区空间各自执行独特的生理功能，但是，它们的结构、功能和发生却是紧密联系的，在细胞内物质的合成、加工、分选、包装及运输过程中既分工又协作，为细胞内物质的合成和运输提供了结构基础。

2. 囊泡运输、膜流为内膜系统各细胞器之间的联系提供了功能基础

细胞的生命活动依赖于胞内运输系统，细胞内运输是依靠囊泡实现的。囊泡运输进行各细胞器之间物质的定向运输；囊泡运输的同时实现膜流。膜流实现了各细胞器膜与细胞膜、核膜之间膜成分的重组和更新。

囊泡是真核细胞中十分常见的膜泡结构，是细胞质中专司蛋白质运输的各种膜性小泡的总称。定位于细胞内各亚细胞结构的蛋白质都是通过囊泡进行定向运输的。它不像内膜系统的其他细胞器那样作为一种相对稳定的细胞内固有结构而存在，但却是内膜系统不可缺少的重要功能结构组分。囊泡类型多样、结构特殊，有着十分复杂的产生和形成过程。

囊泡运输又称为小泡运输，是一个受到精密调控而高度有序的物质转运过程，是真核细胞特有的一种细胞内物质转运形式。在细胞合成与分解代谢等基本生命活动中，囊泡运输承载和往返穿梭于各亚细胞结构，进行物质转运，不但涉及蛋白质、糖、脂的修饰、加工、分选和包装，同时还涉及内膜系统各细胞器之间相互转换的定向转运过程及复杂的调控机制。归纳起来，囊泡运输有如下功能特点：①它是物质在细胞质中定向运输的基本途径；②它是一个高度有序并受到严格选择和控制的物质转运过程；③它是实现细胞膜及内膜系统功能结构转换和代谢更新的桥梁；④特异性识别融合是囊泡运输实现定向转运和准确卸载的基本保证。为表彰"发现细胞内的主要运输系统——囊泡运输的调节机制"，2013 年诺贝尔生理学或医学奖颁给了美国和德国的科学家 James E. Rothman、Randy W. Schekman 及 Thomas C. Südhof。

膜流（membrane flow）是指细胞的膜成分在细胞膜与内膜系统之间，以及在内膜系统各结构之间流动的现象，是膜脂和膜蛋白在细胞内转移与重组的过程。膜流是通过内膜或细胞膜芽生囊泡并进行囊泡运输来实现的。细胞通过胞吞和胞吐作用来完成细胞膜与内膜之间膜成分的转移和重组；内膜系统之间膜成分通过**前向运输（anterograde transport）**和**反向运输（retrograde transport）**进行转移与重组。前向运输是指囊泡从内质网到高尔基复合体，再直接或经由溶酶体到达细胞膜，通过胞吐作用分泌出去。反向运输是指囊泡从高尔基复合体返回内质网的运输（详见"细胞膜物质转运"一节）。胞吞和胞吐均需借助于囊泡运输来完成，胞吞时的吞噬、吞饮或受体介导，以及胞吐时的结构性分泌和调节性分泌均提示囊泡运输

的精密调控性。

无论是囊泡运输还是膜流，都是从不同角度对物质定向转运的理解，均为各细胞器的发生和更新输送了新物质成分。囊泡运输和膜流将内膜系统各细胞器的结构、发生和功能联系和统一起来，使内膜系统成为完整的生物合成功能体系。

二、蛋白质分选是囊泡运输开始之前的预备动作

一个哺乳动物细胞内含有 10^{10} 个蛋白质分子，其中绝大多数是在细胞质核糖体合成（很少部分线粒体蛋白质在线粒体核糖体合成）的。各功能蛋白质分子在结构上均各不相同，且拥有各自的细胞器定位。每种新合成的蛋白质多肽链上均有特异的氨基酸序列作为靶细胞器相应受体的识别信号，这个信号序列就是**分选信号（sorting signal）**，也称为**信号肽（signal peptide）**或**信号序列（signal sequence）**。由于其引导新合成的多肽到靶细胞器**分选受体（sorting receptor）**位置进行精确卸载，因此信号肽也称为**地址签（address target）**。

蛋白质分选（protein sorting）是指新合成的蛋白质，通过信号肽，在翻译的同时转送入内质网、高尔基复合体中进行加工、修饰、分选，使不同去向的蛋白质包装入带上不同标记的囊泡，再通过囊泡运输，转送到目的地（如内质网、高尔基复合体、溶酶体、细胞膜、细胞外和核膜）的过程。被分选的蛋白质本身所含的分选信号是决定其蛋白质去向的关键因素，核糖体合成的蛋白质大都需要信号肽的引导才能到达靶部位。

（一）信号肽假说回答了蛋白质是如何进行分选及运输的

核糖体合成的新生蛋白质分子如何到达靶部位？其间它们如何穿越细胞器的膜进入到膜腔？膜蛋白又是通过什么机制留在膜上？长期以来，对于这些问题人们一直感到困惑。1975 年，美国洛克菲勒大学的 G. Blobel 等通过对附着核糖体合成多肽链进入内质网腔机制的研究，提出了蛋白质分选的"信号肽假说"。

"信号肽假说"的基本内容为：①附着核糖体合成的新生肽链氨基端存在信号肽，是信号肽发挥了引导性作用。信号肽是普遍存在于所有分泌蛋白多肽链氨基端的一段特殊的疏水氨基酸序列，由不同数目、不同种类的氨基酸组成，一般由 15～30 个氨基酸残基组成，是引导核糖体及翻译中的多肽链到内质网膜附着以完成蛋白质合成的决定因素。②在细胞质基质中存在**信号识别颗粒（signal recognition partical, SRP）**，在内质网膜上存在**信号识别颗粒受体（SRP-receptor, SRP-R）**。SRP 既能识别延伸中的多肽链的信号肽，又能识别内质网膜上的 SRP 受体。SRP 的本质是 6 个多肽亚单位和 1 个 7S 的小分子 RNA 构成的复合体。③在 SRP 介导下核糖体附着到内质网膜上，并

在内质网膜上的通道蛋白 [称为**移位子（translocon）、转运体（translocator）**] 的协助下，完成向内质网腔中转移合成的多肽链。SRP 和 SRP 受体都有 GTP 结合位点，在 GTP 结合和水解过程中，引起 SRP 和

SRP 受体发生构型变化，导致两者解离。

根据信号肽假说，下面将核糖体附着于糙面内质网合成新生多肽链并转移至内质网腔的过程（图 6-7、图 6-8）概括如下。

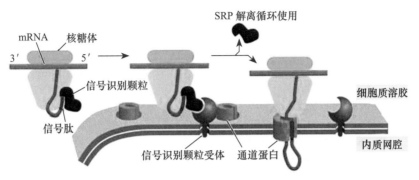

图 6-7　信号肽假说（引自 Alberts，2010）

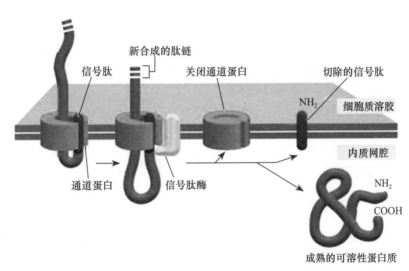

图 6-8　信号肽假说（引自 Alberts，2007）

（1）SRP 首先与核糖体及新生肽链形成 SRP- 核蛋白复合体：在细胞质中的游离核糖体起始多肽链的合成，当 N 端的信号肽被翻译后，可立即被细胞质基质中的 SRP 识别、结合。SRP 的一端与信号肽结合，翻译过程暂时终止，肽链的延长暂时被阻遏；SRP 的另一端则可识别并结合于核糖体上，形成 SRP- 核蛋白复合体。

（2）SRP- 核蛋白复合体再与 SRP 受体形成核糖体 -SRP-SRP 受体复合物：SRP- 核蛋白复合体以 SRP 为介导与内质网膜中的 SRP 受体识别、结合，形成核糖体 -SRP-SRP 受体复合物，锚泊在内质网膜上直到肽链合成完成，之后，SRP 从复合物上解离，返回到细胞质基质中循环使用。核糖体上暂时被阻遏的肽链延伸又继续进行。SRP 受体是位于内质网膜上的整合蛋白，又称为停靠蛋白或**锚泊蛋白（docking protein）**，其功能是与 SRP- 核糖体结合，并把它们引导到内质网膜上的移位子。移位子是亲水性通道蛋白，

外径 8.5nm 左右，中央孔直径 2nm，通过它可形成通道转移新生肽链，完成新生肽链的穿膜运输。

（3）新生肽链穿越内质网膜转运：核糖体与内质网膜上的移位子结合后，移位子通道开放，然后，在信号肽的引导下，合成中的新生肽链通过核糖体大亚基的中央管和移位子蛋白共同形成的通道，穿膜进入内质网腔。随之，信号肽序列被内质网膜腔面的**信号肽酶（signal peptidase）**切除，新生肽链继续延伸，直至合成过程终止。

（4）核糖体解离，移位子通道关闭：肽链合成完成并转运至内质网网腔后，核糖体大小亚基解聚，从内质网上解离，重新回到细胞质基质中。此时移位子的通道关闭。

（二）蛋白质的分选信号与运输途径

目前知道的信号肽已有不少，包括指导蛋白质分别进入细胞核、线粒体、内质网、溶酶体及过氧化物

酶体的信号肽。定位于不同部位的蛋白质，其信号肽的氨基酸序列（氨基酸组成与数目）不同，在蛋白质分子上的位置也不同，可以位于蛋白质分子的氨基端、羧基端或多肽链的中间（表6-3）。

表6-3　蛋白质多肽链上一些典型的分选信号

分选信号的功能	作为分选信号的短肽序列
引导输入到细胞核	-Pro-Pro-Lys-Lys-Lys-Arg-Val-
引导从细胞核输出	-Leu-Ala-Leu-Lys-Leu-Ala-Gly-Leu-Asp-Ile-
引导输入线粒体	NH_3^+-Met-Leu-Ser-Leu-Arg-Gln-Ser-Ile-Arg-Phe-Phe-Lys-Pro-Ala-Thr-Arg-Thr-Leu-Cys-Ser-Ser-Arg-Thr-Leu-Leu
引导输入到过氧化物酶体	-Ser-Lys-Leu-COO^-
引导输入内质网	NH_3^+-Met-Met-Ser-Phe-Val-Ser-Leu-Leu-Leu-Val-Glu-Ile-Leu-Phe-Trp-Ala-Thr-Gul-Ala-Gul-Gln-Leu-Thr-Lys-Cys-Glu-Val-Phe-Gln-
引导回输到内质网	-Lys-Asp-Glu-Leu-COO^-
引导输入溶酶体	-Lys-Phe-Glu-Arg-Gln-

游离核糖体合成输送到细胞核、线粒体、过氧化物酶体的蛋白质（图6-9），这些蛋白质的输送途径依赖于各自的信号肽的引导及定位。输送到细胞核的蛋白质带有**核定位信号（nuclear localization signal，NLS）**，或称为**核输入信号（nuclear import signal，NIS）**，是一类富含碱性氨基酸的短肽，可位于蛋白质的任何部位；输送到线粒体的蛋白质，在其氨基端有一个α螺旋信号；输送到过氧化物酶体的蛋白质，在其羧基端有一个三肽的信号肽。

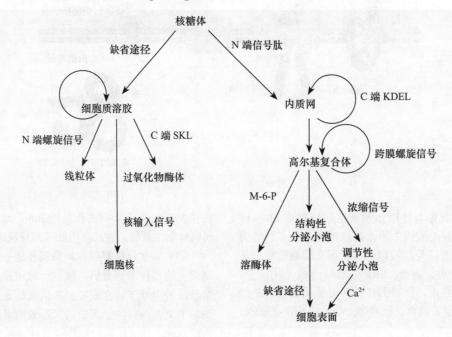

图6-9　蛋白质分选信号与运输途径示意图（引自Goodman，1998）

附着核糖体合成分泌性蛋白、膜整合蛋白、可溶性驻留蛋白（输送到内质网、高尔基复合体、溶酶体）（图6-9），这些蛋白质的运输依赖于它们各自带有的信号肽。输送到调节性分泌小泡中的分泌性蛋白带有**浓缩信号（concentrating signal）**；输送到溶酶体的蛋白质带有M-6-P信号；驻留在内质网的蛋白质在其羧基端带有KDEL信号；驻留在高尔基复合体的蛋白质带有跨膜α螺旋信号。

需要指出的是，定位于细胞质溶胶及细胞表面的蛋白质是没有分选信号的，这种定位方式称为**违约或缺省途径（default pathway）**。

三、蛋白质的运输方式

具有分选信号的蛋白质虽然可以被准确地分选出来，但分选出来以后又是以何种方式如何到达细胞靶部位的呢？这就是有关蛋白质运输方式的问题，不同靶部位的蛋白质有不同的运输方式。目前认为有以下3种方式（图6-10）。

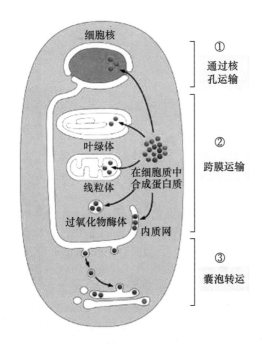

图 6-10　细胞内蛋白质运输方式示意图（引自 Alberts，2010）

1. 核孔运输

定位于细胞核内的蛋白质通过细胞核膜上的核孔复合体（NPC）进入细胞核。引导蛋白质进入细胞核的核输入信号（NLS）可识别 NPC 上的 NLS 受体。但并非蛋白质上存在 NLS 受体就一定能够引导蛋白质入核，如果 NLS 受体被遮掩，信号序列 NPC 与 NLS 受体相互不能识别。因此，在 NLS 受体的遮掩被解除前，蛋白质一直被"扣留"在细胞质基质中。

2. 跨膜运输

定位于线粒体、过氧化物酶体、内质网的蛋白质，通过这些细胞器膜上蛋白质转运通道进入细胞器。引导蛋白质进入细胞器的信号肽是新合成蛋白质分子上的一段疏水氨基酸序列。信号肽在引导蛋白质跨膜后通常被切除。由于细胞器膜上蛋白质转运通道的孔径较小，蛋白质在跨膜运输前还必须解折叠。蛋白质的解折叠是通过分子伴侣来完成的。

3. 囊泡运输

被转运蛋白质分子上的分选信号与细胞器膜上相应的受体结合，膜局部以出芽的方式形成囊泡，囊泡在细胞内作定向运输，分别到达相应的靶部位并与靶部位的膜融合；外输性蛋白质及颗粒物质，总是先进入内质网，然后以囊泡的形式输送到高尔基复合体，再直接或经由溶酶体到达细胞膜，通过胞吐作用分泌出去。每个囊泡一般只运送一种蛋白质。

据研究推测，承担细胞内物质定向运输的囊泡类型至少有 10 种以上。其中**网格蛋白有被囊泡（clathrin-coated vesicle）、COP I（coat protein，COP I）有被囊泡和 COP II（coat protein，COP II）有被囊泡**是目前了解较多的 3 种囊泡类型，其中 COP I 和 COP II 是结合于囊泡膜上的有被蛋白。目前认为，COP I 有被囊泡首先发现于高尔基复合体中，主要负责内质网逃逸蛋白的捕捉、回收转运及高尔基复合体膜内蛋白的逆向运输（反向运输），也有认为其介导膜性小泡的前向运输；COP II 有被囊泡由糙面内质网产生，主要介导从内质网到高尔基复合体的物质转运，即前向运输。网格蛋白有被囊泡可产生于高尔基复合体，也可由胞吞作用形成，主要介导从高尔基复合体向溶酶体、内体或细胞膜外的物质输送转运；通过胞吞作用形成的网格蛋白有被囊泡则是将外来物质转送到溶酶体。

复习思考题

1. 核糖体上合成的蛋白质是如何到达靶部位的？
2. 真核细胞内膜系统各细胞器是如何实现它们之间的相互联系的？
3. 新细胞中内膜系统各细胞器的来源是怎样的？

（遵义医学院　李学英）

第七章 线 粒 体

线粒体（**mitochondrion**）是细胞内物质彻底氧化和能量转换的主要场所，它通过氧化和磷酸化反应将储存于有机物中的化学能转换为ATP，为细胞生命活动提供直接能量。线粒体普遍存在于除哺乳动物成熟红细胞以外的所有真核细胞中，人和动物细胞中95%的ATP是在线粒体中产生的，线粒体素有细胞"动力工厂"之称。

能量供应是生命赖以生存的基础，线粒体作为动物细胞能量产生的基地，它的存在是生命延续的前提条件，线粒体是真核细胞中一种非常重要的细胞器。

人们对线粒体的研究可追溯到一个世纪以前，1890年德国生物学家Altman首次在动物细胞中发现了线粒体，称为"bioblast"（意为"生命小体"），当时认为它可能是共生于细胞内独立生活的细菌。1897年Benda根据形态学特征将其命名为线粒体（mitochondrion，mito：线；chondrion：颗粒），并沿用至今。

1900年Michaelis用**詹纳斯绿B（Janus green B）**进行线粒体的活体染色，发现线粒体含大量的细胞色素氧化酶系。1912年Kingsbury提出线粒体是细胞氧化还原反应的场所；1913年Engelhardt证明细胞内ATP的磷酸化与氧的消耗偶联；1943～1950年，Kennedy和Lehninger等相继证明糖、氨基酸、脂肪酸的最终氧化场所是线粒体。随后，Engelhardt发现氧化磷酸化需要电子传递，1976年Hatefi等纯化了电子传递链上4个独立的复合体，Mitchell（1961～1980年）提出了氧化磷酸化的化学偶联学说，1963年Nass等首次发现线粒体中存在DNA，随后人们发现线粒体中存在独立的遗传体系。

20世纪50年代以来，随着电子显微镜、超速离心分离技术、分子生物学实验技术在细胞生物学研究中的广泛应用，人们对线粒体的亚微结构、化学组分、功能及分子机制等进行了更加深入的研究，对线粒体有了更为全面的认识。同时，关于线粒体的发生和起源、线粒体的遗传体系及线粒体疾病等也成为线粒体研究的重要内容。20世纪后半叶，先后有5位科学家因在线粒体生物能学领域的重大发现而获诺贝尔奖。

第一节 线粒体的结构

一、线粒体的形态、大小、数量及分布

线粒体的形态、大小、数量、分布等依细胞类型变化很大，即使在同一个细胞中，也会因细胞生理环境或功能状态的改变而发生较大变化，当受药物、毒物和激素刺激时，线粒体形态将发生膨胀或收缩。

在光学显微镜下线粒体为线状，但其形态随细胞生理状况变化可呈环形、哑铃形、泡状等，呈现一定的可塑性。例如，当细胞处于高渗环境时，线粒体伸长为长线状；反之，在低渗环境中，线粒体膨胀如泡状。细胞内的pH对线粒体形态也有影响，酸性环境时线粒体膨胀，碱性环境时线粒体凝聚和收缩。

线粒体大小随细胞不同差异较大，与细胞的代谢状态也有关。一般情况下，线粒体短径长度为0.5～1μm，长径长度为1.5～3μm。但在骨骼肌细胞中，有时会出现长达8～10μm的巨大线粒体。

线粒体的数量因细胞种类不同而异，总体而言，生理活动旺盛的细胞线粒体数目较多，反之较少。例如，脑细胞、肾细胞、骨骼肌细胞、心肌细胞和肝细胞等需能较多的细胞约含数千个线粒体，而单细胞生物鞭毛藻仅含1个线粒体；由于叶绿体光合磷酸化作用产生ATP，因此植物细胞线粒体的数目较动物细胞少。

线粒体在细胞内的分布不均匀，一般聚集在细胞功能旺盛、需要能量供应的区域。例如，分泌细胞的线粒体往往聚集在分泌物合成的区域；肾细胞中的线粒体靠近微血管，呈平行或栅状排列；肠表皮细胞中的线粒体呈极性分布，集中在顶端和基部；精子中的线粒体分布在鞭毛中段。线粒体的这种分布有利于细胞的能量供应。同时，线粒体还可随细胞生理活动的

变化而在细胞质中进行定向聚集和分散移动。

总之，线粒体是一个敏感多变的细胞器，它对细胞外界环境的变化非常敏感，其形态、大小、数量和分布等随细胞外界环境的改变而改变。

二、线粒体的亚微结构

电子显微镜下线粒体是由两层单位膜套叠而成的囊状结构，内膜褶叠、延伸，分化形成内部结构区域（图7-1）。

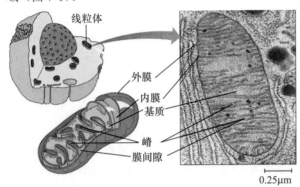

图7-1　线粒体结构模式图（引自 Jeff Hardin et al.，2010）

（一）外膜

外膜（outer membrane）是指包围在整个线粒体外面的一层单位膜，厚约6nm，表面光滑富有弹性，封闭形成囊。用磷钨酸负染，电子显微镜下可观察到外膜有整齐排列的筒状小体，高5～6nm、外径6nm、内径2～3nm，称为**孔蛋白（porin）**。孔蛋白构成线粒体外膜的亲水通道，允许分子质量为5kDa以下的分子选择性通过，1kDa以下的分子自由通过。孔蛋白是线粒体外膜物质转运的通道，它使线粒体外膜通透性较高。

（二）内膜

内膜（inner membrane）是位于线粒体外膜内侧的一层单位膜结构，比外膜稍薄，膜厚约4.5nm，具有很低的物质通透性，对分子和离子的通透有严格控制。它的这种通透屏蔽作用，使许多物质，如丙酮酸、H^+、ATP 等均不能自由透过内膜，必须借助线粒体内膜上的膜转运蛋白的协助，才能进行跨膜运输。内膜这种高度的不通透性对建立质子电化学梯度、驱动ATP 的合成有重要作用。

线粒体内膜向内褶叠，形成嵴（cristae），极大地扩大了内膜的表面积（可达5～10倍），提高了内膜的代谢效率，为线粒体进行高效的生化反应提供保障。

（三）膜间隙

膜间隙（intermembrane space）又称为**外室（outer chamber）**，是指线粒体外膜与内膜之间的腔隙，宽6～8nm，与**嵴内腔（intracristal space）**相通，其中充满无定形胶质溶液，内含多种可溶性蛋白质（酶）及一些辅助因子。

（四）基质

基质（matrix）也称为线粒体内室（inner chamber），是线粒体内膜封闭形成的囊腔，基质中充满与线粒体功能密切相关的电子密度低的可溶性物质，其化学组分远比膜间隙中的化学组分复杂，含线粒体 DNA（mtDNA）、核糖体、细胞氧化代谢酶系和可溶性蛋白质等。

基质中嵴与嵴之间的内腔部分称为**嵴间腔（intercristal space）**，嵴向基质突进造成的膜间隙向基质内深入的部分称为**嵴内空间（intracristal space）**。

（五）基粒

用电子显微镜负染技术观察线粒体时发现，在线粒体内膜内表面及嵴膜基质面垂直排列着许多有柄的球状小体，称为**基粒（elementary particle）**，其实际上是线粒体 ATP 合酶。据估计，每个线粒体中的基粒数目可达 $10^4 \sim 10^5$ 个。

第二节　线粒体的化学组成及酶定位

一、线粒体的化学组成

（一）蛋白质

蛋白质是线粒体主要的化学成分之一，通常占线粒体干重的65%～70%。线粒体蛋白质可分为两大类，即可溶性蛋白和不溶性蛋白。

可溶性蛋白是指线粒体基质中的酶和线粒体膜的外周蛋白，其含量及所占比例因细胞类型不同而异。在肝细胞线粒体中，可溶性蛋白的含量占蛋白质总量的50%～70%；在牛心肌细胞线粒体中可溶性蛋白的含量仅占蛋白质总量的15%左右，这与嵴的多少相关。

不溶性蛋白是指线粒体膜内的镶嵌蛋白、内在蛋白和部分酶，线粒体内、外膜中不溶性蛋白的分布是不同的。比较线粒体内、外膜不溶性蛋白的电泳迁移率，发现外膜中仅含有 14 种不溶性蛋白，而内膜中可辨明的不溶性蛋白多达 21 种。

（二）脂质

脂质是线粒体的重要组分，占线粒体干重的25%～30%。

不同来源的线粒体，其脂质组成成分虽然不尽相同，但均以磷脂为主，一般占脂质总量的 3/4 以上。其中含磷脂酰胆碱（卵磷脂）、磷脂酰乙醇胺（脑磷脂）、心磷脂及少量的胆固醇。磷脂在内、外膜的组成不同，外膜主要是磷脂酰胆碱、磷脂酰乙醇胺和磷脂酰肌醇。内膜主要含心磷脂，占其脂质总量的 20%，这与内膜较低的物质通透性有关。内膜胆固醇的含量不足外膜的 1/6，同时外膜磷脂总量约为内膜的 3 倍，这是线粒体在化学组分上不同于其他膜性细胞器的结构特点，也是线粒体结构中内膜区别于外膜的重要标志之一。

线粒体外膜脂质与蛋白质的比例为 1：1，线粒体内膜蛋白质与脂质的比例约为 4：1，从组分上来看，线粒体外膜比内膜更接近于细胞内其他膜结构。线粒体内、外膜所含脂质、蛋白质比例和种类的不同，是二者在化学组成上的根本区别，也是它们不同功能特性的分子基础。

（三）水、无机盐离子及其他

水是线粒体中含量最多的一种成分，一般以结合水的形式存在于线粒体类脂双分子层中和某些大分子内部，为线粒体的结构组分之一。有的以自由水的形式分布于线粒体膜间腔和基质中，充当酶促反应的溶剂及物质分散的介质。

一些含量甚微的无机盐离子，如钙、镁、锶、锰等二价阳离子，其浓度变化往往直接影响线粒体的功能状态。研究表明，这些金属离子的聚集和分散，与线粒体基质中由磷酸脂蛋白组成的电子致密嗜锇酸**基质颗粒（matrical granule）**密切相关。

在线粒体中还存在辅酶 Q（CoQ）、黄素单核苷酸（FMN）、黄素腺嘌呤二核苷酸（FAD）、烟酰胺腺嘌呤二核苷酸（NAD）等一系列重要的小分子有机物质。它们作为辅酶（或辅基）参与电子传递的氧化还原过程。

此外，线粒体基质中含有的 DNA、RNA 和核糖体颗粒等成分，构成了线粒体特有的核外遗传及蛋白质合成体系，赋予线粒体一定的自主性。

二、线粒体中酶的定位分布

线粒体是细胞质中含酶最多的细胞器之一，在不同来源的线粒体中已发现 140 多种酶。其中，氧化还原酶类约占 37%、合成酶类约占 10%、水解酶类不到 9%，它们定位分布于线粒体不同的结构区域或特定的位置，有些可作为某一功能部位的标志酶（表 7-1）。

表 7-1 线粒体中部分代表性酶及其分布部位

部位	主要代表性酶
线粒体外膜	单胺氧化酶*、NADH- 细胞色素 c 还原酶、磷酸甘油酰基转移酶、酰基 CoA 合成酶、犬尿羟化酶
线粒体内膜	细胞色素氧化酶*、丙酮酸氧化酶系、肉碱棕榈酰基转移酶、亚铁螯合酶、对寡霉素敏感的 ATP 酶
线粒体膜间隙	腺苷酸激酶*、二磷酸激酶、核苷酸激酶、亚硫酸氧化酶
线粒体基质	苹果酸脱氢酶*、核酸及蛋白质合成酶系

* 为标志性酶

第三节　线粒体的功能

线粒体的主要功能是进行三羧酸循环和氧化磷酸化合成 ATP，为细胞提供能量。线粒体通过对营养物质（糖、脂肪、氨基酸等）的氧化（放能）与 ADP 磷酸化为 ATP（储能）的偶联反应完成能量转换，线粒体是细胞有氧呼吸的场所和能量转换的基地。

线粒体不仅是细胞 ATP 产生的动力工厂，还与细胞内 Ca^{2+} 稳态调节、离子跨膜转运、细胞信号转导、细胞氧自由基（ROS）生成、调控编程性细胞死亡等有关。由于线粒体特殊的结构形式、复杂的功能和相对独立的核外遗传体系，对线粒体的研究一直是细胞生物学研究的热点之一。

一、细胞氧化及基本过程

机体摄入的营养物质中含有大量的化学能，机体通过酶的作用将这些营养物质氧化分解释放出能量，释放的能量用于合成 ATP，这一过程称为**细胞氧化（cellular oxidation）**。细胞在氧化过程中消耗 O_2，生成 CO_2 和 H_2O，因此细胞氧化也称为**细胞呼吸（cellular respiration）**。

以葡萄糖氧化为例，细胞氧化的基本过程可概括为以下几个步骤。

（1）糖酵解：糖在细胞质中降解产生丙酮酸。

（2）乙酰 CoA 生成：丙酮酸进入线粒体基质中，经过一系列分解代谢形成乙酰 CoA。

（3）三羧酸循环：乙酰 CoA 在线粒体基质中三羧酸循环酶系的作用下，开始一系列循环的化学反应。乙酰 CoA 首先和线粒体基质中含有 4 个碳原子的草酰乙酸缩合，二者以共价键连接，形成含有 6 个碳原子的柠檬酸，然后通过 7 次连续的酶促反应及 2 次脱羧，在循环的末端，又重新形成反应起始阶段的草酰乙酸，由于这一系列循环反应的第一步始于含有 3 个羧基的柠檬酸，故称之为**三羧酸循环（tricarboxylic acid cycle）**或柠檬酸循环。

（4）电子传递和偶联氧化磷酸化：三羧酸循环中脱下的氢由线粒体内膜上的呼吸链（电子传递链）顺序传递，最后传递给氧生成水。在此过程中释放的能量，通过 ADP 磷酸化生成 ATP，提供细胞生命活动所能利用的自由能，这一过程可概括为图 7-2。

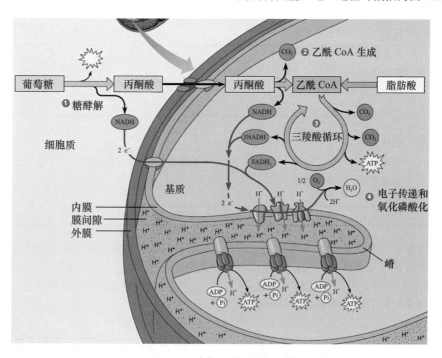

图 7-2 细胞氧化的 4 个主要步骤

二、呼吸链与电子传递

（一）呼吸链定义

线粒体内膜上一系列可逆地接受及释放电子或质子的脂蛋白复合体，形成相互关联和有序排列的功能结构体系，并与 ATP 合酶偶联完成氧化磷酸化反应，称之为**呼吸链（respiratory chain）**或**电子传递链（electron transport chain）**。呼吸链脂蛋白组分占线粒体内膜蛋白质的 17% ～ 25%。

（二）呼吸链组成

呼吸链可拆为 4 种类型的脂蛋白复合体（Ⅰ～Ⅳ）、辅酶 Q 和细胞色素 c。呼吸链一方面是独特的载体，承担电子（或 H⁺）传递过程中的酶促反应；另一方面，它们作为线粒体内膜的结构成分，以镶嵌的形式位于内膜的类脂双分子层中。辅酶 Q 和细胞色素 c 是呼吸链中流动的递质子和递电子体，连接在线粒体内膜的外侧。

（1）复合物Ⅰ——NADH-CoQ 还原酶：该复合物是呼吸链中最大、最复杂的脂蛋白复合体，至少由 25 条多肽链组成，分子质量约为 850kDa，为二聚体结构，每个单体含 6 个以上的铁硫蛋白，并结合 1 分子黄素单核苷酸作为辅基，又称为 NADH 脱氢酶。其作用是催化 NADH 的 2 个电子传递到辅酶 Q，同时将 4 个质

子由线粒体基质转移至线粒体膜间隙，故复合物Ⅰ既是电子传递体，又是质子移位体。

（2）复合物Ⅱ——琥珀酸 -CoQ 还原酶：含有 4 条多肽链，以共价键形式结合 2 个铁硫蛋白、1 分子黄素腺嘌呤二核苷酸和 1 个细胞色素 b，分子质量为 140kDa。其作用是催化电子从琥珀酸转移至辅酶 Q，无转移质子功能，又称为琥珀酸脱氢酶。

（3）复合物Ⅲ——CoQ- 细胞色素 c 还原酶：由 10 条多肽链组成的二聚体结构。单体组成包括 2 个细胞色素 b、1 个细胞色素 c₁ 和 1 个铁硫蛋白，分子质量约为 250kDa。其作用是催化电子从辅酶 Q 传给细胞色素 c，每转移 1 对电子，同时将 4 个质子由线粒体基质转移至线粒体膜间腔，故复合物Ⅲ即是电子传递体，又是质子移位体。

（4）复合物Ⅳ——细胞色素 c 氧化酶：二聚体结构，由 6 ～ 13 条多肽链组成，分子质量约为 160kDa。单体组成含细胞色素 a、a₃ 和 2 个铜原子。其作用是将从细胞色素 c 接受的电子传给氧，每转移 1 对电子，在基质内侧跨膜转移 2 个质子至线粒体膜间腔，与复合物Ⅲ一样，复合物Ⅳ既是电子传递体又是质子移位体。

以牛心肌细胞线粒体为例，线粒体内膜呼吸链 4 种脂蛋白复合体的主要特性列于表 7-2。

表 7-2　呼吸链复合体 I ～ VI 的主要特性

复合体	主要组分	结构	酶活性	电子传递
I	非血红素 铁硫蛋白 结构蛋白 FMN	二聚体	NADH-CoQ 还原酶	NADH → CoQ
II	非血红素 铁硫蛋白 细胞色素 b FAD	单体	琥珀酸 -CoQ 还原酶	琥珀酸 → CoQ
III	非血红素 铁硫蛋白 细胞色素 b 细胞色素 c_1 核心蛋白	二聚体	CoQ- 细胞色素 c 还原酶	CoQ → 细胞色素 c
VI	细胞色素 a、a_3	二聚体	细胞色素 c 氧化酶	细胞色素 c → O_2

目前普遍认为细胞内有两条典型的呼吸链，即 NADH 和 $FADH_2$ 呼吸链，复合物 I、III、IV 组成的 NADH 呼吸链是主要呼吸链，催化 NADH 脱氢氧化。复合物 II、III、IV 组成的 $FADH_2$ 呼吸链是次要呼吸链，催化琥珀酸的脱氢氧化。

对应于每个复合物 I，大约需要 3 个复合物 III、7 个复合物 IV，任何 2 个复合物之间没有稳定的连接结构，而是由辅酶 Q 和细胞色素 c 这样的可扩散性分子连接。

呼吸链中各组分有序排列，使电子按氧化还原电位能从高向低传递，能量逐级释放。呼吸链中复合物 I、III、IV 都是质子泵，可将质子从线粒体基质转移到线粒体膜间隙，形成**质子动力**（proton-motive force），驱动 ATP 的合成。

三、氧化磷酸化过程

氧化磷酸化是营养物质中的化学能在线粒体中释放和转换的主要环节。在此过程中，一方面 NADH 和 $FADH_2$ 将它们从氧化过程中捕获的电子经呼吸链逐次传递，最终转移到氧生成水；另一方面是质子泵 ATP 合酶把呼吸链传递过程中释放的能量，用于 ADP 的磷酸化作用。

已经证实，呼吸链中 3 个部位的自由能变化较大，这 3 个部位正是呼吸链氧化还原反应中释放能量与生成 ATP 的偶联部位。

线粒体基质中进行三羧酸循环，生成 NADH 和 $FADH_2$，这些分子中的电子通过呼吸链传递，这个过程伴随着质子从基质转移到线粒体膜间隙，形成线粒体内膜两侧的质子电化学势梯度，质子在该梯度的作用下通过线粒体内膜上的 ATP 合酶回到基质，所释放的能量用来驱动 ATP 合成，完成整个氧化磷酸化过程。三羧

酸循环、电子传递、质子泵流和 ATP 合成等过程彼此偶合成为一个整体，高效地完成线粒体的呼吸作用。

线粒体内膜就像一个核能装置，它把 NADH 的氧化能量转换成储存在 ATP 中的高能磷酸键能，NADH 每经由呼吸链转移 1 对电子到氧分子，可提供足以生成 3 分子 ATP 的能量，其总体能量转换效率超过 50%，是所有的人造换能装置不能相比的。

从能量转换的总量来看，1 分子葡萄糖完全氧化生成 CO_2 和 H_2O，共产生 36 分子或 38 分子 ATP（骨骼肌、脑细胞中：36 分子 ATP；肝脏细胞中：38 分子 ATP）。其中，仅 2 分子 ATP 生成于细胞质中的糖酵解阶段，其余的 34 分子或 36 分子 ATP 都是在线粒体内生成的。由此可见，线粒体及其氧化磷酸化作用在细胞能学上的重要性。

四、氧化磷酸化的偶联机制

氧化磷酸化的偶联机制一直是研究氧化磷酸化作用的关键，20 多年来提出了各种假说，其中主要有**化学偶联假说**（chemical coupling hypothesis）、**构象偶联假说**（conformational coupling hypothesis）、**化学渗透假说**（chemiosmotic coupling hypothesis）等。

越来越多的实验证明，偶联机制从生化上来说是向量的，从功能上来说是渗透性的，所以化学渗透假说已成为氧化磷酸化机制研究中最流行的一种假说。该假说是 1961 年由英国生物化学家 Mitchell 提出的，1966 年他运用有关生物膜的研究进一步充实、完善了该假说，并因此获得 1978 年诺贝尔化学奖。

（一）化学渗透假说的主要论点

该假说认为，H^+ 不能自由通过线粒体内膜，当 $NADH_2$ 和 $FADH_2$ 携带具有高能电子的原子沿线粒体

内膜呼吸链传递时，在能级逐渐下降的过程中释放能量，所释放的能量将 H^+ 从线粒体内膜基质侧泵至膜间隙，由于线粒体内膜对 H^+ 是不通透的，从而使膜间隙内的 H^+ 浓度高于基质，形成线粒体内膜内、外两侧的电化学质子梯度（electrochemical proton gradient），在质子梯度驱动下，H^+ 穿过线粒体内膜上的 ATP 合酶回流到基质，驱动 ATP 合酶催化 ADP 与 Pi 合成 ATP，完成氧化磷酸化，实现能量转换（图7-3）。

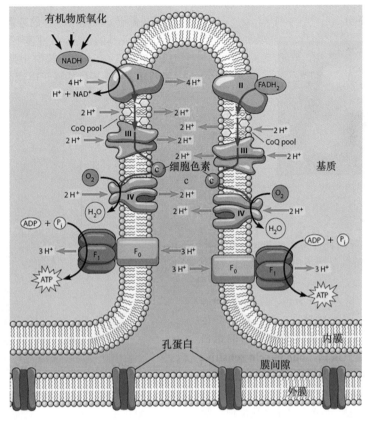

图 7-3　化学渗透假说

根据化学渗透假说，线粒体内膜中的呼吸链可视为质子泵。它在电子传递过程中，不断地将基质中的 H^+ 泵向膜间隙，而分布于内膜上的 ATP 合酶装置则构成了膜间隙中高浓度质子顺浓度梯度回流基质的通道，并催化合成 ATP。

（二）化学渗透假说的特点

化学渗透假说的特点之一是强调线粒体膜结构完整性与功能的统一，完整的线粒体内膜对 H^+ 无通透性，这是质子梯度形成的必要条件。如果线粒体内膜不完整，H^+ 能自由通过内膜，则无法在内膜两侧形成质子梯度，氧化磷酸化就会解偶联。解偶联剂的作用就在于改变膜对 H^+ 的通透性，从而使电子传递所释放的能量不能转换合成 ATP。

特点之二是强调线粒体内膜定向的化学反应，即主动的 H^+ 跨线粒体内膜向外抽提和浓度梯度驱动下的 H^+ 向内回流。

化学渗透假说得到了大量实验结果的支持，在一定程度上对线粒体氧化磷酸化偶联机制作出了较为合理的解释。但它并非尽善尽美，随着研究的不断深入，又发现了一些难以用化学渗透假说解释的现象。例如，有人发现细菌（*Bacillus megaterium*）的变种用解偶联剂解除其细胞膜质子梯度后，ATP 合成仍能进行；相反，当它的氧化磷酸化作用受到显著抑制时，该细菌细胞膜两侧的电化学质子梯度却很少受到影响，提示化学渗透假说或许并非是氧化磷酸化偶联的唯一机制。

五、氧化磷酸化中 ATP 合成

电子在呼吸链传递过程中所释放的自由能如何偶联合成 ATP 是一个复杂的过程，ATP 合成是由 ATP 合酶来完成的。

线粒体 ATP 合酶（ATP synthetase，ATPase）是从线粒体嵴及内膜上分离出的复合物，是生物能量转换的核心酶，参与氧化磷酸化，在跨膜质子动力势能推动下催化合成 ATP。除线粒体之外，ATP 合酶也广泛地存在于叶绿体、异养菌及光合细菌的类囊体膜或细胞膜上。

1997 年诺贝尔化学奖授予了 3 位从事 ATP 合酶研究的科学家，说明 ATP 合酶研究工作的意义。

不同来源的 ATP 合酶基本有相同的亚基组成和结构，都是由多亚基装配形成的。

1. 线粒体 ATP 合酶的形态结构

线粒体 ATP 合酶由镶嵌于线粒体内膜类脂双分子层的 F_0 蛋白、突出于膜外的水溶性 F_1 外周蛋白及柄部组成（图 7-4），状如蘑菇，分子质量为 370kDa，属于 F 型质子泵。形态上分为头部（head）、柄部（stalk）和基片（base piece）3 部分。

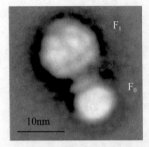

图 7-4　ATP 合酶形态结构示意图（电子显微镜负染照片）
（引自 Karrasch and Walker，1999）

头部外观呈球状颗粒，直径为 8～9nm，化学本质是具有催化活性的水溶性外周蛋白，简称为 F_1 因子或 F_1-ATPase。

柄部外观为杆状，长为 4～5nm、直径为 4nm，是连接 F_0 和 F_1 的结构，呈轮状排列，具有质子转运活性，化学本质是一种可使 F_1 对寡霉素敏感的蛋白质或称为**寡霉素敏感授予蛋白**（oligomycin sensitive conferring protein，OSCP）。寡霉素与 OSCP 结合后，特异性阻断 H^+ 通道，抑制 ATP 合成。

基片是嵌入线粒体内膜（嵴）的疏水性蛋白，简称为 HP、F_0 因子或 F_0-ATPase。

2. 线粒体 ATP 合酶的分子组成（图 7-5）

① F_1 因子：F_1 因子位于内膜突出于基质的一面，为水溶性球蛋白，容易从内膜脱落，F_1 因子由 5 种亚基（α、β、γ、δ 和 ε）组成。对牛心线粒体的分析表明 F_1 因子含 9 个亚基，即 $\alpha_3\beta_3\gamma\delta\epsilon$，具有 3 个 ATP 合成的催化位点（每个 β 亚基有 1 个）。α 和 β 是表现酶活性的主要部分，呈交替排列，形状如橘瓣；δ 与基片的膜蛋白结合，作为 F_0 因子与 F_1 因子偶联的门户；ε 和 γ 亚基有很强的亲和力，并帮助 γ 与 F_0 结合，ε 和 γ 结合在一起形成"转子"（rotor），位于 $\alpha_3\beta_3$ 的中央共同旋转以调节 3 个 β 亚基催化位点的开放和关闭；δ 与 F_0 因子的 a、b 亚基形成固定 αβ 复合体的结构（相当于发电机的定子）；ε 亚基有抑制酶水解 ATP 的活性及堵塞 H^+ 通道、减少 H^+ 泄漏的功能。各亚基分离时 F_1 无活性，结合时 F_1 有活性。F_1 因子的分子质量约为 370kDa，其中，α 亚基为 55kDa，β 亚基为 52kDa，γ 亚基为 30～32kDa。氨基酸分析表明，各物种 F_1-ATPase 保守性较高，其中以 β 亚基最为保守。② F_0 因子：F_0 因子是镶嵌在线粒体内膜上的疏水蛋白质复合体，由多亚基组成，形成一个跨膜的质子

通道。F_0 因子亚基的类型和组成在不同物种中差别很大。真核细胞线粒体中 F_0 至少包括 a、b、c、d、e、g、f、F_6、A_6 9 种亚基。F_0 因子亚基的数量关系在细菌中被确定为 $a_1b_2c_{10\sim12}$。电子显微镜观察显示，F_0 因子直径约为 7.5nm，12 个 c 亚基形成轮状结构，a 亚基和 b 亚基位于 c 亚基（c_{12}）的外侧，b 亚基处于连接 a 基和 δ 亚基的位置，a 亚基、b 亚基和 δ 亚基共同组成"定子"（stator），其中 a 亚基中有质子通道，c 亚基可被 a 亚基提供的质子电流驱动而旋转。

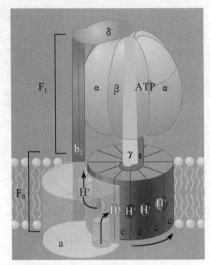

图 7-5　ATP 合酶分子结构模式图（引自 Donald et al.，2006）

3. 线粒体 ATP 合酶的工作机制

ADP 和 Pi 在 ATP 合酶催化下合成 ATP，但 ATP 合酶如何利用 H^+ 的电化学梯度合成 ATP，ATP 合酶各亚基如何协同作用完成这一过程等作用机制，至今仍不清楚。目前公认的是美国生物化学家 Boyerg 于 1989 年提出的"结合变构机制"假说，这个假说解释了 F_1 因子在 ATP 合成中的作用过程。

结合变化机制假说的要点：①质子运动所释放的能量不直接用于 ATP 磷酸化，而是用于改变 β 位点与 ATP 产物的结合力。②F_1 中 3 个 β 亚基的 3 个催化位点构象不同，与核苷酸的亲和力不同。在 L 构象（loose），ADP、Pi 与酶疏松结合；在 T 构象（tight），ADP、Pi 与酶紧密结合，此时催化两者结合形成 ATP；在 O 构象（open），ATP 与酶的亲和力很低，ATP 被释放出去。③ATP 通过旋转催化合成，质子流通过 F_0 时，引起 c 亚基环旋转，并带动 γ 亚基中央轴在 $\alpha_3\beta_3$ 的中央进行旋转，γ 亚基的旋转引起 β 亚基 3 个催化位点构象的周期性变化（L、T、O），O→L→T 态的转变不断将 ADP 和 Pi 加合在一起，形成 ATP。

在该过程中，旋转在 360° 内分 3 步来完成，并产生协同性构象改变。γ 亚基每旋转 120°，γ 亚基就会与 1 个不同的 β 亚基接触，这种接触使 3 个 β 亚基在同一时刻处于不同的构象状态，即紧密结合态（T

态）、松散结合态（L 态）、空置态（O 态）。因此，γ 亚基每完成一次完整的旋转，每个 β 都将经历 3 种不同的构象变化，进行 3 个 ATP 分子的合成并从 ATP 合酶释放（图 7-6）。

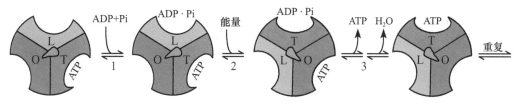

图 7-6　ATP 合成的结合变构机制（引自 Donald et al.，2006）

六、线粒体与细胞活性氧自由基生成

线粒体是细胞内**活性氧自由基（reactive oxygen species，ROS）** 产生的主要场所，活性氧自由基是一类大分子，含有氧原子并具有极强的氧化能力，包括超氧阴离子（$O_2^{\cdot-}$）、过氧化氢（H_2O_2）、羟自由基（$\cdot OH$）、单线态氧等。这是因为线粒体在电子传递过程中会漏出少量电子，直接与氧结合最终形成 ROS。ROS 是细胞内正常代谢的产物，细胞 95% 的活性氧自由基来源于线粒体。ROS 对细胞发挥双重作用，低浓度的 ROS 对细胞有益，通过激活细胞浆内鸟苷酸环化酶，参与细胞内信号转导、发育分化、损伤修复等过程；高浓度的 ROS 对细胞有害，可触发细胞内的**氧化应激（oxidative stress）**，直接作用于蛋白质、脂类和 DNA，造成**细胞氧化损伤（oxidative damage）**。正常机体内 ROS 的产生与清除处于动态平衡，如果细胞内氧自由基增多并积累，过多的氧自由基以线粒体为首要攻击目标，使线粒体功能受损，最终导致细胞凋亡和组织损伤。

第四节　线粒体的半自主性

1963 年 S. Nass 首次发现线粒体中存在 DNA，人们在线粒体中相继发现了 RNA、DNA 聚合酶、RNA 聚合酶、tRNA、核糖体、氨基酸活化酶等进行 DNA 复制、转录和蛋白质翻译的全套装备，说明线粒体有独立的遗传体系，具有自主性的一面。

然而，迄今为止，已知仅约 13 种线粒体蛋白质亚基是由**线粒体 DNA（mitochondrial DNA，mtDNA）** 编码，在线粒体核糖体上合成的，绝大多数线粒体蛋白质由细胞核 DNA 编码，在细胞质核糖体上合成后再转运到线粒体，如线粒体核糖体蛋白、氨酰 -tRNA 合成酶及许多结构蛋白都是核基因编码，在细胞质中合成后定向转运到线粒体的。由此可见，线粒体的自我繁殖及一系列功能活动，都将依赖于细胞核的遗传体系，这是它非自主性的一面。

线粒体的生物学功能受细胞核基因和线粒体基因的共同控制，故将线粒体称为**半自主性细胞器（semiautomous organelle）**。

以呼吸链酶系各亚基的组成为例，说明线粒体的半自主性（图 7-7）。

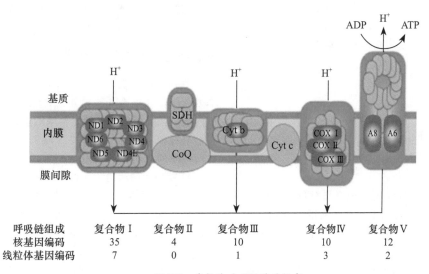

呼吸链组成	复合物 I	复合物 II	复合物 III	复合物 IV	复合物 V
核基因编码	35	4	10	10	12
线粒体基因编码	7	0	1	3	2

图 7-7　线粒体呼吸链酶系组成

一、mtDNA

目前所知，除草履虫等少数生物的 mtDNA 为开放的双链式结构以外，绝大多数生物的 mtDNA 均呈闭合双链环状结构（图 7-8）。

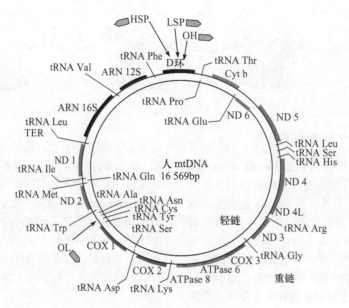

图 7-8　线粒体 DNA 结构（引自 Bellance et al.，2009）

一个线粒体有 2 ～ 10 个拷贝的 DNA 分子。不同生物的 mtDNA 大小不一，酵母 mtDNA 约含 78 000bp DNA；大多数动物细胞 mtDNA 平均约含 16 000bp DNA。

1981 年 Anderson 等测定了完整的人 mtDNA 序列，它是一个长度为 16 569bp、含 37 个结构基因的双链闭合环状 DNA 分子。外环为富含 G 的重链（H），编码 12 种多肽链、2 种 rRNA（12S rRNA、16S rRNA）和 14 种 tRNA；内环为富含 C 的轻链（L），编码 1 种多肽链和 8 种 tRNA。mtDNA 中唯一非编码区是 D- 环（displacement-loop），为约 1kb 的转录启动区，含有轻链、重链的转录启动子。值得一提的是，人 mtDNA 所编码的 13 种蛋白质均为呼吸链复合物的亚单位。

由于 mtDNA 裸露于线粒体基质中，既没有组蛋白的结合保护，又缺少 DNA 损伤的修复系统，所以极易发生突变，而且突变又容易保存下来，因此 mtDNA 的突变率为核 DNA 的 10 倍以上。

二、mtDNA 的功能

与核 DNA 一样，mtDNA 的复制是半保留复制，发生在细胞增殖周期的 S 期到 G_2 期。它复制时所需的 DNA 聚合酶是由核 DNA 编码，在细胞质核糖体上合成的。

线粒体内蛋白质的合成是独立进行的，其翻译系统的遗传密码与通用遗传密码存在着部分差别。例如，通用密码中 AGG 代表精氨酸，在哺乳类动物线粒体中则为终止密码；而作为通用密码中终止密码子的 UAG，在哺乳类动物和酵母细胞线粒体中则成为编码色氨酸的密码。哺乳动物线粒体遗传密码与通用密码的差异见表 7-3。尽管如此，组成线粒体翻译系统核糖体大、小亚基的蛋白质，几乎都是由核 DNA 编码合成后转运到线粒体内组装的。

表 7-3　哺乳动物线粒体遗传密码与通用密码的差异

遗传密码	线粒体编码	通用密码编码
UGA	色氨酸（Trp）	终止信号
AGA、AGG	终止信号	精氨酸（Arg）
AUA	甲硫氨酸（Met）	异亮氨酸（Ile）

mtDNA 复制、转录、翻译等一系列功能活动过程都显示线粒体一定的自主性和独立性，同时线粒体功能的完成必须依赖核 DNA 的协同作用，受到核遗传系统的影响与控制，线粒体为半自主性细胞器。

三、线粒体蛋白质的运送

目前推测，线粒体中 90% 以上的蛋白质都是由核基因编码，在细胞质核糖体上合成，转移运输到线粒体内的。在细胞质核糖体上合成的蛋白质为前体形式，转移到线粒体的蛋白质需要 N 端的一段氨基酸序列称为**前导序列（leader sequence）**的帮助。

线粒体蛋白质跨膜转运的特点如下所述。

（1）线粒体蛋白质是通过后转移形式实现单向跨线粒体膜转运的，即先合成前体，然后再转移到线粒体内，这不同于在糙面内质网合成的分泌蛋白转入内质网腔时，边翻译边转移的共转移方式。

（2）线粒体蛋白质的跨膜转运需要前导序列的牵

引，前导序列是线粒体蛋白质前体 N 端的一段特殊的氨基酸序列，一般 20～80 个氨基酸残基长。其主要特征是：①含量最丰富的是碱性氨基酸，尤其是精氨酸，带正电荷的氨基酸残基有助于导肽序列进入带负电荷的线粒体基质中；②羟基氨基酸，如丝氨酸含量也较高；③不含带负电荷的酸性氨基酸；④可形成兼具亲水性和疏水性的 α 螺旋结构，这种结构有利于穿越线粒体的双层膜。

蛋白质前体在前导序列牵引下跨膜转运到线粒体时，前导序列含有识别线粒体的信息，可识别线粒体表面的受体，同时需要位于线粒体外膜上的 **GIP 蛋白**（general insertion protein）协助。GIP 可促进线粒体前体蛋白通过线粒体内、外膜的接触点进入线粒体。前导序列可被比喻为"火车头"，被牵引的蛋白质前体犹如"车厢"，前导序列决定运送的方向，它对被运送的蛋白质无特异性要求。

前导序列在牵引蛋白质前体通过线粒体内膜后，立即被线粒体基质中的**线粒体前导序列水解酶**（mitochondrial processing peptidase，MPP）和前导序列水解激活酶（processing enhancing protein，PEP）水解。

（3）线粒体蛋白质前体在跨膜运送前后需经历一个**解折叠**（unfolding）与**重折叠**（refolding）的成熟过程，这个过程需要分子伴侣的分子参与。分子伴侣是细胞中的一类蛋白质分子，识别正在合成的多肽并与之结合，帮助多肽转运、折叠或装配，本身不参与最终产物的形成，称为分子伴侣。

分子伴侣也具有解折叠酶的功能，能识别蛋白质解折叠后暴露出的疏水面并与之结合，防止相互作用产生凝聚后错误折叠，同时还参与蛋白质跨膜运送到线粒体后分子的重折叠及装配过程。

分子伴侣不仅参与线粒体蛋白质运送前后的解折叠和重折叠过程，而且对防止蛋白质凝聚、错误折叠及折叠后装配都具有重要的作用，该类蛋白质在进化上十分保守，普遍存在于各种生物体内。

对线粒体蛋白跨膜转运机制的研究，特别是对导肽的研究，或许会为"生物导弹"提供新型而理想的载体或运送"火箭"。

第五节　线粒体的生物发生

线粒体生物发生的争论由来已久，其焦点集中在线粒体的增殖和起源方式上。对此，不同学者提出了各自的看法和假说。

一、线粒体的增殖

线粒体增殖的"重新合成说"、"非线粒体结构起源说"等都曾产生过一定的影响。但线粒体 DNA 发现后，多数生物学家普遍接受了分裂增殖的观点，放射性核素标记追踪研究及电子显微镜观察结果也为这一观点提供了充分的证据。

线粒体分裂增殖的主要形式可归纳为以下 3 种。

（1）出芽分裂增殖：见于藓类植物及酵母细胞中，先由线粒体芽生出一球状小体，随后，该小体与母体分离并逐渐长大，形成新的线粒体。

（2）收缩后分离增殖：见于蕨类植物和酵母细胞中，这种增殖方式开始于线粒体中部的横缢，在发生缢缩的同时，整个线粒体呈哑铃状向两端拉长，最后在横缢部位断离，产生 2 个新的线粒体。

（3）间壁分离增殖：见于哺乳动物（鼠肝）和植物分生组织细胞中。通过线粒体内膜的内褶或嵴的对向延伸，形成线粒体基质间隔或隔膜，将线粒体一分为二，成为被同一外膜包裹的 2 个独立线粒体，然后再进行线粒体外膜的分裂、分离，完成其增殖过程。

尽管不同生物、不同组织细胞的线粒体分裂增殖形式不同，但基本机制是相似的，即都要经过线粒体膜生长、mtDNA 复制、线粒体分裂、分离、功能结构重建及分化等几个阶段。

二、线粒体的起源

线粒体的起源一直是生物学领域的不解之谜，很多学者提出了不同的见解，线粒体的起源现在有两种截然相反的观点：内共生起源学说和非共生起源学说（或分化学说），这两个学说都有实验证据支持。

1918 年 Porteir 和 1922 年 Wallin 分别提出内共生起源学说，认为线粒体起源于细胞内共生的细菌，即线粒体是内共生体。

内共生起源学说认为线粒体起源于与古老真核细胞共生的需氧细菌。该学说认为，真核细胞的祖先是一种体积巨大、具有吞噬能力的厌氧细胞，通过糖酵解获取能量。线粒体起源于一种需氧细菌，它是一种含有三羧酸循环酶体系和电子传递链的需氧型革兰氏阴性菌，当它被原始的厌氧真核细胞吞噬后，即与宿主形成密切的互利共生关系。

线粒体内共生起源学说的主要论据如下所述。

（1）线粒体基因组在大小、形态和结构方面与细菌相似，都为闭合双链环状 DNA 分子。

（2）线粒体有自己完整的蛋白质合成系统，能独立合成蛋白质，其蛋白质合成体系与细菌类似。

（3）线粒体内、外膜有不同的进化来源。外膜与内膜的结构及成分差异很大，外膜与真核细胞的内膜系统相似，内膜与细菌的细胞膜相似。

（4）线粒体以分裂的方式进行增殖，与细菌的繁殖方式相同。

（5）线粒体能在异源细胞内长期生存。

（6）线粒体与紫色非硫光合细菌的磷脂成分、呼吸类型和细胞色素c的一级结构相近，线粒体的祖先很可能来自紫色非硫光合细菌。

通过对线粒体基因组结构、蛋白质合成体系和增殖方式等方面与古细菌进行比较研究，内共生起源假说得到了有力支持。

1974年Uzzell等提出非共生起源学说。该学说认为，需氧型原始真核细胞的体积较大，在进化过程中细胞膜逐渐发生褶皱与内陷，通过扩增细胞表面积来满足呼吸功能的需要，细胞膜内陷形成的小囊就是线粒体的雏形。在以后漫长的进化过程中进一步发生了分化，细胞核的基因组有了高度发展；线粒体的基因组则丢失一些基因，并演变为专门具有呼吸功能、完善结构的线粒体。

以上两种学说都有一定的理论依据，也均获得一些实验证据的支持。然而，它们都不能对线粒体起源与发生的所有问题做出全面解释，要揭开线粒体起源的最终答案，尚需更进一步的深入研究。

第六节　线粒体与医学

线粒体在细胞生命活动中有着极为重要的作用，线粒体异常必然会导致整个细胞功能活动的异常，并引发一系列与之相关的临床疾病，线粒体相关疾病的研究一直是生命科学中的研究热点。

一、mtDNA 突变与线粒体病

由于 mtDNA 或 nDNA 突变导致线粒体酶或蛋白质有缺陷，线粒体功能障碍引起的疾病称为线粒体病。

1988 年 Wallace 等通过研究 mtDNA 突变和 Leber 遗传性视神经病（Leber's hereditary optic neuropathy，LHON）的关系，第一次明确提出了 mtDNA 突变可引起人类疾病，从分子水平明确了线粒体疾病。随着线粒体基因组研究的进展，人们对 mtDNA 在人类疾病发生中的作用有了更深入和明确的认识，至 2011 年 10 月已发现 800 多种 mtDNA 点突变和多种 mtDNA 重组突变与人类疾病有关（http://www.mitomap.org/MITOMAP）。

mtDNA 突变可分为 4 种类型。①错义突变或称为氨基酸替换突变：该类突变主要与脑、脊髓性及神经性疾病有关，如 Leber 遗传性视神经病和神经肌病。②插入、缺失突变：绝大多数眼肌疾病是由该类突变所致。③蛋白质生物合成基因突变：均为 tRNA 突变，常引发癫痫伴碎红纤维病（MERRF 综合征）、线粒体脑肌病乳酸中毒及脑卒中（MELAS 综合征）、母系遗传的线粒体肌病。④拷贝数目突变：表现为 mtDNA 拷贝数远远低于正常，发现于乳酸中毒，肝、肾衰竭，以及一些致死性婴儿呼吸障碍的病例，是一种较少见的突变。

大量的研究结果表明，线粒体 DNA 突变与多种疾病密切相关，如 Leber 遗传性视神经病、母系遗传的糖尿病和耳聋等。

线粒体病的遗传方式分为母系遗传和孟德尔遗传两种，与线粒体病相关的 nDNA 突变遗传方式属于孟德尔遗传，与线粒体病相关的 mtDNA 突变表现为母系遗传（matrilinear inheritance），这是由于受精卵的 mtDNA 来源于卵细胞，虽然受精时精子可能有少量线粒体进入卵子，但对受精卵 mtDNA 的遗传影响很小，故 mtDNA 的遗传方式为母系遗传。

二、线粒体与其他疾病的关系

线粒体是一种非常敏感的细胞器，细胞内、外环境因素的变化可直接导致线粒体结构和功能异常。因此，线粒体常作为疾病诊断和环境测定的生理指标之一，线粒体与多种疾病的发生、发展有关。

（一）线粒体与肿瘤

线粒体与肿瘤发生有密切的关系，由于 mtDNA 无蛋白质保护，致癌物易与 mtDNA 结合，这种异常的 mtDNA 可能与核基因整合并激活细胞癌基因，导致细胞癌变。已在许多不同类型的肿瘤中检测到 mtDNA 突变，如结肠癌、膀胱癌、肝癌、乳腺癌、卵巢癌、甲状腺癌、造血系统肿瘤等。

此外，在有氧情况下，正常细胞进行氧化磷酸化产生 ATP，但多数肿瘤细胞即使在氧气充足、氧化磷酸化功能完好时，仍然进行有氧糖酵解，以糖酵解作为产能的主要方式，这种能量代谢方式称为 Warburg 效应。目前认为肿瘤细胞在局部微环境低氧诱导癌基因活化、抑癌基因失活等因素的协同作用下，驱动肿瘤细胞由氧化磷酸化向糖酵解转变。

此外，肿瘤细胞线粒体产生的活性氧自由基可引起膜脂质过氧化损伤、膜受损、膜通透性增加、膜受体失活、膜的流动性下降等。

（二）线粒体与衰老

机体衰老是一个复杂的生物学过程，表现在机体形态结构、生理功能进行性退化。研究表明，线粒体结构和功能的改变与细胞衰老有密切关系，在细胞衰老过程中，线粒体呼吸功能逐渐下降，代谢障碍产生了过多的活性氧自由基，同时对自由基的清除能力降低，机体自由基平衡被破坏，损伤线粒体的 DNA 结构，使其发生突变，引起细胞衰老甚至死亡，并导致机体全身性生理功能的下降及衰老。

（三）线粒体与帕金森病

帕金森病（Parkinson's disease，PD）是一种中老年人常见的运动障碍疾病，其病因和发病机制尚未完全阐明。线粒体功能障碍和氧化应激被认为是 PD 发病的核心环节之一，线粒体膜电位下降，呼吸链产生过多的氧自由基，线粒体功能受损，进一步增加氧自由基生成导致细胞氧化应激反应，ATP 生成减少，黑质多巴胺能神经元变性缺失，诱发帕金森病。

（四）毒物对线粒体的作用

一氧化碳、氰化物、叠氮化物等毒物能阻断电子由细胞色素 a、a_3 传至氧；鱼藤酮、安密妥、杀粉蝶菌素能阻断电子由 NADH 向辅酶 Q 的传递，阻断氧化磷酸化，导致细胞呼吸障碍，引起能量代谢障碍，对机体产生相应病理损伤。有些毒物，如氟中毒时引起线粒体变性、肿胀，形成巨大的畸形巨线粒体。

（五）线粒体与阿尔兹海默病

阿尔兹海默病是老年中枢神经系统退行性疾病，表现为认知及记忆功能损害等临床症状，也称为神经变性痴呆症。线粒体形态结构和功能的异常是导致阿尔兹海默病的重要因素，阿尔兹海默病患者的大脑中被发现线粒体异常、锥体细胞线粒体重新分布、脑神经元线粒体轻度肿胀、结构模糊不清，部分线粒体出现空泡样病变、嵴断裂。在阿尔兹海默病患者中还可观察到线粒体的氧化损伤，使线粒体功能异常，引起一系列相互作用的损伤过程，导致能量代谢障碍、钙稳态破坏。线粒体可通过多种机制参与阿尔兹海默病的发生。

三、线粒体某些组分的治疗作用

线粒体中某些独特的组分对一些疾病有临床治疗作用。例如，细胞色素 c 作为组织缺氧的急救和辅助用药，已用于一氧化碳中毒、新生儿窒息、肺功能不全、高山缺氧、心肌炎及心绞痛的治疗；CoQ10 可预防及控制心肌梗死，心肌衰竭、心绞痛、心跳异常等。

复习思考题

1. 试述线粒体的细胞氧化过程。
2. 为什么说线粒体是一个半自主性的细胞器？

（昆明医学大学　何永蜀）

第八章 核 糖 体

核糖体（ribosome）是一种非膜相结构的颗粒状细胞器，由核糖核酸和蛋白质组成，故又称为核糖核酸蛋白体。核糖体普遍存在于原核细胞和真核细胞内，是细胞合成蛋白质的分子机器。

核糖体最早称为微体，是 Claude 于 20 世纪 30 年代后期在暗视野显微镜下观察细胞匀浆物时发现并命名的；1953 年，Robinsin 和 Brown 在电子显微镜下观察植物细胞时又发现了这种颗粒；1955 年，Palade 在动物细胞中也观察到这种颗粒并称其为 Palade 颗粒；1958 年 Roberts 将其命名为 ribosome（核糖体），以此区别当时生化上常用的 microsome（微粒体）一词。

随着现代生物学的进步，一方面，发现了具有其他功能的核糖核酸蛋白颗粒，它们通常由一些小分子的 RNA 和蛋白质组成，具有参与 RNA 的加工、编辑和基因表达调控的功能；另一方面，多肽的细胞合成被证明并非核糖体专有。研究表明，细菌和真菌能利用非核糖体的装置来完成多肽类物质的合成，这种装置不需要 mRNA 作模板，是一类分子质量巨大的**非核糖体多肽合成酶**（nonribosomal peptide synthetase，NRPS），该酶不同组件的排列顺序决定氨基酸的顺序。一些药物，如青霉素、万古霉素、放线菌素 D、杆菌肽和环孢菌素 A 等，就是微生物体内 NRPS 合成的产物。

第一节　核糖体的基本形态结构与存在形式

一、形态结构

核糖体由大、小两个亚基组成。大亚基的体积为小亚基的 2 倍，略呈圆锥形，上部为扁平状，两侧稍突起，中间偏右的位置有一条很窄的沟；下部略尖圆，在中央部位有一条管道，是新合成多肽链的释放通道。小亚基呈略微弯曲的葫芦形，一面略外凸，一面略凹陷，中段有一分界线，将其分成两个不等的部分。在完整的核糖体中，小亚基以凹面与大亚基的扁平上部相贴，而小亚基的中间分界线正与大亚基上部的沟相吻合，因而在大、小亚基的结合面上形成一条隧道，它是 mRNA 穿过的通道（图 8-1）。

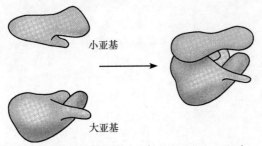

小亚基

大亚基

图 8-1　核糖体的结构（引自 Alberts et al.，2007）

二、存在形式

核糖体在细胞中的存在形式因功能状态不同而不同。未进行蛋白质合成时，核糖体以大、小亚基的形式存在于细胞质中；当蛋白质合成启动时，大、小亚基聚合在一起，形成核糖体单体；在蛋白质合成过程中，多个核糖体单体被 mRNA 串联在一起，形成**多核糖体**（polyribosome）；当一个核糖体单体完成一条多肽的合成后，又迅速解离成为大、小亚基。因此，蛋白质合成活跃的细胞中，核糖体总是在亚基、单体和多核糖体 3 种形式间动态变化。体外实验表明，Mg^{2+} 浓度对大、小亚基的聚合与解离有很大影响，当 Mg^{2+} 浓度小于 1mmol/L 时，核糖体易解离成大、小亚基；随着 Mg^{2+} 浓度的升高，大、小亚基趋向于聚合成核糖体单体，当 Mg^{2+} 浓度大于 10mmol/L 时，两个核糖体单体可以聚合成二聚体。

细胞内以游离形式存在于细胞质中的核糖体称为**游离核糖体**（free ribosome），附着在膜表面的核糖体称为**附着核糖体**（fixed ribosome）。

第二节　核糖体的类型与化学成分

原核生物细胞核糖体和真核生物细胞核糖体有所不同。原核生物细胞核糖体都分布在细胞质中,真核生物细胞中存在于细胞质中的核糖体称为细胞质核糖体,还有一些存在于细胞器中,称为细胞器核糖体。细胞器核糖体在动物细胞中存在于线粒体中称为线粒体核糖体;在植物细胞中存在于叶绿体中称为叶绿体核糖体。

构成核糖体的化学成分是核糖体 RNA 和**核糖体蛋白质（ribosome protein,rP）**。一般情况下,RNA 约占 2/3、蛋白质约占 1/3。原核生物与真核生物核糖体的大小及化学组成见表 8-1。

表 8-1　不同类型核糖体的大小和化学成分比较

类型		来源	单体	大亚基	小亚基	rRNA 及蛋白质	
						大亚基	小亚基
原核生物核糖体		细菌等	70S	50S	30S	23S,5S rRNA +34rP	16S rRNA +21rP
真核生物核糖体	细胞质核糖体	植物	80S	60S	40S	28S,5.8S,5S rRNA+49rP	18S rRNA +33rP
		动物	80S	60S	40S	28S,5.8S,5S rRNA +49rP	18S rRNA +33rP
	线粒体核糖体	哺乳动物	55*～60S	35S*	25S*	16S rRNA*	12S rRNA*
		酵母	78S	60S	45S	26S,5S rRNA	18S rRNA
	叶绿体核糖体	植物	70S	50S	30S	23S,5S rRNA	16S rRNA

* 表示以 55S 核糖体为例。S 表示沉降系数,是在离心状态下衡量物质颗粒沉降速率的参数,它的大小主要取决于物质颗粒本身的大小,因此常用沉降系数间接表示物质颗粒的大小,沉降系数越大,物质颗粒越大;反之亦然

从表 8-1 中可以看出,原核生物核糖体较小,沉降系数为 70S,由 50S 的大亚基和 30S 的小亚基构成。组成原核生物核糖体的 rRNA 有 3 种,分别为 5S rRNA、16S rRNA 和 23S rRNA,其中 5S rRNA 和 23S rRNA 与约 34 种核糖体蛋白质结合组成大亚基,16S rRNA 与约 21 种核糖体蛋白质结合组成小亚基。真核生物细胞质核糖体较大,沉降系数为 80S,由 60S 的大亚基和 40S 的小亚基构成。组成真核生物细胞质核糖体的 rRNA 有 4 种,分别为 5S rRNA、5.8S rRNA、18S rRNA 和 28S rRNA,其中 5S rRNA、5.8S rRNA 和 28S rRNA 与约 49 种核糖体蛋白质结合组成大亚基,18S rRNA 与约 33 种核糖体蛋白质结合组成小亚基。

细胞器核糖体中线粒体核糖体的大小及化学组成介于原核生物核糖体与真核生物细胞质核糖体之间,因动物类型不同而有差异;叶绿体核糖体则与原核生物核糖体基本一致。

第三节　核糖体的功能

核糖体的基本功能是进行蛋白质的生物合成,即在核糖体上形成蛋白质的一级结构(多肽链)。蛋白质的合成过程很复杂,涉及核糖体功能部位的协同作用及多种因素的参与,下面分别予以介绍。

一、核糖体的功能位点

核糖体上有多个与蛋白质合成相关的活性部位,分别或联合存在于核糖体的大、小亚基上,包括与 mRNA 和 tRNA 结合相关的位点,以及与蛋白质合成反应相关的催化位点(图 8-2)。

（1）mRNA 结合位点。mRNA 结合位点位于小亚基上,在原核生物中,位于核糖体小亚基 16S rRNA 的 3' 端,此处有一段特殊的碱基序列正好能与 mRNA 上的 SD 序列互补,这是小亚基与 mRNA 结合的结构基础。SD 序列是 1974 年由 Shine 和 Dalgarno 发现而得名的,它存在于 mRNA 5' 端的起始密码上游 5～10 个碱基处,富含嘌呤(A、G)。

（2）氨酰基结合位点。氨酰基结合位点又称为 A 位（aminoacyl site,A site）或受位（entry site）,是与新掺入的氨酰 -tRNA 结合的部位,该位点大部分位于大亚基上而小部分位于小亚基上。

（3）肽酰基结合位点。肽酰基结合位点又称为 P 位(P site)或供位(donor site),是与延伸中的肽酰 -tRNA 结合的部位,位于大亚基上。

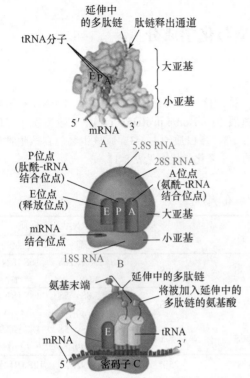

图 8-2　核糖体的活性部位（引自 http://www. bio. miami.
edu/ ～ cmallery/150/gene/processing. htm，2009）

A. 功能状态核糖体的模式图；B. 活性位点示意图；C. 结合了
mRNA 和 tRNA 的活性位点示意图

（4）tRNA 结合位点。tRNA 结合位点又称为 E 位

（exit site），是肽酰 -tRNA 移交肽链后 tRNA 的暂时停
靠点，位于大亚基上。

（5）肽酰基转移酶位。肽酰基转移酶位是与肽
酰 -tRNA 从 A 位点转移到 P 位点有关的转移酶（延伸
因子 EF-G）的结合位点，同时此位点还可能与催化氨
基酸之间形成肽键、水解 GTP 为肽酰 -tRNA 的转移提
供能量有关。

此外，在核糖体上还存在与合成蛋白质有关的其
他起始因子、延伸因子、终止因子等的结合位点。

二、蛋白质合成的基本过程

细胞在蛋白质合成时，通常是由几个乃至几十个核
糖体与一条 mRNA 串联在一起形成多核糖体（图 8-3）。
多核糖体中核糖体的个数由 mRNA 分子的长度决定，
一般情况下，mRNA 分子越长，核糖体的个数就越多。
在多核糖体中，每个核糖体都分别进行多肽链的合成，
从一个核糖体与 mRNA 结合开始，核糖体沿着 mRNA
每滑动一个密码子的位置，即在肽酰基上添加一个氨基
酸残基，当滑动到终止密码子时，一条多肽链的合成即
告结束，随即核糖体从 mRNA 上脱落下来，继续参与
新的多肽链的合成循环。当第一个核糖体与 mRNA 结
合启动多肽链合成后，每滑动约 80 个核苷酸的距离，
第二个核糖体又结合到 mRNA 上，依此类推，mRNA
上的核糖体不断增加，直至 mRNA 满载为止。这种多
个核糖体利用同一条 mRNA 同时进行蛋白质合成的组
织形式，能大大提高细胞内蛋白质合成的效率。

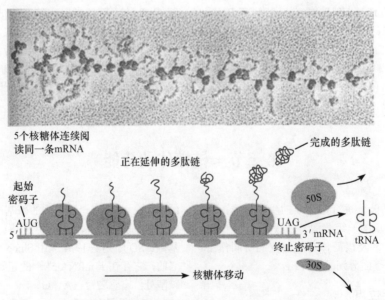

图 8-3　多核糖体与蛋白质合成（引自 Alberts et al.，2007）

（一）蛋白质合成的过程

蛋白质的生物合成过程主要包括起始、延伸和终
止 3 个阶段。下面以原核细胞为例对其进行简要概述。

1. 肽链合成的起始

肽链合成的起始包括 3 个主要步骤：30S 小亚基

与 mRNA 的结合、起始氨酰 -tRNA 的加入和起始复合
物装配的完成。首先，核糖体 30S 小亚基在**起始因子
（ initiation factor，IF ）**的帮助下，通过其 16S rRNA
的一段特殊序列识别 mRNA 的 SD 序列，并与之互补
结合，形成小亚基 -mRNA 复合物。起始因子通常有 3

种，即 IF1、IF2 和 IF3。紧接着，起始氨酰 -tRNA 通过反密码子与 mRNA 的起始密码子 AUG 互补结合，起始氨酰 -tRNA 一旦与起始密码子 AUG 结合，核糖体大亚基就立即加入到复合物中，进而形成起始氨酰 -tRNA- 小亚基 -mRNA 复合物，至此肽链的合成即开始（图 8-4）。值得注意的是，在众多的氨酰 -tRNA 中，一般仅有特定的两种氨酰 -tRNA 能识别 AUG，即原核细胞为甲酰甲硫氨酰 -tRNA，真核细胞为甲硫氨酰 -tRNA。此外，原核细胞密码子 GUG 也可作为起始密码子，这时它不代表缬氨酸。

2. 肽链的延伸

肽链的延伸包括 4 个步骤，即氨酰 -tRNA 进入 A 位、肽键形成、转位和 tRNA 的释放。这 4 个步骤循环往复，每循环一次，使肽链增加一个氨基酸，实现肽链的不断延伸（图 8-5）。

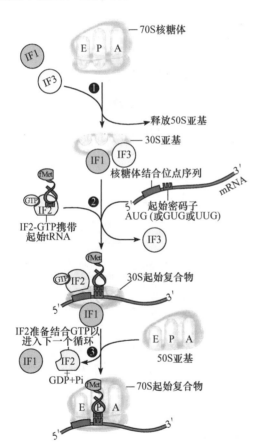

图 8-4 原核生物蛋白质多肽链合成的起始（引自 http: // bass. bio. uci. edu/ ～ hudel/bs99a/lecture23/lecture4_4. html）起始过程包含多个步骤，并需要多种起始因子的帮助，在原核生物为 3 种，即 IF1、IF2 和 IF3，在真核生物为多种

（1）氨酰 -tRNA 进入 A 位：当完整的起始复合物形成后，起始氨酰 -tRNA 占据 P 位，第二个氨酰 -tRNA 进入 A 位，氨酰 -tRNA 反密码子与进入 A 位处的密码子相匹配。

（2）肽键形成：当 P 位和 A 位都被氨酰 -tRNA 占据时，两个氨基酸之间发生相互作用形成肽键，即 A 位氨基酸的氨基与 P 位氨基酸的羧基缩合形成肽键，从而在 P 位的氨酰 -tRNA 释放出氨基酸，A 位则形成二肽，这一反应过程由肽酰转移酶催化。

（3）转位：二肽形成后，核糖体沿着 mRNA 从 5′→3′方向移动 3 个碱基（一个密码子）的位置，同时 A 位的二肽酰 -tRNA 移到 P 位，P 位的 tRNA 移到 E 位，二肽酰 -tRNA 移到 P 位后，A 位重新开放，可以接受下一个氨酰 -tRNA 的进入。

（4）tRNA 的释放：到达 E 位的 tRNA 被释放，即表示肽链的一次延伸过程的结束，此过程循环往复，肽链就不断得以延伸，直至合成终止。

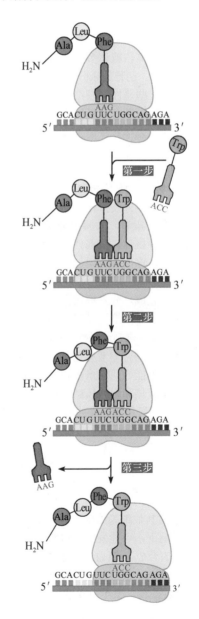

图 8-5 原核生物蛋白质多肽链合成的延伸

（引自 Alberts et al. , Molecular Biology of the Cell）

3. 肽链合成的终止

在肽链的延长过程中，当核糖体移动到 mRNA 上的终止密码子（UGA、UAA 或 UAG）时，没有对应的氨酰 -tRNA 再结合上去，肽链合成即停止。已合成的肽链由核糖体释放出来，核糖体解聚成为亚基回到基质中（图 8-6）。

（二）核糖体合成蛋白质的类型

游离核糖体和附着核糖体合成不同类型的蛋白质，游离核糖体主要合成**结构蛋白质**（structural protein），附着核糖体主要合成**输出蛋白质**（export protein）。

1. 结构蛋白质

结构蛋白质又称为**内源性蛋白质**（endogenous protein），是指用于细胞本身或参与组成细胞自身结构的蛋白质，以及细胞内代谢所需要的蛋白质（如酶等）。结构蛋白质由细胞质中的游离核糖体合成，所以，如果一个细胞中的游离核糖体多，说明该细胞合成结构蛋白质的活动旺盛。幼稚的未分化的细胞、胚胎细胞、培养细胞，甚至一些恶性肿瘤细胞，都是快速生长的细胞，在其细胞质中具有大量的游离核糖体，并且分布往往比较均匀。光学显微镜下可见细胞质嗜碱性物质很多，染色深。

2. 输出蛋白质

输出蛋白质又称为**分泌蛋白质**（secretory protein），是指专门输送到细胞外发挥作用的蛋白质，包括某些酶、抗体和蛋白类激素，如胰腺分泌的各种消化酶、浆细胞分泌的各种抗体、脑垂体前叶和嗜碱性细胞产生的各种激素等，输出蛋白质与细胞及整个机体的功能密切相关。输出蛋白质的合成主要由附着在内质网膜上的核糖体来完成。分泌输出蛋白质的细胞分泌功能旺盛时，在电子显微镜下可观察到细胞质中糙面内质网很多，并且呈很规则地平行排列。

但也有实验证明，附着核糖体也能合成结构蛋白质，游离核糖体也能合成输出蛋白质。另外，还有实验证实，游离核糖体和附着核糖体可共同合成同一类蛋白质。例如，大鼠肝细胞合成的白蛋白（输出蛋白质），

85% 由附着核糖体产生、15% 由游离核糖体合成。

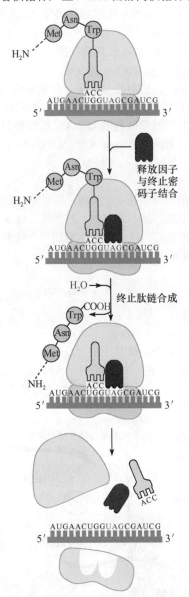

图 8-6　原核生物蛋白质多肽链合成的终止
（引自 Alberts et al. , Molecular Biology of the Cell）

第四节　核糖体与医学

核糖体也与其他细胞结构一样，在各种细胞内外环境因素的影响下，可能发生结构和功能的异常，从而影响蛋白质的合成。蛋白质是生物体维持正常结构和功能的物质基础，核糖体这种变化可能导致细胞结构和功能的相应改变，甚至引起某些疾病的产生。

一、核糖体存在形式的变化

多核糖体的形成被视为是细胞合成蛋白质的必要条件，通常，游离多核糖体的形成与解聚将伴随着细胞结构蛋白质合成的增加或减少。例如，**幼红细胞**（**normoblast**）和**网织红细胞**（**reticulocyte**）均需合成大量的血红蛋白，其细胞质中通常出现较多的多核糖体；随着这些细胞的逐渐成熟，血红蛋白的合成逐渐减少，多核糖体也随之解聚而减少；当完全成熟时，血红蛋白合成活动停止，多核糖体即完全消失。在培养细胞及一些分化较低的肿瘤细胞和胚胎细胞中，蛋

白质合成活动旺盛，可观察到这些细胞质中充满了大量多核糖体；而当这些细胞处于有丝分裂阶段，蛋白质合成下降，此时多核糖体解聚。在一些病理状态下，核糖体的存在形式也会出现相应的改变。例如，当豚鼠缺乏维生素 C 发生坏血病时，成纤维细胞中糙面内质网膜上的多核糖体解聚为单体，但不脱落下来，此时蛋白质合成明显减少。相反，在创伤愈合过程中，需要合成大量的蛋白质以修复创伤组织，其成纤维细胞糙面内质网膜上附着许多平行线状或螺旋状的多核糖体，显示蛋白质合成有增强趋势。动物四氯化碳中毒引起肝细胞损伤，可观察到糙面内质网膜上的多核糖体解聚并脱落，此时蛋白质合成也骤降。

二、核糖体蛋白基因突变与人类疾病

长期以来，人们对核糖体功能的认识大多停留在蛋白质合成水平上，近年来，随着对核糖体功能研究的不断深入，核糖体蛋白质的生理功能及其与人类疾病发生的关系被逐步揭示。

构成核糖体的蛋白质是核糖体正常结构和功能的重要保障。过去认为，**核糖体蛋白质基因（ribosome protein gene，rPG）**的突变或缺失，影响核糖体蛋白质的结构与功能，会导致胚胎的早期死亡，但忽略了对 rPG 的突变及与疾病发生的相关性研究。现有研究证实，一些生物个体在 rPG 突变或缺失时也会存活，但其生理功能受到影响而产生某些临床异常，导致某些遗传病的发生，如 Diamond-blackfan 贫血（DBA）、Noonan 综合征、色素性视网膜炎、先天性上睑下垂、先天性致死性挛缩综合征、营养不良性肌强直病等都与 rPG 突变有关。

rP 除参与蛋白质合成外，还对细胞的增殖和分化具有调节作用，所以 rPG 的突变对细胞的生理活动必然会产生影响，甚至引起肿瘤的发生。例如，在人工诱导转化细胞、脑胶质瘤细胞、食管癌细胞中已克隆出与 rPG 高度同源的基因片段，有的同源相似性甚至高达 98%。不仅如此，rPG 表达水平的异常也对肿瘤发生有作用，目前对 rP 调节细胞多种生理功能的作用机制以及 rPG 突变导致疾病发生的机制还不清楚。

复习思考题

1. 核糖体由哪些物质组成，原核生物和真核生物核糖体在结构和组成上有哪些不同？
2. 核糖体的基本功能是什么，它在蛋白质的生物合成过程中起什么作用？

（遵义医学院　李学英；遵义师范学院　王大忠）

第九章 细胞骨架

真核细胞在其生长、发育、分化及各种功能活动过程中，随时都可进行与其特定功能状态相适应的内部结构调整、物质定向运输、细胞自身位置移动和外部形态的改变与维持。这一切均有赖于细胞的骨架系统。

细胞骨架（cytoskeleton）是广泛存在于细胞内的蛋白质纤维网络系统（图 9-1）。早在 1928 年 Klotzoff 就提出细胞骨架的概念，但直到 1963 年，美国哈佛大学的 M. L. Ledbetter 等采用戊二醛常温固定法电子显微镜技术观察到细胞内微管后，骨架系统的存在才得以确认。关于细胞骨架的定义有狭义与广义之分，狭义的细胞骨架是指由**微管（microtubule，MT）**、**微丝（microfilament，MF）**和**中间纤维（intermediate filament，IF）**组成的细胞质骨架；广义的细胞骨架则包括细胞核骨架、细胞膜骨架和细胞外基质等纤维体系。本章着重介绍细胞质骨架，细胞核骨架、细胞膜骨架及细胞外基质的相关内容见其他相关章节。

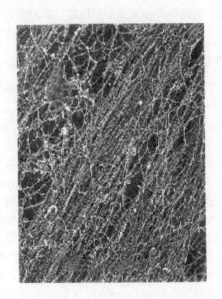

图 9-1　电子显微镜下显示的细胞骨架整体形态结构

第一节　微　管

一、微管的一般形态结构及化学组成

（一）微管的一般形态结构

除极少数特化细胞外，微管普遍地存在于所有真核细胞中。运用免疫荧光染色标记培养的成纤维细胞，在普通光学显微镜下即可观察到由细胞核向外呈辐射状分布的微管结构（图 9-2A）；电子显微镜下，微管则呈现为一种不分支的中空管状纤维结构形态（图 9-2B）；其外径平均为 25nm 左右，内径约为 15nm。不同细胞中，微管长度差异甚大。一般仅几微米，但在某些特化细胞，如中枢神经系统的运动神经元中，微管可长达数厘米。

（二）微管的化学组成

α- 微管蛋白（α-tubulin）和 β- 微管蛋白（β-tubulin）是组成微管的两种主要成分。这两种微管蛋白的理化性质相似、分子大小相近（分子质量约为 50kDa），前者多肽链中含有 450 个氨基酸残基；后者由 455 个氨

基酸组成，且均具有酸性的 C 端序列。但二者多肽链中的氨基酸种类及序列有所差异。

在细胞质中，微管蛋白通常以较稳定的**异二聚体（heterodimer）**形式存在，否则，极易被降解。因此，一般认为，由 α 和 β 两种微管蛋白结合而成的异二聚体是微管装配的基本结构单位。研究表明，αβ 微管蛋白异二聚体上含有二价阳离子（Mg^{2+} 与 Ca^{2+}）、鸟嘌呤核苷酸（GTP 与 GDP）、秋水仙碱和长春花碱的结合位点，它们在微管组装与解体、聚合与离散的调节过程中具有重要的作用。

γ- 微管蛋白（γ- tubulin）是近年来新发现的第 3 种微管组成成分。尽管此种蛋白质只占微管蛋白总含量的 1%，但是在微管的功能活动中却具有不可或缺的重要作用。γ- 微管蛋白的异常往往会引起细胞质微管数量的减少、长度的缩短及细胞有丝分裂器的缺失，从而影响细胞的正常分裂。

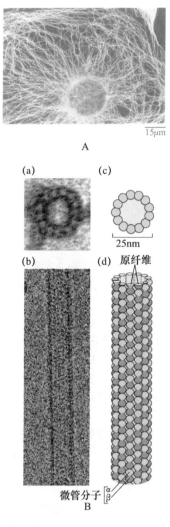

图 9-2　微管的一般形态结构

A. 培养的成纤维细胞中显示的微管免疫荧光图像；B. 电子显微镜下微管的结构形态及微管形态结构模式图

γ- 微管蛋白多肽链由 455 个氨基酸残基组成，通常以被称为 γ- 微管蛋白环状复合物（γ-tubulin ring complex，γ-TuRC）的形式存在于微管组织中心。该复合物是由 γ- 微管蛋白、α- 微管蛋白、β- 微管蛋白和 P75、P109、P133、P195 等多种非微管结构蛋白所构成。其可促进微管组装的成核作用，稳定微管的负端结构。

二、微管的组装

有关微管的组装过程及机制，虽然还存在着许多尚待探明的问题，但大量研究表明，它是一个受到多种因素影响、具有高度时空顺序性的自我调控过程。

（一）微管组装的条件和影响因素

离体研究证明，微管蛋白浓度是影响微管组装的关键因素之一，只有当微管蛋白达到一定浓度时，才可进行微管的聚合组装。把这一微管蛋白聚合与微管组装时必需的最低微管蛋白浓度称为**临界浓度**（ critical concentration ）。临界浓度值一般大约为 1mg/ml；但可随温度及其他聚合、组装条件的变化而改变。

目前还发现，除微管蛋白浓度外，较高的 Mg^{2+} 浓度、适当的 pH（约 6.9）、合适的温度（ > 20℃ ）及 GTP 和氧化氘（D_2O）的供应等，均为微管组装的必要条件。相反，低于 4℃ 的温度、较高的 Ca^{2+} 浓度以及秋水仙碱和长春花碱的存在等多种因素，都可抑制微管的聚合组装，甚至促使微管解体。

（二）微管蛋白合成与微管组装的调控

细胞内微管蛋白的合成是一个自我调节过程，即当微管蛋白达到一定浓度时，多余的微管蛋白单体便可结合于合成微管蛋白的核糖体上，导致编码微管蛋白的 mRNA 降解。而微管的组装则受细胞周期的调控。间期细胞中，细胞质微管与微管蛋白处于一种相对平衡的状态。有丝分裂前期，一方面，细胞质微管网络中的微管解体；另一方面，细胞质中游离的微管蛋白进行聚合，组装为纺锤丝微管，并聚合排列成纺锤体。到了分裂末期，则又发生逆向变化，即纺锤丝微管解体和网络微管组装。

（三）微管的组装过程

在微管的组装过程中，首先是以微管蛋白 αβ 异二聚体为基本结构的重复单位之间的相互聚合。它们彼此顺序连接成为具有正（β 端或头端）、负（α 端或尾端）之分的极性链状**原丝**（ protofilament ），然后，通过这些原丝之间同向的侧面结合，形成包含 13 根原丝的中空微管（图 9-3）。

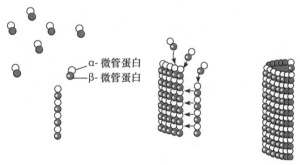

图 9-3　微管组装及结构模式图

αβ 异二聚体的顺序排列、连接装配，赋予原丝及其在此基础上形成的微管以极性的结构特征。当前，较为流行的微管组装"踏车"模型（microtubule treadmilling model）认为，微管的组装表现为一种非稳定性的动态特征，即在一定条件下，微管正端发生组装，使微管得以延长；而其负端，则可通过去组装，使微管缩短。一般可将微管的组装划分为 3 个时期。

1. 成核期

成核期（ nucleation phase ）是指微管开始组装时，先由 αβ 异二聚体聚合成一个短的寡聚体核心，然后异二聚体在核心的两端和侧面结合，延伸、扩展成片状结构。当片状结构聚合扩展至 13 根原丝时，即横向卷曲、合拢成管状。由于该期微管蛋白异二聚体的聚合速率缓慢，是微管聚合的限速阶段，故也称之为**延迟期（lag phase）**。

2. 聚合期

聚合期（polymerization phase）也称为延长期（elongation phase）。在这一时期，细胞内高浓度的游离微管蛋白，使微管蛋白二聚体在微管正端的聚合、组装速率远远快于负端的解离速率，微管因此而得以不断地生长、延长。

3. 稳定期

稳定期（steady state phase）是指随着细胞质中游离微管蛋白浓度的下降，微管在正、负两端的聚合与解聚速率达到平衡，使微管长度趋于相对稳定状态。

微管的组装是一个耗能的过程。前已述及，异二聚体上有鸟嘌呤核苷酸的 2 个结合位点，它们可与 GTP 和 GDP 结合，分别构成所谓的**微管蛋白 -GTP 帽（tubulin-GTP cap）**和微管蛋白 -GDP 帽（tubulin-GDP cap）。前者可促使微管组装、延长，后者则促使微管解聚、缩短，即在适合微管聚合、组装的高浓度游离微管蛋白异二聚体条件下，增长的微管正端结合 GTP，形成 GTP 帽，此时，微管趋于生长、延长；而随着游离微管蛋白异二聚体浓度的降低，GTP 不断水解，GTP 帽转变成为 GDP 帽，其结果导致和促成了微管的解聚。

此外，尚有实验证实，在细胞中存在着一个与微管的组装与解聚相关的**微管组织中心（microtubule organizing center，MTOC）**。γ-TuRC 作为 MTOC 中微管蛋白异二聚体结合的核心，不仅微管在生理状态及实验处理解聚后重新组装的始发位置，可促使微管由此得以生成和延长，而且控制着细胞质中微管形成的数量、位置和方向。通常，微管的负端总是指向 MTOC 并延伸到 γ-TuRC 之中，而正端则与之相背，游离于细胞质一侧。这样，γ-TuRC 就犹如套在微管负端的一个箍环，对该端起着一定的稳定作用。中心体（粒）被认为是动物细胞中 MTOC 之所在。中心体、γ-TuRC 及微管组装的关系如图 9-4 所示。

三、微管相关蛋白

（一）微管相关蛋白的主要类型

不同的微管具有完全相同的结构单位和组装形式，但它们在整体结构和功能上又表现出差异。研究表明，不同微管之间的差异主要与结合于微管上的非微管结构蛋白有关，它们参与微管的组装，维持微管的稳定和微管与其他骨架纤维之间的连接，表现出广泛的功能性作用。该类蛋白质被统称为**微管相关蛋白（microtubule-associated protein，MAP）**。已证实，微管相关蛋白一般由两个功能结构域组成，一个是碱性的微管结合域，另一个是酸性的突出连接域。前者可与微管结合，具有微管成核的加速作用；后者则以横桥的方式与其他相邻的骨架纤维连接。目前，已发现和提纯的微管相关蛋白主要有 MAP-1、MAP-2、MAP-4 和 Tau 蛋白等几种，根据氨基酸序列分析，微管相关蛋白又可划分为不同的类型。

1. Ⅰ型微管相关蛋白

Ⅰ型微管相关蛋白包括 MAP-1A 和 MAP-1B 两种。其肽链中富含 Lys-Lys-Glu-X（赖氨酸 - 赖氨酸 - 谷氨酸 - 任意氨基酸）氨基酸序列，是一类分子质量为 270kDa 的热敏感蛋白质。

Ⅰ型微管相关蛋白可见于不同生长发育阶段的神经轴突中。它们可在微管之间形成横桥（但不使微管成束），或作为一种胞质**动力蛋白（dynein）**与轴突的逆向运输有关。

2. Ⅱ型微管相关蛋白

Ⅱ型微管相关蛋白以含有与微管结合的多个 18 氨基酸重复序列为共同特征，主要由 MAP-2、MAP-4 和 Tau 蛋白组成。

（1）MAP-2。MAP-2 一般仅见于神经树突中，是由单个基因编码的一类热稳定蛋白质，与 MAP-1 不具同源性，与依赖于 cAMP 的蛋白激酶高度亲和。MAP-2 的分子构型呈 "L" 状，其碱性结合域位于 L 构型底端的短臂，并以此结合于微管管壁上；酸性连接域位于 L 构型上端外伸的长臂上，可与相邻的微管或中间纤维相互交联成桥（图 9-5）。

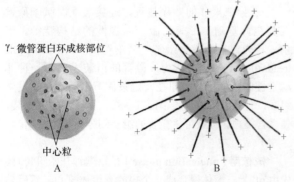

γ- 微管蛋白环成核部位

中心粒

A   B

图 9-4　中心体（粒）与 γ-TuRC 及微管的组装

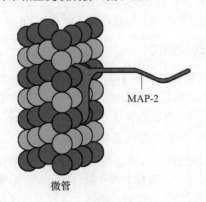

MAP-2

微管

图 9-5　微管与 MAP-2

MAP-2 又包括 3 种不同的亚型，即 MAP-2A、MAP-2B 和 MAP-2C。MAP-2A 与 MAP-2B 的分子质量相同，均为 270kDa。前者在神经元发育过程中表达持续性增加；后者表达则保持恒定。MAP-2C 的分子质量约为 70kDa，见于未成熟神经元树突中。

（2）MAP-4。MAP-4 是普遍存在于各类细胞中的一种具有高度热稳定性的蛋白质，分子质量为200kDa，在细胞分裂期具有调节微管稳定性的作用。

（3）Tau 蛋白。就目前所知，Tau 蛋白至少有 5 种不同的亚型。相对于其他微管相关蛋白而言，其分子质量较小。Tau 蛋白多见于神经轴、树突中，可使轴突和树突中的微管紧密排列，提高微管的稳定性，增强神经突起的抗外界应力作用。

3. 其他微管相关蛋白

近年来，又发现了几类在微管的聚合装配和功能的调节控制中具有重要作用的微管相关蛋白，如下所述。

（1）被定位于微管正端的"+TIPs"。"+TIPs"也称为**正端追踪蛋白（plus-end-tracking protein）**。"+TIPs"包括 CLIP-170 和 Ebl 两个亚型。CLIP-170首先与游离的微管蛋白异二聚体或寡聚体结合，然后通过共聚作用方式，一起结合于微管的正端。发现于动物细胞中的 **CLIP 相关蛋白（CLIP-associated protein）**作为 CLIP-170 家族的调节因子，可通过磷酸化来调节、控制 CLIP-170 与微管之间的联系。Ebl 的主要作用是结合在微管的末端，协助生长的微管末端特异性地靶向细胞皮层蛋白，以控制微管的定位。

（2）普遍存在于各类细胞中的 XMAP215。该类蛋白质在细胞有丝分裂时可通过其自身的磷酸化优先结合于微管表面，稳定微管游离的正端末端，限制微管从生长延伸到解离缩短的转换过程。

（3）小分子的抑微管装配蛋白。小分子的抑微管装配蛋白又称为**微管去稳定蛋白（stathmin）**或**癌蛋白 18（oncoprotein 18，Op18）**。该蛋白质是广泛存在于增殖细胞细胞质溶质中的磷蛋白，分子质量为19kDa。细胞内高活性水平的抑微管装配蛋白能够降低微管的组装、延长速率。其机制是：1 分子的抑微管装配蛋白可同时与 2 个微管蛋白异二聚体结合，从而抑制异二聚体和微管末端的结合活性。抑微管装配蛋白的磷酸化会抑制其自身与微管蛋白的结合，因此，导致抑微管装配蛋白磷酸化的信号表现出对微管组装、延长过程的促进和加速作用。

（二）微管相关蛋白的主要功能

微管相关蛋白的主要功能可概要归纳为以下几个方面。

1. 对微管组装的调节控制作用

一方面，微管相关蛋白可以以其肽链中微管结合区与数个微管蛋白同时结合的机制，促成微管蛋白聚合核心的形成，加速微管蛋白的聚合，使微管得以生长延伸；另一方面，微管相关蛋白又能通过其外伸功能区域可被微管蛋白激酶（MAP-kinase，MAPK）磷酸化的特性，解除对微管的结合活性，阻滞微管蛋白的聚合，延缓微管的组装，促使微管的解离。

2. 对细胞骨架结构的建立、稳定和增强作用

尽管微管相关蛋白属于非微管结构蛋白组分，但是它却构成了不同细胞骨架纤维之间相互联系的纽带。其不仅通过各种不同的作用方式，直接或间接地影响和调节着微管的装配、解离过程，而且对建立、维系和增强细胞内细胞骨架纤维结构网络系统的整体性、稳定性和持久性也具有重要的作用。

3. 参与细胞内物质的轨道定向转运过程

微管的重要功能之一是提供细胞内囊泡及颗粒物质定向转运的轨道，而微管相关蛋白作为微管动力蛋白，则利用水解 ATP 所释放的能量，驱动细胞内囊泡和颗粒物质在微管上的定向转运。

4. 参与和介导细胞的信号转导

有实验证明：MAP-4 是细胞周期蛋白 Cdc2 激酶的作用靶点，而微管相关蛋白激酶则作用于多种细胞信号转导途径，提示微管相关蛋白介导和参与了细胞信号的转导过程。

四、微管的存在形式

细胞质中的微管常以**单管（singlet）**、**二联管（doublet）**和**三联管（triplet）**3 种不同的结构形式存在（图 9-6），并各自执行着不同的功能。

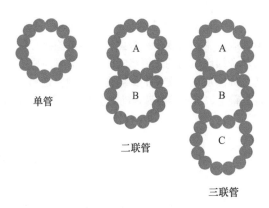

图 9-6　微管的 3 种不同存在形式

单管是细胞质中最常见的微管存在形式。它由 13 根原丝环围而成，随细胞功能状态的变化，单管可以以单体形式分散于细胞质中；也可相互聚集成微管束；或依一定方式定向排列，构成执行某种专一功能的临时性细胞内结构。由于单管容易受到低温、Ca^{2+} 和秋水仙碱等诸多因素的影响而发生解聚，并经常随细胞生理活动的改变处于不断组装、聚合与解聚、离散的动态变化之中，因此，属于不稳定型微管，如纺锤丝微管。

二联微管主要构成鞭毛和纤毛的周围小管。每一个二联微管由 A、B 两个耦合的微管组成，A 管与单管结构相同，其管壁包含了 13 根原丝；B 管与 A 管在连接处共用 3 根原丝。如此，每个二联微管实际上共由 23 根原丝组成。

三联微管见于中心粒及鞭毛和纤毛的基体中。在组成三联微管的 A、B、C 3 个单管中，A 管与 B 管、B 管与 C 管两之间分别以相互共用的 3 根原丝彼此连接在一起，因此，每个三联微管的原丝总数为 33 根。

二联微管和三联微管作为细胞内某些永久性功能结构细胞器的主体组分，通常不易受低温、Ca^{2+} 及秋水仙碱等的影响而发生解聚。所以，属细胞内稳定型微管结构。

五、微管的功能

微管与其他细胞器之间存在着复杂而密切的相互作用关系，并最终表现为结构与功能活动的整体性特征。微管的主要功能可归纳为以下几个方面。

1. 构成细胞内网状支架，维持细胞形态，固定和支持细胞器的位置

用秋水仙碱对哺乳动物红细胞进行处理，微管结构的破坏使红细胞原有的双凹形态变成了球形状态。体外培养细胞观察发现，围绕细胞核的微管向外呈辐射状分布，不仅为细胞提供了机械支持，维持着细胞的形态，而且也固定了细胞核在细胞中的相对位置。

2. 参与细胞的收缩与变形运动，是纤毛和鞭毛等细胞运动器官的主体结构成分

变形运动和依赖于鞭毛、纤毛的运动，是较低等的单细胞原生动物或多细胞生物体内某些执行特殊功能的单个细胞运动的主要形式。微管的导向作用不仅与通过细胞质运动变化的细胞变形运动密切相关，而且也是鞭毛、纤毛等特殊运动细胞器的主体结构成分。

3. 参与细胞器的位移和细胞分裂过程中染色体的定向移动

微管作为有丝细胞分裂器纺锤体的主要成分，在有丝分裂后期牵引分离的姐妹染色单体移动，并最终到达细胞两极，使遗传物质得以均等分配。

4. 参与细胞内大分子颗粒物质及囊泡的定向转送运输

病毒和色素颗粒在细胞内可沿微管进行快速移动；由高尔基复合体分泌、形成的分泌囊泡，常常以分布于该细胞器周围的微管为轨道，定向地从细胞近核区向细胞外围进行转运。

5. 参与细胞内的信号转导

近年来有研究表明，微管参与了细胞外调节蛋白激酶（ERK）、c-jun 氨基末端激酶（JNK）、蛋白激酶 A（PAK）、细胞外因子（Wnt）等多条信号转导通路的信号转导过程。信号分子可通过与微管之间直接或间接的相互作用，进而影响细胞内的囊泡运输、细胞器的定位分布与移动及细胞的极化等一系列重要的生物学活动。

如前所述，α- 微管蛋白与 β- 微管蛋白是微管的主要组分，这两种蛋白质结合形成的异二聚体是微管组装的基本结构单位，但是，有人通过用 α- 微管蛋白单克隆抗体识别发现，在不同种类的细胞中，微管蛋白远不止一种，如在动物脑中即达 18 种之多；即使在同一细胞中，其细胞质微管也是由抗原性不同的微管蛋白亚基组成。这主要是由于微管蛋白基因的复杂性与其转录后的修饰（β- 微管蛋白磷酸化、α- 微管蛋白乙酰化和去酪氨酸化等）所致。分子遗传学研究揭示，微管蛋白基因是一个**多基因家族（multigene family）**，各个基因散布于基因组中；其中，有许多带有遗传损伤的**假基因（pseudogene）**。这些也是微管结构与功能多样性的重要基础。

第二节　微　　丝

微丝是普遍存在于各种真核细胞中的骨架网络纤维，其直径为 5～7nm，在那些具有运动功能和不对称形态的细胞中尤为丰富、发达。微丝常成群或成束存在，在一些高度特化的细胞（如肌细胞）中，它们可形成分布定位明确的稳定功能结构；但更为常见的是形成不稳定的束或复杂交织的网，并且可根据细胞周期和运动能量的需要，改变它们在细胞内的存在形式和空间位置。

微丝有两种主要类型：一种可被**细胞松弛素 B（cytochalasin B）**破坏，通常以疏松网状形式分布于细胞的细胞膜下；另一种不能被细胞松弛素破坏，形成鞘或粗纤维。两种微丝在细胞移动时可能具有不同

的功能，但它们无论在结构上还是在功能上仍然是相互联系的。

一、微丝的主要组成及结构

（一）微丝的基本结构成分

微丝的主要结构成分是分子质量约为 43kDa 的**球状肌动蛋白（globular actin，Gactin）**，简称为 G 肌动蛋白。据电子显微镜观察和计算机图像分析表明，G 肌动蛋白单体外观呈哑铃状，具有 Mg^{2+}、K^+、Na^+ 等阳离子和 ATP（或 ADP）结合的位点。

目前，已分离到的肌动蛋白可分为 3 类：一类为

横纹肌、心肌、血管及肠壁平滑肌细胞所特有，称为
α肌动蛋白；另外两类，即β肌动蛋白和γ肌动蛋白，
可见于所有肌细胞和非肌细胞中。

在不同细胞类型中具有不同的肌动蛋白种类，在
同一细胞中也往往可同时存在2种或2种以上的肌动
蛋白，而且不能彼此替代，此与不同肌动蛋白特殊的
生物学功能和各异的功能调节机制有关。

对不同类型肌动蛋白的分析表明，其一级结构含
有400个左右的氨基酸残基。不同细胞中的非同种α
肌动蛋白相差4～6个氨基酸残基；而β肌动蛋白和
γ肌动蛋白与横纹肌α肌动蛋白之间也仅相差25个
氨基酸残基。这说明肌动蛋白在进化上是高度保守的。

（二）微丝的结构及组装

1. 微丝的结构形式及特征

以前有关微丝结构的装配模型认为，微丝是由
2条以重复的G肌动蛋白单体串联组装形成的单链，
即**纤丝状肌动蛋白**（**filamentous actin，F-actin**），简
称为F肌动蛋白，彼此缠绕螺旋而成。近年来根据电
子显微镜观察分析的结果，对此又提出了不同的看法。
新的结构模型认为，首先是由具有极性的G肌动蛋
白单体彼此头、尾顺序结合，串联组装成链状的F肌
动蛋白；然后，每一条F肌动蛋白通过其自身的螺旋，
形成螺距约37nm（每圈螺旋长度为37nm，含有14
个G肌动蛋白单体）、直径为7nm左右的微丝结构（图
9-7）。因此，微丝也是一种具有极性结构特征的蛋白
质纤维。

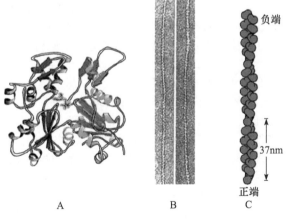

图 9-7　微丝的形态结构

*A.肌动蛋白分子的模式结构；B.电子显微镜下微丝的结构形
态；C.微丝形态结构模式图*

2. 影响微丝组装的因素及微丝组装的基本过程

微丝的装配可分为3个层次，即G肌动蛋白单
体→F肌动蛋白→微丝。

有Mg^{2+}的存在和高浓度的Na^+、K^+溶液可诱导
G肌动蛋白单体聚合组装为F肌动蛋白；而含有ATP
和Ca^{2+}及较低浓度的Na^+、K^+溶液，则会导致微丝解

聚为G肌动蛋白。离体实验证明，微丝的装配也表现
出与微管组装相同的"踏车"现象，即G肌动蛋白单
体在一端的不断添加聚合而使微丝延长；另一端，G
肌动蛋白单体的脱落解聚，导致微丝缩短。

肌动蛋白丝的具体组装过程可被人为地划分为以
下3个阶段。

（1）**成核期**（**nucleation phase**）。该期是微丝组
装的起始和限速阶段，整个组装过程在这一阶段会滞
留相对较长的时间，故又称为延迟期。组装开始时，
G肌动蛋白首先聚合形成不易被水解、相对稳定的三
聚体或四聚体核心；然后，G肌动蛋白单体在核心两
端聚集、结合，形成逐渐生长、延伸的F肌动蛋白，
并开始转入组装的第二个阶段。

（2）**生长期**（**growth phase**）。随着成核期过程的
进行和完成，G肌动蛋白在核心两端的集结、聚合速
率不断加快，从而使F肌动蛋白得以较迅速的增长、
延伸。因此，也把这一阶段称为延长期。由于G肌动
蛋白在F肌动蛋白两端聚集、结合的速率不同，其结
果表现为F肌动蛋白两端明显的差速生长和延伸。这
种生长、延伸速率的差异有时甚至可高达10倍以上。
一般，把生长、延伸速率快的一端称为正（＋）端，
另一端称为负（－）端。

（3）**平衡期**（**equilibrium phase**）。细胞中G肌
动蛋白的相对浓度是影响微丝组装的重要因素之一。
随着F肌动蛋白的不断组装、延长，G肌动蛋白的浓
度逐渐下将，G肌动蛋白聚集、结合和掺入微丝的速
率与其从微丝上解离、脱落的速率慢慢接近，最终达
到一种动态平衡状态，并以此维持微丝长度的相对恒
定。此即标志着微丝的组装进入了称为平衡期的第三
个阶段。

细胞运动及形态变化等机能活动变化，使微丝随
之发生持续性的组装或解聚，反映了微丝的动态结构
特征。在不同类型的细胞中，微丝常常以较稳定的永
久性结构（如肠上皮细胞微绒毛中的轴心微丝）和不
稳定的临时性结构（如胞质分裂环中的微丝）两种形
式存在。

二、微丝结合蛋白及微丝特异性药物

肌动蛋白以其特定的方式组装为不同存在形式的
微丝网络结构，参与细胞的各种生命活动过程。此外，
微丝结合蛋白（**microfilament associated protein**）也
发挥着重要的作用。该类蛋白质不仅直接参与微丝纤
维系统高级结构的形成，而且对肌动蛋白纤维的动态
组装具有重要的调节功能。微丝结合蛋白不仅种类繁
多，而且分布广泛。目前，在各种组织细胞类型中已
被分离、鉴定的微丝结合蛋白达100种以上。其中，
某些蛋白质对特殊的细胞是特异的，但大多数则对一
系列细胞都是共同的。以下仅简要介绍几种最常见的

微丝结合蛋白。

（一）与肌细胞收缩运动功能有关的微丝结合蛋白

1. 原肌球蛋白

原肌球蛋白（tropomyosin，Tm）可见于各类细胞，在肌细胞中可占总蛋白质含量的 5%～10%。其分子质量大约为 64kDa，由 2 条平行的多肽链共同形成 α 螺旋结构，位于 F 肌动蛋白螺旋沟内。每一个原肌球蛋白分子的长度约为 40nm，可同时结合 7 个串联的肌动蛋白分子。其主要功能是使肌动蛋白稳定，调节肌动蛋白与肌球蛋白头部的结合，在肌肉的收缩活动中发挥重要作用。

2. 肌球蛋白

已发现的**肌球蛋白**（myosin）有 10 多种不同类型，常见的有Ⅰ型、Ⅱ型和Ⅴ型。Ⅰ型和Ⅴ型肌球蛋白主要参与细胞骨架与细胞膜的相互作用，如膜泡运输；Ⅱ型蛋白则主要参与肌丝的滑动。由此可见，肌球蛋白也存在于各类不同的细胞之中。

肌细胞中，肌球蛋白可占总蛋白质含量的 50%。每一个肌球蛋白的分子质量为 450kDa，由 6 条多肽链组成。胰蛋白酶处理Ⅱ型肌球蛋白，结果产生**轻酶解肌球蛋白**（light meromyosin，LMM）和**重酶解肌球蛋白**（heavy meromyosin，HMM）。重酶解肌球蛋白又可被木瓜蛋白酶进一步分解为头、杆两个部分。其头部具有 ATP 酶活性，构成粗肌丝的横桥，是与肌动蛋白结合的部位。

3. 肌钙蛋白

肌钙蛋白（troponin，Tn）仅发现于肌细胞中，可被一定浓度的钙离子激活，在横纹肌收缩中起着开关作用。其分子质量为 80kDa，是由 3 个不同亚基组成的复合体结构。在细肌丝中，每隔 40nm 有一个肌钙蛋白分子与原肌球蛋白结合。其的 3 个亚基：Tn-C 特异性地与 Ca^{2+} 结合；Tn-T 与原肌球蛋白高度亲和；Tn-I 则可抑制肌球蛋白 ATP 酶的活性。

（二）与微丝的组装和功能调节密切相关的其他微丝结合蛋白

除上述直接参与肌细胞收缩功能运动的几种微丝结合蛋白外，绝大多数微丝结合蛋白的作用主要体现于对微丝组装、解聚及其各种生物学功能的调节方面。

1. 肌动蛋白相关蛋白

肌动蛋白相关蛋白（actin-related protein，Arp）是一类在结构上与肌动蛋白具有同源性的蛋白质复合物。该类蛋白质无论在体内还是在体外都可以促进肌动蛋白的成核和肌动蛋白丝的聚合，其作用犹如一个模板，类似于微管组织中心的 γ- 微管蛋白环状复合物。

2. 肌动蛋白解聚因子

肌动蛋白解聚因子（actin depolymerizing factor）是一类具有调节肌动蛋白聚合作用的肌动蛋白结合蛋白。该类蛋白质能够使微丝解聚；可与 G 肌动蛋白结合，但不使肌动蛋白丝封端；调节发育中的骨骼肌细胞肌动蛋白的聚集。其与肌动蛋白的作用受磷酸肌醇的调节。

3. 辅肌动蛋白

辅肌动蛋白（actinin）是集中分布于 Z 盘与细胞膜结合的应力纤维的点状黏附端的一类肌动蛋白结合蛋白，包括 α 和 β 两种。前者可将肌动蛋白丝连接起来；后者可缩短 F 肌动蛋白丝的长度。

此外，还有在低 Ca^{2+} 条件下可与原肌球蛋白及肌动蛋白结合，并阻止肌球蛋白相互结合的**钙调蛋白**（calmodulin，CaM）；能够结合 G 肌动蛋白单体，阻断 F 肌动蛋白组装的**抑制蛋白**（profilin）；等等。

（三）微丝特异性药物

正如秋水仙碱能特异性地影响微管一样，某些药物也能够特异性地影响微丝的组装和功能。例如，真菌代谢产物细胞松弛素可结合于微丝末端，阻止新的 G 肌动蛋白单体的添加聚合，破坏微丝的网络结构。而**鬼笔环肽**（philloidin）则可通过与 F 肌动蛋白的结合，抑制微丝的解聚，促进微丝组装，并稳定已有的微丝肌动蛋白纤维。

三、微丝的功能

作为细胞骨架系统的重要组分，微丝的功能是多方面的，其主要功能可归纳为以下几点。

1. 组成细胞骨架，维持细胞形态

在绝大多数细胞的膜下细胞质溶胶中普遍存在着一个由微丝及其结合蛋白共同组成的、被称为**细胞皮层**（cell cortex）的动态网状结构，该结构极大地增加了细胞膜的韧性与强度，是细胞形态维持的重要结构。

细胞中还有一种由肌动蛋白丝和肌球蛋白Ⅱ丝组成的可收缩稳定丝束结构——**应力纤维**（stress fiber）。应力纤维具有肌节结构，其一端连接于穿膜整联蛋白，常与细胞长轴平行排列，并贯穿细胞长轴的两端，不仅与细胞运动密切相关，而且可加大细胞的强度和韧性，赋予了细胞对其表面张力的抵抗能力，从而保证了细胞形态的维持。

另外，密集存在于小肠上皮细胞游离面的**微绒毛**（microvilli），也为聚集成束的微丝及相关的微丝结合蛋白相互作用共同形成的一种特殊结构。

2. 参与细胞质运动

作为微丝的一种特殊存在形式，由 F 肌动蛋白、原肌球蛋白和肌钙蛋白共同组成的**细肌丝**（thin filament）是肌原纤维的主要结构组分；细胞的胞质环流、变形运动、胞质分裂等多种细胞质运动都与微丝有着极其密切的关系。

此外，微丝还具有许多尚待探明的重要功能。例如，在细胞的形态发生、细胞的分化、组织的形成、

细胞的信号传递等方面，微丝的作用近年来也已受到 广泛的关注。

第三节 中间纤维

中间纤维，又称为中间丝，是细胞骨架纤维中最复杂的一种。30多年前，人们在哺乳动物细胞质中发现了这种直径为10nm左右的纤维，并因其介于粗肌丝和细肌丝之间而得名，但也有人理解为其直径介于微管和微丝之间，故称之为中间纤维。

一、中间纤维的类型

组成中间纤维的成分极为复杂，而且有严格的细胞类型分布，依其组织来源及免疫原性的不同，一般将中间纤维分为5种类型。

1. 角蛋白丝

角蛋白丝（cytokeratin filament）存在于上皮细胞或外胚层起源的细胞中。**角蛋白（keratin）**亚基含19～22种多肽，分子质量为40～68kDa。

2. 结蛋白丝

结蛋白丝（desmin filament）存在于成熟的肌细胞中，仅含一种多肽，相对分子质量为53×10^3。

3. 波形蛋白丝

波形蛋白丝（vimentin filament）含有波形蛋白一种多肽，分子质量为55kDa。波形蛋白丝主要见于间质细胞和中胚层起源的细胞中，如成纤维细胞、

结缔组织细胞、软骨细胞、红细胞及淋巴管上皮细胞等，但是各种细胞在体外培养时均会有波形蛋白丝的出现。

4. 神经胶质丝

神经胶质丝（neuroglial filament）出现在神经组织的胶质细胞中，作为星形胶质细胞分化标志的特异性**胶质原纤维酸性蛋白（glial fibrillary acidic protein，GFAP）**，多肽的相对分子质量为51×10^3。

5. 神经丝

神经丝（neurofilament）存在于神经细胞轴突中，由3种特定的**神经丝蛋白（neurofilament protien，NFP）**亚基NF-L、NF-M、NF-H组装而成，这3种蛋白质亚基的相对分子质量分别为67×10^3、150×10^3和200×10^3。

近年来，随着对各类中间纤维蛋白的氨基酸组成及氨基酸顺序的分析及揭晓，又提出了中间纤维组分新的分类体系，据此，将其划分归纳为表9-1所列的几种主要类型。此外，尚有**晶状体蛋白（phakinin）**、**晶状体丝蛋白（filensin）**，sepitins A、B、C；minorl lens IFP 和 non-a-IFA 等多种分类未定的中间纤维蛋白类型。

表 9-1 脊椎动物细胞内中间纤维蛋白的主要类型及分布

类型	相关蛋白	分子质量 / kDa	主要分布的组织细胞
I	酸性角蛋白（acidic keratin）	40～60	表皮细胞
II	中性/碱性角蛋白 (neutral or basic keratin)	50～70	表皮细胞
III	波形蛋白 (vimentin)	54	间充质来源细胞
	结蛋白 (desmin)	53	肌肉细胞
	外周蛋白 (peripherin)	57	中枢神经元、外周感觉神经元
	胶质原纤维酸性蛋白 (glial fibrillary acidic protein)	51	神经胶质细胞
IV	神经丝蛋白 (neurofilament protein)	67	
	NF-L	150	神经细胞
	NF-M	200	
	NF-H		
V	核纤层蛋白 (lamin)	70	
	核纤层蛋白 A	67	各种组织细胞
	核纤层蛋白 B	60	
	核纤层蛋白 C		
VI	神经干细胞蛋白 (nestin)	200	神经干细胞、上皮细胞

二、中间纤维的分子结构和组装

尽管中间纤维的蛋白质组分及其类型复杂而多样，但是，由于它们均来自于同一基因家族，因此相互之间具有较高的同源性和极为相似的分子结构特征，其组装形式也颇具相同之处。

（一）中间纤维蛋白的分子结构

中间纤维蛋白单体是中间纤维的基本组成单位。所有中间纤维蛋白分子多肽链都可被区分为非螺旋化的头（N端）、尾（C端）和α螺旋化的中间段3个区域。

α螺旋区约含310个氨基酸残基，该区氨基酸顺序的同源性在同型中间纤维中可高达70%～90%，在非同型中间纤维之间则往往＜30%。

从结构上来看，α螺旋区可划分为两个部分，即长度各为22nm左右的螺旋Ⅰ区和螺旋Ⅱ区，二者之间通过1个短的L_{12}片段（约17个氨基酸残基）相连接。螺旋Ⅰ区和螺旋Ⅱ区又各自含有2个螺旋亚区和1个短的连接片段，依次为ⅠA（35个氨基酸残基）、ⅠB（101个氨基酸残基）、ⅡA（19个氨基酸残基）、ⅡB（121个氨基酸残基）、L_1（10个氨基酸残基）及L_2（8个氨基酸残基）。L_1是介于ⅠA和ⅠB螺旋亚区间的连接片段，而ⅡA和ⅡB螺旋亚区间则通过L_2相连接。

各类不同中间纤维蛋白分子的差异，主要体现为其非螺旋化的头、尾两端的氨基酸顺序和肽链长度的不同。每一个特定类型的中间纤维蛋白，其头、尾部也由不同的亚区构成，包括H亚区（同源区）、V亚区（可变区）和E亚区（末端区）。中间纤维蛋白分子多肽链结构模式如图9-8所示。

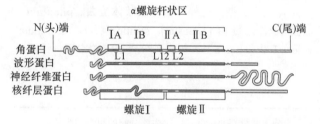

α螺旋杆状区

图 9-8　中间纤维蛋白分子多肽链结构模式图

如此两条多肽链，其对应的α螺旋区相互缠绕，形成长为40～50nm的双股超螺旋二聚体**杆部（rod）**结构。此为中间纤维**主干（backbone）**组装的结构基础，也是不同类型中间纤维蛋白分子共同的结构特征。

（二）中间纤维的组装

中间纤维的组装过程及特点可归纳如下。

1. 双股超螺旋二聚体结构的形成

由2条多肽链以其对应的α螺旋区形成双股超螺旋二聚体结构是中间纤维组装的第一步。各类角蛋白一般形成**异二聚体（heterodimer）**；而波形蛋白、结蛋白、胶质纤维酸性蛋白、神经中间纤维蛋白及神经元纤维蛋白等则常常以相同的分子组装为**同二聚体（isodimer）**。

2. 四聚体的形成

中间纤维组装的第二步是由2对二聚体结合形成**四聚体（tetramer）**。四聚体被认为是中间纤维解聚的最小亚单位。在四聚体中，2个二聚体以反向平行、半分子长度交叠的形式排列结合。虽然并不排除它们顺向平行排列的可能，但是，中间纤维两端对称的非极性整体结构特征，似乎可从反向平行排列模式得到更合理的解释。至于半分子交叠，到底是发生在四聚体内，还是发生在四聚体之间，目前仍无定论。

3. 原纤维的形成及中间纤维最终的组装

中间纤维进一步的组装形式尚不十分确定，其可能的机制是：首先，不同的四聚体彼此顺序连接形成原纤维；其次，每2个原纤维聚集成一根亚丝；最后，由4根亚丝构成直径约10nm的圆柱状纤维，即中间纤维。中间纤维的组装模型如图9-9所示。

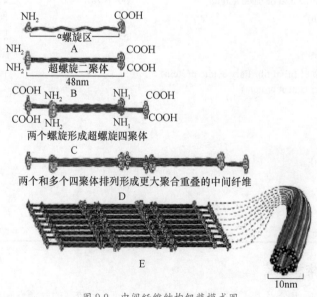

图 9-9　中间纤维结构组装模式图

（三）中间纤维组装的相关条件及影响因素

中间纤维的离体组装不需要核苷酸参加，不依赖于蛋白质的浓度，无需结合蛋白的辅助，也不受温度变化的影响，但是，一些中间纤维在低离子强度和微碱条件下有明显的解聚。

在细胞内组装时，中间纤维蛋白绝大部分处于组装状态，很少有游离的单体存在。而且，其组装都是紧贴在聚集于细胞核旁边的多聚核糖体上进行的。至于中间纤维是以可溶性前体的形式，还是以新形成的蛋白质链的形式加到骨架上去的，尚有不同看法。

中间纤维蛋白二聚体的双股超螺旋杆部区形成中间纤维的核心，而其非螺旋化的头、尾末端大多凸出于核心之外，可能具有稳定中间纤维和连接其他结构的作用。

用可使微管或微丝降解的特异性试剂（如秋水仙碱或细胞松弛素B）处理细胞，除可见波形蛋白纤维发生位移聚集于细胞核周缘之外，其他类型的中间纤维仍保持原有的分布状态和结构。

三、中间纤维结合蛋白

中间纤维结合蛋白（intermediate filament associated protein，IFAP）本身并非中间纤维结构的组分蛋白，而且中间纤维的组装也无需结合蛋白的辅助。但是，中间纤维结合蛋白在结构上却与中间纤维有着密切的联系，它们或紧密或松散地结合于中间纤维的不同部位，充当细胞内中间纤维超分子结构的调节者。

目前，已发现的中间纤维结合蛋白有10多种，也了解到其中某些蛋白质的主要功能。例如，可在中间纤维与微丝、微管之间形成横桥的**凝集素（lectin）**蛋白；能把中间纤维锚定于桥粒之上的IFAP300和维持角蛋白纤维与桥粒连接的大泡性类天疱疮抗原（bullous pemphigoid antigen 1，BPAG1）；可使角蛋白纤维聚集的**丝聚蛋白（filaggrin）**等。

此外，对中间纤维结合蛋白质的研究还发现，该类蛋白质不仅具有其表达细胞的专一性特点，而且某些中间纤维结合蛋白的表达往往与细胞的发育和功能状态相关。例如，丝聚蛋白的表达是角质化细胞分化的特异性标志。

四、中间纤维的主要功能

中间纤维的类型复杂而多样，对其功能的了解也尚欠确切与全面，尽管如此，它们在细胞生命活动中的重要性却是毋庸置疑的。多年来的研究，已为最终全面地认识和揭示中间纤维的功能作用积累了较为丰富的资料，大致归纳为以下几点。

（1）支架作用，特别是对细胞核的定位和固定。

（2）与细胞内微丝、微管一起发挥物质的定向运输作用。

（3）参与细胞连接装置的构成。

（4）与mRNA的运输有关，并对mRNA的细胞内定位和翻译有决定性的作用。

（5）不以纤维形式存在的中间纤维蛋白，可作为一种信息分子或信息分子的前体，参与细胞内的信号转导过程，影响DNA的复制和转录。

第四节　细胞骨架组分的衍生结构

较为复杂的结构，相对完善的内部功能分化，是真核细胞区别于原核细胞的主要标志之一。在真核细胞中，尚存在着一系列在其起源、结构和功能上与细胞骨架系统密切相关的衍生细胞器。

一、中心体和中心粒

1876年Van Beneden在观察细胞的有丝分裂过程时，首次发现了**中心体（centrosome）**。它经常出现于动物及低等植物细胞中。光学显微镜下观察到的中心体是一种复合构造，包括位于中央的**中心粒（centriole）**和包围在中心粒外周的**中心球（centrosphere）**两部分，一般只有在细胞进行有丝分裂时才可明显地观察到中心体。

（一）中心粒的亚微结构

电子显微镜观察中心体，显示其核心结构为中央部位一对相互垂直的短筒状小体——中心粒，而光学显微镜下所看到的中心球，实际上只是存在于中心粒周围、具有较高电子密度的一些无定型基质。

中心粒的直径为0.16～0.26μm，其长度为0.16～2.0μm。由于中心粒总是成对地出现，且彼此呈垂直排列，因此，有人将之合称为**双心体（diplosome）**。

如图9-10所示，中心粒横断面显示其亚微结构为：9束三联微管相互斜向环列似风车的旋翼，形成了筒状小体壁的主体结构；在三联微管的束与束之间及壁的周围往往充满了无定型的电子致密物质——**中心体基质（centrosome matrix）**，由于中心体基质环绕于中心粒周围，因此也被称为**中心粒周物质（pericentriolar material，PCM）**。

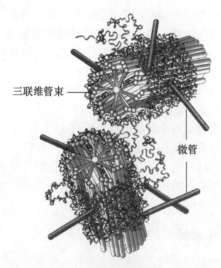

图 9-10　中心粒亚微结构示意图

（二）中心体和中心粒的功能

中心体是低等植物和动物细胞中的微管组织中心，在细胞分裂间期，位于细胞核附近；在有丝分裂期，经过倍增后移向细胞两极，并由此生长出许多微管形成纺锤体。中心粒的功能一般被认为与微管蛋白的合成及微管的聚合有关，并参与细胞的有丝分裂过程。同时，由于中心粒存在 ATP 酶，因而可能与细胞能量代谢相关联，为细胞运动和染色体移动提供能量。

（三）中心粒的起源

在细胞周期的 DNA 合成期（S）之前，中心粒为一对，在 S 期加倍。其大致过程为：成对的中心粒先分离，然后由每个中心粒的一端，垂直地芽生出一个小的中心粒，称之为原中心粒（procentriole）。原中心粒在其产生时，最初先形成只有 9 个单套的微管环，

也即先形成每一个三联微管中最内侧的一个，再依次由内向外形成第二个和第三个，最后，在此基础上进一步延长。

中心粒的形成不同于线粒体和叶绿体，无需既成的模板，在一些没有中心粒的细胞也可以自我发生。

中心粒位于核膜附近的细胞质中。细胞分裂时，随着分布于细胞质中所有微管的全部消失，在中心粒周围开始形成呈放射状排列、由短的微管组成的星体。倍增后两对中心粒的分离，决定了细胞分裂的极性，它们之间微管的延长则形成了纺锤体。

二、鞭毛和纤毛

鞭毛（flagellae）和纤毛（cilia）是细胞表面具有运动功能的细胞特化结构。二者的形态虽然有所差异，但基本结构完全相同。通常，将少而较长的称为鞭毛，多而较短的称为纤毛。现以纤毛为例，概要介绍它们的主要结构特征和运动机制。

（一）纤毛的形态结构

纤毛长为 5～10μm，直径为 0.3～0.5μm；其长轴从结构上可分为毛部、基体和根丝 3 个组成部分。毛部（shaft）是伸出于细胞外面的部分；基体（basal body）与毛部连接，埋藏在膜下细胞质内；根丝（rootlet）是由基体生出的一条细丝，伸入细胞质内部，或长或短，依种类不同而异。

纤毛外围包裹着一层细胞膜，其中柱由基质和埋藏于其中的一些平行的轴丝（axoneme）组成。高分辨电子显微镜观察横断面，可见这些轴丝实质上是 9 组直径为 22～24nm 的微管，它们相互隔一定的距离而规则环绕排列（图 9-11A）。

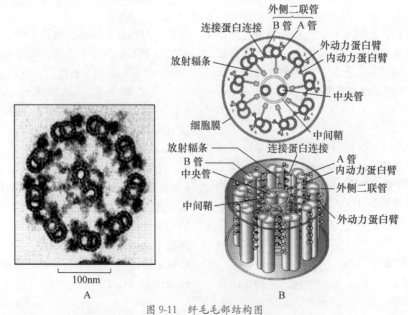

图 9-11　纤毛毛部结构图

A. 纤毛毛部横断面电子显微镜图；B. 纤毛毛部横断面结构模式图

构成毛部轴丝的主要结构组分是9组外周二联微管和一对以单管形式存在中心微管。每组外周二联微管中的一条电子致密度较高，称为**亚微管A**（**submicrotubule A**）；另一条电子致密度较低，称为亚微管B。亚微管A具有2个由动力蛋白构成的短臂结构，长约15nm、粗约5nm，伸向与之相邻近的一组二联管的B管。一对中央管外围有**中心鞘**（**central sheath**），中心鞘与每一组周围的二联微管之间均有称为**辐射丝**（**radia spoke**）的细丝连接（图9-11B）。

在纤毛毛部与基体部之间存在一个缺少中心鞘及中心微管的过渡结构（图9-12），基体由9组三联微管构成，其与中心粒同形、同源，二者在某些时候可以相互转变。

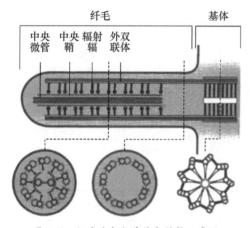

图9-12　纤毛毛部与基体部结构示意图

（二）纤毛与鞭毛的主要化学成分

纤毛含有多种蛋白质，较为重要的有微管蛋白和动力蛋白。微管蛋白是构成周围微管的蛋白质。**动力蛋白**（**dynein**）是一种具有ATP酶活性的巨大蛋白质复合体，由2条重链、4条轻链、3条或4条中间链组成。超速离心后被分为14S和30S两部分，是构成周围微管上短臂的蛋白质。它们的作用是变化学能为机械能，使纤毛或鞭毛运动。在合适的生理条件下，分析动力蛋白的三磷酸腺苷酶活力，测知每个动力蛋白分子能水解11～35个ATP分子/s，也即纤毛或鞭毛在一次摆动中，每一个动力蛋白分子约能水解1分子ATP。有人认为，动力蛋白可能执行着与肌球蛋白相似的功能，但它们的理化性质并不相同。

一些先天性精子不动症患者精子中的微管，以及呼吸道感染（气管炎、鼻窦炎、肺炎和感冒等）患者呼吸道上皮纤毛的微管，都缺乏动力蛋白，致使精子不能游动，纤毛也不能运动，从而影响其生育和呼吸道的清除能力。

另外，用蛋白酶处理存在于二联体亚微管连接处的**连接蛋白**（**nexin**），可以消化二联体之间连接和辐射丝，证明它们二者皆为蛋白质成分。

（三）纤毛和鞭毛的运动

纤毛和鞭毛尽管其组成及结构形式相似，也都执行细胞的运动功能，但是，二者在运动形式上却并非完全相同，前者为**双向波动**（**biphasic beating**），即由快速的有效拍击和慢速的回复拍击组成；而后者则表现为一种均匀的波动形式。

关于纤毛和鞭毛的运动机制，Peter Satir曾提出一个滑动模型。该假说认为，纤毛的运动，是在有ATP存在的条件下由相邻的二联体微管间相互滑动所致。其大致过程是：微管短臂动力蛋白头部与相邻亚微管B接触，促使动力蛋白结合的ATP水解产物释放，并引起动力蛋白头部角度的滑动改变；随之，新结合的ATP使短臂动力蛋白头部与亚微管B脱离接触；接着，ATP水解，所释放的能量使短臂动力蛋白头部角度复原；然后，带有水解产物的短臂动力蛋白头部再次与亚微管B上的另一位点结合，开始新一轮的循环（图9-13）。

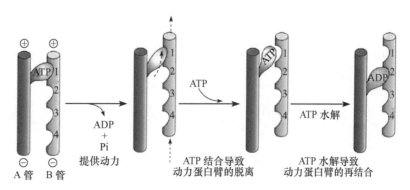

图9-13　纤毛运动的滑动假说图解

按照滑动假说，纤毛运动始于短臂动力蛋白与ATP的作用，而放射状辐射丝和亚微管连接蛋白的作用也至为关键，正是由它们将相邻二联微管间的相互滑动转换为纤毛的弯曲运动的。因为，当用胰蛋白酶消化这些连接蛋白后，从纤毛或鞭毛分离到的轴丝就丧失了传播波动运动的能力。

第五节　细胞骨架与医学

一、微管异常与细胞病理

许多细胞病理状态往往伴随着微管的异常。例如，老年痴呆，即**阿尔茨海默病（Alzheimer's disease）**，患者除脑神经元细胞中发现有大量扭曲变形的微管之外，同时可见患者脑脊液中 Tau 蛋白含量显著增高。其可能的病理机制之一是：微管蛋白与微管相关蛋白以高磷酸化方式结合，形成稳定的 Tau 蛋白，使微管聚合受阻，进而影响细胞内的物质运输，从而导致神经元营养代谢障碍，引发痴呆症状。

荧光抗体技术证明，长期传代的癌变细胞微管显著减少，而微管的减少是恶性转化细胞的重要特征之一。

纤毛不动综合征（immotile cilia syndrome）是一类具有先天性缺陷的人类遗传病，该病的主要临床症状表现为呼吸道感染及男性不育。其发病原因大多是由于纤（鞭）毛结构中具有 ATP 酶活性的动力蛋白臂缺陷或缺失，造成气管上皮组织细胞纤毛运动麻痹和精子尾部鞭毛不能运动所致。

此外，尚有研究证实，病毒感染的细胞中可观察到微管明显增多并且与病毒具有很强的亲和力。

二、中间纤维与医学

不同类型的中间纤维分布于不同类型的细胞中，因此，可作为细胞类型区分的特征性标志之一。绝大多数肿瘤细胞通常继续表达其来源细胞的特征性中间纤维类型，即便在转移后仍然如此。据此，可将之作为肿瘤诊断和分类鉴别的工具。1984 年就建立了主要人类肿瘤类群的中间纤维目录，并且可较容易地获得各种高度特异性中间纤维单克隆抗体。这就使中间纤维的分析不仅成为一种可能，而且是可行的肿瘤临床鉴别与诊断方法。表 9-2 列出了不同中间纤维蛋白在细胞、组织、肿瘤中的表达。

表 9-2　不同中间纤维蛋白在细胞、组织及肿瘤中的表达

中间纤维种类	阳性细胞种类	阳性肿瘤细胞类别
角蛋白	角化和非角化上皮	癌
波形蛋白	间叶细胞，如成纤维细胞、软骨、内皮细胞等	非肌肉瘤、淋巴瘤、黑色素瘤
结蛋白	横纹肌、平滑肌	横纹肌肉瘤、平滑肌肉瘤
胶质细胞原纤维酸性蛋白	星型细胞、格曼氏神经胶质细胞	胶质细胞瘤
神经原纤维蛋白	中枢神经元、周围神经元	神经母细胞瘤、神经节母细胞瘤、嗜铬细胞瘤

中间纤维的显微技术与羊膜穿刺等方法联合应用，对某些先天性畸形具有一定的辅助诊断意义。如果羊水中含有胶质纤维或神经纤维的细胞，则提示胎儿可能具有中枢神经系统的畸形。该技术也可用于某些心肌或骨骼肌疾患的诊断。

在许多病理情况下，如酒精中毒者的肝细胞、早阿尔茨海默病患者的神经细胞，常常可观察到中间纤维的异常。近年来有研究揭示，人类多种遗传性疾病与中间纤维蛋白基因的突变密切相关。

复习思考题

1. 何谓细胞骨架？细胞骨架的构成包括哪些主要组分？
2. 细胞骨架各结构组分在细胞生命活动中具有哪些重要的功能？

（西安交通大学　宋土生）

第十章 细 胞 核

细胞核是细胞生命活动的调控枢纽，也是蕴藏和控制遗传信息的中心。它的出现是生物进化历程中的一次飞跃，是真核细胞结构完善的主要标志。细胞在进化中出现细胞核，使遗传物质与细胞质有了分隔，遗传信息的转录和翻译两个环节在时间上和空间上得以分离，从而确保了真核细胞基因表达的准确和高效。

细胞核的形态、大小、位置和数目因细胞类型不同而异。一般细胞核的形态与细胞的形态相适应，在球形、柱形的细胞中，细胞核的形态多呈圆球形或椭圆形；在细长的肌细胞中细胞核呈杆状；哺乳动物中性粒细胞的细胞核呈分叶状；形态不规则的细胞核可呈杆状、折叠状或锯齿状。细胞核的大小在不同生物和不同生理状态下也有所不同，幼稚细胞的细胞核较大，成熟细胞的细胞核小，高等动物的细胞核直径一般为 5 ~ 10μm。一个真核细胞通常只有一个细胞核，但肝细胞、肾小管细胞和软骨细胞有双核，破骨细胞可有 6 ~ 50 个细胞核，骨骼肌细胞可有数百个细胞核。

细胞核通常位于细胞的中央，但也有偏于细胞的一端，如腺细胞，而在脂肪细胞中，细胞核被脂滴挤到边缘。

细胞核与细胞质的体积之间存在一定的关系，可用**核质指数（nucleoplasmic index，NP）**表示：

$$NP = \frac{V_n}{V_c - V_n}$$

式中，V_c 为细胞体积；V_n 为细胞核体积。

一般来说，细胞核占细胞体积的 10%，但与细胞类型、发育时期、生理状况等有关。例如，淋巴细胞、胚胎细胞和肿瘤细胞的核质指数较大，而表皮角质细胞、衰老细胞的核质指数则较小。在细胞生活周期中，细胞核有两个不同时期，即分裂间期和分裂期。在间期才能观察到细胞核的全貌。电子显微镜下的间期细胞核具有精细而复杂的结构，典型的间期细胞核包括核膜、核纤层、核基质或核骨架、染色质和核仁（图 10-1）。

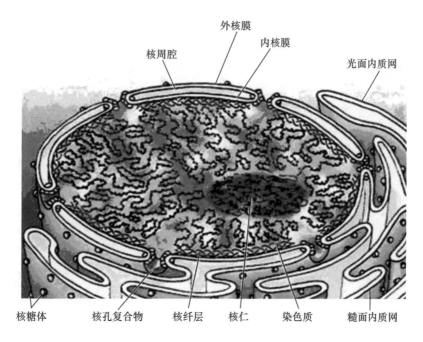

图 10-1 细胞核的形态结构（引自 Cooper，2000）

第一节 核 膜

核膜又称为**核被膜（nuclear envelope）**，是整个内膜系统的一部分。核膜的产生是细胞区域化的结果，它将核物质围于一个相对稳定的环境，成为相对独立的系统。

一、核膜的化学成分

核膜中，蛋白质占 65% ～ 75%，脂类次之，此外可能还有少量的 DNA 和 RNA。

通过电泳分析可鉴别出核膜含有 20 多种蛋白质，包括组蛋白、基因调节蛋白和酶类。核膜所含酶类与内质网所含酶类极为相似。例如，内质网的标记酶 G6PD 也见于核的内外膜；与电子传递有关的酶，如 NADH 细胞色素 c 还原酶、NAD 细胞色素 b_5 还原酶、NADPH 细胞色素 c 还原酶、细胞色素 P450 等，均见于内质网和核膜上，说明两者在酶成分上具有相似性，但其浓度有差异。

核膜中所含的脂类也与内质网所含脂类相似。例如，含有不饱和脂肪酸卵磷脂和磷脂酰乙醇胺，此外还有胆固醇、甘油三酯等，但浓度有差别，核膜所含的不饱和脂肪酸浓度较低，胆固醇及甘油三酯的浓度则较高。这些结构成分也说明核膜与内质网有密切的关系。

二、核膜的亚微结构

电子显微镜下，核膜包括内、外两层膜，核周间隙，核孔复合体等结构。

（一）内、外层核膜

核膜是由两层单位膜组成的双层膜，内、外层核膜基本上平行排列。外层核膜在形态和生化性质上与细胞质中的糙面内质网膜相近，并且与糙面内质网膜是相连的，其外表面也常附着核糖体颗粒。可以认为外核膜是内质网膜的特化区域，从而进一步理解核膜的出现是整个膜系统区域化作用的结果，是细胞中膜系统的一部分。

核膜的面积常随细胞功能变化而迅速扩大或缩小。例如，静止细胞开始大量合成 RNA 或 DNA 时，核膜面积迅速扩大。在细胞有丝分裂过程中，核膜能快速崩解形成核膜小泡，然后互相融合构成新的核膜。

（二）核周间隙

内、外两层核膜之间有宽为 20 ～ 40nm 的腔隙，称为**核周间隙（perinuclear space）**，其与内质网腔有临时通道。其中散布着某些纤维、晶状沉淀物、脂滴、

电子致密的各种物质及酶等。核周间隙是细胞质和细胞核之间物质交流的重要通道。双层膜结构分别与核质或细胞质中的组分发生相互作用，而核周间隙则成为它们中间的缓冲区。

（三）核孔复合体

所有真核细胞的核膜都分布着许多由内、外两层核膜融合形成的小孔，称为**核孔（nuclear pore）**。核孔在核膜上的密度一般为 35 ～ 65 个 /μm^2。一个典型的哺乳动物细胞核膜上约有核孔 3000 ～ 4000 个。核孔的数目、疏密程度和分布形式在各个细胞中有很大的变化。一般来说，合成功能旺盛的细胞其核孔数目较多。例如，有核红细胞和淋巴细胞核孔数为 1 ～ 3 个 /μm^2，这些细胞是高度分化、代谢低而不增殖的细胞；在高度分化但代谢活跃的细胞，如肝脏、肾脏、脑等细胞中，核孔数为 12 ～ 20 个 /μm^2；唾液腺细胞核孔数高达 40 个 /μm^2。

电子显微镜下，核孔是一个复杂且有规律的盘状结构体系，称为**核孔复合体（nuclear pore complex）**。

关于核孔复合体的结构已有多种模型，其中捕鱼笼式（fish trap）模型较有代表性。该模型的基本要点包括以下几点：①朝向细胞质面与外核膜相连的胞质环上对称分布着 8 条纤维；②朝向核基质与内核膜相连的核质环上也对称分布着 8 条纤维，末端交汇成篮网样结构；③核孔中央跨膜糖蛋白组成的中央栓有助于核孔复合体锚定于核膜上；④环形成分向中央伸出 8 个圆锥状的辐（spoke），呈辐射状对称，可把胞质环、核质环、中央栓连接在一起（图 10-2）。

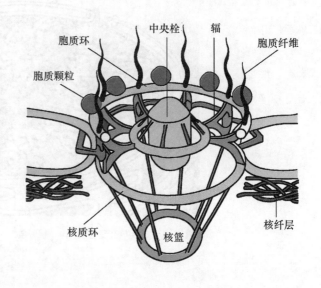

图 10-2 核孔复合体结构模型（引自 Alberts et al., 1998）

三、核膜的功能

核膜一方面作为细胞核和细胞质的界膜，可以稳定细胞核的形态和成分；另一方面它还控制着细胞核和细胞质之间的物质交换。此外，在生命物质合成和细胞分裂中，核膜也有一定的作用。

（一）区域化作用

真核细胞的核膜作为细胞核与细胞质的界膜，使细胞核有了相对稳定的内环境，进行细胞核内代谢，而且核膜的出现，使 DNA 复制、RNA 转录与蛋白质合成分隔进行，对真核细胞的进一步演化具有重要的意义。

原核细胞因无核膜，RNA 转录与蛋白质合成均在同一时间、同一空间中进行，即当 RNA 分子的 3′端尚处于转录过程中时，5′端就已被核糖体结合并开始了蛋白质的合成。因此，RNA 转录本被翻译成蛋白质之前无法得到改变和修饰。而在真核细胞中，由于核膜的出现，RNA 转录和蛋白质合成得以在时间上和空间上分开，即细胞核内转录的前体 RNA 需先进行加工修饰后，才输入细胞质中指导和参与蛋白质的合成。核膜的出现及其区域化作用可以说是细胞进化的一个关键步骤。

（二）控制细胞核与细胞质的物质交换

1. 通过核孔复合体的被动扩散

每一个核孔复合体含有一到多个开放的水通道，小的水溶性分子（有效直径为 9nm 左右）、一些离子可通过其进行被动自由扩散，分子质量为 5000Da 以下的有机小分子，如单糖、氨基酸、核苷和核苷酸原则上可以自由通过核膜。核膜对某些离子，如 Na^+ 则有一定的屏障作用。

2. 核孔复合体的主动运输

核孔的大小限制了细胞质内许多大分子物质、颗粒和纤维进入细胞核。分子质量较大的物质，则要通过核孔复合体进行主动运输。例如，DNA 和 RNA 聚合酶（分子质量为 $1×10^5 \sim 2×10^5$ Da）在细胞质合成后，通过核孔复合体进入细胞核，而细胞核内新合成的核糖体亚单位和 mRNA 通过核孔复合体从细胞核输出。

（1）核蛋白质的运输。把核内提取的蛋白质注射到细胞质中，即使是很大的蛋白质分子，仍可以重新聚集在细胞核内。例如，**核质蛋白（nucleoplasmin）**是一种核内蛋白质，可以被酶切成头、尾两部分，放射性核素标记后，用显微注射法把它们分别注入非洲爪蟾卵母细胞的细胞质中，电子显微镜下可见核质蛋白的尾部在细胞核内出现，而其头部仍留在细胞质中。把直径为 20nm 的胶体金颗粒用尾部包裹，虽然它们的直径已大大超过核孔的直径，电子显微镜下仍可观察到胶体金颗粒从核孔中通过进入细胞核内（图

10-3）。这一实验表明，核质蛋白的尾部具有某种信号，能与核孔边缘的受体结合，使核孔暂时性扩大，允许较大的蛋白质进入细胞核。

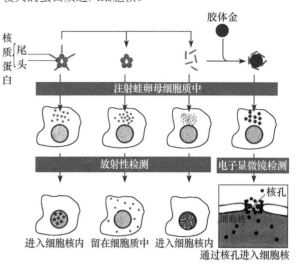

图 10-3　核质蛋白有选择地通过核孔复合体的实验
（引自 Alberts et al., 1989）

引导蛋白质选择性地输入到细胞核内的信号称为**核定位信号（nuclear localization signal，NLS）**，它首先在 SV40 病毒的 T 抗原中被发现。T 抗原是一种大分子质量（90kDa）的蛋白质，是病毒 DNA 在宿主细胞的细胞核内复制所必需的。正常情况下，T 抗原在细胞质中合成后即进入细胞核内。因为在编码 T 抗原的多肽中有一个七肽的入核信号，它可以与核孔复合体上的特异受体结合，并主动输入细胞核内。但若该入核信号顺序中有一个氨基酸残基发生突变，突变的蛋白质就不能通过核孔复合体输入细胞核内。采用 DNA 重组技术，已经阐明了许多核蛋白质具有核定位信号。这种信号通常是一小段含有 4～8 个氨基酸的短肽序列，可以位于蛋白质的任何部位。核定位信号在不同的核蛋白中有差异，但都富含带正电荷的赖氨酸和精氨酸，且一般都含有脯氨酸。有的核蛋白含有多个核定位信号。

（2）生物大分子的双向运输。细胞核内合成的 RNA（mRNA、rRNA、tRNA）和核糖体亚基等必须输出到细胞质中。这些颗粒的直径达 15nm，如何通过只有 9nm 直径的核孔通道呢？似乎存在着一种主动运输机制。与核蛋白输入细胞核内实验相似，用直径为 20nm 的胶体金颗粒包被小 RNA 分子（tRNA 或 5S RNA），然后注入蛙的卵母细胞核中，可见它们迅速地通过核孔复合体输入细胞质中。但若把它们注入细胞质中，则仍停留在细胞质中，不能穿过核孔复合体进入细胞核内。这似乎说明核孔复合体除了有识别核定位信号的受体外，尚有 1 个或多个识别 RNA 分子（或与 RNA 结合的蛋白质）的受体。当核孔复合体被这种受体占

据时，就可以向细胞质方向运送物质。

核孔复合体对生物大分子的运输是双向的。如果把一套用 RNA 包裹的胶体金颗粒注射到蛙卵细胞核内，把另一套用核输入信号肽包裹的胶体金颗粒注射到同一细胞的细胞质，可以在同一个核孔复合体中观察到双向运输。

（三）合成生物大分子

核膜的外层结构与糙面内质网相似，膜上附着核糖体和多核糖体，多核糖体是合成蛋白质的基本功能单位，因此核膜与蛋白质合成有关。最近用免疫电子显微镜技术发现，抗体的形成首先在核膜外层出现。核周间隙中还分布有多种结构蛋白和酶，可以合成少量的膜蛋白、脂质及组蛋白等。另有报道认为核膜可合成糖类。

（四）在细胞分裂中参与染色体的定位和分离

在细胞分裂间期，可观察到染色质紧贴于核膜内面。细胞分裂前期，当染色质螺旋化形成染色体时，可见染色体紧贴在核膜内面的一定区域并随不同物种而有其特异性。细胞分裂后期，核膜崩溃并形成断片或小泡，分散于细胞质中。有人认为，分散于细胞质中的断片或小泡与染色体片段相连，为细胞分裂末期核膜的重新形成打下基础。

在减数分裂早期，联会复合体形成，成对染色体的末端附着在核膜内面。有人提出，核膜与染色体在细胞中的定位有一定的关系，尤其在减数分裂中，核膜与染色体平均分配到细胞核的两极有关。

四、核纤层

核纤层（nuclear lamina）是指附着于内核膜下高电子密度的纤维蛋白网，在细胞核内与核骨架相连，在细胞核外与中间丝相连，形成贯穿于细胞核和细胞质的骨架体系。核纤层的厚度随细胞种类的不同而有所差异，在多数细胞中，其厚度为 10～20nm。核纤层在高等真核细胞的间期细胞核中普遍存在，而在分裂期核纤层解体并以单体形式存在于细胞质中。

（一）核纤层的组成成分

核纤层蛋白（lamina）是组成核纤层的主要成分，其分子质量为 60～70kDa，是中间纤维蛋白超家族成员。哺乳动物细胞和鸟类细胞的核纤层蛋白有 A、B、C 3 种类型，均有亲膜结合作用。研究证明，核纤层蛋白 A 与核纤层蛋白 C 是同一基因转录成 mRNA 后经过不同剪接而形成的亚型。因此，核纤层蛋白分为两类：A 型核纤层蛋白（包括核纤层蛋白 A 和 C）与B 型核纤层蛋白（核纤层蛋白 B）。核纤层蛋白 B 经转录修饰后在羧基端添加了脂肪酸，可帮助其插入到核膜的内脂层，与膜的结合能力最强。

通过对核纤层蛋白氨基酸序列的分析发现，它们与中间纤维具有较高的同源性，都具有 N 端的头部结构域、卷曲螺旋的杆状结构域和球状的尾部结构域。杆状结构域是高度保守的 α 螺旋区，介导核纤层蛋白二聚体的形成；头部和尾部的相互作用可促使核纤层蛋白多聚化及更高级结构的形成。

核纤层蛋白主要分布于核膜边缘，但它们也可形成稳定的复合体，在核内聚集成点状结构或分散存在。

（二）核纤层的主要功能

1. 维持核膜的形态与染色质的核周锚定

核纤层与核骨架及穿过核膜的中间纤维相连，支撑核被膜并可提供染色质的核周锚定位点，对维持核孔的位置、细胞核的形态和染色体的高度有序性有重要作用。

2. 与核膜重建及染色质凝集关系密切

在细胞分裂过程中，核膜的崩解和重建与核纤层蛋白磷酸化水平的周期性改变密切相关。在细胞分裂前期，**促成熟因子（maturation promoting factor，MPF）**作用于核纤层蛋白，使其高度磷酸化而解聚，核膜崩解成核膜小泡，其中核纤层蛋白 B 因与核膜具有较强的结合力而与核膜小泡结合，核纤层蛋白 A 和核纤层蛋白 C 则溶于细胞质中；在分裂末期，核纤层蛋白去磷酸化不能重新聚合组装，引导核膜小泡相互融合并包绕染色体，形成新的核膜。核纤层在细胞周期的解聚和重组与染色质的螺旋化和解螺旋有关。在细胞分裂间期，核纤层内表面有与染色质结合的特殊位点，可阻止染色质螺旋化不能形成染色体（图10-4）。细胞分裂前期，核纤层解聚，染色质可螺旋化而形成染色体。研究表明，将微量核纤层蛋白的抗体注射入分裂细胞，不仅可抑制分裂末期核纤层的重新装配，而且可阻断分裂末期染色体的解旋而使其保持在凝聚状态。

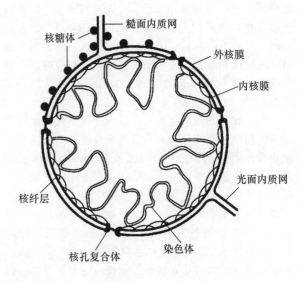

图 10-4　核纤层的结构及作用

3. 参与细胞核的构建与 DNA 复制

研究发现，从来源于中国仓鼠卵巢（CHO）分裂细胞的非细胞体系中选择性地去除核纤层蛋白，可广泛抑制核膜和核孔复合体围绕染色体的组装，说明核纤层对间期细胞核的组装具有决定性作用；同时，缺乏核纤层的细胞核不能进行 DNA 复制，从另一个侧面反映了核纤层在 DNA 复制中的作用。

第二节 染色质与染色体

染色质（chromatin）和**染色体**（chromosome）是遗传物质的载体，具有共同的化学组成，能被碱性染料着色，但在细胞周期的不同时相表现不同的构象。在间期细胞核中，遗传物质呈延伸、分散的细丝网状的染色质状态；而在细胞进入有丝分裂期时，染色质高度螺旋、折叠、盘曲成短棒状的染色体。可见，染色质与染色体是同一物质在细胞周期不同阶段的不同表现形式。

一、染色质和染色体的化学组成成分

染色质和染色体的主要成分是 DNA 和组蛋白，此外还含有非组蛋白和少量的 RNA，DNA 和组蛋白的比例约为 1∶1，含量高且较为稳定，二者占染色质总化学含量的 98% 以上，非组蛋白与 RNA 的含量可随细胞生理状态不同而有很大变化。

（一）DNA

DNA 是染色质的重要成分，携带有大量遗传信息，具有高度稳定性和高度复杂性，在真核细胞中有多少条 DNA 分子，就会有多少条染色体。同一物种体细胞中的 DNA 分子结构和含量一致，但不同物种的 DNA 分子，其长度和所含碱基对的数量有很大差异。一般来说，生物体的遗传复杂性越高，基因组越大、越复杂，但基因组的大小并不能完全反映生物体遗传复杂性的高低，如肺鱼的 DNA 含量就比人的 DNA 含量高出 15 倍。

单倍体细胞中所含有的全部遗传信息称为**基因组**（genome），人的基因组含有大约 3×10^9 核苷酸对，由 24 条不同的 DNA 分子组成 24 条染色体，即 22 条常染色体和 2 条性染色体。基因组中包括两类遗传信息。①结构基因：负责编码蛋白质的氨基酸序列，大约占基因组的 10% ～ 15%；②调控基因：可调控结构基因在不同细胞周期、个体发育的不同阶段、不同的组织细胞中严格按时空顺序选择性地进行表达并控制表达的强度。

遗传信息储存在 DNA 分子的核苷酸序列之中，真核细胞中 DNA 的核苷酸根据其在基因组中出现次数的不同可分为单一序列和重复序列。

1. 单一序列

单一序列（unique sequence）又称为单拷贝序列，在一个基因组中仅出现一次或少数几次，占基因组的 60% ～ 70%。绝大多数编码蛋白质的结构基因都是单一序列，但它们仅占单一序列的一小部分，其他单一序列的功能尚不清楚。单拷贝的结构基因通常在进化中高度保守，其基因序列的改变常常导致遗传性疾病的发生。

2. 重复序列

真核细胞基因组中 30% ～ 40% 是中度和高度重复出现的 DNA 序列，将基因分隔开。其中一部分在基因调控、维持染色体结构稳定等方面有重要作用，另一部分无功能或目前功能不明。

中度重复序列（intermediate repetitive sequence）占人类基因组的 20% ～ 30%，长度单位通常大于 300bp，重复拷贝数为 $10^2 ～ 10^5$，多为非编码序列，少部分具有编码功能或基因调控功能，在染色体上常串联排列成基因簇。例如，具有编码功能的组蛋白基因、免疫球蛋白基因、rRNA 基因、tRNA 基因以及具有基因调控作用的 Alu 家族等。

高度重复序列（highly repetitive sequence）约占人基因组的 10%，重复次数可达 10^6 以上，多由长度为 6 ～ 200bp 的简单序列组成基本单元。有些序列中 AT 含量较高，在 CsCl 密度梯度离心时，由于 AT 段浮力密度较小，常在 DNA 主带上形成一个次要的 DNA 伴随带，称为卫星 DNA。高度重复序列不能转录，多数形成异染色质，分布于染色体的着丝粒区和端粒区，参与染色体结构的维持、形成结构基因间隔，并与减数分裂过程中染色体的配对有关。

（二）组蛋白

组蛋白（histone）是真核细胞中特有的、构成染色质的主要蛋白质，富含带正电荷的精氨酸、赖氨酸等碱性氨基酸，可与带负电荷的酸性 DNA 紧密结合，对维持染色质结构的稳定性起着关键作用。组蛋白包括 5 种：H_1、H_{2A}、H_{2B}、H_3、H_4。根据其功能分为两组：H_{2A}、H_{2B}、H_3、H_4 相互聚合，参与组成核小体核心颗粒，没有种属和组织特异性，在进化上高度保守；组蛋白 H_1 在构成核小体时起连接作用，赋予染色质以极性，有一定的种属和组织特异性。5 种组蛋白的主要特性见表 10-1。

表 10-1　组蛋白的主要特性

种类	赖氨酸 / 精氨酸	氨基酸残基数	分子质量 /kDa	变异性	每 200bp 中的数量
H_1	22.0	215	21.5	广泛	1
H_2A	1.17	129	14.5	保守	2
H_2B	2.50	125	13.7	保守	2
H_3	0.72	135	15.3	高度保守	2
H_4	0.79	102	11.8	高度保守	2

组蛋白在细胞周期的 DNA 合成期与 DNA 同时合成，合成后立即从细胞质转移到细胞核内与 DNA 紧密结合，抑制 DNA 的复制和转录；组蛋白甲基化可增强组蛋白与 DNA 的结合力，从而降低 DNA 的转录活性；当组蛋白 N 端尾部氨基酸发生多种共价修饰（如乙酰化、磷酸化等）后，可改变组蛋白的电荷性质，导致组蛋白与 DNA 结合力减弱，从而有利于复制和转录的进行。

（三）非组蛋白

染色质中，除组蛋白外的其他所有蛋白质统称为**非组蛋白（nonhistone）**，是维持染色体结构和催化酶促反应的蛋白质。非组蛋白富含带负电荷的天冬氨酸、谷氨酸，属酸性蛋白质。非组蛋白在细胞内含量较少，但种类繁多，有 500 多种。非组蛋白在整个细胞周期都能合成，具有与特异性 DNA 序列识别和结合的特性，表现出种属和组织特异性。非组蛋白可在核小体串珠结构的基础上帮助 DNA 分子进一步折叠，形成不同的结构域，从而有利于 DNA 的复制和基因的转录，并能特异性地解除组蛋白对 DNA 的抑制作用，促进复制和转录，调控基因的表达。

（四）RNA

染色质中含有少量的 RNA，其含量变化较大，大部分是新合成的各类 RNA 前体，还有部分 RNA 具有促使染色体结构稳定的作用，如端粒 RNA。

二、染色质和染色体的亚微结构

人类一个体细胞细胞核中的 DNA 连接起来可长达 1.74m，而这么长的 DNA 要在直径只有 5μm 的细胞核内储存并行使其功能，需经过与组蛋白、非组蛋白等的相互作用，经过有序的折叠、螺旋、包装，才能构建染色体的高级结构，保证遗传物质在细胞分裂过程中平均分配到子细胞中。大量的研究结果证实，染色质的基本结构是由无数核小体串联组成的，核小体经过进一步压缩折叠形成更高级的结构。

（一）染色质和染色体的基本结构单位——核小体

核小体（nucleosome）是染色质的基本结构单位，每个核小体由一个组蛋白核心、200bp 左右的 DNA 及一分子的 H_1 组蛋白组成。组蛋白核心由 H_2A、H_2B、H_3、H_4 各两分子组成一个八聚体球形结构，形成直径约为 10nm 的圆盘状颗粒，而约有 146bp 的 DNA 缠绕在核心颗粒的外周 1.75 圈。组蛋白核心常以特定位点与 DNA 双螺旋小沟中富含 A-T 的区域结合，该位置的结合有利于 DNA 分子在组蛋白八聚体的弯曲盘旋。相邻的两个核小体之间有一个长约 60bp 的 DNA 片段相连，称为**连接 DNA（linker DNA）**，连接 DNA 对内切核酸酶敏感。组蛋白 H_1 与连接 DNA 结合，封闭了核小体 DNA 的进出口，可稳定核小体的结构，并与染色质的凝聚有关（图 10-5）。染色质中平均每 200bp 出现一核小体，一个 DNA 分子可连接多个核小体颗粒，形成直径为 10nm 的串珠状结构。核小体串珠的形成使 DNA 分子压缩了约 7 倍。

由 DNA 与组蛋白包装成的核小体在组蛋白 H_1 的介导下彼此连接成直径约为 10nm 的核小体串珠状结构，构成了染色体的一级结构。

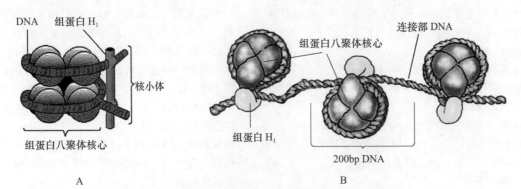

图 10-5　核小体结构模型示意图

A. 核小体；B. 核小体串珠状结构

（二）螺线管是染色质和染色体的二级结构

将细胞核进行温和处理，在电子显微镜下往往很少观察到染色质呈伸展的串珠状结构，而是观察到以一种结构较为紧密、直径约为30nm的染色质纤维形式存在。30nm的染色质纤维为核小体串珠结构进一步盘绕形成的中空螺线管（solenoid）。在组蛋白H_1存在的情况下，由直径10nm的核小体串珠结构螺旋盘绕，每圈6个核小体，形成外径30nm、内径10nm的螺线管（图10-6）。组蛋白H_1通常位于中空螺线管内部，每一个组蛋白H_1分子均具有一个球形中心及两个伸展的氨基酸臂，在与连接DNA结合时，球形中心可与核小体的特异性位点结合，氨基酸臂则连接于相邻核小体组蛋白核心的相应位点，由此引起核小体空间位置的改变，从而发生有序的组装，是螺线管形成的关键因素。此外，组蛋白H_1还与螺线管的稳定有关，当H_1组蛋白分子成簇地结合于DNA上或成簇地从DNA分子上脱落，可使螺线管形成或松解，进而对相关基因的活性进行调节。

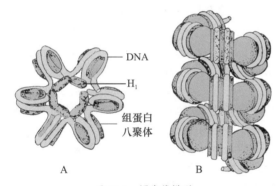

图10-6　螺线管模型

A.顶面观；　B.侧面观

这种核小体进一步螺旋形成的螺线管即是染色质包装的二级结构。

（三）染色体的构建

对染色质的包装，在一级结构和二级结构上有一致的认识，但30nm的螺线管如何进一步包装成染色单体尚存在不同的看法。目前多种假说提出不同的模型加以说明，其中**多级螺旋结构模型（multiple coiling model）**和**染色体支架 - 放射环结构模型（scaffold-radial loop structure model）**得到较为广泛的认可。

1. 多级螺旋结构模型

Bak等于1977年从人胚胎离体培养的分裂细胞中分离出染色体，经温和处理后，在电子显微镜下观察到直径0.4μm、长11～60μm的染色线，称为**单位线（unit fiber）**。在电子显微镜下观察，单位线是由螺线管进一步螺旋化形成的圆筒状结构，称为**超螺线管（supersolenoid）**，这是染色体构建的三级结构。

超螺线管进一步螺旋和折叠，形成长2～10μm

的染色单体，即染色体构建的四级结构。根据多级螺旋结构模型，由DNA线性分子到染色体经过了四级结构的包装（图10-7），DNA双螺旋到核小体压缩率为1/7，核小体到螺线管压缩率为1/6，螺线管到超螺线管压缩率为1/40，超螺线管到染色单体压缩率为1/5，DNA长度压缩了8000～10 000倍。

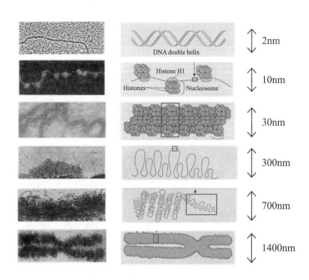

图 10-7　染色体包装模型示意图及电子显微镜照片

2. 染色体支架 - 放射环结构模型

Laemmli等于1977年通过实验发现，当去除染色体的组蛋白和大部分非组蛋白后，电子显微镜下观察到在染色体的核心由非组蛋白构成支架，DNA侧环从支架的一点出发又返回到邻近的点，构成染色体纵轴周围的放射环。

染色体支架 - 放射环结构模型认为，染色体是由30nm的螺线管折叠的袢环构成的，袢环的基部集中于染色单体的中央，染色质纤维沿染色体纵轴从中央支架向周围放射状伸出，每个DNA袢环含30 000～100 000bp，平均包含315个核小体。每18个袢环以染色体支架为核心呈放射状平面排列，形成**微带（miniband）**。微带是染色体更高级的结构，大约10^6个微带沿染色体中央支架纵向排列，形成**染色单体（chromatid）**（图10-8）。

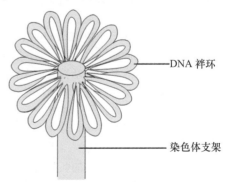

图 10-8　染色体支架 - 放射环结构模型

三、常染色质和异染色质

间期染色质按其形态特点和染色性能的不同分为两类：常染色质和异染色质。

（一）常染色质

常染色质（euchromatin）是间期细胞核中处于伸展状态的染色质细纤丝，折叠压缩程度较低，用碱性染料染色时着色较浅，常位于细胞核的中央，也可以以袢环形式伸入到核仁中，DNA 包装比为 1/2000 ～ 1/1000。常染色质 DNA 主要由单一序列或中度重复序列的核苷酸组成。常染色质具有转录活性，在正常状态下经常处于功能活性状态，参与 DNA 复制及 RNA 转录过程，在一定程度上调节、控制着细胞的代谢活动。常染色质的复制多发生在细胞周期 S 期的早期和中期，但并非所有常染色质上的基因都具有转录活性，处于常染色质状态只是基因转录的必要条件，而不是充分条件。在细胞分裂期，常染色质分布于染色体的臂上。

（二）异染色质

异染色质（heterochromatin）为间期细胞核中高度凝集、折叠压缩程度高的染色质纤维丝，碱性染料染色时着色较深。异染色质一般是转录不活跃或无转录活性、与组蛋白结合紧密的 DNA 分子，主要分布于间期细胞核的边缘，即核膜内表面的附近，也有一些异染色质与核仁结合，构成核仁相随染色质的一部分。异染色质又分为结构异染色质和兼性异染色质两类。

结构异染色质（constitutive heterochromatin）是指指在所有细胞类型的全部发育阶段都处于凝集状态的染色质。在中期染色体上，主要位于染色体的着丝粒、端粒、次缢痕或染色体臂的常染色质之间，由相对简单、高度重复的 DNA 序列组成。结构异染色质具有显著的遗传惰性，不转录也不编码蛋白质，但可能与细胞分裂、分化过程及结构蛋白质表达的调控有关。结构异染色质一般在 S 期的晚期复制，且表现为比常染色质早凝集。

兼性异染色质（facultative heterochromatin）是指在某些细胞中或在细胞的一定发育阶段，由常染色质失去转录活性，转变为凝集状态的异染色质。异染色质在一定条件下能向常染色质转变而恢复其转录活性，二者的转化可能与基因的表达调控有关。例如，雌性哺乳动物体细胞核中的**巴氏小体（Barr body）**即为典型的兼性异染色质。在胚胎发育早期，雌性哺乳动物体细胞核中的一对 X 染色体均有活性，但在胚胎发育的 16 ～ 18 天，两条 X 染色体之一将随机发生异染色质化而失活，在核膜内缘形成一个高度浓缩、凝集的深染小体，称为 X 小体或巴氏小体。兼性异染色质不是由简单的 DNA 重复序列构成的，其总量随不同细胞类型而变化，在分化程度较低的胚胎细胞中含量较少，而高度特化的细胞中含量较多。表明随着细胞的分化，较多基因可因染色质凝聚而逐渐关闭，丧失其转录和表达活性。因此，染色质的紧密折叠凝集可能是关闭基因活性的一种途径。

细胞所处的生活周期、分化阶段和生理状态不同，常染色质与异染色质在细胞中的分布比例也有差别。一般来说，快速增殖的细胞，如胚胎细胞、骨髓细胞及肿瘤细胞中，常染色质所占的比例较大；而在分化程度高的细胞中，异染色质所占的比例较大，如精子细胞核中，异染色质可达染色质总量的 90% ～ 100%。常染色质与异染色质的化学成分相同，是染色质存在的两种不同状态，在一定条件下二者可以相互转变。例如，在一种细胞中为常染色质的，在另一种细胞中则可能成为异染色质。而同一种细胞在不同功能状态下，两种染色质也可发生相互转化，兼性异染色质的存在即说明了这一点。电子显微镜下观察到常染色质与异染色质在结构上是连续的，常染色质与异染色质形态的差异可能与组蛋白的分布比例有关，当常染色质结合一定量的组蛋白后，即可向异染色质发生转化。

（三）染色质结构与基因活化

染色质按功能状态的不同可分为**活性染色质（active chromosome）**和**非活性染色质（inactive chromosome）**。活性染色质是可以进行基因转录的染色质，一般为具有转录活性的常染色质；而非活性染色质是指不进行基因转录的染色质，因大多数细胞中 90% 以上的基因在转录上是不活跃的，这些没有转录活性的基因，大量存在于不转录的常染色质上，少量分布于高度凝缩的异染色质中，因此，非活性染色质既包括异染色质，也包括部分常染色质。

非活性染色质是因为真核生物细胞核内的 DNA 盘绕组蛋白核心形成核小体，以非裸露状态存在，限制了 RNA 聚合酶、转录因子等非组蛋白与组蛋白核心紧密结合的 DNA 的相互作用，而使基因处于非转录状态。当一个调控蛋白结合到染色质 DNA 的一个特定位点时，可使 DNA 局部结构改变而影响核小体的相位，使核小体构型发生构象改变，具有疏松的染色质结构，便于转录调控因子与顺式调控元件结合和 RNA 聚合酶在转录模板上滑动而导致染色质活化；此外，组成核小体的组蛋白八聚体的 N 端都暴露在核小体之外，当某些特殊的氨基酸残基乙酰基化、甲基化、磷酸化时，可改变染色质的结构，直接影响转录活性，或通过改变核小体的表面结构，使其他调控蛋白易于和染色质相互接触，间接影响转录活性，使非活性染色质活化，激活基因的表达。

四、染色体

染色体的数目、形态和结构在相同种类生物中相对恒定，在不同种类生物中均有差异，这对维持生物物种的稳定和生物进化具有重要意义。

（一）中期染色体的形态结构

在细胞有丝分裂中期，染色质高度凝集，此时染色体形态结构特征明显、典型，易于进行染色体的观察和分析。中期染色体由两条相同的**姐妹染色单体**（**sister chromatid**）构成，彼此以**着丝粒**（**centromere**）相连，染色体在着丝粒处内凹，称为**主缢痕或初级缢痕**（**primary constriction**）。着丝粒部位染色质的螺旋化程度低，DNA含量少，所以染色很浅或不着色。该区域由高度重复的异染色质组成，并将染色单体分成由两条短臂（p）和两条长臂（q）组成的四臂结构。主缢痕处有与着丝粒并列的动粒，沿染色体纵轴还有次缢痕、随体和端粒等不同结构域（图10-9）。典型的中期染色体包括以下部分。

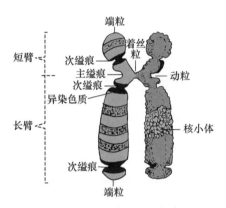

图 10-9 中期染色体的形态特征

1. 着丝粒和动粒

着丝粒位于主缢痕中央，由高度重复的异染色质构成，是中期染色单体相互联系在一起的特殊部位。**动粒**（**kinetochore**）又称为着丝点，是指在主缢痕处位于两条染色单体外侧表层部位的特殊结构，与着丝粒形成一个高度有序、不可分割的统一体，即着丝粒-动粒复合体（图10-10）。该复合体由外向内分成**动粒结构域**（**kinetochore domain**）、**中心结构域**（**central domain**）和**配对结构域**（**pairing domain**）3个部分，对细胞有丝分裂过程中染色体与纺锤体的整合，即染色体有序的分离起着重要作用。

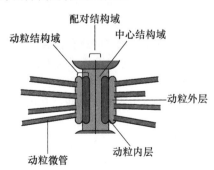

图 10-10 染色体上着丝粒-动粒复合体结构

（1）动粒结构域：位于着丝粒外表面，是微管蛋白的聚合中心之一。动粒结构域包括外板、中间间隙、内板3层结构。外板电子密度较高，是大部分纺锤丝微管连接的位点，有的纺锤丝微管深入到外层中，与内层相连。在无纺锤丝微管存在时，外板层还可见覆盖着一层由微管蛋白构成的**纤维冠**（**fibrous corona**），纤维冠上结合有马达蛋白，是支配染色体运动和分离的重要结构。中间间隙电子密度较低，无特殊结构，呈半透明状。内板呈颗粒状，电子密度高，与着丝粒中心结构域的异染色质连接。

（2）中心结构域：位于动粒结构域的内表面，是着丝粒-动粒结构域的主体。由高度浓缩、富含重复序列DNA的异染色质组成，能抵抗低渗膨胀和核酸酶消化。不同物种之间中心结构域的重复DNA序列变异很大，说明这些序列的进化速率很快。

（3）配对结构域：位于着丝粒-动粒复合体的内表面，是细胞有丝分裂中期姐妹染色单体相互连接的位点。在该区域分布有两种蛋白质：**内着丝粒蛋白**（**inner centromere protein，INCENP**）和**染色单体连接蛋白**（**chromatid linking protein，CLP**），这些蛋白质在姐妹染色单体的配对、分离过程中起着重要作用。

2. 次缢痕

次缢痕（**secondary constriction**）是染色体上主缢痕以外的缢缩狭窄的部位，为某些染色体所特有的形态结构。次缢痕在染色体上的数目、位置、大小通常比较恒定，是染色体鉴别的显著特征。

3. 随体

随体（**satellite**）是某些染色体末端的棒状或球形结构，通过次缢痕与染色体的短臂相连，含高度重复DNA序列，是识别染色体的重要特征之一。人类13号、14号、15号、21号、22号近端着丝粒染色体均具有随体。

4. 端粒

端粒（**telomere**）是染色体末端的特化部位，由端粒DNA和端粒结构蛋白构成。端粒DNA为富含GC的5～8bp的短串联重复序列，在进化上高度保守，不同生物的端粒DNA都很相似。在DNA复制过程中，引物被切除后留下的5′端序列空隙由端粒DNA填补，可防止染色体末端DNA在复制过程中丢失，从而保证了染色体DNA复制的完整性。端粒结构蛋白属非组蛋白，可使端粒免受酶或化学试剂的降解。端粒在维持染色体结构稳定性方面起着重要作用，可避免染色体末端之间相互粘连，确保DNA的完全复制并参与染色体在细胞核内的空间定位。有实验研究显示，当用X射线破坏了染色体的末端后，会发生染色体片段缺失和末端融合现象，可导致疾病或肿瘤形成，在肿瘤细胞中常可观察到端粒融合。

端粒的长短与细胞周期进程相关。在正常细胞中，染色体每复制一次，端粒的DNA序列丢失

50～100bp,当端粒缩短到一定程度,细胞即退出细胞周期而分化或衰老、死亡。而肿瘤细胞中存在一种**端粒酶**(telomerase),该酶由具有反转录酶活性的蛋白质和与端粒 DNA 互补的 RNA 组成,能以自身的 RNA 为模板合成端粒,以补充丢失的端粒片段,维持端粒的长度,使细胞获得不死性。

5. 核仁组织区

核仁组织区(nucleolar organizing region,NOR)是指含有 rRNA 基因(5S rRNA 基因除外)的一段染色体区域,该部位 rRNA 基因转录活跃,染色质凝集程度低,多位于染色体的染色体次缢痕区,但并非所有的次缢痕都是核仁组织区。核仁组织区与间期细胞核中核仁的形成有关,对核仁的缔合具有重要作用。

(二)染色体的分类

染色体上着丝粒的位置是恒定的,如果将染色体纵向分成 8 等份,根据着丝粒所处位置的不同,染色体可分为 4 类(图 10-11,表 10-2)。①**中央着丝粒染色体**(metacentric chromosome):着丝粒位于染色体的中央(1/2～5/8),将染色体分成大致相等的两臂。②**亚中着丝粒染色体**(submetacentric chromosome):

着丝粒偏向一端(5/8～7/8),将染色体分成长短明显不同的两个臂。③**近端着丝粒染色体**(subtelocentric chromosome):着丝粒靠近染色体的一端(7/8～末端)。④**端着丝粒染色体**(telocentric chromosome):着丝粒位于染色体的一端,形成的染色体只有一个臂。人类染色体只有前 3 种类型,没有端着丝粒染色体,而小鼠的染色体都是端着丝粒染色体。

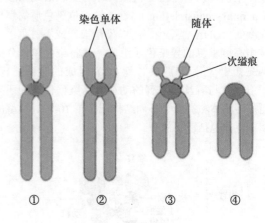

图 10-11 染色体的 4 种类型

表 10-2 根据着丝粒位置进行的染色体分类

染色体类型	着丝粒位置	长臂长度 / 短臂长度	短臂长度 / 染色体总长度
中央着丝粒染色体	m	1.00～1.67	0.500～0.375
亚中着丝粒染色体	sm	1.68～3.00	0.374～0.250
近端着丝粒染色体	st	3.01～7.00	0.249～0.125
端着丝粒染色体	t	7.01～∞	0.124～0.000

(三)染色体 DNA 的 3 种功能元件

染色体要在细胞世代中保持稳定,一条功能性的染色质 DNA 分子必须首先进行复制,得到两个完全相同的 DNA 分子,再将其平均分配到两个子细胞中,保证遗传信息的稳定传代。这就要求染色体 DNA 必须具有 3 个功能元件:自主复制 DNA 序列、着丝粒 DNA 序列、端粒 DNA 序列(图 10-12)。

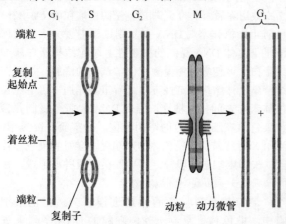

图 10-12 染色体中 3 种 DNA 序列功能示意图

(1)自主复制 DNA 序列:是细胞进行 DNA 复制的起始点。对于真核细胞来说,多个自主复制 DNA 序列可被成串激活,在 S 期解旋、解链,形成复制叉,开始双向复制。一条 DNA 分子上可同时在多个自主复制 DNA 序列处形成复制叉,使 DNA 分子可在不同部位同时进行复制,保证了 DNA 快速、准确地自我复制,维持遗传物质的稳定传递。

(2)着丝粒 DNA 序列:是复制完成的两条姐妹染色单体连接的部位,在细胞分裂中期,该序列与纺锤丝相连,确保复制后的染色单体准确分离,并平均分配到两个子细胞中。

(3)端粒 DNA 序列:广泛存在真核生物染色体的末端,对维持 DNA 分子两末端复制的完整性和保持染色体的独立性、稳定性具有重要作用。

目前,采用分子克隆技术,可将真核细胞染色体的复制起点、着丝粒、端粒序列拼接在一起构成人工染色体,用于科学研究。

(四)染色体数目与核型

染色体数目在不同物种之间差异较大,而在同一物种内相对恒定。只含有一组染色体的细胞或个体称为**单倍体（hypoid）**，以 n 表示。例如，生殖细胞和蜜蜂的雄蜂都是单倍体，人的生殖细胞中有 23 条染色体，即 $n = 23$。含有两组染色体的个体称为**二倍体（diploid）**，以 $2n$ 表示，几乎所有的高等动物和一半以上的高等植物都是二倍体。例如，人的生殖细胞受精后，体细胞即为二倍体 $2n = 46$。也有一些物种的细胞含有 3 组或 3 组以上的染色体，称为**多倍体（polyploid）**，常见于高等植物，如黑小麦和无籽西瓜等。同一个体的体细胞染色体数目不一定倍性相同，如大鼠肝细胞有 $4n$、$8n$、$16n$ 等多倍体细胞。染色体的数目与生物进化的高低没有必然的联系。

核型（karyotype）是指一个体细胞中全部中期染色体的总和，包括染色体的数目、大小和形态特征。按照中期染色体的形态特征、大小对其进行分组、配对、排列的过程，称为**核型分析（karyotype analysis）**。核型分析可为人类遗传病的鉴定、物种亲缘关系以及进化、遗传育种等方面的研究提供重要依据。

人类正常体细胞中有 46 条染色体，配成 23 对，其中 1～22 号染色体是男女共有的，称为常染色体；另一对染色体男女不同，称为性染色体。人类正常男性体细胞核型为：46，XY；正常女性体细胞核型为：46，XX。这 23 对染色体按照国际统一标准命名体系，从大到小分为 A、B、C、D、E、F、G 7 个组（表 10-3）。

表 10-3　人类染色体分组及主要形态特征

组序	染色体号	大小	着丝粒位置	随体	次缢痕
A	1～3	最大	1，3：m；2：sm	无	1 常见
B	4～5	次大	sm	无	
C	6～12，X	中等	sm	无	9 常见
D	13～15	中等	st	有	13 偶见
E	16～18	小	16：m；17，18：sm	无	16 常见
F	19～20	次小	m	无	
G	21～22，Y	最小	st	有，Y无	

通常采用普通染色和显带染色技术来辨别染色体。由于各个染色体之间的形态有许多相似之处，普通显带使整条染色体均匀着色，不易准确识别和区分染色体。而显带染色体技术可使染色体不同区域被选择性地染上不同强度的带纹，使各条染色体具有独特的带型而易于识别。**染色体显带（banding）**是对染色体进行一定的处理后，用不同的染料使染色体沿纵轴显示出宽窄不同、深浅各异的一系列条带。可对染色体的微细结构进行观察，检测各条染色体的微小结构

变化，如缺失、易位等。常用的显带技术包括：用荧光染料喹吖因可显示 Q 带；经胰酶处理后 Giemsa 染色可显示 G 带；热处理后 Giemsa 染色显示 R 带；银染显示核仁组织区；T 带显示端粒部位；C 带显示着丝粒区域等。20 世纪 70 年代中期建立了高分辨显带技术。一般显带技术只能显示 320～550 条带，而高分辨显带技术制备的染色体标本一条染色体上可出现上千条带型，在识别染色体、分析染色体的微小变异、研究基因定位和生物进化等方面具有重要意义。

第三节　核　仁

核仁（nucleolus）是真核细胞间期细胞核内大分子物质聚集成的最明显的结构，光学显微镜下为均匀、无包膜的海绵状结构。每个细胞中有 1 个或 2 个，甚至多个核仁。核仁的大小、数目、形状、分布位置随生物物种、细胞类型和功能状态不同而异，并与蛋白质的合成水平密切相关。在蛋白质合成旺盛的细胞，如卵母细胞、分泌细胞中，核仁很大；而在肌细胞等不具备蛋白质合成能力的细胞中，核仁很小。核仁在细胞中的位置通常不固定，可以在任何位置，在生长旺盛的细胞中，常靠近细胞核膜边缘，有利于核仁内成分在核—质之间的运输。

一、核仁的化学组成与超微结构

（一）核仁的化学组成

核仁的主要化学组分为蛋白质、DNA、RNA 和酶类等。其中蛋白质占核仁干重的 80%，包括组蛋白、非组蛋白、核糖体蛋白和 RNA 聚合酶等多种酶系；RNA 约占 11%，包括前体 rRNA、成熟 rRNA 等，与蛋白质结合后以 RNP 形式存在；DNA 占 8%，主要是编码 rRNA 的基因（rDNA），存在于核仁相随染色质中。此外核仁中还有少量的脂类。核仁的各种组分以某种方式特异地组合，实现 rRNA 基因的转录和转录产物

的加工、成熟。

（二）核仁的超微结构

电子显微镜下核仁为无界膜包裹、由多种纤维丝构成的网状海绵球体，其超微结构包括3个不完全分隔的部分，由内向外依次为纤维中心、密集纤维部分、颗粒部分（图10-13）。

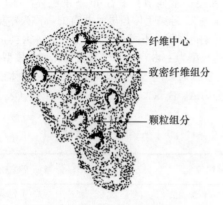

纤维中心

致密纤维组分

颗粒组分

图 10-13　核仁的结构（引自 Robertis et al.，2002）

（1）**纤维中心（fibrillar center，FC）**：位于核仁中央，是被密集的纤维部分包绕成的圆形结构小岛，在电子显微镜下呈浅染低电子密度区。纤维中心是以直径为 10nm 的染色质纤维以袢环的形式伸入核仁内部而形成的，含有编码 rRNA 的基因。袢环上的 rRNA 基因成簇串联重复排列，可通过高速转录而形成 rRNA，在核仁的形成中发挥作用，因此含有 rRNA 基因的染色质区域又被称为核仁组织区。人类细胞的 rRNA 基因分布于 13 号、14 号、15 号、21 号、22 号 5 对染色体上，在细胞分裂间期，这些核仁组织区相互融合，形成一个体积较大的核仁，10 条染色体的核仁组织区以 DNA 袢环的形式伸入核仁中（图10-14）。在细胞分裂中期，核仁组织区存在于染色体的次缢痕处。

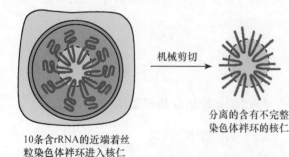

机械剪切

分离的含有不完整
染色体袢环的核仁

10条含rRNA的近端着丝
粒染色体袢环进入核仁

图 10-14　含 rRNA 基因的 DNA 袢环伸入核仁

（2）**致密纤维部分（dense fibrillar component，DFC）**：位于核仁浅染区周围的高电子密度区，染色深，呈环形或半月形分布。电子显微镜下该区域由紧密排列的直径为 4～10nm 的细纤丝组成，主要含正在转录的 rRNA 分子、核糖体蛋白等。rRNA 与核糖体蛋

白共同构成了核仁海绵状网架，用 RNA 酶和蛋白酶处理可将该区域的纤维丝消化掉。

（3）颗粒区：该区富含直径为 15～20nm 的高电子密度颗粒，主要成分是 RNA 和蛋白质，是正在进行加工的转录产物和处于不同成熟阶段的核糖体亚单位所在的部位。致密纤维部分转录形成的 rRNA 经过加工、剪切，与来自细胞质的蛋白质组装成核糖体亚基前体颗粒，密布于致密纤维部分的外侧至核仁边缘，形成核仁的颗粒区。

除上述 3 种基本结构外，在核仁中还可观察到核仁相随染色质、核仁基质等结构。**核仁相随染色质（nucleolar associated chromatin）** 是紧靠核仁的染色质，由直径 10nm 的纤维组成，包括围绕在核仁周边的核仁周围染色质和伸入到核仁内部的核仁内染色质。前者常为无转录活性、不活跃的异染色质，后者是核仁相随染色质的主要部分，是具有转录活性的常染色质。核仁基质是核仁内由蛋白质组成的、无定形的液体物质。当用 DNA 酶和 RNA 酶处理核仁后，电子显微镜下可观察到的残余结构即为核仁基质，是上述各核仁组分的结构环境。

（三）核仁的周期性变化

核仁是一种动态结构，在细胞周期中核仁的形态和功能发生着周期性的变化。间期细胞中核仁明显，当细胞进入有丝分裂前期，随着染色质的凝集，核仁组织者区 rRNA 基因 DNA 袢环缠绕、凝缩到相应染色体的次缢痕处，rRNA 的合成停止，组成核仁的各种组分分散在核骨架中，核仁逐渐变小直至消失。有丝分裂中期，细胞中观察不到核仁的结构。在细胞进入分裂后期及末期时，已到达细胞两极的染色体逐渐伸展松弛，解旋为染色质，核仁组织者区的 DNA 袢环恢复其松散状态，开始重新合成 rRNA，核仁的纤维成分及颗粒成分开始形成，从而愈合形成新的核仁。在核仁周期性变化中，rRNA 基因的活性是核仁重建的必要条件，同时原有的核仁成分也起协助作用。

二、核仁的功能

真核细胞中有 4 种 rRNA，除 5S rRNA 是在核仁外合成外，其他 3 种都是在核仁内合成，这些 rRNA 分子可与 80 多种核糖体蛋白在核仁中组装成核糖体亚单位，然后再转运到细胞质中行使其功能。

（一）核仁是细胞核中 rRNA 基因转录和加工的活动中心

真核细胞对核糖体的需求量很大，生长旺盛的细胞中大约有 10^7 个核糖体才可保证细胞对蛋白合成的需求。因此要求编码 rRNA 的基因数量也应较多，并需高度有效地进行转录。人类细胞每个单倍体基因组中约含有 200 个 rRNA 基因拷贝，编码 5.8S rRNA、18S rRNA 和 28S rRNA 的基因组成一个转录单位，以

成簇串联重复序列的形式分布在 5 条染色体的 DNA 袢环上，为 rRNA 的合成提供模板。应用染色质铺展技术，可在电子显微镜标本中观察到核仁中 rRNA 基因转录的形态学过程（图 10-15A）。如图 10-15 所示，核仁的核心部位是一条长的 DNA 轴纤丝，沿轴纤丝有一系列重复的箭头状结构单位，每个结构单位中的 DNA 纤维是一个编码 rRNA 的基因（rDNA），它们在染色体上串联重复存在。在 DNA 纤维上结合的 RNA 聚合酶可以快速地转录 rRNA，新生的 RNA 链沿 rDNA 长轴两侧向外垂直伸展，靠近转录起始端处较短，沿转录方向逐渐增长，形成了电子显微镜下独特的箭头状或"圣诞树"样结构。在各个转录单位之间由裸露的、不被转录的间隔 DNA 片段连接（图 10-15B）。

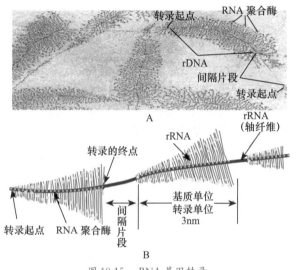

图 10-15 rRNA 基因转录

A. 电镜图; B. 转录结构示意图

核仁中串联重复排列的 rRNA 基因（rDNA）在 RNA 聚合酶 I 作用下进行转录，每个基因都产生同样的约 13kb 的 45S rRNA 初级转录产物，即 rRNA 前体分子。在核仁中由 RNase 对 rRNA 前体分子进行进一步加工。45S rRNA 经过几个中间阶段的加工后，可裂解为 32S rRNA 和 20S rRNA，20S rRNA 进一步裂解为 18S rRNA，而 32S rRNA 可再被剪切为 28S rRNA 和 5.8S rRNA。RNA 的加工还涉及 rRNA 部分核苷酸的甲基化。

（二）核仁是核糖体大、小亚基组装的工厂

45S rRNA 在转录形成后可迅速与进入到核仁中

的蛋白质结合形成 80S 的核糖核蛋白颗粒，再以核蛋白方式进行加工，因此核仁中 rRNA 的合成、加工和核糖体的装配是同步进行的。在加工成熟过程中，80S 的核糖核蛋白颗粒逐渐丢失一部分 RNA 和蛋白质，形成核糖体大、小两个亚基的前体。18S rRNA 与 33 种蛋白质构成 40S 小亚基，28S rRNA、5.8S rRNA 与 49 种蛋白质组装成 60S 大亚基（图 10-16）。

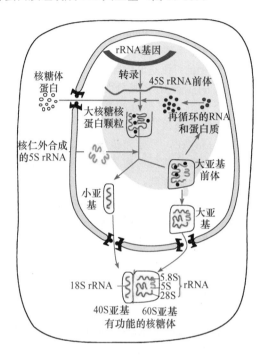

图 10-16 核仁在核糖体亚单位前体组装中的作用

（三）核仁参与核糖体亚单位的运输和核糖体的成熟

放射性脉冲标记和示踪实验显示，核糖体小亚基通常在 30min 内完成组装并很快出现在细胞质中，而大亚基完成组装并进入细胞质中约 1h，因此核仁中所含的核糖体大亚基比小亚基多得多。加工后的蛋白质和小的 RNA 存留在核仁内，可能对催化核糖体的构建起一定作用。

核糖体大、小亚基在核仁中装配，在细胞质中成熟，避免了有功能的核糖体在细胞核内提前与 mRNA 结合，从而使蛋白质的合成只能在细胞质中进行，保证了真核细胞的转录和翻译过程在时间上和空间上得以分离，确保了真核细胞基因表达的准确和高效。

第四节 核 骨 架

核骨架（nuclear scaffold）又称为核基质（nuclear matrix），是充满间期细胞核的、由非组蛋白组成的纤维网架结构。在结构上与核纤层、核孔复合体、核仁、染色质及细胞质中的中间丝共同构成一个网络系统，

对真核细胞染色体的空间构建、基因表达调控、DNA复制、损伤修复、RNA转录及转录后的加工和运输具有重要的作用。

一、核骨架的组成成分和形态结构

将细胞核纯化后进行一系列生化抽提，除去DNA、RNA、组蛋白和脂类等成分，电子显微镜下可观察到核骨架组成的复杂而有序的三维网络结构，由粗细不均、直径为3～30nm的纤维和颗粒状结构相互连接构成，充满整个核空间。纤维单体的直径为3～4nm，较粗的纤维是单体纤维的聚合体。

核骨架的主要化学成分是蛋白质，含量可达90%以上，同时含有少量的RNA、DNA。组成核骨架的蛋白质成分极为复杂，目前已测出有400多种核骨架蛋白存在，可分为核骨架蛋白和核骨架结合蛋白两类。核骨架蛋白为各类细胞所共有，呈纤维颗粒状分布于核骨架，其中多数是纤维蛋白，也含不少硫蛋白。核骨架结合蛋白因细胞类型、细胞生理状态和分化程度不同而有较大差异，常见的种类有与核基质结合的蛋白质、细胞调控蛋白、RNP、病毒蛋白4种类型。

核骨架RNA常以RNP形式存在，在维持核骨架三维网络结构完整性方面起重要作用。经RNase消化的核骨架的三维结构会发生很大变化，核骨架上的网状颗粒结构变得稀疏，表明核骨架中的RNA含量虽少，但在连接核骨架纤维网络过程中发挥一定的作用。现一般认为DNA不是核骨架的成分，而仅仅是功能性结合。

二、核骨架的功能

核骨架为细胞核内组分提供了一个非常重要的纤维网络结构，不仅在维持细胞核的形态方面，而且在DNA复制、基因转录调控、染色体组装等一系列活动中发挥重要作用。

（一）核骨架是DNA复制的支架

研究显示，3H-TdR放射性脉冲标记培养大鼠3T3细胞后，在分离的核骨架上发现大量被标记的DNA分子，证实核骨架是DNA复制的空间支架，不仅复制起始点能不断地与核骨架结合，复制所形成的新DNA也可与核骨架结合，而且数量极多，占核骨架结合DNA的90%。电子显微镜放射自显影进一步显示，DNA聚合酶和DNA拓扑异构酶在核骨架上有特定的结合位点，DNA与参与DNA复制的酶及因子也锚定在核骨架上，形成**DNA复制复合体（DNA replication complex）**进行DNA复制。DNA结合于核骨架后，其复制的准确率及效率均可显著提高。

（二）核骨架在基因转录中发挥重要作用

核骨架不仅可参与基因转录活性的调节，也参与转录后RNA的修饰加工和定向运输。D. A. Jachson等用3H-UdR脉冲标记HeLa细胞，发现95%以上新生的转录本与核骨架紧密相连。更多的研究结果表明，细胞内3种RNA的合成都是在核骨架上进行的，核骨架上不仅富含具有转录活性的基因，而且分布有RNA聚合酶结合的位点，还存在ADP核苷酸转移酶、核苷三磷酸化酶等与RNA化学合成相关的酶类，基因只有与核骨架结合后才可进行转录。

核骨架与不均一核RNA（hnRNA）的加工过程也有密切联系。核骨架可能是细胞核内hnRNA加工的场所。例如，3H-UdR脉冲标记实验显示，高比活性发生在与核骨架结合的高分子质量的RNA上，hnRNA上的poly A区可能就是hnRNA在核骨架中的附着点。

在一些疾病中发现，某些核骨架蛋白或核骨架相关蛋白出现异常表达，同时可引起基因表达失控，也提示核骨架在基因表达中起着重要作用。

（三）核骨架参与染色体和核膜的构建

在细胞分裂过程中，用抗体封闭某些核骨架蛋白的作用，观察到核膜崩解、染色质凝集受到抑制。现已证实核骨架是染色质组装的支架。在染色质组装的放射环结构模型中，认为真核细胞中的DNA形成30nm的染色质纤丝并以袢环形式锚地在核骨架上。有些工作提示，染色体骨架与核骨架具有相同的蛋白质成分，如DNA拓扑异构酶Ⅱ，可能核骨架的某些结构组分在分裂期转变为染色体骨架，对核内DNA有规律的空间构型起着维系和支架作用，但核骨架如何参与染色体构建，目前仍是一个有待深入探讨的问题。

核骨架也参与有丝分裂后期核膜的重建。若核骨架相关蛋白AKAP149（A-kinase anchoring protein 149）与PP1（protein phosphatase 1）相互结合，核膜的构建将受到抑制。

（四）核骨架与病毒复制有关

病毒的生命活动都必须依赖宿主细胞进行，其DNA复制、基因转录及加工与宿主细胞的核骨架密切相关。例如，单纯疱疹病毒的核壳体是在核骨架上进行装配的，腺病毒的核内DNA病毒的复制及装配过程也与核骨架相关。

三、核骨架与细胞癌变

核骨架的形态结构及其蛋白质组成在癌细胞中有显著变化。有些癌细胞的核骨架结构很不规则，而且其蛋白质组成与正常细胞的核骨架有显著不同。例如，膀胱癌、肝癌及胃癌等肿瘤中都发现了核骨架蛋白的异常改变。

癌基因的表达与其他基因一样，也是在核骨架上进行的。实验中用多瘤病毒转化成纤维细胞，分离细胞核后先将DNA进行部分消化，将游离的DNA与核骨架先分开，再抽提与核骨架一起沉淀的 DNA，然后将这两种来源的 DNA 进行电泳，用癌基因探针进行杂交，证明与核骨架一起沉淀的 DNA 片段中也有很多癌基因。说明癌基因结合在核骨架上才能转录。

核骨架还可能是致癌物作用的位点。例如，致癌物 α- 苯甲芘进入细胞核后，结合在 DNA 与核骨架结合的位点上或靠近这个位点的区域，通过影响细胞核内 DNA 的复制和转录而导致细胞恶性改变。

第五节　真核细胞遗传信息的储存与复制

细胞核储存遗传信息、传递遗传信息，从而影响细胞的代谢、生长、分化和繁殖，在细胞生命活动中具有重要作用。

一、遗传信息的储存

遗传的物质基础是核酸（一般为 DNA，在某些生物中是 RNA），遗传信息实际是指 DNA（或 RNA）上碱基的排列顺序。真核细胞中，DNA 分子通过有序的包装及高度的压缩，与组蛋白结合形成复合体存在于染色体上。一段有功能的 DNA 片段构成基因，是携带遗传信息的结构单位。与原核生物不同，包括人类在内的真核生物的基因组中，超过 90% 的 DNA 没有编码功能，即使是有编码功能的基因内部也存在着非编码序列，称为**内含子（intron）**，而真正编码氨基酸的、可转录并翻译的序列称为**外显子（exon）**。真核细胞这种典型的基因结构称为**断裂基因（split gene）**。核内转录下来的前体 RNA 包含内含子和外显子的所有顺序，经过内含子剪接、外显子拼接等过程后，才能形成成熟的 mRNA，指导蛋白质的合成。

二、遗传信息的复制

在细胞分裂过程中，亲代细胞所含的遗传信息要完整地传递到两个子代细胞，而基因或 DNA 是遗传信息的携带者，因此遗传信息的传递实质上就是基因或 DNA 形成两个拷贝，即基因或 DNA 复制（DNA replication）。

（一）真核细胞 DNA 复制的特点

1. 半保留复制

DNA 复制是以 DNA 自身为模板，在 DNA 聚合酶等的作用下，以碱基互补原则（A＝T；C≡G）合成与模板 DNA 完全相同的新 DNA 分子。复制后产生的子代 DNA 双链中，一条链是模板 DNA 双链中的一条，另一条链则为其互补新链，均为原来双螺旋的精确复制品，这种复制方式称为**半保留复制（semiconservative replication）**。

2. 多起点双向复制

在真核细胞、细菌和大多数病毒中，DNA 复制采用双向复制的模式：从链上某个特定的**起始点（origin）**开始，同时向两侧相反方向推进。复制开始时起始点

处的 DNA 双螺旋先松解开，在电子显微镜下可观察到呈眼泡状，称为**复制泡（replication bubble）**或**复制眼（replication eye）**；松解开的两股链和未松解开的双螺旋形状像一把叉子，称为**复制叉（replication fork）**；复制起始点和两侧的复制叉共同构成一个单位，称为**复制子（replicon）**。大肠杆菌只形成一个复制子，而真核细胞 DNA 分子有多个复制起始点，同时形成多个复制子，从复制起点进行双向复制直到与相邻复制子相遇，复制才终止（图 10-17）。

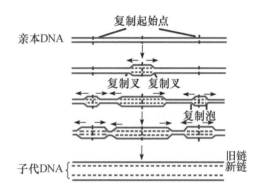

图 10-17　真核生物染色体 DNA 复制模式图
（引自 Alberts et al.，1989）

3. 不连续复制

DNA 双螺旋的两股链反向平行，复制时两股母链分别作为模板合成子链，一条新链的方向为 5′→3′，另一条新链的方向为 3′→5′。DNA 聚合酶催化合成新 DNA 链的方向只能是 5′→3′，即核苷酸只能加在新生链的 3′端，因此，在每个复制叉推进过程中，两条新链的合成机制不同：3′→5′模板链在由 RNA 聚合酶合成的小片段 RNA 引物及 DNA 聚合酶Ⅲ的作用下，沿 5′→3′方向边解旋边复制，复制是连续的，合成的链称为**前导链（leading strand）**。另一条新链为**后随链（lagging strand）**，在引发酶的催化下，先要合成多个短的 RNA 引物（＜15 个核苷酸），在 DNA 聚合酶的作用下，以 5′→3′方向不连续合成许多小的子链 DNA 片段，这些 DNA 片段加上 RNA 引物称为**冈崎片段（Okazaki fragment）**，最后再由 DNA 连接酶将各片段连接成一条完整的单链，所以这条链是不连续复制的（图 10-18）。

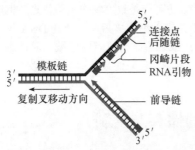

图 10-18 DNA 后随链不连续复制示意图

4. 不同步复制

真核细胞的染色体中可同时有多个复制起始点，一般认为 20 ～ 80 个成丛分布，其活性有赖于该区染色质的结构。常染色质区复制较早，异染色质区复制较晚。例如，哺乳类早期有丝分裂的 G 显带染色体中，浅带（富含 G-C）在 S 期的早期就开始复制，深带（富含 A-T）则在 S 期的后期才开始复制。因此，同一条染色体的不同区域其复制也是非同步的。

（二）复制调节

细胞的类型及状态不同，其 DNA 复制方式、速率、特点等也不尽相同。DNA 复制过程涉及许多酶及蛋白质的参与，以保证复制过程的保守性与准确性。

DNA 聚合酶是 DNA 复制的关键酶，但要形成功能性复制又还需要其他一些蛋白质的参与。大肠杆菌（*E. coli*）中有一种酶称为**引发酶（primase）**，在起始点引发酶先与 DNA B 蛋白结合，形成一个**引发体（primosome）**，然后结合到 DNA 链上，合成 2 条链的 RNA 引物。此外，还有 DNA 解螺旋酶（helicase）和**单链结合蛋白（single-stranded DNA-binding protein，SSB）**。前者有将 DNA 解旋的作用；后者专门与已解旋但未复制的模板结合，阻止即将拷贝的模板重新缠绕在一起。当 DNA 聚合酶催化这部分模板时，SSB 就与模板解离，可再移动与前方的单链重新结合。连接酶能共价连接 DNA 聚合酶所合成的 DNA 片段。

真核细胞染色体 DNA 是线性的，它的 3′ 端有端粒，端粒酶可以催化端粒 3′ 端的游离—OH 连接新的脱氧核苷酸以延长端粒序列。端粒酶是一个蛋白质与 RNA 组成的核糖核蛋白，其中的 RNA 序列决定所加端粒序列的性质。后随链的合成是不连续的，不能进行到模板 DNA 链的 3′ 端，"端粒长度维持"模型认为在端粒酶的作用下可由 DNA 聚合酶复制模板 DNA 链 3′ 端的最后一段序列，这样便避免了 DNA 链随着复制的一次次进行而逐渐变短的可能性，保证真核细胞染色体线性 DNA 的复制得以完成（图 10-19）。

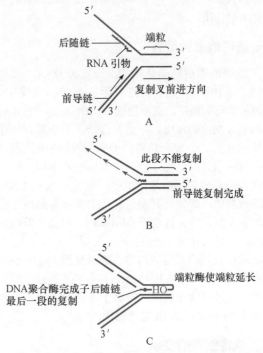

图 10-19 端粒酶使端粒延长和后随链最后一段的复制完成
（引自陈诗书等，1995）

A、B. 后随链最后一段的复制无法以冈崎片段的方式来完成；

C. 端粒酶使端粒延长并提供 3′-OH，DNA 聚合酶可完成后随链最后一段的复制

第六节　真核细胞基因的转录及调控

在细胞核中以 DNA 为模板合成 RNA 的过程称为**转录（transcription）**，其实质是将遗传信息从 DNA 传递给 RNA 分子。在双链 DNA 中，作为转录模板的链称为模板链或**反义链（antisense strand）**，与其互补的另一条链称为编码链或有义链，该链与转录产物的序列相同，只是在转录中将 DNA 中的 T 变为 RNA 中的 U。由转录而产生的 RNA 分子有不同类型，包括 mRNA 分子、rRNA 分子、tRNA 分子及其他具有结构或催化作用的 RNA 分子。对结构基因而言，还需要通过翻译过程使遗传信息转化成为具有功能的多肽和蛋白质；但对某些特殊基因来说，如 rRNA 基因和 tRNA 基因，转录所形成的产物，即基因终产物，可执行功能。

一、转录酶系统

RNA 聚合酶是转录过程中很重要的功能蛋白质。原核细胞和真核细胞的转录过程是由不同的转录酶和转录因子催化完成的。真核细胞中有 3 类 RNA 聚合酶：RNA 聚合酶 Ⅰ、RNA 聚合酶 Ⅱ 和 RNA 聚合酶Ⅲ，

它们在细胞内的定位及功能各不相同。RNA 聚合酶 I 位于细胞核核仁，转录 18S、5.8S、28S 3 种 rRNA 基因；RNA 聚合酶 II 和 RNA 聚合酶III位于细胞核基质中，前者催化合成 mRNA 的前体分子不均一核 RNA，后者催化合成 tRNA、5S rRNA、Alu 序列及一些很稳定的小分子 RNA（表 10-4）。

表 10-4　真核细胞 3 种 RNA 聚合酶的功能和特性

RNA 聚合酶	部位	基因初级转录本	加工后产物	被鹅膏蕈素抑制的敏感性
I	核仁	45S rRNA	5.8S rRNA、18S rRNA、28S rRNA	不敏感
II	核基质	hnRNA	mRNA	对 0.1μg/ml 浓度以下敏感
III	核基质	tRNA 前体	tRNA	对 0.1μg/ml 浓度以上敏感
		5S RNA	5S RNA	

RNA 聚合酶都有非常复杂的分子结构，由 10 个或 10 个以上不同的多肽链亚基组成。

转录是 RNA 聚合酶催化的 RNA 合成过程，在这个过程中，RNA 必须以 DNA 的两条多核苷酸链中的一条为模板，使新生成 RNA 的方向由 $5' \rightarrow 3'$。另外，RNA 聚合酶的作用受到许多称为转录因子的蛋白质因子的调节，使细胞决定哪些基因得以转录，哪些基因处于关闭状态。

整个转录过程包括 RNA 聚合酶与启动子结合、转录的起始、延长、终止等步骤。RNA 聚合酶遇到 DNA 特定顺序，即含 RNA 合成启动部位和 RNA 合成开始信号的启动子时，才能牢固地结合，结合后的 RNA 聚合酶识别转录起始点，打开 DNA 双链间氢键（约 4bp），以 DNA 中的信息链为模板，这条信息链的启动子顺序和 RNA 聚合酶走向互补。当 RNA 链合成开始后，RNA 聚合酶就沿着 RNA 链继续向前滑动，不断地形成新的磷酸二酯键，使 RNA 链增长。转录是以 $5' \rightarrow 3'$ 方向进行的，一直到 DNA 模板上出现**终止信号（termination signal）**则终止转录。新合成的 RNA 和 DNA 聚合酶从 DNA 链上释放。每个 RNA 分子代表基因组中相应的 DNA 多核苷酸单链拷贝，这个转录的 DNA 片段称为**转录单位（transcription unit）**。在真核细胞中，启动子负责结合 RNA 聚合酶，但并不能单独起作用，至少在某些情况下，启动子的活性在增强子的存在下会极大地增加。增强子的作用没有方向性，与起始位点的距离可以达到数千个碱基对。增强子通过与特异性蛋白质结合可以在更远的距离上对转录起调控作用。

二、转录因子

真核细胞转录过程中有一类特殊的蛋白质因子，它们能够与 DNA 的特殊序列结合调节基因转录，被称为**转录因子（transcription factor，TF）**，如 TFIID、TFIIB、TFIIE、TFIIS 等。转录的基本调节功能是由转录因子实现的。例如，TFIID 首先与 DNA 分子上的 TATA 框结合，形成稳定的 TFIID-DNA 复合体，在转录起始中作为第一步，指导 RNA 聚合酶 II 进入作用位点。在转录延长阶段起主要作用的是 TFIIE 和 TFIIS，二者形成复合体，使 RNA 延长并阻止 RNA 聚合酶 II 过早从 DNA 模板脱落。

大部分转录因子为激活因子，但也有一部分为抑制因子——**阻遏物（repressor）**。阻遏物通过结合反应元件防止其他转录因子结合。

三、转录产物及其加工

DNA 转录后产生不同类型的 RNA，这些转录的初始产物多数并无生物学活性，必须在细胞核中经过进一步的加工处理后，才能成为成熟的 RNA 分子输入细胞质中参与蛋白质的合成。真核细胞的转录产物的后加工尤为重要。

（一）mRNA 前体的加工

mRNA 是 3 种 RNA 中唯一具有编码蛋白质功能的 RNA 分子，其前体是结构基因在 RNA 聚合酶 II 催化下转录形成的。由于前体分子的大小各不相同，称为**核不均一 RNA（heterogenous nuclear RNA，hnRNA）**，hnRNA 经过一定的加工处理后才形成成熟的 mRNA 分子，进入细胞质，在核糖体上进行翻译。

1. 前体 mRNA 两端的化学修饰

hnRNA 的第一个修饰是在它的 $5'$ 端开始的第 1 个核苷酸上接上 1 个三磷酸鸟嘌呤，然后在甲基酶的作用下，在鸟嘌呤第 7 位的氮上进行甲基化，形成一个 7- 甲基鸟嘌呤三磷酸（m^7G）的帽子结构，同时在原来第 1 个核苷酸的 $2'$ 氧上也进行甲基化，因此，一个帽带有 2 个甲基（图 10-20）。当新生的 RNA 合成到 30 个核苷酸时就立即**加帽（capping）**。

$5'$ 帽结构一是能封闭 mRNA $5'$ 端，使其不再加接核苷酸，同时也防止生长的 RNA 分子被磷酸酶和核酸酶降解；二是帽子结构能被核糖体小亚基识别，有利于 mRNA 最初翻译的准确性。

7-甲基鸟苷

$5' \rightarrow 5'$ 连接

碱基1

碱基2

图 10-20　mRNA 5′端的帽结构

hnRNA 的第二个修饰发生在 3′端，即多聚腺苷酸聚合酶催化，在 mRNA 3′端加上 100～250 个腺苷酸残基，形成多聚腺苷酸的尾巴（poly A tail）。poly A 尾对成熟 mRNA 从核中输出有一定作用，还可以稳定 mRNA，使其免遭降解。现在发现，poly A 尾结构的上述功能的发挥还需要有一种 **poly A 结合蛋白质（poly A binding protein，PABP）** 的存在。

经过加帽接尾的初级转录产物合成完成，但 RNA 聚合酶Ⅱ还继续转录上百或上千个核苷酸，一直到出现终止密码为止。这条后续合成的链因无 5′帽而被降解（图 10-21）。

2. mRNA 前体的剪接

hnRNA 中的绝大多数核苷酸序列在成熟过程中被切除。被切除的序列为内含子，保留下来的序列为外显子。内含子的切除和外显子的连接是由精确的剪接过程来完成的，对真核生物外显子与内含子相邻序列的研究发现，内含子常以 GT 开始，以 AG 结束，被认为是真核基因特有的剪切信号。几乎所有真核细胞基因的内含子均遵循这一 GT-AG 规则。如果与外显子接头处相应的 DNA 分子发生了突变，所形成的 RNA 的接头也随之改变，剪接则不能进行。mRNA 的剪接是通过**剪接体（spliceome）**来完成的，剪接体由几种**小分子核糖核蛋白颗粒（small nuclear ribonucleoprotein particle，snRNP）**组成，而 snRNP 又是由**核内小分子 RNA（small nuclear RNA，snRNA）**和蛋白质结合而成的，常见的 snRNA 以 U_1～U_6 表示。除 U_6snRNA 由 RNA 聚合酶Ⅱ转录外，其余的均由 RNA 聚合酶Ⅲ催化合成。一般认为，首先是 U_1snRNP 结合到具有 5′端帽结构的 hnRNA 内含子 5′端剪切点，随后 U_2snRNP 结合到内含子分支点，这一过程需要 ATP 供能；接着，U_4snRNP、U_5snRNP、U_6snRNP 以复合体形式结合于内含子上形成剪接体；此后发生两步反应，第一步，分支点上的核苷酸 A 接近 5′端剪切点，内含子与 5′端外显子从此处断开，切断的内含子 5′端与核苷酸 A 共价连接形成**套索状（lariat）**结构；第二步，5′端外显子上的 3′-OH 端于 3′端外显子的起始部位结合，并切割 3′端剪切点，3′端和 5′端外显子彼此连接，剪接体各组分与套索状结构脱离，剪切完成（图 10-22）。被剪切的核苷酸最终在细胞核中被降解。

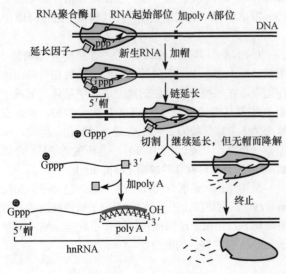

图 10-21　一个 hnRNA 分子的合成

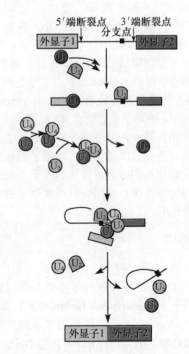

图 10-22　snRNP 参与 hnRNA 剪接过程示意图

（引自 Darnell et al.，1986）

由于有剪接与加工，就有可能从同一转录产物中产生几种不同的 mRNA 指令，从而指导几种不同的蛋白质合成。例如，M. G. Rosenfeld 等在对降钙素基因的组织特异性拼接的研究中，发现由于不同的拼接，该基因可编码两种多肽，即在甲状腺 C 细胞中编码降钙素，在神经组织中编码降钙素基因相关肽（图 10-23）。β 珠蛋白生成障碍性贫血是人类的一种遗传性疾病，DNA 序列分析发现该病有 50 种以上的突变体，其中大部分是由于剪接改变所致。

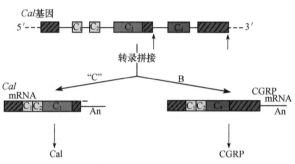

图 10-23　降钙素基因 mRNA 组织特异性拼接和转录过程
（引自傅继梁，1987）

（二）前体 rRNA 的加工

真核细胞中的 rRNA 基因串联排列于核仁染色质的特定区域内。rRNA 基因之间均由不转录的 DNA 分隔。每个 rRNA 基因由 3 个外显子和 2 个内含子组成，3 个外显子依次为编码 18S rRNA、5.8S rRNA、28S rRNA 的前体序列，共同组成一个 rRNA 转录单位。真核生物中的 rRNA 前体由 RNA 聚合酶 I 催化合成。rRNA 前体分子的加工在核仁中进行。一些核糖体蛋白与 rRNA 前体分子结合，这种结合过程在 rRNA 前体的转录还未完成时即发生。哺乳动物最初形成的 rRNA 前体是 45S。在加工过程中，第一步要把由转录间隔区转录来的 RNA 切去，第二步将内含子切去，最后形成 18S、5.8S、28S 的成熟 rRNA。rRNA 的加工也包括化学修饰作用，主要是甲基化。另外，5S rRNA 是由核仁外的基因编码，在 RNA 聚合酶 III 催化下，由 5S rDNA 转录得来的。初级 5S rRNA 在有些动物细胞中不需再经加工或只经略微加工（如去除 3′端的 10～50 个核苷酸），即成为成熟的 5S rRNA 分子转运至核仁中直接参与核糖体大亚基的装配（图 10-24）。

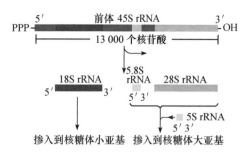

图 10-24　45S rRNA 的加工过程（引自 Alberts et al.，1989）

（三）前体 tRNA 的加工

真核细胞中含有多个编码 tRNA 的基因，在 RNA 聚合酶 III 的作用下被转录为 tRNA 前体。在加工过程中，前体 tRNA 在 RNA 酶的作用下，5′端和相当于反密码环的区域要被切除一定长度的核苷酸，另外也需要在 3′端、5′端上进行修饰。例如，tRNA 3′端在 tRNA 核苷酸转移酶的作用下加上—CCAOH 末端，作为氨基酸的结合部位；部分碱基可被化学修饰，如在甲基化酶作用下发生腺嘌呤的 1-甲基化。真核细胞的某些前体 tRNA 内部还有无意义的插入顺序，转录后也需要切除。

复习思考题

1. 核被膜的形成对细胞的生命活动有何意义？
2. 蛋白质入核运输的机制与膜性细胞器之间的运输有何不同？
3. 核纤层对细胞分裂中细胞核的变化起何作用？
4. 染色质按功能分为几类？它们的特点是什么？
5. 试述从 DNA 到染色体的包装过程。DNA 为什么要包装成染色质？
6. 分析中期染色体的 3 种功能元件及其作用。
7. 细胞核在结构上是如何与其储存和传递遗传信息的功能相适应的？
8. 如何理解真核细胞基因表达过程中转录和翻译的不同步性？

（郑州大学　郑　红　陈　辉）

小　结

　　细胞由细胞膜、细胞质和细胞核构成。

　　细胞膜又称为质膜，它是各种细胞的细胞质外缘均具有的一层膜。细胞膜和细胞内所有膜相结构的膜统称为生物膜。膜的横断面在高倍率的电子显微镜下呈"两暗一明"的三层结构，即单位膜的基本形态。组成膜的化学成分主要有脂类、蛋白质，还有少量以糖脂和糖蛋白形式存在的糖。膜中的脂类以磷脂和胆固醇为主。它们都是双亲媒性分子。膜蛋白主要是球状蛋白质，根据其与膜脂的结合方式分为膜周边蛋白质和膜内在蛋白质。不同类型和功能的生物膜中，脂类和蛋白质的含量、种类有很大差异。

　　对膜结构的研究一直是学者们最为重视的课题之一，相继提出了各种结构模型，其中以液态镶嵌模型被人们所普遍接受。这一模型认为，流动的脂质双分子层构成膜的连续主体，球状蛋白质分子以各种形式镶嵌在脂质双分子层中。它强调了膜的动态性和蛋白质与脂质双层的镶嵌关系。而脂筏模型则强调脂分布的不对称。生物膜具有两个显著的特性，即膜的不对称性和膜的流动性。膜适当的流动性是表现生物膜正常功能的必要条件。

　　细胞膜调节着细胞内、外的物质交换。物质转运活动有许多不同的机制，概括起来主要的形式有：小分子物质和离子的穿膜运输；大分子与颗粒物质的膜泡运输。小分子和离子穿膜运输的基本类型可分为被动运输和主动运输两大类。被动运输是物质顺浓度梯度、不需要消耗代谢能的运输方式。疏水性和不带电荷的极性小分子可以直接通过细胞膜，从高浓度向低浓度处移动，称为简单扩散，其运输速率与细胞膜两侧物质的浓度差成正比。而离子和极性分子（如氨基酸、葡萄糖等）等则需要借助膜中的转运蛋白（通道蛋白、载体蛋白）的帮助穿越细胞膜。膜上的通道蛋白形成亲水性离子通道，通道开放时，允许特定的离子顺浓度梯度瞬间大量通过，即离子通道扩散。膜上载体蛋白与特定的溶质分子结合，通过改变构象使溶质穿越细胞膜，称为易化扩散。易化扩散的物质转运速率只在一定限度内与物质的浓度差成正比。主动运输是逆浓度梯度、需消耗代谢能的运输方式。膜泡运输是在对大分子和颗粒物质的转运中，以膜包围形成囊泡为其特点，分为胞吞作用和胞吐作用。作用过程中有膜的融合、重组和移位，都需要消耗代谢能。根据吞入物质的状态、大小及特异程度等不同，又分为吞噬作用、胞饮作用和受体介导的胞吞作用。后者是特异性很强的胞吞作用，大分子先被专一的膜受体识别和结合，再由网格蛋白的作用形成有被小窝、有被小泡来进行转运，如细胞对 LDL 颗粒的胞吞过程。

　　细胞质是细胞内除细胞核外的部分，其中含有各种细胞器，如内膜系统和线粒体等膜相细胞器，以及细胞骨架、核糖体等非膜相细胞器。细胞质具有多方面的功能，是细胞代谢的中心。

　　内膜系统是细胞质内在结构、功能乃至发生上有一定联系的膜相结构的总称，是真核细胞所特有的结构。构成内膜系统的结构包括内质网、高尔基复合体、溶酶体等细胞器，也包括细胞质内的膜性转运小泡，它们是细胞合成蛋白质、酶、脂类和糖类的场所，并有对合成产物进行加工、包装和运输的功能。

　　线粒体是细胞的动力工厂，它通过氧化磷酸化反应高效地将有机物储存的化学能转换为细胞能直接利用的能源 ATP，细胞中 95% 的 ATP 是由线粒体产生的。线粒体还是动物细胞质内具有遗传结构的细胞器。

　　核糖体是一种非膜相结构的颗粒状细胞器，普遍存在于原核细胞和真核细胞中，是细胞合成蛋白质的分子场所。

　　细胞骨架是广泛存在于细胞内非膜相的蛋白质纤维网络系统。细胞质骨架包括微管、微丝和中间纤维。真核细胞的生长、发育、分化及各种功能活动，特定功能状态相适应的内部结构调整、物质定向运转、细胞自身位置移动和外部形态的改变与维持等均有赖于细胞的骨架系统。

　　细胞核是真核细胞最大的细胞器。在结构上细胞核包括核膜、核仁、染色质、核基质；在功能上细胞核是储存遗传物质、传递遗传信息的主要场所，因此，细胞核是细胞的总控制中心，对细胞的生命活动有极其重要的作用。

间期细胞核由核膜、染色质、核仁及核骨架（核基质）4 部分组成。

核膜将细胞划分为细胞核、细胞质两个区域，使转录和翻译两个环节在不同时空得以分离。核膜包括内、外两层单位膜，内、外膜之间的腔隙称为核周间隙，与内质网相通。核膜上分布着许多由内、外层核膜融合形成的核孔，核孔及核孔周缘的环孔结构称为核孔复合体，包括胞质环、核质环、中央栓和辐等结构。核孔复合体是核 - 质之间物质交流的通道，对大分子物质的运输具有选择性。内层核膜内表面的纤维蛋白网络称为核纤层，为核膜提供支架，并与染色质及核的组装关系密切。

染色质和染色体是遗传物质随细胞周期相互转化的两种形态表现。由 DNA、组蛋白、非组蛋白和少量 RNA 组成，染色质可分常染色质和异染色质两种，前者分子结构疏松，功能活跃；后者分子紧密折叠，功能不活跃。

染色质的基本结构单位是核小体，每个核小体包括：①组蛋白 H_2A、H_2B、H_3、H_4 各 2 分子组成八聚体核心，外面缠绕 1.75 圈的 DNA；②通过一段长约 60bp 的 DNA 与下一个核小体连接，组蛋白 H_1 位于连接 DNA 上。每 6 个核小体绕一圈，形成外径为 30nm 的螺线管。2 条染色单体的支架在着丝粒区域相连接，直径 30nm 的螺线管折叠成无数的袢环，每个袢环都从非组蛋白支架的一点发出，散开成晕状围绕在支架的周围，又返回到非组蛋白支架上与发出点相邻近的位点。每 18 个袢环以染色体支架为轴心呈放射状平面排列，形成微带，大约 10^6 个微带沿轴心支架纵向排列，构建成染色单体。

核仁由纤维中心和致密纤维组分、颗粒组分、核仁组织区、核基质组成，是 rRNA 转录的中心和核糖体大、小亚基前体组装的场所。在细胞周期中，核仁随 DNA 的状态和核仁组织区的活动而发生周期性地消失和重建。

（四川大学　胡火珍）

第三篇

细 胞 社 会

  多细胞生物体内，细胞与细胞之间通过细胞通讯、黏着、连接以及细胞与胞外基质的相互作用形成彼此依存关系，进而构成复杂的细胞社会（cell sociality）。细胞结构、功能的维持，细胞的增殖和分化，细胞的运动和应激、遗传和变异，以及细胞的衰老和死亡等众多生命现象都在这样一个细胞社会中得以发生和呈现，多细胞生物体的生命活动也在这样的细胞社会的基础上得以正常进行，所以细胞社会与细胞和机体稳态的维持有着密切的关系。

第十一章　细胞表面、细胞连接与细胞粘连

细胞膜并不是细胞的最外边界，各类细胞在细胞膜外还附有一些物质和结构，这是在长期进化中形成的。**细胞表面（cell surface）**就是包围在细胞质外层的一个复合结构体系，是细胞与外环境物质相互作用并产生各种复杂功能的部位，其结构以细胞膜为主体，包括细胞膜外的**细胞外被（cell coat）**和细胞膜内侧的**细胞质溶胶（cytosol）**（图 11-1）。广义的细胞表面还包括细胞连接和其他一些特化结构。细胞表面的功能很复杂，除对细胞的支持和保护外，与整个细胞的行为、生理活动、相互识别、黏着、物质运输、信息转导、

细胞运动、生长、分化、衰老及病理过程都有密切关系。

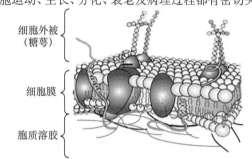

图 11-1　细胞表面结构示意图（引自 Alberts，2010）

第一节　细胞外被与细胞质溶胶

一、细胞外被

广义来说，所有细胞膜外面的覆盖物都可以看成是细胞的外被，如植物细胞和大多数细菌的细胞壁及细菌的荚膜、一些动物的卵膜和透明带、小肠上皮细胞游离面的黏着物等。因它们都含有糖类物质，故过去也统称为糖萼（glycocalyx）。现在糖萼一般用来指与细胞膜相连接的糖类物质，即细胞外被，而把不与细胞膜连接的细胞外覆盖物称为细胞外物质或胞外结构。

细胞外被伸展于细胞膜的外表面，它不是细胞膜外面的独立结构，而是细胞膜中的糖蛋白和糖脂向外表面延伸出的寡糖链部分（图 11-1）。因此，细胞外被实际上是细胞膜结构的一部分。用重金属染料将细胞切片染色后，染料同外被的糖形成复合物，故在电子显微镜下可观察到这一层结构（图 11-2）。细胞外被也具有一定的独立性，如果去掉外被，不会直接损伤细胞膜。Luft 于 1976 年把细胞膜与细胞外被比作"皮"与"毛"。"皮"指细胞膜本身，"毛"指细胞外被。糖蛋白和糖脂的糖链是由 9 种单糖组成的寡糖，糖链的末端富含带负电荷的唾液酸。负电荷的密度很高，它们互相排斥，使糖链得以充分展开而占有很大的空间。糖链彼此交织形成网状结构，细胞被网络在其中。糖链中丰富的负电荷，使大量水分子被吸引在电荷周围，

还能捕集 Na^+、Ca^{2+} 等阳离子，从而促进细胞与周围建立水盐平衡的微环境。由于膜蛋白和膜脂可在细胞膜平面上进行多方向的侧向运动，因而细胞外被的糖链也随之运动。它们或呈分散状态，或聚集成簇，这取决于它们本身的弥散性质、彼此之间的相互作用及与外周微环境中分子之间的作用等。

近年来的研究资料表明，细胞外被在细胞的生命活动中具有重要作用。它具有保护功能，参与细胞的物质运输，决定着细胞的识别、形态形成和分化时的选择性。细胞外被也是各种细胞表面的抗原部位，因此，在免疫反应中起着重要作用。

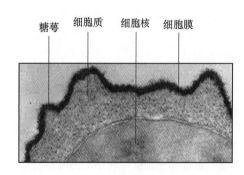

图 11-2　淋巴细胞表面的电子显微镜照片 [示细胞外被（糖萼）]（引自 Alberts，2010）

二、细胞质溶胶

在细胞膜下面有一层厚 0.01 ～ 0.02μm 的较黏滞、无结构的液体物质，称为溶胶层。其中含有高浓度的蛋白质，因此，这部分呈现出一定的黏性，分布着较多的微丝和微管，但缺少其他细胞器（图 11-1）。微管、微丝与膜蛋白直接或间接相连，在结构和功能上可视为一个整体。这部分具有相当强的抗张强度，与维持细胞的极性、形态及调节膜蛋白的分布和运动都有密切关系。

第二节　细胞表面的特化结构

细胞表面并不是平整光滑的，通常因各类细胞的功能和生理状态不同带有各种各样特化的附属结构。最明显的特化结构有微绒毛、细胞内褶、纤毛及鞭毛等。而且，有时还可观察到一些暂时性的结构，如变形足或皱褶等（图 11-3）。这些结构在细胞执行特定功能方面起着重要作用。

有微绒毛的细胞表面并不都与吸收功能有关，如部分腺体组织也有微绒毛，但它与吸收无关。生化分析证明，在这些微绒毛表面的细胞膜内镶嵌着各种能分解糖及其他分子的酶类。游走细胞（如巨噬细胞、淋巴细胞、单核细胞及分叶核中性粒细胞等）的微绒毛极似细胞运动工具，能搜索抗原、毒素及协助摄取异物（如病毒、细菌等）。

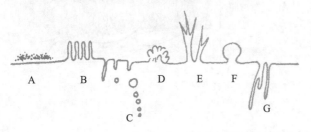

图 11-3　细胞表面的一些特化结构（引自郑国锠等，1992）
A. 由糖蛋白组成的糖萼；B. 微绒毛；C. 胞饮作用的通道与小泡；D. 皱褶；E. 尖形变形足；F. 圆形变形足；G. 内褶

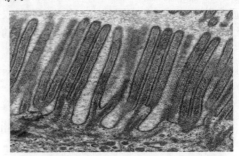

图 11-4　微绒毛（引自 Alberts，2010）

一、微绒毛

微绒毛（microvillus）广泛存在于动物细胞的游离表面。在电子显微镜下，可观察到它是细胞表面伸出的细长指状突起，垂直于细胞表面（图 11-4）。其直径约为 0.1μm，长 0.2 ～ 1.0μm。微绒毛表面是细胞膜和糖被，内部是细胞质的延伸部分。纵切面可观察到在微绒毛中心有许多纵行排列的微丝，直达微绒毛的顶端，其直径为 4 ～ 6nm。在上皮细胞的细胞膜下方，有平行于细胞膜的微丝网，称为**终网（terminal web）**，微绒毛内的微丝根部埋藏在终网中。这些结构增强了细胞顶部的牢固性，使上皮的表面成为一个整体。微绒毛的存在主要是扩大了细胞作用的表面积，有利于细胞的吸收。在一些与吸收功能有关的上皮细胞，如小肠上皮的纹状缘和肾近曲小管上皮的刷状缘中，微绒毛极为丰富。据估计，每个小肠上皮细胞有 1000 ～ 3000 根微绒毛，使上皮细胞表面积扩大了 20 ～ 30 倍，非常有利于吸收大量的营养物质。微绒毛的长度和数量都与细胞代谢活动强度有着相应的关系。例如，小肠绒毛根部上皮细胞上的微绒毛显得短、少、粗，而越往小肠绒毛顶部的上皮细胞，其微绒毛就显得长、多、细，表明绒毛顶部的吸收作用强。具

二、细胞内褶

细胞内褶（cell infolding）通常见于一些液体及离子交换频繁的细胞中，如肾小管上皮细胞的基底面、唾液腺导管末端的细胞基底面和眼的睫状体上皮细胞基底面都有这种结构。细胞内褶是细胞膜由细胞表面向内深陷形成的。内褶的多少、深浅在各处都不相同，但以肾小管上皮细胞基部的细胞内褶最为典型（图 11-5）。肾小管上皮细胞基部的细胞膜有许多深浅不同的内褶，明显扩大了作用面积。在内褶间细胞中还伴行分布着许多线粒体，表明这部分膜的耗能物质运输功能很活跃。

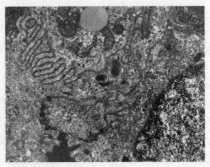

图 11-5　细胞内褶（引自 cella.cn，2012）

三、纤毛和鞭毛

纤毛（cilia）和**鞭毛（flagellum）**是细胞表面向外伸出的细长突起，表面围以细胞膜，内部由微管构成复杂的结构（详见第九章）。它们是细胞表面特化的运动结构，细胞靠纤毛和鞭毛的运动而在液体中穿行，如原生动物和高等动物的精子等。在哺乳动物中，纤毛只出现在一些特定的部位，如呼吸道和雌雄性生殖管道等的上皮、脑室的室管膜细胞等处。上呼吸道的一个上皮细胞所具有的纤毛数多达 250～270 根（图 11-6），靠纤毛有节律的摇动，形成一定方向的波浪式运动，推动细胞表面的液体或颗粒物质前进，以便清除呼吸过程中聚积的分泌物与异物。输卵管的上皮借助纤毛运动可将卵运送至子宫。

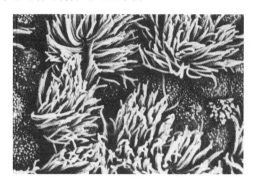

图 11-6　气管黏膜扫描电子显微镜图（示纤毛）
（引自 http://zupei.xjtu.edu.cn）

第三节　细 胞 连 接

多细胞生物体的细胞已丧失某些独立性，而作为一个紧密联系的整体进行生命活动，为达到各细胞间生理活动的协调和形成细胞间所必需的相互联系，相邻细胞密切接触的区域特化形成一定的连接结构，称为**细胞连接（cell junction）**。它们的作用是加强细胞间的机械联系，对维持组织结构的完整性、维持和协调细胞功能有重要意义。

在动物体内，除血细胞及结缔组织细胞外，其他细胞都相互连接，具有一定的排列规律。这些连接存在于各种组织中，如上皮细胞、肌肉细胞和神经细胞等，但其数量和方式各不相同。由于上皮组织的主要特征是细胞排列紧密，故以上皮细胞之间的连接装置分化得最为典型（图 11-7）。细胞连接结构只有在电子显微镜下才能观察到。根据它们结构和功能的特点，细胞连接可分为三大类 9 种类型（表 11-1）。

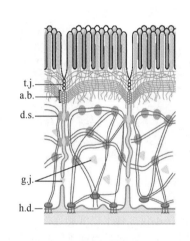

图 11-7　细胞间各种连接示意图（引自 Alberts，2010）
t.j. 紧密连接；a.b. 黏合带；d.s. 桥粒；g.j. 缝隙连接（通讯）；
h.d. 半桥粒

表 11-1　细胞连接的类型

功能分类	结构分类	主要分布
封闭连接	紧密连接	上皮组织
锚定连接	Ⅰ细胞骨架成分为肌动蛋白丝	
	黏合带：连接细胞与细胞	上皮组织
	黏合斑：连接细胞与细胞外基质	上皮细胞基部
	隔状连接	只存在于无脊椎动物中
	Ⅱ细胞骨架成分为中间丝	
	桥粒：连接细胞与细胞	心肌、上皮
	半桥粒：连接细胞与细胞外基质	上皮细胞基部
通讯连接	间隙连接	大多数动物组织中
	化学突触	神经细胞间和神经G肌肉间
	胞间连丝	仅见于植物细胞间

一、封闭连接

封闭连接（occluding junction）也称为**紧密连接**（tight junction），广泛分布于体内管腔及腺体上皮细胞靠腔面的一端，相邻细胞膜紧密相贴，无间隙。另外，在脑毛细血管内皮细胞之间也存在紧密连接结构。从紧密连接结构模型的切面（图11-8）可观察到它为一系列点状对合结构。这些点的立体观为一些脊状突起，脊与脊相互吻合，即由相邻细胞膜外片和其中嵌入蛋白互相融合而成。构成连接的膜整合蛋白包括**闭合蛋白**（occludin）、**紧密连接蛋白**（claudin），也包括一些参与连接的黏附分子。从膜的内外层之间来看，对合点实际上是对合线，或称为封闭线、似拉链。例如，在细胞膜的外表面观察，可见到脊状条索结构，走行为网状，平行于细胞游离面，使连接具有很强的抗机械张力和柔韧性。

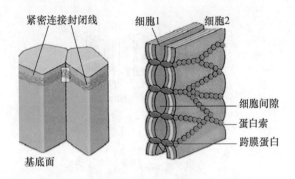

图 11-8　紧密连接结构模型（引自 Alberts et al.，2002）

紧密连接不仅能使上皮细胞连接在一起，起着机械连接作用，而且能起封闭细胞间隙的作用，阻止物质从细胞之间通过。例如，脑血管内皮细胞的紧密连接形成密集的屏障，以阻止血液与脑细胞外液相混；肾小球中参与构成血尿屏障；等等。紧密连接保证转运活动的方向性，对维持上皮细胞层选择性屏障作用也至关重要。例如，小肠上皮细胞游离面细胞膜上含有大量吸收葡萄糖分子的协同运输载体，完成 Na^+ 驱动的葡萄糖的同向运输，而基底面含有被动运输的葡萄糖转运载体，将葡萄糖转运到细胞外液，从而完成葡萄糖的吸收和转运功能。使小肠腔内的营养物质只能从上皮细胞顶部转入细胞，不能穿过紧密连接进入细胞间隙，也不允许吸收转运到细胞外液的营养分子经细胞间隙又返回肠腔（图11-9）。

最近的研究结果证明，紧密连接虽然调控一些分子通过"天然屏障"，但在某些情况下，如分子质量较大的药物需要通过这些组织屏障到达作用的部位时，作为体内正常生理活动的一部分，紧密连接可以对各种来自于细胞内外的信号作出反应，选择性地打开或关闭，这样就允许大分子，甚至整个细胞通过紧密连接的屏障。鼻组织、胃肠道组织、血管、血脑屏障中均存在这样的调节机制。最新的研究对紧密连接的结构和功能有了更深入的认识，认为紧密连接是多组分的、多功能的复合体，参与调控不同的生理过程，如基因表达、肿瘤抑制、细胞增殖及细胞极性等各种生理过程。

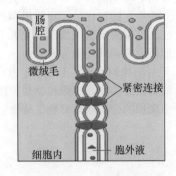

图 11-9　肠腔中的分子不能通过紧密连接进入细胞间隙
（引自 Alberts et al.，2002）

用蛋白水解酶和**乙二胺四乙酸**（EDTA）等可以使紧密连接分离。

二、锚定连接

锚定连接（anchoring junction）是由一个细胞骨架系统成分与相邻细胞的骨架成分或细胞外基质相连接而成的（图11-10）。锚定连接在机体中分布广泛，尤其在需要承受机械压力的组织中含量丰富，如上皮、肌肉和心脏等组织中。

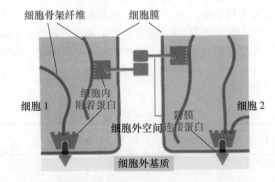

图 11-10　锚定连接结构的示意图（引自 Alberts et al.，2002）

构成锚定连接的蛋白质可分为两类：①**细胞内附着蛋白**（intracellular attachment protein），具有将特定细胞骨架（中间纤维或微丝等）附着于连接点的作用；②跨膜连接糖蛋白，其细胞内部分与附着蛋白相连，细胞外结构与相邻细胞的跨膜连接蛋白结合，或与细胞外基质结合。

根据参与连接的细胞骨架成分的不同，锚定连接可分为两类：一类是与**肌动蛋白**（actin filament）相连的锚定连接，包括**黏合带**（adhesion belt）、**黏合斑**

（adhesionplaque）及隔状连接（septata junction），黏合带和黏合斑又称为黏合连接（adhesion junction）；另一类是与中间纤维相连的锚定连接，包括桥粒（desmosome）和半桥粒（hemidesmosome）（表 11-2），细胞内的中间纤维依据细胞类型不同而不同，上皮细胞主要是角蛋白丝。

表 11-2　几种锚定连接的化学组成

连接名称	跨膜连接蛋白	细胞外配体	结合细胞骨架类型	细胞内附着蛋白
黏合带（细胞间黏合连接）	钙黏蛋白	相邻细胞钙黏蛋白	肌动蛋白丝	连锁蛋白、黏着斑蛋白
黏合斑（细胞 – 基质黏合连接）	整联蛋白	细胞外基质蛋白	肌动蛋白丝	踝蛋白、黏着斑蛋白、α- 辅肌动蛋白
桥粒	钙黏蛋白（桥粒黏合蛋白、桥粒胶蛋白）	相邻细胞钙黏蛋白	中间纤维	桥粒片蛋白、片珠蛋白
半桥粒	整联蛋白	细胞外基质（基膜）蛋白质	中间纤维	桥粒片蛋白样蛋白

（一）黏合带、黏合斑和隔状连接

黏合带常位于上皮细胞顶部紧密连接的下方（图 11-11），是由黏合连接形成的连续的带状结构，其特点是相邻细胞膜并不融合，而隔以 15 ～ 20nm 的间隙，介于紧密连接与桥粒之间，所以黏合带又被称为**中间连接**（intermediate junction）。位于此处的跨膜连接糖蛋白为**钙黏蛋白**（cadherin），属于 Ca^{2+} 依赖的钙黏素家族。这样，相邻细胞中的肌动蛋白丝束通过钙黏蛋白和附着蛋白连成广泛的**跨细胞网**（transcellular network），使组织连接为一个坚固的整体（11-10）。

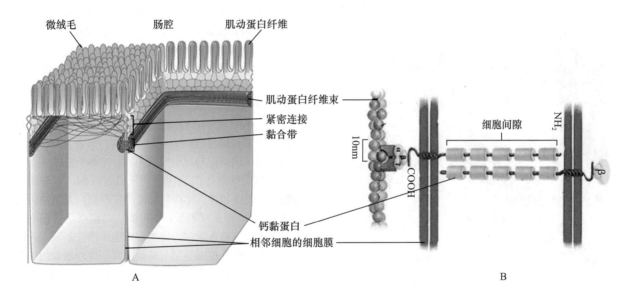

图 11-11　黏合带（引自瞿中和等，2012）

A.组织分布示意图；B.结构示意图

黏合斑是细胞以点状接触的形式，借助于肌动蛋白与细胞外基质相连（图 11-12）。黏合斑的跨膜连接蛋白为**整联蛋白**（integrin），又称为整合素，它通过**纤粘连蛋白**（fibronectin）与细胞外基质结合，其胞内结构则与肌动蛋白丝结合。体外培养的成纤维细胞即通过黏合斑附着在瓶壁上。

隔状连接广泛存在于无脊椎动物组织中，其作用与黏合连接相同，连接处细胞膜下方亦有肌动蛋白丝（图 11-13），但连接蛋白的性质尚不清楚。

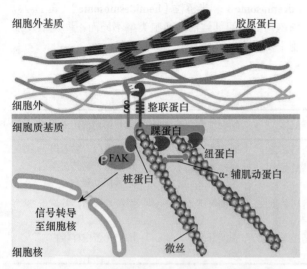

图 11-12 黏着斑结构示意图（引自翟中和等，2012）

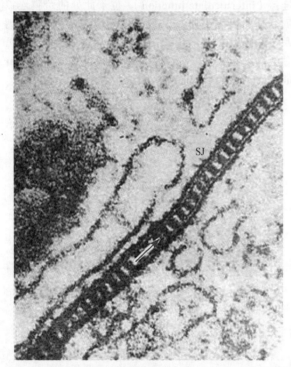

图 11-13 电子显微镜下的隔状连接（引自 Alberts et al.，2002）

（二）桥粒与半桥粒

桥粒是细胞内中间纤维（也称为中间丝）的锚定位点，它在细胞间形成纽扣式结构将相邻细胞铆接在一起（图 11-14）。桥粒连接处相邻细胞膜之间的间隙约为 30nm，细胞膜的细胞质侧有一个致密斑，直径约 0.5μm，称为**桥粒斑（plaque）**，其成分为细胞内附着蛋白。桥粒斑上有中间丝，中间丝因表皮细胞类型而有所不同，如上皮细胞中主要为角蛋白丝、心肌细胞中为结蛋白丝、大脑表皮细胞中为波形蛋白丝。桥粒的跨膜连接糖蛋白也为钙依赖性。通过桥粒，相邻细胞内的中间丝连成一个广泛的细胞骨架网络。

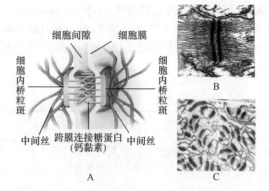

图 11-14 桥粒的结构（引自 Alberts et al.，2002）
A.结构模式图；B.电镜下的一个桥粒；C.组织中桥粒分布的电镜照片

桥粒为坚韧的细胞连接点，它和中间丝形成表皮细胞的大梁支架结构，把细胞结合成为一个整体，可以限制细胞的膨胀，将作用于个别细胞的切力分散到整个表皮和下面的组织中。当承受外力（压力和拉力）时，使组织具有相当强的抗张与抗拉的能力。通常在易受牵拉的组织结构中桥粒最为丰富。例如，口腔、食道、皮肤和子宫等的复层鳞状上皮细胞易受撕拉和摩擦，其细胞之间的桥粒最多。桥粒能被**胰蛋白酶（trypsin）、胶原酶（collagenase）**和**透明质酸酶（hyaluronidase）**破坏，降低细胞间隙的钙离子浓度，也影响其结构的完整性。实验室常用胰蛋白酶和 EDTA 作为分散细胞的手段。EDTA 就是一种能与钙离子结合的螯合剂，可降低钙离子的浓度，促使桥粒解体、细胞彼此分离。

半桥粒（图 11-15）是上皮细胞与基膜之间的连接装置，因其结构为桥粒的一半而得名。形态上半桥粒与桥粒类似，但功能与化学组成不同。半桥粒的胞质斑是由一种称为网蛋白的胞内锚定蛋白组成的，可与细胞内的中间纤维相连。半桥粒部位的穿膜蛋白是整联蛋白（$\alpha_6\beta_4$），另一种是穿膜蛋白 BP180，与整联蛋白相连的胞外基质是层粘连蛋白，将上皮细胞铆接在基膜上，防止机械力造成上皮细胞层与基膜脱离。体外培养的细胞也常通过半桥粒将细胞固定在生长基质上（图 11-16）。

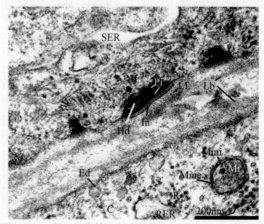

图 11-15 电子显微镜下的半桥粒（引自 cella. cn，2012）

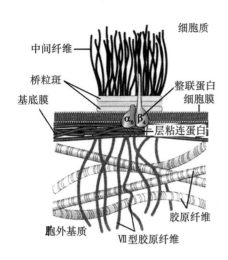

图 11-16　半桥粒结构的示意图（引自陈誉华等，2013）

临床上有一种自身免疫性疾病——**大疱性类天疱疮（pemphigus）**，在各型天疱疮患者血循环中均存在有抗角朊细胞间物质抗体，能结合半桥粒跨膜黏附性蛋白，从而破坏半桥粒结构，导致表皮基底层细胞脱离基膜，组织液渗入表皮下空间而产生严重的皮肤水疱病。层粘连蛋白和整联蛋白（$\alpha_6\beta_4$）基因突变均可引起**大疱性表皮松解症（epidermolysis bullosa）**，其症状与大疱性类天疱疮相似。

三、通讯连接

通讯连接（communication junction）包括**间隙连接（gap junction）**和**化学突触（chemical synapse）**。间隙连接是通讯连接的主要形式，为动物细胞之间最普遍存在的一种细胞连接。除成熟的骨骼肌细胞及循环系统中的血细胞之间没有这种连接外，在其他细胞，包括培养细胞中都存在。间隙连接为一种接触面积较大的平板状连接，多见于上皮细胞深部侧表面，此处相邻的细胞膜之间隔以 2nm 的间隙。通过超薄切片和冷冻蚀刻标本的观察以及 X 射线衍射的研究，证实了间隙连接的存在，并发现在连接处相邻细胞膜中含有许多大小为 6～8 nm 的颗粒，呈六角形。从细胞膜表面观察，颗粒规则，排列成片。颗粒是间隙连接的连接单元，即**连接子（connexon）**。Caspar 于 1977 年用 X 射线衍射技术发现，每一个连接子由 6 个穿膜的膜整合蛋白分子围成，中央有直径为 2nm 的隧道。相邻细胞细胞膜上的连接子一一对应相接，隧道相通，构成了细胞间的直接通道，这种微细的管形通道相邻细胞各占一半，并可由 6 个亚单位以相互滑动的方式开启或关闭。间隙连接是**细胞通讯（cell communication）**的结构基础（图 11-17）。

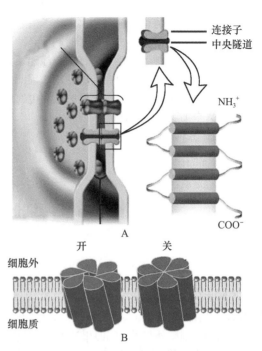

图 11-17　间隙连接结构图解（引自 Alberts，2010）

A. 连接子在细胞膜上规则排列成片，每层细胞膜相对应的连接子各由 6 个亚单位围成隧道，互相对接，可进行细胞之间的交通和物质交换；B. 每个连接子由 6 个亚单位以相互滑动的方式开启或关闭隧道

间隙连接的功能除介导细胞之间的连接外，主要是偶联细胞之间的通讯，包括**电偶联（electric coupling）**和**化学偶联（chemical coupling）**，即通过细胞之间的离子和分子的传递进行细胞通讯。离子带有电荷，因而离子流动伴有电位变化。电偶联又称为**离子偶联（ionic coupling）**。有人通过电生理实验证实，带电的无机离子能通过间隙连接直接到达相邻细胞。例如，电偶联能使心肌中的亿万细胞同步收缩和舒张，若间隙连接破坏，电偶联消失，则心脏停止跳动。化学偶联又称为**代谢偶联（metabolic coupling）**。有人将分子质量大小不等的荧光染料注入一个细胞中，发现分子质量小于 1.5kDa 的染料分子能很快进入邻近细胞，完全不漏到细胞外间隙，其速率比透过细胞膜快。经测定，分子质量为 1.5kDa 或小于 1kDa 的水溶性分子，如糖、氨基酸、核苷酸、维生素等容易通过间隙连接的亲水管道，使代谢物能迅速平均分配到相邻细胞中，产生代谢互助和偶联。

突触是可兴奋细胞进行冲动传导的结构，包括电突触和化学突触。电突触是指细胞之间形成间隙连接，电冲动可直接通过间隙连接从突触前向突触后传导（图 11-18），速率快而准确。化学突触主要通过释放神经递质来传导冲动并因此得名，在其信息转导过程中存在一个将电信号转化为化学信号，再将化学信号转化为电信号的过程。化学突触传递信号时，神经冲动传递到轴突末端，引起神经递质小泡释放神经递质，而神经递质作用于突触后膜，引起新的冲动，因此化学突触表现出传递中的延迟现象。化学突触和电突触共同完成了可兴奋细胞之间的通讯。

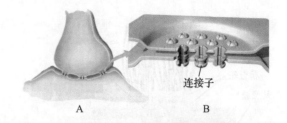

图 11-18　电突触结构示意图（引自瞿中和等，2012）

第四节　细胞黏附分子与细胞黏着

在动物个体发育过程中，细胞通过识别作用和黏着形成不同类型的组织，通常将这种在细胞识别的基础上，同类细胞发生聚集形成细胞团或组织的过程称为**细胞黏附（cell adhesion）**。可通过黏附分子介导细胞之间或细胞与细胞外基质之间的相互接触和结合。

细胞黏附分子（cell adhesion molecule，CAM）是指参与细胞与细胞之间及细胞与细胞外基质之间相互作用的分子，是一类独立的分子结构。细胞黏附是细胞之间信息交流的一种形式，是指通过识别与其黏附的特异性受体之间发生的相互黏附现象。

多数细胞黏附分子的作用依赖于二价阳离子，如Ca^{2+}、Mg^{2+}。细胞黏附分子的作用机制有3种模式（图11-19）。①同亲型黏附：两个相邻细胞表面的同种CAM分子之间的相互识别与结合。②异亲型黏附：两个相邻细胞表面的不同种CAM分子之间的相互识别与结合。③连接分子依赖型结合：两个相邻细胞表面的相同CAM分子借细胞外的连接分子相互识别与结合。

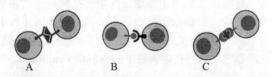

图 11-19　细胞之间黏附的 3 种方式（引自陈誉华等，2013）
A. 同亲型黏附；B. 异亲型黏附；C. 连接分子依赖型结合

细胞黏附分子都是跨膜糖蛋白，分子结构由3部分组成。①胞外区：肽链的N端部分，带有糖链，负责与配体的识别。②跨膜区：多为一次跨膜。③胞质区：肽链的C端部分，一般较小，或与细胞膜下的骨架成分直接相连，或与细胞内的化学信号分子相连，以活化信号转导途径。

细胞黏附分子分为4类：钙黏蛋白、选择素、免疫球蛋白超家族、整联蛋白。

一、钙黏蛋白

钙黏蛋白属于亲同性细胞黏附分子，其作用依

赖于Ca^{2+}。至今已在人类中发现了约200种钙黏蛋白，分布于不同的组织。不同细胞或同种细胞的不同发育阶段其细胞表面的钙黏蛋白的种类和数量均有所不同。目前已在人类中发现了200种钙黏蛋白，总的来说大致分为E-钙黏蛋白、N-钙黏蛋白、P-钙黏蛋白和VE-钙黏蛋白等，E-钙黏蛋白主要存在上皮组织中，N-钙黏蛋白存在神经组织中，P-钙黏蛋白主要分布在胎盘、乳腺和表皮中，VE-钙黏蛋白主要分布在血管内皮。

大多数钙黏蛋白是单次跨膜蛋白，有700～750个氨基酸残基。钙黏蛋白往往形成二聚体或多聚体，在细胞外的肽链部分折叠形成5个或6个重复结构域（cadherin repeat），均含Ca^{2+}结合部位，Ca^{2+}就结合在重复结构域之间，从而赋予钙黏蛋白分子刚性和强度。Ca^{2+}结合越多，钙黏蛋白刚性就越强。因此，当除去Ca^{2+}，钙黏蛋白细胞外部分的刚性就会丧失（图11-20）。正因为如此，阳离子螯合剂EDTA能破坏Ca^{2+}或Mg^{2+}依赖性的细胞黏着。

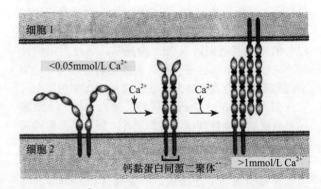

图 11-20　Ca^{2+} 对钙黏蛋白的影响（引自陈誉华等，2013）

决定钙黏蛋白结合特异性的部位在靠N端的一个结构域中，只要变更其中的2个氨基酸残基即可使结合特异性由E-钙黏蛋白转变为P-钙黏蛋白。钙黏蛋白分子的细胞质部分是最高度保守的区域，参与信号转导。

钙黏蛋白通过不同的连接蛋白质与不同的细胞骨

架成分相连,如 E- 钙黏蛋白通过 α- **连锁蛋白(catenin)**、β- 连锁蛋白、γ- 连锁蛋白以及黏着斑蛋白（vinculin）、锚蛋白、α辅肌动蛋白等与肌动蛋白纤维相连；桥粒中的**桥粒芯蛋白 desmoglein 及 desmocollin** 则通过桥粒致密斑与中间纤维相连。

钙黏蛋白的作用主要有以下几个方面。

（1）介导细胞连接。在成年脊椎动物中，E- 钙黏蛋白是保持上皮细胞相互黏合的主要细胞黏附分子，是黏合带的主要构成成分。桥粒中的钙黏蛋白就是 desmoglein 及 desmocollin。

（2）参与细胞分化。钙黏蛋白对胚胎细胞的早期分化及成体组织（尤其是上皮组织及神经组织）的构筑有重要作用。在发育过程中通过调控钙黏蛋白表达的种类和数量可决定胚胎细胞之间的相互作用（黏合、分离、迁移、再黏合），从而通过细胞的微环境，影响细胞的分化，参与器官形成过程。E- 钙黏蛋白是哺乳动物发育过程中第一个表达的钙黏蛋白，当小鼠发育进入 8 细胞胚胎时期，E- 钙黏蛋白的表达将松散联系的分裂球细胞变成紧密黏合的细胞。若用 E- 钙黏蛋白的抗体处理细胞则会阻止分裂球细胞之间的紧密黏合。此后，胚胎进一步发育，某些胚层的细胞停止表达 E- 钙黏蛋白而表达其他相关钙黏蛋白。例如，神经系统发育形成神经管时，神经细胞表达 N- 钙黏蛋白。因此，在发育过程中通过调控钙黏蛋白的种类和数量而决定某些胚胎细胞的黏着，影响细胞的分化，参与器官的形成等。

（3）抑制细胞迁移。很多种癌组织中细胞表面的 E- 钙黏蛋白减少或消失，以致癌细胞易从瘤块脱落，成为侵袭与转移的前提。因而有人将 E- 钙黏蛋白视为转移抑制分子。

二、选择素

选择素（selectin）属于亲异型结合、Ca^{2+} 依赖的细胞黏着分子，能与特异糖基识别并结合，是细胞黏附分子中的一个家族，为 I 型单链跨膜糖蛋白，主要参与白细胞与脉管内皮细胞之间的识别与黏合。

选择素主要有 platelet 选择素（P 选择素）、endothelial 选择素（E 选择素）、leukocyte 选择素（L 选择素），分别以分离获得这 3 个选择素的**内皮细胞（endothelial cell）、白细胞（leukocyte）**和血小板而命名。

选择素的细胞外区由 3 个结构域构成：①N 端钙离子依赖的 C 型外源凝集素结构域，可结合碳水化合物基团，即为选择素的配体结合部位；②表皮生长因子（EGF）样结构域，为维持选择素构型所必需；③近膜端的多个补体调节蛋白重复序列（图 11-21）。各成员膜外区有较高的同源性和结构类似性，但穿膜区和胞浆区没有同源性。

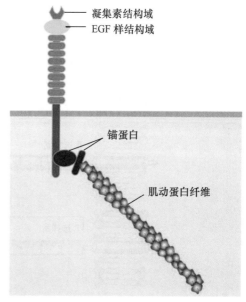

凝集素结构域
EGF 样结构域
锚蛋白
肌动蛋白纤维

图 11-21 P 选择素结构（引自翟中和等，2012）

选择素识别的配体都是一些寡糖基团，迄今为止发现的配体都是一些具有唾液酸化及岩藻糖化的 *N-* 乙酰氨基乳糖结构（sLeX 及 sLeA）或类似结构的分子（图 11-22）。一种寡糖基团可以存在于多种糖蛋白和糖脂分子上，并分布于多种细胞表面，因此选择素分子配体在体内分布较为广泛。分布于白细胞、内皮细胞、血小板的选择素，通过介导白细胞与内皮细胞的识别和结合，参与白细胞越过血管进入炎区组织及淋巴细胞归巢和再循环的过程,在肾小球肾炎、多发性硬化症、凝血、肿瘤转移、胰岛素依赖型糖尿病等多种生理或病理活动中起着重要作用。

E 选择素及 P 选择素所识别和结合的糖配体 sLeA 结构存在于髓系白细胞表面（其中包括 L 选择素）分子中。多种肿瘤细胞表面也存在 sLeX 及 sLeA 结构。E 选择素存在于活化的血管内皮细胞表面。炎症组织释放的白细胞介素 -1（IL-1）及肿瘤坏死因子（TNF）等细胞因子可活化脉管内皮细胞，刺激 E 选择素的合成。

P 选择素储存于血小板的 α 颗粒及内皮细胞的 Weibel-Palade 小体中。炎症时活化的内皮细胞表面首先出现 P 选择素，随后出现 E 选择素。它们对召集白细胞到达炎症部位具有重要作用。

L 选择素广泛存在于各种白细胞的表面，参与炎症部位白细胞的出脉管过程。白细胞表面 L 选择素分子上的 sLeA 与活化的内皮细胞表面的 P 选择素及 E 选择素之间的识别和结合，可召集血液中快速流动的白细胞在炎症部位的脉管内皮上减速滚动（通过黏附、分离、再黏附，如此循环往复），最后穿过血管进入炎症部位。

炎症一开始即启动白细胞的功能变化，各种选择素均使血管中白细胞的运动减慢而形成滚动状态（图

11-26），其中 P 选择素和 L 选择素在缺血–再灌注过　　　程中的作用更大。

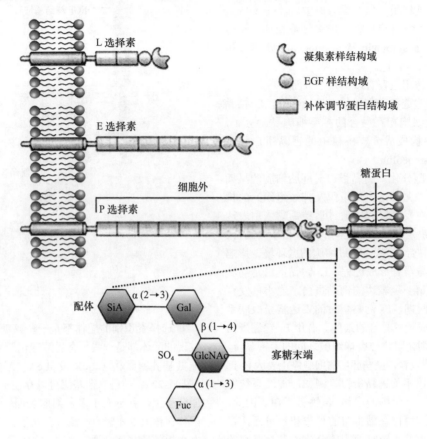

图 11-22　3 种选择素对糖蛋白糖链的识别与结合（引自陈誉华等，2013）

三、免疫球蛋白超家族

应用 DNA 序列分析和 X 晶体衍射分析等研究表明，许多细胞膜表面和机体的某些蛋白质分子，其多肽链折叠方式与 Ig 折叠相似，在 DNA 水平和氨基酸序列上与 Ig V 区或 C 区有较高的同源性，它们可能从同一个**原始祖先基因（primodial ancestral gene）**经复制和突变衍生而来。编码这些多肽链的基因称为免疫球蛋白**基因超家族（immunoglobulin gene superfamily）**，这一基因超家族所编码的产物称为**免疫球蛋白超家族（immunogloblin superfamily，Ig-SF）**。免疫球蛋白超家族包括分子结构中含有免疫球蛋白（Ig）样结构域的所有分子，一般不依赖于 Ca^{2+}。Ig 的每个结构域都是由 70 ~ 110 个氨基酸组成的紧密折叠的结构，即借二硫键维系的两组反向平行 β 折叠结构。与纤粘连蛋白以及其他一些参与细胞黏着的蛋白质一样，Ig-SF 细胞黏着分子含有几个相同的结构域。

Ig-SF 的大多数成员是整合膜蛋白，存在于淋巴细胞的表面，参与各种免疫活动。它们中的某些整合蛋白参与非钙依赖性细胞之间的黏着（图 11-23）。事实上，在缺少免疫系统的无脊椎动物细胞黏着分子中发现了类 Ig 结构域，说明类 Ig 蛋白在原始进化过程中是作为细胞黏着中介物的，只是在后来才在脊椎动

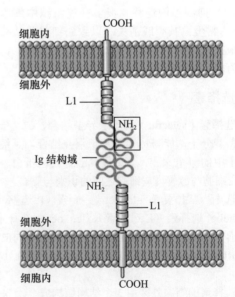

图 11-23　具有与免疫球蛋白类似结构域的细胞黏着
（引自 John Wiley，1999）

物的免疫系统中增加了一项免疫功能。

除免疫球蛋白外，免疫球蛋白超家族还包括 T 细胞受体、B 细胞受体、MHC 及细胞黏附分子（Ig-CAM）等。其中，有的属于亲同性细胞黏附分子，

如各种神经细胞黏附分子（N-CAM）及血小板 - 内皮细胞黏附分子（Pe-CAM）；有的属于亲异性细胞黏附分子，如细胞间黏附分子（I-CAM）及脉管细胞黏附分子（V-CAM）等。I-CAM 及 V-CAM 的配体都是整合素。

大多数 Ig-SF 细胞黏附分子介导淋巴细胞与需要进行免疫反应的细胞（如巨噬细胞及别的淋巴细胞）之间的黏着反应，然而，某些 Ig-SF 成员，如 VCAM（vascular cell-adhesion molecule）、NCAM（neural cell-adhesion molecule）和 L1，在神经发育及神经细胞之间的相互作用和对神经突起、突触的形成等方面都有重要作用（图 11-24）。

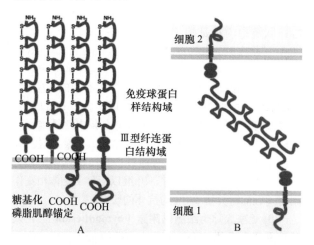

图 11-24　神经细胞黏附分子结构（引自翟中和等，2012）
A. 4 种神经细胞黏附分子免疫球蛋白结构域；B. 同亲型黏着

Ig-SF 黏着蛋白分子既能介导同嗜性的细胞黏着，又能介导异嗜性的细胞黏着，但大多数是介导同嗜性的细胞黏着。介导同嗜性的细胞黏着是非 Ca^{2+} 依赖性的，而介导异嗜性的细胞黏着则是 Ca^{2+} 依赖性的。一个细胞上的 Ig-SF 蛋白能够与另一细胞上相同或不同的 Ig-SF 蛋白结合介导细胞发生黏着。Ig-SF 超家族也可通过与整联蛋白结合介导细胞黏着，如位于某些血管内皮细胞上的 V-CAM 能够与靶细胞表面的整联蛋白 $\alpha_4\beta_1$ 结合从而介导细胞黏着，使在内皮上滚动的白细胞固着于炎症部位的脉管内皮，并发生铺展，进而分泌水解酶而穿出脉管壁。

四、整联蛋白

整联蛋白（integrin）大多数为亲异性细胞黏附分子，其作用依赖于 Ca^{2+}，介导细胞与细胞之间的相互作用及细胞与细胞外基质之间的相互作用。

（一）整联蛋白的组成及结构

整联蛋白是由 α（120 ～ 185kDa）和 β（90 ～ 110kDa）两个亚单位形成的异二聚体。迄今已发现 16 种 α 亚单位和 9 种 β 亚单位。它们按不同的组合构成 20 余种整

联蛋白，可与细胞外基质配体结合或与其他细胞表面配体结合（表 11-3）。

表 11-3　整联蛋白的主要类型

整联蛋白	主要配体	分布
$\alpha_5\beta_1$	纤连蛋白	广泛
$\alpha_6\beta_1$	层粘连蛋白	广泛
$\alpha_7\beta_1$	层粘连蛋白	肌细胞
$\alpha_1\beta_2$	Ig-SF	白细胞
$\alpha_2\beta_3$	纤维蛋白原	血小板
$\alpha_6\beta_4$	层粘连蛋白	上皮细胞间的半桥粒

资料来源：引自翟中和等（2012）

整联蛋白的细胞外球形结构域是一个露出脂双分子层约 20nm 的头部，头部可与细胞外基质蛋白结合，细胞内的尾部则与肌动蛋白相连。整联蛋白的两个亚基，α 链和 β 链都是糖基化的，并通过非共价键结合在一起。整联蛋白与基质蛋白的结合需要二价阳离子，如 Ca^{2+}、Mg^{2+} 等的参与，而细胞内区域较短，只含有30 ～ 50 个氨基酸，可通过细胞内的一些连接蛋白（踝蛋白、α- 辅肌动蛋白、细丝蛋白、组蛋白等）与细胞骨架成分相互作用（图 11-25）。

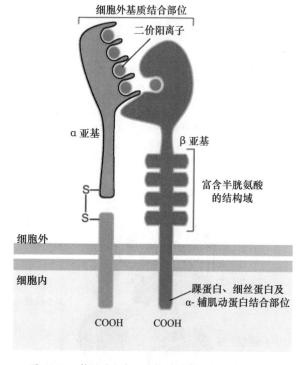

图 11-25　整联蛋白分子结构（引自翟中和等，2012）

（二）整联蛋白的功能

1. 整联蛋白参与的细胞连接

细胞外基质蛋白（纤连蛋白、层粘连蛋白、胶原等）可被多种整联蛋白的细胞外区识别并结合，从而介导

细胞与细胞外基质的黏附，如黏着斑和半桥粒。β₄可与肌动蛋白及其相关蛋白质结合，α₆β₄整合素以层粘连蛋白为配体，参与形成半桥粒（详见第十一章）。

2. 整联蛋白介导细胞之间相互作用

某些细胞表面有与整联蛋白结合的特异性配体，可以介导细胞之间的相互作用。含β₂亚单位的整合素主要存在于各种白细胞表面，可参与**细胞毒T细胞（cytotoxic T lympholyte，CTL）、自然杀伤细胞（natural kill cell，NK细胞）和淋巴细胞激活的杀伤细胞（lymphokine activated kill cell，LAK细胞）**的杀伤效应；辅助性T淋巴细胞对外来抗原和丝裂原的增生反应；粒细胞及单核细胞介导的**抗体依赖性细胞介导的细胞毒作用（antibody dependent cell-mediated cytotoxicity，ADCC）**；白细胞的定位、渗出和迁移；淋巴细胞向外周淋巴结的**归巢（homing）**；等等（图11-26）。β₂亚单位可参与细胞与内皮和细胞与表面结合的纤维蛋白原的相互作用，如缺乏可造成白细胞与内皮细胞黏附障碍，患者往往发生反复感染，严重者可因发生致命性的难以控制的败血症而死亡。

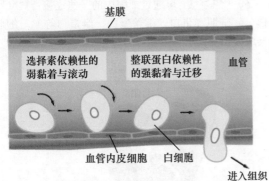

图11-26 选择素及整联蛋白介导的细胞黏着，帮助白细胞从血液进入组织（引自瞿中和等，2012）

3. 整联蛋白介导细胞与细胞外基质之间的相互作用

β₁亚家族称为VLA（very late activation antigen）家族，含有VLA-1～VLA-6 6种整联蛋白。VLA-1、VLA-2作为T细胞的后期活性化抗原而先被认定，VLA-4、VLA-5在静止期的淋巴细胞中含量最高。含β₁亚单位的整合素主要介导细胞与细胞外基质成分之间的黏附。

β₃亚单位的整合素主要存在于血小板表面，介导血小板的聚集，并参与凝血过程。β₃整联蛋白通过与细胞内骨架蛋白的相互作用介导细胞与细胞外基质的黏着，这一黏着是通过自身结构域与纤维蛋白、层粘连蛋白等含有RGD三肽的细胞外基质成分结合而成的。RGD序列存在于纤连蛋白和某些细胞外基质蛋白肽链中的精氨酸（R）-甘氨酸（G）-天冬氨酸（D）三肽序列。50%左右的整联蛋白含有结合RGD的结构域。血小板特异的整联蛋白α_{IIb}β₃与血浆中含有RGD序列的纤维蛋白原结合，介导了血小板的凝聚（图11-27A）。动物实验证明，人工合成的含有RGD序列的多肽可以竞争性的阻止血小板与血浆中的纤维蛋白原结合，防止血凝块的形成（图11-27B）。该结论提示，可利用整联蛋白胞外区具有通过自身结构域识别含有RGD三肽序列配体的特性，开展以配体-受体相互作用为基础的特异抗α_{IIb}β₃的抗体的研究。

β₃亚家族称为**细胞黏附素（cytoadhesion）**，含人玻璃黏蛋白受体（VNR）和血小板的gpIIb/IIIa。细胞黏附素功能：①存在于淋巴细胞上，通过与Ig家族中的细胞黏附分子结合而介导异型性细胞之间的黏附。②作为各种细胞外基质的配体，介导细胞与细胞外基质的黏附，从而控制细胞与基膜的结合，以及细胞的游走。例如，在整合素β₁和β₃亚家族就有层粘连蛋白、纤连蛋白、胶原纤维等细胞外基质受体的机能。

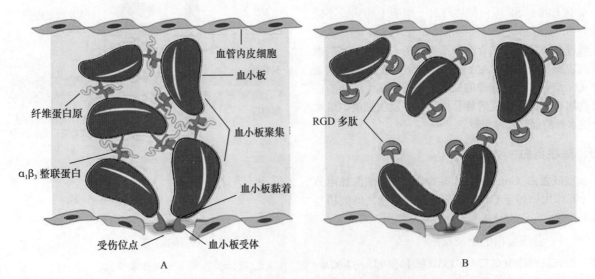

图11-27 血小板整合素与纤维蛋白原结合介导血小板相互黏附的示意图

A. 血小板整联蛋白活化后与纤维蛋白原结合形成血凝块；B. 合成的RGD短肽抑制血小板凝聚

4. 整联蛋白介导的信号传递

整联蛋白家族介导的是双向信号转导。

胞外信号内传：折叠状态的整联蛋白胞外区与配体的亲和力低，穿膜区与胞内区的 α 链、β 链相互接触；当整联蛋白的细胞外结构域作为受体与细胞外配体（如纤粘连蛋白或层粘连蛋白）结合时会诱导整联蛋白细胞胞外区从折叠的无活性状态变成伸展的活化状态，同时穿膜区和胞内区的 α 链、β 链相互分离，而内结构域的末端发生构型变化，从而暴露出与踝蛋白、张力蛋白及黏着斑激酶（FAK）的结合部位，进而引起黏着斑和微丝骨架的装配，引起信号放大的级联反应。这种反应会启动一些基因的表达，调节细胞的行为，如细胞的迁移、增殖、分化、存活和凋亡等。

胞内信号外传：在细胞内信号分子的启动下，踝蛋白可以与折叠状态的整联蛋白的 β 链胞质区结合，使 α 链和 β 链的穿膜区与胞质尾部彼此分离，并引起整联蛋白胞外区的构象发生改变，由折叠状态转变为伸展状态而活化，从而与细胞外基质成分或相邻细胞表面的其他黏附分子的亲和力增强。细胞内信号外传可通过细胞外的一些信号启动。研究发现，血小板及白细胞的整合素通常以无活性状态存在于细胞表面，当细胞内信号传递启动后，如细胞外的生长因子、细胞因子通过细胞膜中的受体酪氨酸激酶或 G 蛋白偶联受体活化，产生二磷酸磷脂肌醇（PIP_2），PIP_2 激活踝蛋白，引起踝蛋白与整合素 β 链的结合能力增强，导致整合素胞外构象的改变而增强与其他胞外配体的结合能力，最后介导细胞黏着。这种由细胞内信号传递启动来调节细胞表面整合素活性的方式被称为"由内向外"的信号转导。

第五节　细胞识别

细胞具有区分自己与异己的识别能力，可以分辨同种与异种、同源与异源的细胞。细胞之间相互的辨认和鉴别，以及对自己和异己物质分子认识的现象称为**细胞识别**（cell recognition）。多细胞生物机体中有 3 种识别系统：抗原与抗体的识别、酶与底物的识别、细胞与细胞之间的识别，无论是哪一种识别系统，都具有种属、组织、细胞特异性。细胞在识别的基础上相互黏合或建立稳定的、有一定形态结构的连接，从而相互影响、相互作用。许多重要生命活动都与细胞的识别能力有关，细胞识别也是细胞发育和分化过程中一个非常重要的环节，细胞通过识别和黏着形成不同类型的组织，因此，细胞识别现象的研究涉及发育生物学、神经生物学、免疫学等众多领域。

细胞膜在细胞识别中起着重要作用，细胞膜上的一些特异性的糖蛋白或糖脂与细胞识别的实现有密切关系，而这些结构主要包括膜抗原、抗体或膜受体。

一、细胞识别的现象

早在 20 世纪初即已发现，细胞有"物以类聚"的现象。Wilson 于 1907 年将两种不同颜色的海绵分别处理，分散成游离的单个细胞，然后再把它们混合在一起，放置一段时间，结果发现，两种海绵细胞又各自重新聚集成两个单色海绵个体，并不出现杂色的海绵。这说明细胞能相互识别，并有选择地与同种细胞结合在一起。

细胞识别现象在高等动物中也存在。Townes 和 Holtfreter 于 1955 年将两栖动物的原肠胚细胞分散后，再将 3 个胚层的细胞混合培养，结果 3 个胚层的细胞均自行分类集聚，参加形成了原来的胚层。更有意思的是，这样形成的 3 个胚层在空间位置的排列上，仍然是外胚层在外，内胚层在内，中胚层位于内、外层之间（图 11-28）。鸟类和哺乳动物中也存在类似情况。Moscona 于 1979 年把鸡胚组织用胰蛋白酶分散成单个游离细胞，经过培养后发现细胞对来源组织仍具有记忆能力，按来源组织相聚。如果把鸡胚细胞和小鼠胚细胞分散后混合培养，各种细胞仍按来源组织分别聚集。

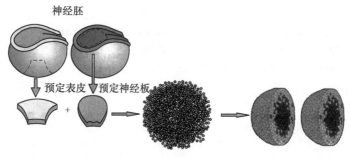

图 11-28　两栖类原肠胚细胞分散后混合培养，3 个胚层细胞各自按原来的来源分别相聚和组建（引自韩贻仁，2007）

高等动物体内的免疫系统能识别入侵异物并加以消灭，这种防卫功能主要由淋巴细胞来完成，中性粒细胞、巨噬细胞等具有吞噬异物的能力。机体免疫实际上也是细胞的一种识别现象，血液中白细胞能识别侵入的细菌并将其吞噬，却从来不吞噬血液中自己正常的细胞，这是异种之间的细胞识别。临床上做异体组织移植时，机体会对移植的异体组织发生排斥反应，这是异体细胞之间的细胞识别产生的。

此外，血液凝固、炎症反应、血栓形成、致病微生物感染乃至肿瘤细胞转移等许多生理和病理过程，均与同种或异种之间复杂的相互识别与黏合及其所诱发的效应有关。

受精过程具有种的特异性，同种类的精子与卵能够互相接触而结合，这是精、卵细胞之间识别的结果，属于同种异类细胞之间的识别。

归纳起来，各种细胞识别现象可分为细胞与细胞之间的识别和细胞对分子的识别两大类。细胞与细胞之间的识别主要有 4 种类型：①同种同类细胞之间的识别，如胚胎发育与分化过程中的细胞相互聚集过程；②同种异类细胞之间的识别，如受精过程中精子和卵细胞之间的相互识别；③异种异类细胞之间的识别，如人体对入侵体内细菌的识别；④异种（体）同类细胞之间的识别，如异体器官移植中导致的排异反应。

二、细胞识别的分子基础

目前所发现的参与细胞识别的大分子主要是结合于细胞膜中或细胞膜外的糖蛋白。由于各种细胞表面寡糖链中的单糖种类、数目、排列顺序和结合方式不同，使糖链具有多样性和复杂性，它像"指纹"或"接受天线"一样，能识别细胞外各种信息分子，其中的唾液酸对细胞识别具有重要作用。糖蛋白的糖链可被**凝集素（lectin）**或具有凝集素样结构域的蛋白质识别，也可被细胞表面的糖代谢酶类（如糖基转移酶、糖苷酶）识别。除糖链与肽链之间的识别外，肽链与肽链之间、糖链与糖链之间的识别也可能参与细胞之间的识别。因此，细胞识别实质上是分子识别。

在低等生物，如前面提到的两种海绵细胞中的同一种类能重新聚集的现象与海绵细胞表面的**凝集因子（aggregation factor）**和这种凝集因子的受体两种糖蛋白有关。从不同海绵中分离出的凝集因子发现，它们的氨基酸组成相似，但糖的组成不同。凝集因子具有种属特异性，可与同种海绵细胞表面的受体（也称为基板）识别并结合，再在 Ca^{2+} 的作用下，凝集因子通过自身的聚合将海绵细胞黏合在一起（图 11-29）。高等生物包括哺乳动物的许多组织也具有凝集因子，与海绵细胞识别机制类似，该因子与表面受体结合，从而把细胞黏结起来。

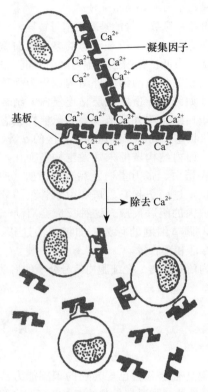

图 11-29　海绵细胞聚集的机制（引自 Alberts et al., 1989）

小鼠成纤维细胞可黏着到含有半乳糖的小珠上，而不能黏附到含葡萄糖或 N- 乙酰葡萄糖胺的小珠上。说明成纤维细胞表面有半乳糖的受体存在，可与其他细胞伸出的含半乳糖的寡糖链相互作用而让细胞相互结合。如果细胞表面的糖类物质被破坏，细胞就不能彼此聚集。巨噬细胞只能吞噬衰老的红细胞，而不吞噬正常红细胞，这是因为衰老红细胞表面的糖链丧失了唾液酸，暴露出了半乳糖残基，这是巨噬细胞识别的标记。正常活细胞表面由于有唾液酸遮盖，而不能被识别。

免疫细胞之间或细胞与介质之间相互识别的物质基础是细胞膜上的一些特异性组分，包括细胞表面的多种抗原、受体或其他分子。细胞膜特异性组分通常也称为**细胞表面标记（cell surface marker）**，即免疫细胞膜分子。免疫细胞膜分子的种类相当繁多，主要有 T 细胞受体、B 细胞识别抗原的膜免疫球蛋白、多种细胞膜上的组织相容性抗原、**白细胞分化抗原（leukocyte differentiation antigen，LDA）**、CD 抗原、黏附分子、结合促分裂素的分子、细胞因子受体以及其他受体和分子。

白细胞分化抗原是白细胞（还包括血小板、血管内皮细胞等）在分化成熟为不同**谱系（lineage）**、分化不同阶段及活化的过程中，出现或消失的细胞表面标记。它们大都是穿膜的蛋白质或糖蛋白，含胞膜外区、穿膜区和胞浆区；有些白细胞分化抗原是以**糖基磷脂**

酰肌醇（glyco-sylphosphatidylinositol，GPI）连接方式"锚"在细胞膜上的。少数白细胞分化抗原是碳水化合物半抗原。

CD 抗原分子，简称为**分化群**（cluster of differentiation），是指用以 McAb 鉴定为主的聚类分析法，将不同实验室所鉴定的同一 LDA 归为同一分化群（CD），即以 CD 代替以往的命名，CD1 ～ CD247，可大致划分为 T 细胞、B 细胞、髓系细胞、NK 细胞、血小板、黏附分子、内皮细胞、细胞因子受体和非谱系等组。

Vacquier 对海胆受精作用进行了研究，他从海胆精子**顶体**（acrosome）中分离出一个蛋白质类物质，称为**结合蛋白**（bindin），与受精作用有关。结合素的结构随海胆的种类而有所不同，分析表明两种海胆精子的结合素在氨基酸上差异很大。进一步研究有人发现，海胆卵的卵黄膜中存在着一种糖蛋白，它可以使同种海胆的精子聚集于其周围。例如，用酶处理海胆卵破坏糖蛋白分子，受精便受到阻碍。这表明结合素和糖蛋白之间在结构上有互补作用，因此认为可能存在信号与受体的关系。不同的卵细胞表面，糖链结构不同，这很可能是各种卵细胞与同种精子专一黏着，从而保证受精有严格的种属特异性。

综上所述，细胞识别是细胞表面特异膜分子之间或受体与大分子之间互补形式的相互作用。作用方式可能有以下几种。①相同受体之间的相互作用。两种不同细胞具有相同的受体，其中一个细胞受体转动180°与另一个细胞受体结合。在 2 个细胞之间形成一个相互对称的双受体分子复合物。相同受体之间相互识别要求相互作用的细胞表面表达一种相同的基因产物。②受体与细胞表面大分子之间的相互作用。一个细胞表面的受体蛋白与另一个细胞表面的大分子发生作用。受体与大分子之间的作用方式如同锁与钥匙之间的关系，这种类型的细胞识别至少要求两种不同的基因产物。两种产物可同时在相互作用的所有细胞内表达，也可每种细胞只表达其中一种。③相同受体与游离大分子之间的相互作用。所有细胞表面具有相同的受体分子，它们共同识别一个异种大分子（如凝集素分子），这个大分子如同 2 个细胞受体之间的连接装置。这种识别同样至少要求表达两种基因产物，一种为受体，另一种为异种大分子（图 11-30）。

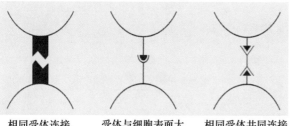

相同受体连接　　受体与细胞表面大　　相同受体共同连接
　　　　　　　　分子互补连接　　　　一个大分子

图 11-30　细胞识别的作用方式

三、细胞识别所引起的反应

细胞通过表面受体的作用，认识自我和非我。细胞识别的结果将引起不同的细胞反应。由细胞识别所引起的细胞反应大致分为以下 3 种类型。

（一）由识别导致配体进入细胞内

在哺乳动物肝细胞对血清糖蛋白的识别和胞吞作用的过程中，就有配体进入细胞的情况存在。肝细胞表面具有专一识别半乳糖基的受体，当血清糖蛋白（如血清铜蓝蛋白）非还原性末端除去唾液酸，暴露次末端半乳糖基后，它们中的 90% 以上随即进入肝细胞。其过程是它与肝细胞表面的半乳糖基受体结合，而被胞饮入细胞，再被溶酶体分解。近 20 种血清糖蛋白均有此现象，被认为是血清糖蛋白更新的基础，有一定的普遍性，在各种动物系统中有多种以识别末端糖基为基础的识别－吞入系统。

另外，如血清脂蛋白 LDL 颗粒等，也是与专一识别配体的受体结合，由受体介导的胞吞作用而将其带入细胞的一种识别效应。

大多数情况下，在这一过程中，专一识别配体的各种受体将配体运载到细胞内后，受体与配体解离，受体可回到细胞表面重复使用。

（二）由识别导致细胞的黏着

由识别导致细胞的黏着可分为细胞与细胞间黏着和细胞与细胞外基质间黏着。细胞与细胞间黏着是生殖细胞结合、胚胎发育分化、病原体入侵等生物过程的起始步骤，也涉及肿瘤细胞转移等过程。现已从活体神经组织、肝细胞及培养细胞中陆续找到近 20 种参与细胞间黏着的表面糖蛋白分子，一般分子质量为 10 ～ 250kDa。它们都是存在于细胞膜上的受体，在细胞黏着中起作用，有的依赖 Ca^{2+}，有的不依赖 Ca^{2+}。

细胞与细胞外基质间黏着是一个以表面受体为媒介，并由胞外基质中的配体分子和细胞内骨架系统参与的跨膜过程，这一过程也是由多种受体分子参与的顺序分步过程。细胞外基质中除胶原蛋白和蛋白聚糖外，还存在一些分子质量较大的糖蛋白，这些糖蛋白能够让细胞表面与基质大分子之间或基质大分子之间黏着。

（三）由识别导致细胞生理、生化性质和行为的改变

在信号转导过程中，信息分子被细胞膜受体识别结合后，激活细胞膜内某些成分，将其所带信息转变成细胞内信号，再引起多种生理变化和一系列生物化学反应。很多激素（多肽类激素、固醇类激素）和神经递质就是以这种信息传递机制而发挥作用的。

第六节 细胞极性

细胞极性（cell polarity）是多种不同类型细胞的共同特征，对多数细胞的分化和功能是必需的。细胞极性是指细胞中某些细胞质成分按一定空间顺序不均等分布，从而形成的各种细胞内容物的浓度梯度。许多真核细胞都具有极性表型，具体表现为细胞的形状、细胞内的细胞器、蛋白质以及产生极性必需的细胞骨架等的不对称分布。有些类型的真核细胞，如神经元、上皮细胞或受精卵细胞终身具有极性，而另一些具有特殊功能（如原肠形成和神经胚形成时期的细胞）具有暂时的极性表型，如迁移、不对称细胞分裂和抗原提呈等。细胞极性形成的过程通常是由肌动蛋白细胞骨架和细胞皮质介导的，细胞先变形为极性的形状，然后发挥功能。

形态上的极性，如在腺上皮细胞中，核的位置靠近基部，中心体的位置靠近表面；在两栖类的成熟卵中，核靠近动物极，表层色素层分布在动物半球，卵黄粒多在植物半球等。

生理上和细胞化学上的极性，如卵细胞质内的氧化还原能、氧的消耗、SH基、核糖核酸浓度的梯度等。

细胞极性还包括表面极性和细胞质极性。细胞极性与滋养层和内细胞团两种细胞系的建立密切相关。细胞的极化使细胞形成顶－基轴，细胞分裂后，顶半球产生的极性子细胞分化为滋养层，基半球产生的非极性子细胞建立了内细胞团。内细胞团偏向胚泡一侧，使胚胎形成了胚-对胚轴（EA轴）。

在形态形成中，极性在动态的意义上比较更具有重要的作用。例如，涡虫的切断体进行再生时，从朝向原来前端的断面上再生出头部，从朝向原来后端的断面上再生出尾部。水螅水母类的分离块往往显示出前后的极性，从前端再生出水螅体，从后端再生出螅茎。卵的极性与由其所形成的胚的形态轴有密切的关系。有时还出现细胞的极性受细胞内外环境影响的现象。例如，墨角藻属的卵细胞，其极性可被pH梯度、温度梯度、光照射等所左右。还有许多无脊椎动物的卵，其极性是在卵形成时，由卵细胞和卵单壁所处的位置而定的。哺乳动物早期胚胎细胞具有极性，在桑椹胚以前细胞极性由不稳定变为稳定。

细胞的极性在上皮细胞行使功能方面起着关键性作用，上皮细胞的极性表现为存在游离面和基底面，这保证了物质运输的单方向性。例如，肠上皮细胞游离面朝向肠腔，而且细胞膜上存在特殊的转运蛋白，保证了营养物质只能从肠腔进入体内，然后进行进一步的转运，这是由极性保证的；又如，气管上皮细胞可以利用纤毛的运动将黏液外排，这种纤毛只存在于游离面；基底面的作用则是保证上皮细胞与基膜的附着。研究表明，如果基底面结构发生异常，会导致细胞脱离组织，进而会发生细胞的凋亡，这对维持体内的平衡和代谢起着重要作用。事实上，很多癌细胞的转移也是基底面失去附着性所导致的。例如，神经细胞内部的兴奋是单向传递的，只能由轴突传递到树突上，原因就是只有树突才有突触小体，这也就保证了兴奋由树突的兴奋传导出兴奋，再传递到其他神经细胞中。这就是神经传导的单向性，也就是极性。

复习思考题

1. 谈谈你对细胞表面的认识。
2. 何谓细胞间连接？有哪些类型？结构上有何特点？细胞连接对组织的形成有何意义？
3. 什么是黏着斑？在细胞中有何作用？
4. 说明间隙连接的结构有何特点？有什么作用？

（第一至四节、第六节　四川大学　杨春蕾；第五节　泸州医学院　税青林　田　强）

多细胞生物中的组织构成除细胞成分外，在细胞之间还有非细胞性的细胞间物质，它们是由一些蛋白质和多糖大分子构成的精密有序的结构网络。这些存在于细胞之间的大分子结构称为**细胞外基质**（ **extracellular matrix，ECM** ）（图 12-1）。细胞外基质在多细胞生物中普遍存在，它通过与细胞膜中的细胞外基质受体（如整合素）结合而与细胞建立了相互关系。

细胞外基质是细胞的分泌物在细胞附近构成的精密结构，它的组成成分大致可分为氨基聚糖和蛋白聚糖、胶原和弹性蛋白及非胶原糖蛋白 3 类，不同组织的细胞外基质的成分可以存在一定的差异。各种组织中的细胞外基质含量不同。例如，皮肤和骨骼中它占主要部分，而在肝脏、脑及骨髓中很少。有的细胞外基质很硬（如骨、牙的钙化基质）；有的则软而透明（如角膜的透明基膜）；有的似绳索（如肌腱）；有的如节

片（如上皮和结缔组织之间的基膜）。

细胞外基质除了具有连接和支持细胞、组织，决定细胞形态的作用外，还控制细胞的生长、分化，调节细胞的运动等，此外，它还与许多病理现象有关。

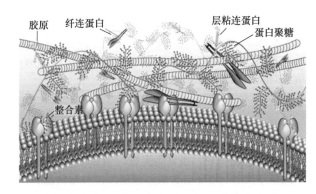

图 12-1　细胞外基质（引自 cella.cn，2003）

第一节　细胞外基质的主要成分

一、糖氨聚糖和蛋白聚糖

（一）糖氨聚糖

糖氨聚糖（ glycosaminoglycan，GAG ）是指由重复的二糖单位聚合成的无分支直链多糖，因其二糖中的一个常为氨基糖而得名，过去称为黏多糖（表 12-1）。在多数种类中，氨基聚糖的糖基常被硫酸化，且含糖醛酸。依组成的糖基、连接方式、硫酸化数量及分布的不同，可将其分为透明质酸、硫酸软骨素、硫酸皮肤素、硫酸角质素和肝素等。

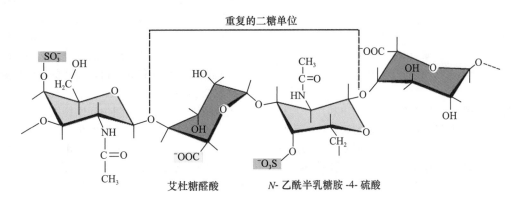

图 12-2　糖胺聚糖结构示意图（引自瞿中和等，2012）

糖氨聚糖具有高度亲水性，带负电荷，因此能够吸引大量阳离子（如 Na+），这些阳离子再结合大量水分子，使糖氨聚糖像海绵一样吸水产生膨压，赋予细胞外基质抗压的能力。在结缔组织中的糖氨聚糖虽然含量较少，但由于它们能形成多孔的水合胶体，体积增大数倍，糖氨聚糖填充了细胞外基质的大部分空间，为组织提供机械支撑作用。

透明质酸（hyaluronicacid，HA）的一个分子中可包含几千个二糖单位，分子质量很大，但结构最简单，能与水结合，使基质膨胀，起润滑剂的作用，使细胞易于迁移。在胚胎发育早期和组织创伤修复时，细胞外基质中的透明质酸特别丰富，它可促进细胞增殖，阻止细胞分化，对细胞迁移、创伤的愈合有特殊作用。细胞迁移结束，多余的透明质酸被透明质酸酶降解。透明质酸还是关节液体的一部分，起着润滑关节的作用。透明质酸的许多作用还依赖与其他蛋白及蛋白聚糖的相互作用，某些糖氨聚糖可与血浆蛋白结合。例如，肝素，可与几种凝血因子和抗凝血酶Ⅲ结合，在血浆中抑制和灭活凝血酶，故具有抗凝血作用。

（二）蛋白聚糖

蛋白聚糖（proteoglycan，PG）位于结缔组织、细胞外基质及许多细胞表面，是一种含糖量极高的（可大于95%）糖蛋白，由氨基聚糖与蛋白质共价结合。除透明质酸外，其他各种氨基聚糖都可与蛋白质共价结合形成蛋白聚糖。它的蛋白质称为**核心蛋白（core protein）**，为单链多肽。一条核心蛋白的多肽链可以共价结合一至数百条糖氨聚糖链构成蛋白聚糖单体（图12-3）。在很多组织中，蛋白聚糖以单体形式存在。但在软骨中，若干个单体又以非共价键与透明质酸相结合，成为一个巨大的蛋白聚糖多聚体（图12-4），每个复合体的分子质量高达数百万，长达几个微米。

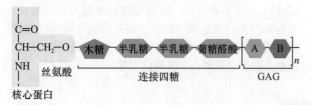

图12-3 蛋白聚糖分子结构的示意图（引自瞿中和等，2012）
蛋白聚糖是由糖胺聚糖（除透明质酸外）与核心蛋白的丝氨酸残基共价连接形成的大分子

由于氨基聚糖含有大量负电荷，同电相斥，其长链分子高度伸展，似试管刷，有很大的亲水性，可吸引大量水而膨胀，形成多孔的胶冻状细胞外基质，占据大量空间，具有很强的抗压能力，可缓冲机械力，减轻冲撞所造成的损伤。它还允许水溶性分子在其间通过，并允许细胞在其间迁移，可以作为分子和细胞通透的筛，肾小球基底膜中的蛋白聚糖有此功能。许多蛋白聚糖单体常以非共价键与透明质酸形成多聚体。核心蛋白的 N 端序列与 CD44 分子结合透明质酸的结构域具有同源性，故也属于 hyaladherin 族。蛋白聚糖多聚体的分子质量可达 10^8kDa 以上，其体积可超过细菌。

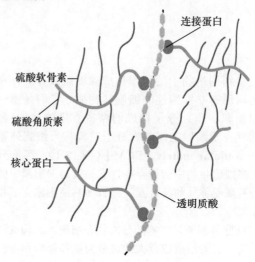

图 12-4 蛋白聚糖复合体结构的示意图
（引自瞿中和等，2012）

二、胶原和弹性蛋白

（一）胶原

胶原（collagen）是细胞外最重要的水不溶性纤维蛋白，是构成细胞外基质的骨架。胶原在细胞外基质中形成半晶体的纤维，给细胞提供抗张力和弹性，并在细胞的迁移和发育中起作用。胶原在各种动物中都有存在，在哺乳动物结缔组织中特别丰富，脊椎动物中腱、软骨和骨中的胶原非常丰富，几乎占了蛋白质总质量的一半。

胶原蛋白的基本结构单位是**原胶原（tropocollagen）**，原胶原肽链的一级结构具有（Gly-X-Y）n 重复序列，其中 X 常为脯氨酸（Pro），Y 常为羟脯氨酸（Hypro）或羟赖氨酸（Hylys）。Hylys 残基可发生糖基化修饰，其糖单位有的是一个半乳糖残基（Gal），但通常是二糖（Glu-Gal-），胶原上的糖所占的量约为胶原的10%。

原胶原是由 3 条 α 肽链盘绕成的三股螺旋结构的纤维状蛋白质，长 300nm，直径 1.5nm。原胶原可交联成原纤维，在细胞间隙中，原纤维可进一步聚集成束，形成直径数微米的**胶原纤维（collagen fiber）**（图12-5）。每条肽链约有 100 个氨基酸残基，其中甘氨酸含量占 2/3，脯氨酸常羟基化为羟脯氨酸，为胶原所特有，它们对协调稳定三股螺旋的构型很重要。

网切掉信号肽，肽链中脯氨酸和赖氨酸被羟基化成羟脯氨酸和羟赖氨酸，羟脯氨酸残基被部分糖基化修饰。随后 3 条前 α 肽链在内质网腔装配成三股螺旋的前胶原（procollagen）。②在高尔基复合体中进一步加工后，分泌到细胞外。前胶原在细胞外被前胶原肽酶切除 N 端及 C 端前肽，形成胶原分子。③切除前肽的胶原分子以 1/4 聚合装配成胶原原纤维（collagen fibril），胶原原纤维进一步聚合成 500 ～ 3000nm 的胶原纤维（collagen fiber）（图 12-6）。

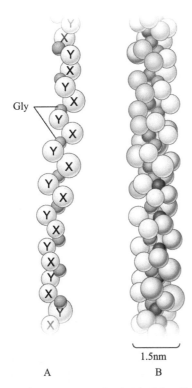

图 12-5　典型胶原分子结构（引自翟中和等，2012）

目前已发现胶原的类型有 10 多种，最主要的是 I、II、III、IV 型胶原。I、II、III 型胶原呈纤维状，广泛分布在各种组织的细胞外基质中。其中 I 型胶原最为普遍，多分布在皮肤、韧带、肌腱及骨中，有较强的抗张强度；IV 型胶原不能形成三股螺旋，而以分子头对头相接形成三聚体，再相互交联成网络层结构，成为各种上皮基底层的基膜（表 12-1）。

与大多数分泌蛋白类似，胶原的合成与组装始于内质网，并在其中进行修饰，最后在细胞外组装。①在内质网合成前 α 肽链，前 α 肽链含有信号肽，前体 α 链 N 端和 C 端无 Gly-X-Y 重复序列。进入内质

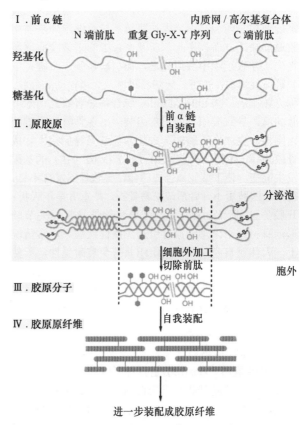

图 12-6　胶原的合成与装配（引自翟中和等，2012）

表 12-1　胶原的类型及其特性

类型	多聚体形式	组织分布	突变表型
I	纤维	皮肤、肌腱、骨、韧带、角膜	严重的骨缺陷和断裂
II	纤维	软骨、脊索、人眼玻璃体	软骨缺陷、矮小症状
III	纤维	皮肤、血管、体内器官	皮肤易损、关节松软、血管易破
V	纤维（结合 I 型胶原）	与 I 型胶原共分布	皮肤易损、关节松软、血管易破
XI	纤维（结合 II 型胶原）	与 II 型胶原共分布	近视、失明
IX	与 II 型胶原侧面结合	软骨	骨关节炎
IV	片层状（形成网络）	基膜	血管球形肾炎、耳聋
VII	锚定纤维	复层鳞状上皮下	皮肤起疱
XVII	非纤维状	半桥粒	皮肤起疱
XVIII	非纤维状	基膜	近视、视网膜脱离、脑积水

资料来源：引自翟中和等（2012）

胶原可由成纤维细胞、软骨细胞、成骨细胞及某些上皮细胞合成，分泌到细胞间隙中加工而成。在细胞外基质中胶原含量最高，细胞外基质中的其他组分通过与胶原结合形成具有结构与功能的复合体，赋予组织刚性及抗张力强度，因而它是细胞外基质的骨架结构，其他分子可与胶原原纤维结合共同发挥作用。胶原原纤维与细胞表面接触可影响细胞的形态和生长。

胶原与多种疾病的病理过程有关。①缺少维生素 C 时，脯氨酸的羟基化受到影响，不能形成稳定的三股螺旋结构，随后在细胞内被降解，导致细胞外基质中胶原的缺乏，而存在与基质及血管中的正常胶原逐渐丧失，导致组织中胶原缺乏，而引起血管、肌腱、皮肤等脆性增加，皮下、牙龈易出血及牙齿松动等症状，称为坏血病。② Ehlers-Danlos 综合征患者缺乏切除前肽的酶，导致胶原不能正常组装，出现骨骼和肌腱缺乏刚性、皮肤血管脆弱、皮肤弹性过强等症状。③成骨缺陷病：编码Ⅰ型胶原 α1（Ⅰ）或 α2（Ⅱ）的基因发生突变，使Ⅰ型胶原合成障碍，导致骨骼发育不良、畸形、四肢短小、骨质疏松易骨折，严重者早年夭折；Ⅱ胶原的基因发生突变，可导致软骨异常、关节畸形、身材矮小。④胶原可引起免疫性疾病。正常情况下，人体对自身胶原结构组织具有免疫耐受性，天然或变性的胶原导致丧失机体对自身胶原结构的免疫耐受，即可产生自身免疫性胶原组织损伤，导致类风湿性关节炎及慢性肾病等，免疫复合物在胶原组织中沉积，可引起炎症反应。

（二）弹性蛋白

弹性蛋白（elastin）是弹性纤维的主要成分，为高度疏水性非糖基化纤维蛋白质，不形成规则的螺旋结构，而呈无规则卷曲状。分子之间通过赖氨酸残基之间的交联形成富有弹性的网状结构，其长度可伸长几倍，并可像橡皮条一样回缩（图 12-7）。

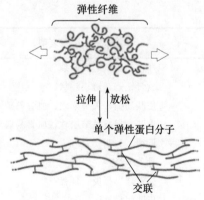

图 12-7　弹性蛋白结构示意图（引自 Alberts et al., 2002）

弹性蛋白是由两种类型的短肽段交替排列构成的。一种短肽为疏水短肽，赋予分子以弹性；另一种

短肽为富丙氨酸及赖氨酸残基的 α 螺旋，负责在相邻分子之间形成交联。弹性蛋白中疏水性氨基酸含量高达 95%。与胶原一样，弹性蛋白也富含甘氨酸和脯氨酸，但其与胶原蛋白很大的区别在于弹性蛋白含很少的羟脯氨酸，弹性蛋白的羟基化程度不高，没有羟赖氨酸的存在，没有胶原特有的 Gly-X-Y 序列，故不形成规则的三股螺旋结构。

弹性蛋白分子之间的交联比胶原更复杂，分子之间通过赖氨酸残基形成共价键进行相互交联，形成富于弹性的网状结构。弹性蛋白初合成时为水溶性单体，分子质量为 70kDa，称为**原弹性蛋白（tropo elastin）**，在修饰中部分脯氨酸羟化生成羟脯氨酸。原弹性蛋白从细胞中分泌出来后，部分赖氨酸经氧化酶催化氧化为醛基，并与另外的赖氨酸的 ε- 氨基缩合成吡啶衍生物，称为链素。

弹性蛋白形成的交联网络可通过构型的变化产生弹性及没有弹性的细长胶原纤维相互交织，以限制其伸展程度，防止组织撕裂。弹性蛋白在皮肤结缔组织中特别丰富，使皮肤具有高度弹性。随着年龄的增长，弹性蛋白合成逐渐减少，肌肤中弹性蛋白的成分减少，降低对维持紧致肌肤所需要的网络支持，结果肌肤变得松弛、有细纹等老化现象，轮廓变得模糊。科学研究证实，皮肤的年龄由弹性蛋白的百分比决定，只有弹性蛋白能够提供和保持皮肤的二维弹性。

组织的弹性是通过改变散布在弹性纤维中的胶原数量来控制的，肺脏、心脏等组织的弹性主要依赖于细胞外基质中的弹性纤维。

三、非胶原糖蛋白

近年来陆续发现了很多存在于细胞外基质的非胶原糖蛋白，其共同特点是既可与细胞结合，又可与细胞外基质中的其他大分子结合，从而将细胞黏着于细胞外基质，故又统称为黏着因子或黏着糖蛋白。已知的这类蛋白质约有数十种，研究较多的是**纤连蛋白（fibronectin，FN）**。

（一）纤连蛋白

纤连蛋白在体内分布十分广泛。它以可溶形式存在于血液和各种体液中；或以不溶形式存在于细胞外基质（包括基膜）、细胞之间及细胞表面。前者称为血浆纤连蛋白，后者称为细胞纤连蛋白。纤连蛋白主要由间质细胞（如成纤维细胞、成软骨细胞、血管内皮细胞、巨噬细胞等）产生。纤连蛋白是一种大的纤维状糖蛋白，含糖量为 4.5%～9.5%，其亚单位的分子质量为 220～250kDa，约由 2500 个氨基酸残基构成。血浆纤连蛋白是二聚体，由两条肽链末端形成二硫键交联组成，整个分子呈"V"形（图 12-8）；细胞纤连蛋白是多聚体，借更多的链间二硫键交联成纤维束。不同组织来源的纤连蛋白亚单位结构不相同，但很相似。其肽链的共同特点是由一些重复的氨基酸序列构成若干球形结构域，每个球形结构域可分别与不同的大分子或细胞表面特异受体结合，从而使纤连蛋白成为多功能分子。

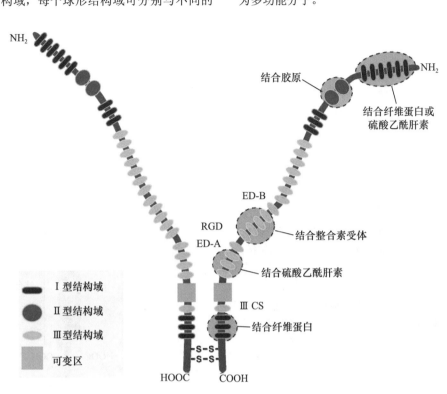

图 12-8　血浆纤连蛋白二聚体结构（引自瞿中和等，2012）

纤连蛋白具有多方面的生物学作用。①纤连蛋白的主要功能是介导细胞黏着，是细胞外基质的组织者。细胞表面的纤连蛋白分子中的一个结构域能识别细胞膜上的纤连蛋白受体，并与之结合，其他的结构域又可与细胞外基质中的胶原和蛋白聚糖等结合。这样，通过纤连蛋白的中介作用，使细胞与细胞外基质黏着（图 12-9）。纤连蛋白在成纤维细胞表面形成纤维束，与细胞内骨架成员微丝束走行一致，体外培养的细胞常在黏着斑或其附近发现纤连蛋白，在此处纤连蛋白通过纤连蛋白受体与细胞膜下的黏着斑蛋白、肌动蛋白丝联系起来。例如，用细胞松弛素破坏肌动蛋白丝，可导致纤连蛋白从细胞表面脱落。这说明细胞表面的纤连蛋白对细胞内微丝束的组装具有组织作用，两者在组装上互相制约。因而，有人将纤连蛋白称为细胞外骨架。②通过黏着，纤连蛋白可以通过细胞信号转导途径调节细胞的形状和细胞骨架的组织，促进细胞铺展。有人认为，在体外，有些细胞可通过纤连蛋白的介导黏着于胶原层上并在其上铺展，细胞黏着和铺展可刺激细胞增殖。③在胚胎发生过程中，纤连蛋白对许多类型细胞的迁移和分化是必需的，影响细胞迁移的方向和速率。胚胎发育过程中，纤连蛋白的缺失会导致中胚层缺陷，影响神经系统和血管形成。纤连蛋白促进细胞迁移的作用在肿瘤细胞中比在正常细胞中更强，这可能与肿瘤的侵袭、转移有关。④在创伤修复中的作用，纤连蛋白是促进伤口愈合的关键物质。软组织损伤时，血浆纤连蛋白与纤维蛋白共同形成血凝块，成为组织修复的初始基质，纤连蛋白一方面可吸引成纤维细胞、平滑肌细胞及内皮细胞到达创伤部位形成肉芽组织，然后纤维化形成瘢痕；另一方面刺激上皮细胞向血块迁移而闭合创面。⑤在血凝块形成过程中，纤连蛋白促进血小板附着于血管受损部位。在动物实验、临床应用上有证据表明纤连蛋白可促进角膜上皮细胞的迁移，使损伤角膜上皮愈合。它具有同时与细胞外基质中多类成分结合的特点，并可促进细胞外基质其他成分的沉积。

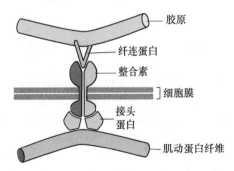

图 12-9　纤连蛋白介导细胞与细胞外基质的黏附
（引自 cella. cn，2003）

由于血浆纤连蛋白主要来自肝实质细胞，少量来自其他细胞,当患者肝休克、严重肝炎、肝硬化、弥散性肝癌时,血浆纤连蛋白明显减少。

纤连蛋白是细胞培养基的重要成分之一。纤连蛋白作为细胞培养的基质,能提高细胞贴壁率,保证细胞形态结构良好,增强细胞代谢水平,提高细胞的集落形成率。另外,还可以明显提高原代培养的成活率,缩短细胞周期时间,这对建立人体疾病的体外模型是非常有益的。研究还证明,杂交瘤技术中纤连蛋白的使用能提高细胞融合率,缩短融合周期,在科研和生产中得到了广泛应用。

(二)层粘连蛋白

层粘连蛋白(laminin,LN)主要存在于基膜结构中,是基膜所特有的非胶原糖蛋白,分子质量为820kDa,含20%～35%的糖,有3个亚单位,即重链(α链,400kDa)和β(215kDa)、γ(205kDa)两条轻链。结构上呈现不对称的"十"字形,由1条长臂和3条相似的短臂构成。这4个臂均有棒状节段和球状的末端域。β和γ的短臂上有两个球形结构域,α链上的短臂有3个球形结构域,其中有一个结构域与Ⅳ型胶原结合,第二个结构域与肝素结合,还有同细胞表面受体结合的结构域(图12-10)。正是这些独立的结合位点使层粘连蛋白作为一个桥梁分子,介导细胞与基膜结合(图12-11)。

层粘连蛋白作为基膜的主要结构成分对基膜的组装起着关键作用,其主要功能就是在细胞表面形成网络结构并将细胞固定在基膜上。与此同时,层粘连蛋白还有许多其他的作用,如在细胞发育过程中刺激细胞黏着、运动。层粘连蛋白还能够刺激胚胎中神经轴的生长,并促进成年动物的神经损伤后重生长和再生。如同纤粘连蛋白,细胞外的层粘连蛋白能够影响细胞的生长、迁移和分化。层粘连蛋白在原生殖细胞的迁移中起着关键作用。

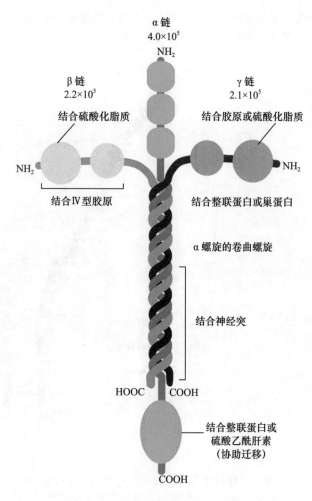

图12-10 层粘连蛋白分子结构示意图(引自瞿中和等,2012)

层粘连蛋白是肾小球基底膜和系膜基质的主要成分,糖尿病性肾炎的肾小球基膜中层粘连蛋白明显减少,血清和尿中出现层粘连蛋白和Ⅳ型胶原的降解产物。

第二节 细胞外基质中的特化结构——基膜

基膜(basal lamina,basement membrane)是指一种复合的细胞外膜状结构,位于上皮细胞基底面与结缔组织之间,具有支持连接作用,也是物质运输的半透膜,是细胞外基质的特化区。典型的基膜厚约50nm,有些基膜的厚度达200nm。此外,在肌细胞和脂肪细胞的表面、血管内皮细胞的下面、施万细胞的表面、二胚层胚盘两个胚层之间也有基膜。

基膜是由不同的蛋白纤维组成的网状结构,主要成分有层粘连蛋白、Ⅳ型胶原、**巢蛋白(entactin)**、**肌腱蛋白(tenascin)**、**钙结合糖蛋白(thrombospondin)**、硫酸肝素糖蛋白等。层粘连蛋白在基膜的形成中起着重要作用,因为层粘连蛋白具有许多不同的结构域,其中具有与其他蛋白质复合物结合的特殊位点。此外,层粘连蛋白既能够与细胞表面受体结合,也能够与其他的层粘连蛋白分子以及其他的糖蛋白,包括基膜中其他的一些成分结合。更重要的是,层粘连蛋白与Ⅳ型胶原结合,形成分隔的交联网状结构,形成的基膜通过层粘连蛋白与细胞表面受体紧密结合,将基膜与覆盖的细胞紧密结合起来(图12-11)。因此,层粘连蛋白不仅是基膜的主要成分,也是基膜的组织者,而Ⅳ型胶原则是基膜的网状钢架。

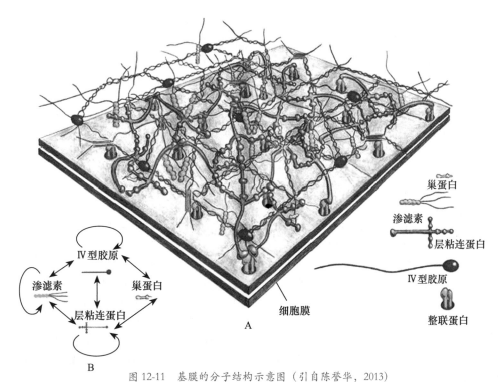

图 12-11　基膜的分子结构示意图（引自陈誉华，2013）

在电子显微镜下，基膜分为两部分，靠近上皮的部分为基板，由上皮细胞分泌产生；与结缔组织相接的部分为网板，由结缔组织的成纤维粘连细胞分泌产生。由于很薄，在 HE 染色切片上一般不能分辨，但是假复层纤毛柱状上皮和复层扁平上皮的基膜较厚，可见呈粉红色。用镀银染色，基膜呈黑色。

基膜不仅对组织结构起支持作用，同时也是渗透性的障碍，调节分子和细胞的运动。在肾细胞中，基膜可以作为一种过滤器，它允许小分子进入尿液，却阻止大分子的蛋白质和细胞进入尿液，起着选择性筛滤作用。表皮细胞下的基膜能阻止结缔组织的成纤维细胞进入表皮，但允许参与免疫作用的白细胞穿过基膜进入表皮层。另外，基膜还决定细胞的形态与极性，影响细胞的代谢，促进细胞的存活、增殖、分化、迁移等生命活动。

第三节　细胞外基质与细胞之间的相互作用

一、细胞外基质对细胞生物学行为的影响

1. 影响细胞的存活与死亡

正常真核细胞，除成熟血细胞外，大多数必须黏附于特定的细胞外基质上才能抑制失巢凋亡而存活，称为**定着依赖性（anchorage dependence）**。上皮细胞及内皮细胞一旦脱离了细胞外基质则会发生程序性死亡。

2. 决定细胞的形状

体外实验证明，各种细胞脱离了细胞外基质呈单个游离状态时多呈球形。同一种细胞在不同的细胞外基质上黏附时可表现出完全不同的形状。上皮细胞黏附于基膜上才能显现出其极性。细胞外基质决定细胞的形状这一作用是通过其受体影响细胞骨架的组装而实现的。不同细胞具有不同的细胞外基质，介导的细胞骨架组装的状况不同，从而表现出不同的形状。

只有在细胞外基质存在的条件下，细胞才能维持正常形态和行使各种生物学功能。

3. 调节细胞的增殖

大多数细胞只有黏附和铺展在细胞外基质上才能增殖，一旦脱离了细胞外基质成为游离球形时细胞则不能增殖。不同的细胞外基质对细胞增殖的影响不同。例如，成纤维细胞在纤粘连蛋白基质上增殖加快，在层粘连蛋白基质上增殖减慢；而上皮细胞对纤粘连蛋白及层粘连蛋白的增殖反应则相反。肿瘤细胞的增殖丧失了定着依赖性，可在半悬浮状态增殖。

4. 控制细胞的分化

细胞通过与特定的细胞外基质成分作用而发生分化。例如，成肌细胞在纤粘连蛋白上增殖并保持未分化的表型；而在层粘连蛋白上则停止增殖，进行分化，融合为肌管。内皮细胞在胶原基质上培养时进行增殖，

但在层粘连蛋白基质上停止增殖而发生分化，形成毛细血管样结构。乳腺上皮细胞在 Matrigel 上培养时，不仅具有腺管样形态，还分泌酪蛋白等乳汁成分。

5. 参与细胞的迁移

在细胞迁移过程中，细胞发生黏附与去黏附、细胞骨架组装与去组装等，细胞外基质都对其有影响。细胞外基质可以控制细胞迁移的速率和方向，并为细胞迁移提供"支架"。例如，纤粘连蛋白可促进成纤维细胞及角膜上皮细胞的迁移；层粘连蛋白可促进多种肿瘤细胞的迁移。细胞的趋化性与趋触性迁移都依赖于细胞外基质。这在胚胎发育及创伤愈合中具有重要意义。细胞的迁移依赖于细胞的黏附与细胞骨架的组装，细胞黏附于一定的细胞外基质时诱导黏着斑的形成，黏着斑是联系细胞外基质与细胞骨架的"接点"。细胞通过基膜时，需要基质成分的局部降解，胶原酶等在其中通过分解局部基质，形成通道，促进细胞的迁移。

由于细胞外基质对细胞的形状、结构、功能、存活、增殖、分化、迁移等一切生命现象具有全面的影响，因而无论是在胚胎发育的形态发生、器官形成过程中，还是在维持成体结构与功能完善（包括免疫应答及创伤修复等）的一切生理活动中均具有不可忽视的重要作用。

二、细胞对细胞外基质的控制作用

1. 细胞外基质是由其所在组织细胞分泌的

各种组织细胞外基质的成分、含量和存在形式不同，但都是由该组织的细胞合成和分泌的。细胞外基质的组分及组装形式由所产生的细胞决定，并与组织的特殊功能需要相适应。例如，Ⅰ、Ⅱ、Ⅲ、Ⅴ及Ⅺ型胶原为有横纹的纤维形胶原，但肝脏中含量较高者仅包括Ⅰ、Ⅲ、Ⅳ、Ⅴ、Ⅵ、Ⅹ和Ⅷ型。同一个体的不同组织，在不同的发育阶段，所产生的细胞外基质也有所不同。例如，胚胎结缔组织的成纤维细胞外基质主要产生Ⅲ型胶原、透明质酸和弹性蛋白；成年结缔组织中成纤维细胞产生的细胞外基质以Ⅰ型胶原和纤连蛋白为主。

2. 细胞外基质成分的降解是在细胞的控制下进行的

细胞外基质成分的降解是由细胞分泌的蛋白水解酶催化的。细胞外基质成分在细胞分泌的**基质金属蛋白酶（matrix metalloproteinase，MMP）**和丝氨酸蛋白酶家族的联合作用下被降解。基质金属蛋白酶几乎能降解细胞外基质中的各种蛋白质成分，破坏肿瘤细胞侵袭的组织学屏障，在肿瘤侵袭转移中起关键性作用，使其在肿瘤浸润转移中的作用日益受到重视，被认为是该过程中的主要蛋白水解酶。目前基质金属蛋白酶家族已分离鉴定出 26 个成员，根据作用底物及片段同源性，分为胶原酶、明胶酶、基质降解素、基质溶解素、furin 活化的基质金属蛋白酶和其他分泌型基质金属蛋白酶。

细胞还通过分泌基质金属蛋白酶和丝氨酸蛋白酶的抑制剂控制蛋白酶的作用程度及范围。细胞对细胞外基质成分降解的控制和调节对创伤修复、组织重构及细胞迁移中有重要作用。

复习思考题

1. 蛋白聚糖在细胞外基质中的功能是什么？
2. 何谓细胞间连接？有哪些类型？结构上有何特点？细胞连接对组织的形成有何意义？
3. 通过阅读文献谈谈细胞外基质与肿瘤发生后转移的关系。
4. 比较纤粘连蛋白和整黏联蛋白。

（四川大学　杨春蕾）

第十三章　细胞的信号转导

组成多细胞生物的细胞每时每刻都在接受和处理来自细胞内外的各种信号，以协调细胞内部及细胞之间的生命活动。

高等动物细胞之间相互协调的方式是极其复杂的。概括起来，除了在神经细胞内部主要通过电信号传递信息外，细胞与细胞之间的联系在大多数情况下主要依赖细胞间信号分子（化学分子）来实现。细胞通过细胞表面或细胞内受体感受信息分子的刺激，经细胞的信号转导系统转换，从而影响细胞生物学功能的过程称为**信号转导**（signal transduction）。

细胞信号转导的研究是目前生命科学研究的一个重要领域，诺贝尔化学奖和医学或生理学奖先后有 10 次授予信号转导相关的研究。通过对信号转导过程各环节的深入研究，从分子水平阐明信号转导机制，不仅有助于加深对细胞生命活动本质的认识，也有助于对某些疾病的发生和发展机制的深入理解，同时更能为药物的研发提供更多样而有效的策略。

第一节　细胞的化学信号分子及其受体

一、信号分子

细胞接受的信号既可以是物理信号，也可以是化学信号。在细胞信号转导过程中，最广泛、最重要的信号是由细胞分泌的化学信号。从化学结构来看，细胞信号分子主要有短肽、蛋白质、气体分子（NO、CO）、氨基酸、核苷酸、脂类、胆固醇衍生物等。这些信号分子在作用上有以下特点：①特异性，即一种信号只能作用于一种或几种细胞；②复杂性，即同一信号可对不同的细胞产生不同的效应；③时间效应，即有的反应快效应短暂，有的反应慢效应长久。

根据细胞外信号的特点和作用方式，可将细胞外的化学信号分为内分泌激素、神经递质、局部化学介质等类型。激素由内分泌细胞合成，经血液或淋巴液循环到达靶细胞部位，具有作用距离远、范围大、持续时间较长的特点。神经递质由神经元的突触前膜终端释放，作用于突触后膜上的特殊受体，具有作用时间短和作用距离短等特点。局部化学介质是由某些细胞产生并分泌的一类生物活性物质，通过细胞外液的介导，作用于附近的靶细胞。表 13-1 列出了一些研究的比较清楚的激素、神经递质、局部化学介质。

表 13-1　一些胞外信号分子

信号分子	合成或分泌位点	受体	生理功能
激素			
肾上腺素	肾上腺	细胞表面受体	增加血压、心律和代谢
甲状腺素	甲状腺	细胞内受体	刺激多种类型细胞的代谢
神经递质			
乙酰胆碱	神经末梢	细胞表面受体	许多神经 - 肌肉突触和中枢神经系统中存在的兴奋性神经递质
γ- 氨基丁酸（GABA）	神经末梢	细胞表面受体	中枢神经系统中存在的抑制性神经递质
局部化学介质			
表皮生长因子（EGF）	多种细胞	细胞表面受体	刺激上皮细胞和多种细胞的增殖
血小板衍生生长因子（PDEF）	多种细胞（包括血小板）	细胞表面受体	刺激多种类型细胞的增殖
神经生长因子（NGF）	各种神经支配的组织	细胞表面受体	促进某类神经元的存活；促进神经元轴突的生长
一氧化氮（NO）	神经细胞、血管内皮细胞	细胞内受体	引起平滑肌细胞松弛；调节神经元

根据溶解度，可将化学信号分子分为亲脂性和亲水性两种类型。亲脂性信号分子（如甾醇类激素、甲状腺素等）不溶于水，但容易穿过靶细胞膜进入细胞内，与细胞内受体结合形成配体-受体复合物，进而调节基因表达。亲水性信号分子（如神经递质、生长因子、局部化学递质和大多数肽类激素等）不能穿过靶细胞膜的脂双层，只能通过与靶细胞表面受体结合，经信号转换机制在细胞内产生第二信使或激活蛋白激酶或蛋白磷酸酶的活性，引起细胞的应答反应。

现在一般将细胞外信号分子称为**第一信使**（primary messenger）；当配体与细胞膜上特异受体结合后，通过膜受体发生信号转导，在细胞内产生的小分子物质称为**第二信使**（second messenger）。通过第二信使浓度变化（增加或减少）应答细胞外信号分子与细胞表面受体的结合，调节细胞内酶或非酶蛋白的活性，从而在细胞信号转导途径中行使携带和放大信号的功能。

二、受体

受体这个名词在19世纪末20世纪初已开始应用，当时认为药物通过与靶细胞膜上互补的分子——受体结合后才能产生效应，后来受体概念的应用逐渐扩展到药物以外的其他信息分子作用于细胞的过程。

受体（receptor）是一类能够识别和选择性结合某种配体（信号分子）的大分子。受体通过特异性识别和结合细胞外信号分子，产生继发信号激活细胞内的一系列生物化学反应，使细胞对外界刺激产生相应的效应。绝大多数已经鉴定的受体都是蛋白质且多为糖蛋白，少数是糖脂，有的是糖蛋白和糖脂组成的复合物。根据靶细胞上受体存在的部位，可将受体分为**细胞表面受体**（cell surface receptor）和**细胞内受体**（intracellular receptor）。细胞表面受体主要识别和结合亲水性信号分子，如神经递质、多肽类激素、生长因子等；细胞内受体位于细胞质基质或核基质中，主要识别和结合亲脂性信号分子，如甲状腺素、甾类激素等。

（一）细胞表面受体

1. 细胞表面受体的化学成分和结构

细胞表面受体含量极低，还不到细胞总蛋白质量的1/10 000，因此提纯细胞表面受体以研究它们的性质极其困难。随着重组DNA技术、克隆和表达受体蛋白基因技术的出现，给细胞表面受体的研究带来了革命性的转变，大大加速了研究的进程。

研究表明，细胞表面受体主要为镶嵌在细胞膜上的糖蛋白，也有糖脂或糖脂蛋白。细胞表面受体糖蛋白为跨膜蛋白质，其多肽链可只1次或多次穿过膜。

跨膜段一般由20多个氨基酸构成，以疏水氨基酸为主。细胞表面受体的配体结合部位暴露在细胞膜外表面，主要与神经递质、蛋白质激素、蛋白质生长因子等信号分子结合。因此，细胞表面受体由与配体相互作用的细胞外域（亲水部分）、将受体固定在细胞膜上的跨膜域（疏水部分）和起传递信号作用的胞内域（亲水部分）3部分构成。

由一条多肽链组成的受体，称为单体型受体。由两条以上多肽链组成的受体，称为复合型受体。属于前者的，如大多数生长因子受体、细胞因子受体、低密度脂蛋白受体等，它们的肽链N端伸向细胞外，C端伸向细胞内。属于后者的有胰岛素受体、N-乙酰胆碱受体等。例如，N-乙酰胆碱受体是由4种5个亚单位（α×2、β、γ、δ）组成的五聚体蛋白，每个亚单位的肽链都有4个由20～30个氨基酸组成的α螺旋结构的跨膜域（M1～M4），5个亚单位在细胞膜上形成一个通道（图13-1）。

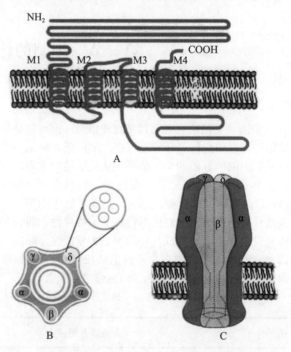

图13-1　N-乙酰胆碱受体的模式图（引自陈誉华等，2008）

A. N-乙酰胆碱受体的一个亚单位；B. N-乙酰胆碱受体顶面观；C. N-乙酰胆碱受体结构模式图

2. 细胞表面受体的类型

根据信号转导机制和受体蛋白类型的不同，细胞表面受体可分为3种类型（图13-2）：**离子通道偶联受体**（ion-channel-coupled receptor）、**G蛋白偶联受体**（G-protein coupled receptor）和**酶联受体**（enzyme-linked receptor）。

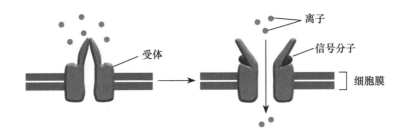

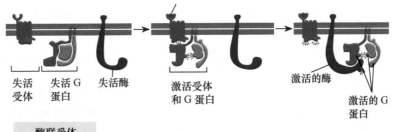

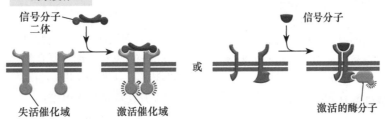

图 13-2　3 类细胞表面受体作用机制示意图（引自 Alberts et al., 2008）
当受体与细胞外信号分子结合时均发生构象变化，把细胞外信号转变为
细胞内信号进行传递，在这种信号转变中细胞外信号分子不进入细胞

（1）离子通道偶联受体。离子通道偶联受体是多次穿膜的蛋白质，这种受体与电兴奋细胞间突触快速传递有关，信号传递是由神经递质介导的。受体与配体结合后，受体构象发生改变，通道瞬时打开或关闭，改变了细胞膜的离子透性，使突触后细胞发生兴奋。

（2）G 蛋白偶联受体。G 蛋白偶联受体是细胞表面受体中最大的家族，分布广泛、类型多样，几乎遍布所有细胞。多种激素受体、神经递质受体、视紫红质受体等均属于此类。这类受体与相应的配体结合后，触发受体蛋白的构象改变，后者再进一步调节 **G 蛋白**（**G protein**）的活性而将配体的信号传递到细胞内。

G 蛋白偶联受体具有共同的结构特征（图 13-3）：①由一条多肽链组成，其中带有 7 个跨膜 α 螺旋区域；②其氨基末端朝向细胞外，有 4 个胞外区，而羧基端则朝向细胞内基质，有 4 个胞内区；③在氨基末端带有一些糖基化位点，而在细胞内羧基末端的第 3 个袢和羧基末端各有一个在蛋白激酶催化下发生磷酸化的位点，这些位点与受体活性调控有关。

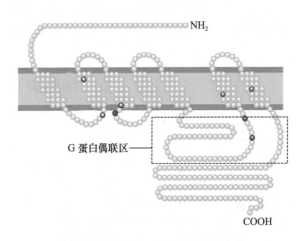

图 13-3　G 蛋白偶联受体的结构模式图

（3）酶联受体。酶联受体多为一次穿膜的蛋白质，自身具有酶的性质或与酶结合在一起。受体外端具有配体结合部位，内端为催化部位。这类受体大多数为

蛋白激酶或与蛋白激酶结合，它们被激活后，可使靶细胞中专一的一组蛋白质发生磷酸化。

（二）细胞内受体

细胞内受体位于细胞质或细胞核基质中，由于细胞质受体结合相应配体后也转位入核，因此统称为**核受体（nuclear receptor，NR）**。例如，糖皮质激素受体、盐皮质激素受体、雄激素受体、雌激素受体等类固醇激素受体和甲状腺素受体。一般将细胞质受体称为Ⅰ型核受体，将细胞核基质中的受体称为Ⅱ型核受体。

细胞内受体的特点是：有相似的高级结构，在受体C端有激素结合域，可与激素结合；中央C区是DNA结合域；N端是调节区，是受体转录激活区之一。

细胞内受体有活性和非活性两种状态，被激活的受体结合于相应靶基因的DNA序列上，起调节作用。

三、受体和信号分子结合的特点

受体的作用不外乎两个方面，即识别外来信号和激发继发效应，这是两个互相衔接的过程。当外界的化学信号与相应的受体结合时，受体被激活，引起受体蛋白构象变化，通过信号传递引起细胞产生生物学效应。受体与配体的结合具有下列几个特性。

（一）受体的特异性及其非绝对性

受体选择性地与特定配体结合，这种选择性依靠分子与分子之间的立体构象互补。受体与信号在构象上的相互适应，是受体能够从周围环境中，在同时存在大量其他化学物质分子的情况下，严格选择其所要的结合信号的基本原因。

虽然信号与受体结合有特异性，但这种特异性并非绝对严格。某一化学信号可以与一种以上的受体结合，从而使细胞产生不同的效应。例如，肾上腺素既能与α受体结合，又能与β受体结合，因此，肾上腺素对细胞起什么作用，取决于对哪一种受体起作用。肾上腺素若与平滑肌细胞膜上的α受体结合，则引起平滑肌收缩；若与β受体结合，则引起平滑肌松弛，说明即使同一化学信号，由于细胞膜上接受它的受体不同，对细胞所引起的调节作用也不同。

（二）可饱和性

一个细胞或一定量组织内受体的数目是有限的，各种细胞中各类受体的浓度相对恒定。曾有人计算过，细胞膜中胰岛素受体的含量，每平方微米平均约10个分子，因此，增加配体的浓度可使受体饱和。

（三）高亲和力

受体与配体之间的亲和力极强。体内信息物质的浓度一般都非常低，通常≤10^{-8}mol/L，但却能够与相应配体结合产生显著的生物学效应，可见受体与配体的结合具有高亲和力和低容量的特征。对不同的受体和配体来说，亲和力的大小差别很大。

（四）可逆性

受体和配体以非共价键结合，当结合引发细胞生物效应后，受体－配体复合物就解离，受体恢复到原来的状态，并再次被利用，配体常被立即灭活。

（五）特定的作用模式

受体在细胞内的分布、在种类和数量上均有组织特异性，并表现出特定的作用模式，提示某类受体与相应配体结合后能够引起特定的生理效应。例如，促肾上腺皮质激素（ACTH）只作用于肾上腺皮质细胞，这是因为肾上腺皮质细胞上有ACTH的受体，尽管ACTH随血液流经全身，但对别的细胞都不起作用，因为其他细胞膜上没有这类受体。

第二节　细胞表面受体介导的信号转导

一、G蛋白偶联受体信号传递途径

G蛋白偶联受体介导的信号转导过程较慢，但灵活、敏感，而且类型多样。该途径涉及的信号分子和级联反应最多，除细胞膜上的一些蛋白质，如受体、G蛋白及G蛋白效应器外，还涉及细胞内的第二信使、蛋白激酶及效应蛋白，即引起细胞反应的功能蛋白，如酶或转录因子等。

（一）G蛋白的结构与活性变化

G蛋白的全称为**鸟嘌呤核苷酸结合蛋白（guanine nucleotide-binding protein）**，是指具有GTP酶活性，在细胞信号通路中起信号转换器或分子开关作用的蛋白质，位于细胞膜细胞质面，为可溶性的膜外周蛋白。G蛋白最早由M. Rodbell于1971年和A. G. Gilman于1977年分离纯化，并予以命名，他们也因此获得了1994年的诺贝尔生理学或医学奖。

G蛋白由α、β和γ 3种蛋白质亚基组成。在G蛋白的3个亚基中，β和γ亚基以异二聚体存在，α亚基和βγ二聚体分别通过共价结合脂分子锚定于细胞膜上（图13-4）。

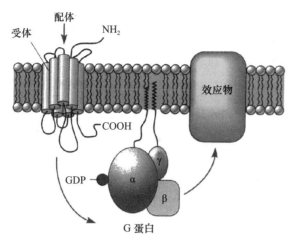

图 13-4　配体、受体、G 蛋白和效应物（引自安威等，2009）

在人体组织中存在多种多样的 G 蛋白，有些 G 蛋白的功能和作用方式已经阐明，有些则知之甚少。根据 α 亚单位的结构和活性，将其分为 3 类：刺激型 G 蛋白（stimulatory G protein，Gs）、抑制型 G 蛋白（inhibitory G protein，Gi）和磷脂酶 C 型 G 蛋白（PI-PLC G protein，Gp）。Gs 与 Gi 的区别主要是 α 亚基不同，而 β、γ 亚基相同。受体通过 Gsα 能激活腺苷酸环化酶，而通过 Giα 则抑制腺苷酸环化酶。G 蛋白使受体与腺苷酸环化酶偶联，把细胞外信号转换为细胞内信号（图 13-5）。而 Gp 则主要作用于磷脂酶 C，参与对 IP_3、DAG 的调节。

G 蛋白存在自身的一些特点：①静息时由 α、β、γ 3 个亚基组成三聚体；②α 亚基与 GDP 结合 G 蛋白处于非活性状态，而与 GTP 结合则 G 蛋白处于活性状态；③可被与配体结合的受体激活，活化后结合的 GDP 被 GTP 取代，这时三聚体蛋白分为两部分，即 βγ 亚基复合体和 α 亚基 GTP 复合体；④由于 α 亚基具有鸟苷酸（GTP 或 GDP）结合位点、与受体及效应蛋白的作用位点，同时还具有 GTP 酶的活性，因而其在 G 蛋白激酶及信号转导中发挥至关重要的作用，通过 α 亚单位与受体相互作用、与 GDP 和 GTP 交替结合而调控 G 蛋白活性及激活其效应蛋白，使信号转至细胞内。

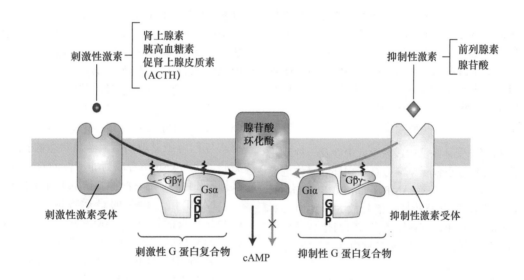

图 13-5　激活型和抑制型 G 蛋白偶联系统（引自 Lodish et al.，2004）

G 蛋白活化后进一步作用于细胞膜上的另一类蛋白质，即 G 蛋白效应器。它们多数是能催化生成第二信使的酶，如生成 cAMP 的腺苷酸环化酶及生成 cGMP 的鸟苷酸环化酶等。因此，当 G 蛋白被激活并作用于下游分子时，通过生成细胞内的第二信使而将信号传至细胞内。

从以上介绍可以看出，在信号转导中 G 蛋白的活性变化大体可分为 3 个步骤。①受体激活。当细胞外信号与受体结合后，触发受体蛋白分子发生空间构象的改变，暴露出与 G 蛋白结合的部位，配体 - 受体复合物与 G 蛋白结合，导致 G 蛋白与 GDP 的结合力大大减弱。②G 蛋白激活。GDP 从 α 亚基上脱离下来，空出的位置结合上 GTP，G 蛋白被激活，α 亚基与 β、γ 亚基互相分离。激活的 α 亚基暴露出与腺苷酸环化酶结合的部位，二者结合，激活腺苷酸环化酶。③G 蛋白复原失活。α 亚基具有 GTP 酶活性，GTP 与 α 亚基结合几秒钟之后，GTP 被水解成 GDP，α 亚基恢复原来的构象，并与腺苷酸环化酶分离，而重新与 β、γ 亚基结合恢复到静息状态下的 G 蛋白，腺苷酸环化酶失活（图 13-6）。

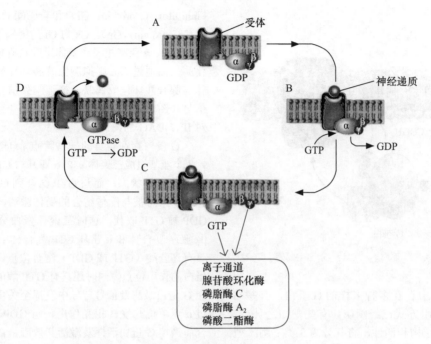

图 13-6 G 蛋白作用过程示意图（引自陈誉华等，2008）

β 亚基的浓度调节着 G 蛋白的作用强度，β 亚基的浓度越高，越趋向于形成静息状态的 G 蛋白，因而 G 蛋白的作用越小；反之，β 亚基的浓度越低，越有利于 α 亚基处于游离状态，因而 G 蛋白的作用也就越大。此外，一些研究也显示，β 和 γ 亚基形成的复合体也可以调节某些效应蛋白的活性。

（二）细胞内信号传递与第二信使

G 蛋白偶联受体激活的级联反应中涉及一种或几种细胞内信号传递小分子。参与 G 蛋白偶联受体进行信号转导的第二信使有 cAMP、cGMP、IP_3、DAG、Ca^{2+} 等，其作用是信号转换、信号放大。其中，对 cAMP 和 Ca^{2+} 的作用研究得比较多，它们是 G 蛋白偶联受体信号传递途径中两种主要的胞内第二信使。

1. cAMP 信号途径

环磷酸腺苷（cyclic AMP，cAMP）是最重要的细胞内信使，它的产生是由细胞膜中的**刺激型受体（stimulatory receptor，Rs）、抑制型受体（inhibitory receptor，Ri）、Gs、Gi 和腺苷酸环化酶（adenylate cyclase，AC）**5 种组分控制的（图 13-5）。cAMP 可被特异的环核苷酸磷酸二酯酶（PDE）迅速水解为 5′-AMP，失去信号功能。

cAMP 信号途径通过其 5 种组分的互相协作进行信号转换，发生促进或抑制作用。

某种激动剂信号与受体（Rs）结合而被激活，导致构象改变，暴露出与 Gsα 结合的部位，使 Gsα 被激活。因构象改变，结合的 GDP 被 GTP 置换，引起 Gsα 与 β、γ 亚基解离，并暴露出与腺苷酸环化酶的结合部位。同时，信号受体复合物也与 Gs 解离。活化 Gsα 与腺苷酸环化酶结合而使环化酶被激活，催化 ATP 转化为 cAMP。cAMP 的浓度增加，则 cAMP 激活**依赖 cAMP 的蛋白质激酶 A(cAMP dependent protein kinase A，PKA)**，激发一系列生物学效应。

与 Gs 的作用相反，抑制剂信号与抑制型受体（Ri）结合后，先引起 Giα 亚基与 β、γ 亚基解离而被活化。Giα-GTP 一方面直接抑制环化酶；另一方面因 Gi 的 α 亚基与 β、γ 亚基解离后，游离状态的 β、γ 亚基在细胞膜上可与 Gsα 结合成为非活性的 Gs 蛋白，从而间接抑制环化酶。后者的抑制作用比前者更强。

cAMP 信号通路的最后效应是通过第二信使（cAMP）激活依赖于 cAMP 的蛋白激酶 A 完成的。cAMP 激活的蛋白激酶 A 催化特定靶蛋白的丝氨酸或苏氨酸磷酸化，使靶蛋白被激活。在不同组织细胞中，依赖 cAMP 的蛋白激酶 A 的靶蛋白大不相同，因而产生不同的作用。蛋白激酶 A 的重要作用是使某些基因调节蛋白磷酸化，进而激活特定的基因转录过程（图 13-7）。cAMP 的作用还涉及对离子通道通透性的调节。

下面介绍两条典型的 cAMP 信号途径引发的不同生物学效应。

（1）cAMP 调节细胞中糖原的分解。糖原是动物体内肝脏和肌细胞中糖的主要存在形式。当胰高血糖素与细胞膜上的胰高血糖素受体结合后，激活 Gs，再通过 Gs 作用于腺苷酸环化酶，提高细胞内 cAMP 水平，蛋白激酶 A 被活化，依次使无活性的磷酸化酶激酶 A 磷酸化而转变为有活性的磷酸化酶激酶 A，该酶使无活性的磷酸化酶磷酸化而转变为有活性的磷酸化酶，使糖原分解。

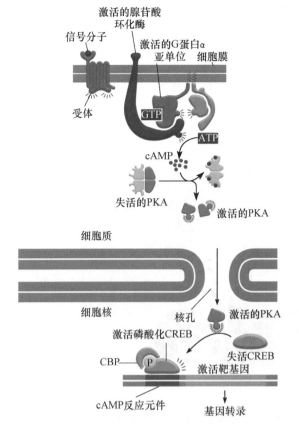

图 13-7　cAMP 通过 PKA 激活特定基因转录的信号传递过程
（引自 Alberts et al., 2008）

（2）cAMP-PKA 对真核细胞基因表达的调控。cAMP 是一个重要的基因表达调控物质，其发挥作用与转录因子有关。当配体与 Gs 偶联受体结合后，通过 cAMP 引起蛋白激酶 A 调节亚基与催化亚基解离，催化亚基遂由细胞质转入细胞核内，然后催化转录因子 cAMP 反应元件结合蛋白（cAMP-response element binding protein，CREB）N 端转录活性区附近的 Ser133 磷酸化，细胞核内的 CREB 结合蛋白（CREB-binding protein，CBP）特异性识别并结合磷酸化的 CREB，从而使 CREB 活化。激活的 CREB 与 CBP/P300 共同激活 DNA 调控序列中受 cAMP 反应元件（cAMP-esponse element，CRE）调节的各种靶基因的转录，从而产生生物学效应。

从上述可以看出，不同的细胞、不同的胞外信号（第一信使）都是通过同一种第二信使 cAMP 引起的各自的细胞效应。cAMP 在细胞内是可弥散的，如何保持这种细胞效应的特异性呢？这主要从以下几个方面进行调节：① cAMP 作用底物蛋白激酶 A 本身可以组合成多种不同的亚型，而不同亚型的蛋白激酶 A 对 cAMP 的亲和力不同，作用的底物时序先后也不同，加之不同细胞中蛋白激酶 A 底物蛋白各不相同，导致 cAMP 引起的效应不同；② cAMP 信号的**区域化**

（compartmentation）导致 cAMP 在不同区域的浓度梯度不同，从而产生不同的效应。

2. cGMP 信号途径

环磷酸鸟苷（cyclic GMP，cGMP）是一种广泛存在于动物细胞中的细胞内信使，是通过**鸟苷酸环化酶（guanylate cyclase，GC）**催化水解 GTP 后产生的，cGMP 可被细胞中的磷酸二酯酶水解，因此 GC 和磷酸二酯酶可双重调节细胞中 cGMP 的含量高低。

GC 在细胞中以结合型和可溶型两种形式存在，结合型 GC 主要存在于细胞膜上，在核膜、内质网、高尔基复合体、线粒体等膜性结构中也有分布；可溶型 GC 主要存在于细胞质中。两种类型的 GC 在分布上呈现出组织特异性，结合型 GC 常出现于心血管、小肠、视网膜等处，可溶型 GC 则主要出现在脑、肺脏、肝脏等组织中。同一类型的细胞中，随细胞的生长，两类 GC 的比例可发生变化。

cGMP 的作用主要是通过激活 **cGMP 依赖蛋白激酶 G（cGMP dependent protein kinase G，PKG）**，使相应蛋白质磷酸化，进而引起细胞效应。

PKG 在分子形状和分子质量上与 PKA 类似，在氨基酸组成上与 PKA 大部分相同，因而认为 PKG 与 PKC 同源。PKG 主要通过作用于组蛋白、磷酸化激酶、糖原合成酶、丙酮酸激酶等起作用，相关的作用机制和产生的效应还有待进一步研究。PKG 的另一种作用方式是通过磷酸转移酶使自身磷酸化，通过抑制方式来调节自身活性。

cGMP 在细胞中的含量较低，仅为 cAMP 含量的 1/100～1/10，在浓度与作用效果上与 cAMP 相拮抗，cGMP 浓度升高会加速细胞内的 DNA 复制，促进细胞的分裂；cAMP 浓度升高则促进细胞分化的进行。

3. 磷脂酰肌醇信号途径

磷脂酰肌醇信号途径是通过细胞外信号分子与细胞膜上 G 蛋白偶联受体结合，激活细胞膜上的磷脂酶 C（phospholipase C，PLC），使细胞膜上的 4,5- 二磷酸磷脂酰肌醇（PIP$_2$）水解产生两个第二信使：1,4,5- 三磷酸肌醇（IP$_3$）和二酰基甘油（DAG），使细胞外信号转换为细胞内信号。这两个第二信使分别调节两个不同的通路，IP$_3$ 与内质网上的 IP$_3$ 配体门钙通道结合，开启钙通道，动员内质网（主要的钙库）中的 Ca^{2+} 到细胞质中，细胞质基质中的自由 Ca^{2+} 浓度瞬间升高（可由 10^{-7}mol/L 升至 10^{-5}mol/L），信号 Ca^{2+} 再活化各种依赖钙离子的蛋白质 [如钙调蛋白（calmodulin，CaM），也称为钙调素] 引起细胞反应。CaM 本身无活性，但当 Ca^{2+} 与其结合后，可引起 CaM 的构象改变，形成有活性的 Ca^{2+}-CaM 复合物。它可激活蛋白激酶或磷酸酶，再磷酸化有关的靶蛋白，引起细胞内的生物学效应，调节细胞代谢活动。这一过程是可逆的，Ca^{2+} 浓度高时与 CaM 结合，浓度低时则解离，失去活性，终止细胞反应。

Ca^{2+} 浓度升高又可使非活性形式分布于细胞溶质中的**蛋白激酶 C（protein kinase C，PKC）**转位到细胞膜内表面，被 DAG 活化。

PKC 为一条多肽链构成的蛋白质，具有 1 个亲水性的催化活性中心和 1 个疏水的与膜结合区。在未受到外界信号刺激的细胞中，它主要分布在细胞质中，呈非活性状态。当细胞表面受体与相应的外界信

号结合后，通过 Gp 蛋白作用，PIP_2 水解，细胞膜上的 DAG 瞬间增多，PKC 则紧密结合在细胞膜内表面，受 DAG 的作用使其构象改变而被活化。活化的 PKC 可以使蛋白质的丝氨酸 / 苏氨酸残基磷酸化，细胞产生不同的反应（图 13-8），如细胞分泌、肌肉收缩、血小板颗粒的释放、活化 Na^+/H^+ 交换系统提高细胞质中的 pH、促进细胞增殖和分化等。

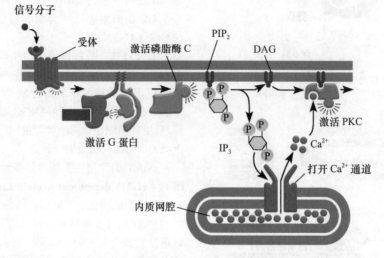

图 13-8　磷脂酰肌醇信号途径（引自 Alberts et al.，2008）

由此可见，磷脂酰肌醇信号途径的显著特点是产生 3 个第二信使，即 IP_3、DAG 和 Ca^{2+}，分别激活两个信号传递途径，即 IP_3-Ca^{2+} 和 DAG-PKC 途径，实现细胞对外界刺激的应答。

已知与磷脂酰肌醇信号通路有关的细胞表面受体达 25 种以上。有关的信号分子有神经递质，如毒蕈型乙酰胆碱、α_1-肾上腺素、5-羟色胺等；多肽激素，如后叶加压素、促甲状腺释放因子、血管紧张素 II 等；生长因子，如血小板生长因子、T 细胞有丝分裂原等。它们与其相应的细胞表面受体结合，均可激活本信号通路。

IP_3 信号的终止是通过去磷酸化形成 IP_2，或被磷酸化形成 IP_4。Ca^{2+} 由细胞膜上的 Ca^{2+} 泵和 Na^+-Ca^{2+} 交换器将 Ca^{2+} 排出细胞，或由内质网膜上的钙泵回收入内质网。

IP_3 动员细胞内的 Ca^{2+} 和 DAG 活化 PKC，既是各自独立的又是互相协调的。两者之间的协同作用对完成信息跨膜传递、控制细胞对外界信号的反应是十分重要的。

二、酶联受体信号传递途径

酶联受体都是穿膜蛋白，只跨膜一次，胞外区与配体结合，胞内区本身具有酶活性或直接与酶结合形成复合物。酶联受体大多数在信号传递中起介导物作用，通过与细胞外信号分子结合，调节细胞的生长、

增殖、分化等生命活动。其作用方式往往经过细胞内多步传递，最终改变基因表达。

根据酶联受体的作用性质可将其划分为多种类型，如酪氨酸激酶受体、丝氨酸 / 苏氨酸激酶受体、组氨酸激酶相关受体等，其中酪氨酸激酶受体是最大的一类，其细胞质域具有酪氨酸激酶活性。这里仅就酪氨酸激酶受体信号途径略作介绍。

（一）酪氨酸激酶受体的性质和作用

蛋白酪氨酸激酶（protein tyrosine kinase，PTK）是指一类被激活后可催化靶蛋白的酪氨酸残基磷酸化，再通过一系列磷酸化的级联反应对细胞生长、增殖和分化等生命活动起重要调节作用的激酶。这条通路的特点是不需要通过 G 蛋白，而是通过受体自身的酪氨酸蛋白激酶的激活来完成信号跨膜转导的。表皮生长因子（epidermal growth factor，EGF）受体、血小板生长因子（platelet-derived growth factor，PDGF）受体、巨噬细胞集落刺激因子（macrophage colony stimulating factor，M-CSF）受体、胰岛素（insulin）受体、类胰岛素生长因子（insulin-like growth factor 1，IGF-1）受体、肝细胞生长因子（hepatocyte growth factor，HGF）受体、神经生长（nerve growth factor，NGF）受体和血管内皮生长因子（vascular endothelial growth factor，VEGF）受体等生长因子受体均属于这类信号通路。所有的 PTK 包括 3 个部分：与配体结合的胞外结构域、单次跨膜的疏水

α 螺旋区、具有 PTK 活性的胞内结构域。

PTK 在没有与信号分子结合时以单体形式存在，并处于失活状态。当信号分子与受体的胞外结构域结合，导致两个受体分子形成二聚体；二聚体的尾部胞内结构域相互接触，激活激酶，相互磷酸化，实现受体的自体磷酸化（autophosphorylation），形成一个或数个被称为 SH2 结合位点（SH2-binding site）的空间结构，可以与具有 SH2（Src homology）结构域的细胞内信号蛋白结合并使之激活，将细胞外信号传入细胞内（图 13-9）。

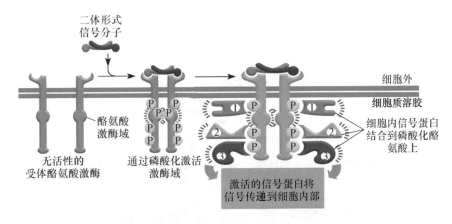

图 13-9　激活的酪氨酸激酶受体刺激装配细胞内信号传递复合物（引自 Albert et al.，2008）

细胞内存在蛋白酪氨酸磷酸酶，可通过催化酪氨酸脱去磷酸基，从而终止受体的激活。有时也可通过内吞的方式将受体转入细胞内被溶酶体消化掉。

（二）酪氨酸激酶受体与 Ras 蛋白

活化的酪氨酸激酶受体是如何将细胞外信号传递到细胞内影响细胞的增殖和分化过程的呢？研究发现，Ras 蛋白在这一途径中起了重要作用。

Ras 蛋白（Ras protein）最初发现于**大鼠肉瘤病毒（Ras sarcoma virus，Ras）**，是原癌基因 *c-ras* 的表达产物，由 190 个氨基酸组成，是一个单亚基的 GTP 结合蛋白。Ras 类似于 G 蛋白的 α 亚基，在 PTK 介导的信号通路中也是一种关键组分，起分子开关的作用（图 13-10）。Ras 与 GTP 结合时被激活，与 GDP 结合则失活。Ras 被激活后能启动一条磷酸化级联反应，将细胞外信号传入细胞核内，激活相关基因。此过程为**丝裂原激活蛋白激酶（mitogen-activated protein kinase，MAPK）**信号通路，普遍存在于真核细胞中。MAPK 是此反应链中的最后一个激酶。

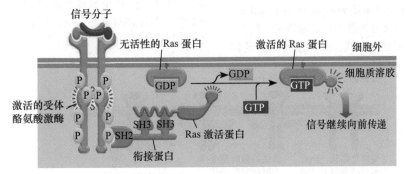

图 13-10　酪氨酸激酶受体激活 Ras（引自 Albert et al.，2008）
衔接蛋白停靠到激活的受体专一酪氨酸上，再连接 Ras 激活蛋白，后者刺激结合
GDP 的 Ras 换成与结合 GTP。激活的 Ras 刺激信号传递途径进入下一步

PTK-Ras 信号通路的基本过程可概括为：生长因子与相应受体结合导致受体二聚体化，并引起胞内结构域自体磷酸化；磷酸化的酪氨酸被细胞内具有连接作用的衔接蛋白通过其 SH2 结构域识别并与之结合的 GDP 释放，结合上 GTP，导致 Ras 蛋白激活。激活后的 Ras 蛋白激活 MAPKKK（MAPKK 的激酶），MAPKKK 再激活 MAPKK（MAPK 激酶），MAPKK 激活 MAPK，最后 MAPK 进入细胞核，使专一的基因调节蛋白的丝氨酸和苏氨酸残基磷酸化而被激活，改变了基因调节蛋白的转录调控能力，引起基因表达模式的改变，进而影响细胞的增殖、分化等生命活动（图 13-10、图 13-11）。

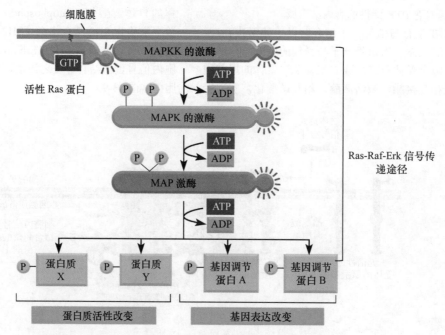

图 13-11　激活的 Ras 激活一条磷酸化级联反应，调控基因表达

（引自 Albert et al.，2008）

Ras 蛋白失活，细胞会失去对细胞外特定信号的识别和反应能力。Ras 如果一直处于激活状态，会导致细胞增殖失控。研究发现，有 30% 的癌症患者体内 ras 基因发生了激活突变。

（三）酶联受体的直达式信号传递途径

酶联受体的信号传递方式并不都是通过复杂的级联反应方式进行的。有些激素或细胞因子结合到酶联受体之后，受体可直接激活**信号转导和转录激活因子（signal transducer and activator of transcription，STAT）**，STAT 进入细胞核内刺激专一基因转录。例如，干扰素的作用就是通过这种方式。干扰素与酶联受体结合后，激活细胞膜上的 STAT，进一步刺激相应的基因转录并合成抗病毒感染的蛋白质。

细胞因子的受体没有固有酶活性，受体与细胞因子结合后激活细胞质中的 JAK 酪氨酸激酶（Janus kinase），激活的 JAK 激酶激活细胞质中的 STAT，STAT 进入细胞核刺激靶基因转录。激活不同的 STAT 会引起细胞产生不同的效应（图 13-12）。目前，已在人类肿瘤中发现了 STAT 信号的异常持续活化，同时在对基因敲除小鼠模型的研究中，也显示了 JAK-STAT 信号通路对某些疾病（如心血管疾病、糖尿病等）的发生可能起着关键的调控作用。

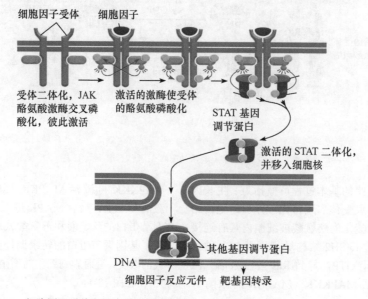

图 13-12　细胞因子受体和细胞质酪氨酸激酶结合转导信号（引自 Albert et al.，2008）

第三节　细胞内受体介导的信号转导

受体不仅存在于细胞膜上，也存在于细胞内部，包括胞浆内受体和核内受体。与细胞内受体相互作用的信号分子是一些亲脂性小分子，可以透过疏水性的细胞膜进入细胞内与受体结合而传递信号。细胞内受体介导的信号转导途径可分为核内受体介导的信号转导途径和胞浆内受体介导的信号转导途径。

一、核受体及其对基因表达的调节

细胞内受体存在于细胞质或细胞核基质中，其相应的配体主要是疏水的小信号分子，如类固醇激素、甲状腺素和维甲酸等。细胞内受体一般都包含 3 个功能结构域：C 端的结构域是激素的结合位点、中部结构域是 DNA 或 HSP90 的结合位点、N 端是转录激活结构域（图 13-13）。在细胞内，受体与抑制性蛋白（如 HSP90）结合形成复合物，处于非活化状态。当信号分子与受体结合，将导致抑制性蛋白从复合物上解离下来，使受体暴露它的 DNA 结合位点而被激活。

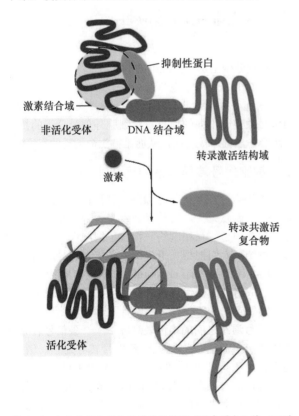

图 13-13　细胞内受体蛋白及其作用模型（引自翟中和等，2011）

根据对这类受体 cDNA 的分析发现，它所含氨基酸残基数为 400 ～ 900，中部结构域是高度保守富含 Cys 的区域，由 70 ～ 80 个氨基酸残基组成两个锌指

结构的重复单位。

类固醇激素、视黄酸、维生素 D 和甲状腺素的受体位于细胞核内，这类受体实际上是一类转录因子。亲脂性信号分子通过核孔与特异性核受体结合形成配体－受体复合物，作用于 DNA 分子，直接调控基因表达，从而影响细胞的物质代谢和生理活动。

细胞核受体通过 3 种基本的作用模式调节基因转录：①核受体受到亲脂性信号分子激活后，结合到靶 DNA 的靶序列调节转录；②核受体被亲脂性信号分子激活后影响其他转录因子，通过其他转录因子与靶 DNA 的靶序列结合调节转录；③核受体受到细胞表面受体或周期蛋白依赖性激酶（CDK）激活与靶 DNA 的靶序列结合调节转录。

核受体介导的信号转导，调控着细胞的生长与分化等生命活动。人类核受体家族成员有数十个，它们与糖尿病、脂肪肝等疾病的发生和发展密切相关。

二、NO 气体信号分子与细胞内信号转导

NO 可激活一类特别的细胞内受体。早在认识 NO 作为气体信号分子之前，科学家们就发现在培养条件下巨噬细胞的杀菌活性依赖于培养基中精氨酸的存在，精氨酸是 **NO 合酶（nitric oxide synthase，NOS）** 的底物，提示 NO 是一种重要的生物功能分子。另外，也发现乙酰胆碱（acetylcholine）通过引起平滑肌松弛而舒张血管。R. Furchgott、L. J. Ignarro 和 F. Murad 由于发现 NO 作为心血管系统的细胞内信号分子，获得了 1998 年诺贝尔生理学或医学奖。

NO 是一种具有自由基性质的脂溶性气体分子，可透过细胞膜快速扩散，作用邻近靶细胞发挥作用。血管内皮细胞和神经细胞是 NO 的生成细胞，L- 精氨酸在 NOS 的催化下转化形成 NO 和 L- 瓜氨酸。NOS 是一种 Ca^{2+}/CaM 敏感酶，Ca^{2+}/CaM 与 NOS 的结合可激活 NOS 的活性，任何使细胞内 Ca^{2+} 浓度升高的因素都可能增强 NOS 的活性，并通过 NO 调节细胞代谢。

体内多种刺激因素，如乙酰胆碱、缓激肽与血管内皮细胞上的受体结合均可引起内皮细胞内 Ca^{2+} 的短暂升高，激活 NOS 合成并释放 NO。NO 这种可溶性气体作为局部介质在许多组织中发挥作用，它发挥作用的主要机制是激活靶细胞内具有 GC 活性的 NO 受体。内源性 NO 由 NOS 催化合成后，扩散到邻近细胞，与鸟苷酸环化酶活性中心的 Fe^{2+} 结合，改变酶的构象，导致酶活性增强和 cGMP 水平增高。cGMP 的作用是通过 cGMP 依赖的蛋白激酶 G（PKG）活化，抑制肌动 - 肌球蛋白复合物信号通路，导致血管平滑

肌舒张（图 13-14）。NO 对血管的影响可以解释为什么临床上硝酸甘油能用于治疗缺血性心脏病，硝酸甘油在体内转化为 NO，从而舒张血管，减轻心脏负荷和心肌的需氧量。

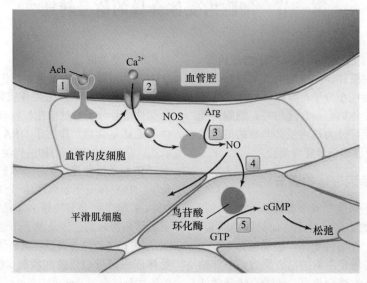

图 13-14　NO 在导致血管平滑肌舒张中的作用
（引自翟中和等，2011）

第四节　信号通路之间的交汇与靶细胞的适应性

一、信号转导系统的主要特点

1. 信号转导途径的特异性

细胞受体与细胞外配体通过非共价键特异性结合，形成受体 - 配体复合物。受体与配体结合后发生构象改变而被激活，介导特定的细胞反应，表现出"效应器"特异性。

2. 信号转导分子激活机制的类同性

磷酸化和去磷酸化是绝大多数信号转导分子可逆地激活的共同机制。例如，JAK 的激活需要其酪氨酸磷酸化，在信息传递完成后去磷酸化。

3. 信号转导过程的放大效应

信号转导过程中的各个反应相互衔接，形成一个级联反应过程。细胞外信号在细胞表面受体到细胞内的信号转导和基因调节过程中，经历多次信号转换后信号得以强化，引发细胞内信号放大的**级联反应（signaling cascade）**，使少数细胞外的微弱信号分子足以激起一个较显著的反应，即放大效应（amplification）。最常见的级联放大作用是通过蛋白质磷酸化实现的。

4. 细胞内信号转导的网络化

信号转导过程中，各条信号转导途径相互沟通、相互串联、相互影响、相互制约、相互协调、相互作用，形成复杂的信号网络，共同协调机体的生命活动，对各种刺激做出迅速而准确的响应。

5. 信号转导的整合作用

细胞外大量信息以不同组合方式调节细胞行为，细胞必须整合不同的信息，对细胞外信号分子的特异性组合作出程序性反应，从而维持生命活动的有序性。

二、细胞信号转导体系的复杂性

细胞内存在多种信号通路，各种信号通路并非独立存在、彼此无关，而是存在着多种交互联系，彼此之间相互调节、互相制约，构成了细胞内十分复杂的网络系统。人们把相互平行的各条信号转导通路之间发生的交流称为**串流（cross-talk）**。通过信号网络系统，共同完成将细胞外信息传入细胞内，并逐级放大而产生生物效应。

信号通路之间的串流表现在：①一条信号转导途径的成员可激活或抑制另一条信号转导途径。例如，促甲肾上腺素与其受体结合后，不仅可以通过 Ca^{2+}-二酯酰甘油 / 三磷酸肌醇信使体系激活 PKC，而且还可以因 Ca^{2+} 浓度的升高，激活腺苷酸环化酶，促进 cAMP 的生成，进而使 PKA 激活。②不同的信号转导途径可通过同一种效应蛋白或同一基因调控区，彼此协调地发挥作用，从而使细胞对信号进行更精确的相互制约和调控。例如，与细胞增殖和存活密切相关的 *cyclinD1*、*c-Myc*、*survivin* 和 *VEGF* 等基因的表达除受 Wnt 通路调控外，还充当 NF-κB 和 Stat 信号转导通路的靶基因。不同的信号通路之间存在功能互动、互补和代偿的关系，某些情况下，它们通过调控共同的下游靶基因而相互影响，协同作用。此外，细胞中还存在一种受体激活多条信号转导途径，一种信号分子参与多条信号转导途径等情况。因此，细胞信号转导体系具有复杂性和多样性。

细胞信号系统的网络化相互作用是细胞生命活动的重大特征，也是细胞生命活动的基本保障之一。图 13-15 概括了从细胞表面到细胞内的主要信号通路，从 5 条平行信号途径的比较不难发现：磷脂酶 C 既是 G 蛋白偶联受体信号途径的效应酶，又是 RTK 信号途径的效应酶，只是它们所激活的 PLC 是不同的亚型，在两条信号通路中都起中介作用；cAMP 蛋白激酶途径与 Ca²⁺- 二酯酰甘油 / 三磷酸肌醇信使体系均能使细胞内的转录因子 CREB 磷酸化通过活化的 CREB 与 DNA 序列的结合，影响多种基因的转录。尽管 5 条信号通路彼此不同，但在信号转导机制上又具有相似性，最终都是激活蛋白激酶，由蛋白激酶形成的信息网络原则上可调节细胞任何特定的过程。蛋白激酶的网络整合信息调控复杂的细胞行为是不同信号通路之间实现串流的重要方式之一。

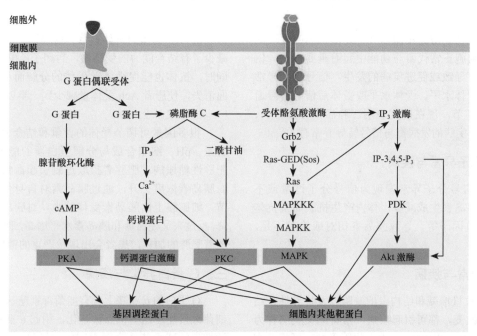

图 13-15　G 蛋白偶联受体、受体酪氨酸激酶介导的信号通路及它们之间的网络关系

（引自瞿中和等，2011）

其实，细胞信号网络远比我们所了解的情况复杂得多。今后以调节基因表达为主线的信号网络研究将会越来越受到重视，而且对细胞信号转导过程中串流的研究和对信号传递过程非线性内涵的认识，在深入了解多基因表达调控机制、发育机制、病理过程及疾病控制等方面具有重要意义。研究细胞信号转导在疾病发生过程中的重要作用可为药物的筛选和开发提供新的靶位，由此产生了信号转导药物的概念。信号转导分子的激动剂和抑制剂是信号转导药物研究的基础，有各种蛋白激酶的抑制剂已被广泛用作母体药物进行抗肿瘤新药的研究。目前，已有一些信号转导药物用于临床，尤其是用于肿瘤治疗领域。

三、靶细胞的适应性

细胞对外界信号作出适度的反应既涉及信号的有效刺激和启动，又依赖于信号的解除与细胞的反应终止。解除或终止信号的重要方式，是在信号浓度过高或细胞长时间暴露于某一种信号刺激的情况下，细胞会以不同的机制使受体脱敏，这种现象称为**适应**（adaptation），属于负反馈调节。

细胞可以通过校正对信号的敏感性来适应刺激强度或刺激时间的变化。靶细胞对信号分子的适应机制有以下几种方式。

1. 受体没收

细胞通过配体依赖性的受体介导的内吞作用减少细胞表面可利用的受体数目，受体和配体存在于早期胞内体中，受体被暂时扣留，随胞内体中 pH 的下降，受体与配体分离，扣留的受体可返回细胞膜被再利用，配体被溶酶体消化。**受体没收**（receptor sequestration）是细胞对多种肽类受体或其他激素受体适应的一种基本途径。

2. 受体下调

受体下调（receptor down-regulation）是指通过受体介导的内吞作用，受体 - 配体复合物转移至细胞内被溶酶体消化降解不能被重新利用。细胞通过表面受体数目减少或配体的清除导致细胞对信号敏感性下调。

3. 受体失活

受体失活（receptor inactivation）是指受体激酶使结合配体的受体磷酸化后，再通过抑制蛋白的结合而抑制受体的活性，这是一种快速使受体脱敏的机制。

4. 信号蛋白失活

信号蛋白失活（inactivation of signaling protein）与细胞受体无关，是由于细胞内信号蛋白发生改变，导致信号级联反应被阻断而不能诱导正常的细胞效应，从而导致细胞对信号反应脱敏。

5. 抑制性蛋白产生

配体与受体结合，在下游反应中产生的抑制性蛋白会形成负反馈调节，降低或阻断信号转导途径。

第五节　信号转导与医学

细胞的信号转导是细胞对外界刺激作出必要反应的途径，在细胞正常代谢与功能中起着重要作用，信号转导异常可导致或促进疾病的发生。信号转导异常通常出现在配体水平、受体水平或受体后信号转导通路中的各个环节。现在研究表明，肿瘤、心血管病、糖尿病等许多疾病的发病都与信号转导异常有关。

一、信号分子异常与疾病

细胞外信号分子异常表现为信号分子过量或不足。例如，胰岛素生成减少，体内产生抗胰岛素抗体或胰岛素拮抗因子等，导致胰岛素相对或绝对不足，引起血糖升高。

二、受体异常与疾病

膜受体数量增减和结构上的缺陷以及特异性、结合力的异常改变，都可引起疾病，常将此类疾病称为**受体病**（receptor disease）。根据病因不同，可将此类疾病分为以下3类。

1. 遗传性受体病

这类疾病是由于产生受体的基因发生突变，导致受体的结构异常或数量减少。例如，**家族性高胆固醇血症**（familial hypercholesterolemia）是一种低密度脂蛋白（LDL）受体缺陷引起的疾病。患者因为LDL受体遗传性缺陷，使细胞膜上的LDL受体先天性缺损，不能有效摄取血液中的胆固醇并进行胆固醇合成的调节，从而引起血浆胆固醇浓度升高。有的患者LDL受体数目虽然正常，但受体与LDL连接部位的缺失使其不能与LDL结合，或受体有被小窝结合部位缺失，不能被固定在有被小窝处，都会造成LDL的摄取障碍，出现持续的高胆固醇血症。

2. 自身性免疫性受体病

这类疾病是由于机体自身产生受体的抗体，抗体与受体结合使受体丧失功能或作用改变。例如，**重症肌无力**（myasthenia gravis）是由于患者产生了乙酰胆碱受体的抗体所致。患者血清中存在可以与神经肌肉接头处突触后膜的乙酰胆碱受体（Ach R）结合的抗体（抗Ach受体的抗体），这些抗体与Ach受体结合，减少了有结合能力的受体量，封闭了乙酰胆碱的作用。同时，抗体也能促进Ach受体的分解而从肌肉细胞表面消失，使患者Ach受体量减少到一半以下。

3. 继发性受体病

很多因素可调节受体的含量和结合力，包括配体含量、pH、细胞合成与分解蛋白质的能力等。例如，肥胖性糖尿病，肥胖者摄取过剩引起血糖升高，导致血胰岛素浓度上升，通过胰岛素对自身受体的向下调节，细胞膜上的胰岛素受体减少，对胰岛素敏感性下降，反过来又使血糖和胰岛素水平增高，形成恶性循环。随着肥胖的加重，患者会出现较严重的糖尿病症状。

三、G蛋白异常与疾病

G蛋白的α亚基上含有细菌毒素糖基化修饰位点，细菌毒素能使这些位点糖基化，引起α亚基的GTP酶活性失活或受体结合能力减弱，导致疾病发生。霍乱和百日咳就是由两种细菌毒素分别作用于激活型和抑制型G蛋白所引起的。

霍乱弧菌感染人体后，产生一种霍乱毒素，具有催化作用，当霍乱毒素与肠上皮细胞表面受体结合后，可将NAD^+中的ADP转移到Gs的α亚基上，使G蛋白核糖化，抑制了α亚基的GTP酶活性，不能水解GTP为GDP，使Gs一直处于激活状态，导致靶蛋白AC持续活化，cAMP合成失控，促使Na^+、Cl^-和HCO_3^-不断进入肠腔，细胞内外渗透压失衡，水分大量溢入肠腔，引起严重腹泻和脱水。

百日咳是由百日咳杆菌产生的百日咳毒素引起。该毒素同样使G蛋白的α亚基ADP核糖化，不同于霍乱毒素的是，百日咳毒素使Gi蛋白α亚基核糖化，阻止了Gi蛋白α亚基上的GDP被GTP取代，使其失去对AC的抑制作用，导致感染细胞中cAMP的浓度增加，促使大量体液分泌入肺，引起严重咳嗽。

四、蛋白激酶异常与疾病

蛋白激酶异常与肿瘤的发生相关。某些肿瘤促进剂，如佛波酯作用于细胞时，由于其分子结构与 DAG 类似，但却难以降解，因此在细胞内蓄积并取代 DAG 而与 PKC 结合，引起 PKC 长期不可逆的激活，进而刺激细胞持续增殖，最终形成肿瘤。

另外，在 B 淋巴细胞和 T 淋巴细胞中存在多种酪氨酸激酶，这些激酶在组成和数量上的异常改变会使淋巴细胞功能出现异常，导致免疫不全症的发生。

五、信号转导与药物研发

细胞内的信号转导是通过从细胞膜到细胞核之间的蛋白质之间的相互作用实现的。通过研究信号转导通路中蛋白质与蛋白质之间的相互作用，可为筛选和开发相关药物提供新的靶位。信号转导分子的激动剂和抑制剂是信号转导药物研发的基础，特别是各种蛋白激酶抑制剂已被广泛用于新药的研发中。

复习思考题

1. 细胞膜在信号传递中的作用是什么？细胞膜上哪些分子与细胞信号传递有关？
2. 试述细胞信号通路上的信号分子、受体、第二信使的各种类型及各自的特点。
3. 概述 G 蛋白偶联受体介导的信号通路的组成、特点及主要功能。
4. 简述受体酪氨酸激酶介导的信号通路特点。
5. 如何理解细胞内的信号转导通路彼此间交叉构成复杂的信号网络？

（泸州医学院　税青林　田　强）

小　结

　　多细胞生物体内的细胞不是孤立的，而是紧密联系、相互作用、相互依存的，它们通过细胞通讯、细胞黏着、细胞连接以及细胞与细胞之间的相互作用，共同构成复杂的细胞社会。细胞的社会性主要体现在细胞与细胞之间、细胞与细胞外微环境之间的相互作用、相互依存、相互制约。细胞的形态结构、细胞的各种生命活动、细胞运动、细胞在机体内所处的位置均通过细胞社会的联系以及细胞外信号分子的调节控制的。细胞通过细胞社会中的细胞通讯、细胞识别、信号转导，共同参与并维持机体的动态平衡。细胞社会联系的破坏会导致细胞病变、死亡。

　　细胞通讯和信号转导是细胞社会性联系的核心。

　　细胞信号转导是通过细胞膜或细胞内受体感受信息分子的刺激，经细胞内信号转导系统转换，影响细胞的生物学功能的过程。细胞信号转导的相关分子包括细胞外信号分子、受体和细胞内信号转导分子。

　　受体能够特异性识别并选择性结合细胞外信号分子，受体分为细胞表面受体和细胞内受体。细胞表面受体主要包括离子通道偶联受体、G 蛋白偶联受体和酶联受体 3 种类型。细胞内受体分为胞浆受体和核受体。受体与配体的结合具有下列 5 个特点：①选择性；②可饱和性；③高亲和力；④可逆性；⑤特定的作用模式。

　　亲水性信号分子（如大多数肽类激素、神经递质、生长因子等）不能直接进入细胞内，仅能与靶细胞的细胞表面受体结合，通过信号转换，把细胞外信号转变为细胞内的第二信使（如 cAMP、cGMP、DAG、IP$_3$、Ca^{2+} 等），诱发细胞对外界信号作出相应的反应。就大多数组织的细胞来说，信号跨膜传递的主要通路有 cAMP 信号途径、cGMP 信号途径、磷脂酰肌醇信号途径和具有酪氨酸激酶活性的受体信号途径。

　　亲脂性信号分子（如甾醇类激素、甲状腺素等）可以透过疏水性的细胞膜进入细胞内与受体结合传递信号。细胞内受体介导的信号途径包括核内受体介导的信号途径和胞浆内受体介导的信号途径。

　　细胞信号转导具有以下特点：①信号转导途径的特异性；②激活机制的类同性；③过程的放大效应；④细胞内信号转导的网络化；⑤具有整合作用。各种不同的信号通路在细胞内形成一个十分复杂的网络系统，表现在：一条信号转导途径的成员可激活或抑制另一条信号转导途径；不同的信号转导途径可通过同一种效应蛋白或同一个基因调控区，彼此协调地发挥作用。

　　信号转导异常可导致或促进疾病的发生，这种异常出现在配体水平、受体水平或受体后信号转导通路中的各个环节。肿瘤、心血管病、糖尿病等许多疾病的发病都与信号转导异常有关。

第四篇

细胞的生命活动

任何细胞都要经历生长、发育、分化、衰老和死亡等不同阶段。而细胞增殖是细胞发育的重要阶段。细胞增殖的方式有多种，最主要的增殖方式则是细胞分裂。其中又以有丝分裂最为重要。有丝分裂是一个很复杂的变化过程，最终将保证分裂后产生的两个子细胞与亲代细胞一致。

所有有性生殖的生物均有一次特殊的有丝分裂——减数分裂，这样才能保证染色体数目的恒定。

细胞周期是细胞生长与分裂的周期，各类细胞都按各自的基因表达进行细胞周期活动。细胞周期分为 G_1、S、G_2 和 M 4 个时期。M 期即分裂期，有极明显的形态改变，而 G_1、S、G_2 3 个时期组成分裂间期，这一时期进行着深刻的结构上和生物合成上的复杂变化。

细胞在生长发育过程中要经历细胞分化这一重要阶段。通过细胞分化不论是细胞的形态结构，还是生理功能，都将发生专一性的改变，产生多种多样的细胞。一个细胞一旦转化为一个稳定的类型之后，就不能逆转到未分化的状态。从分子层次认识细胞分化，就意味着细胞内某些特异性蛋白质的优先合成，而要了解这种合成，就必须认识细胞中的基因调控机制，这样才能从分子层次上来解释细胞的分化。

细胞的衰老和死亡也是细胞发育的重要阶段。各种细胞均有其各自的寿命，其寿命长短受多种因素的影响，但细胞的寿命与动物体寿命有本质上的差异。细胞衰老的原因及其机制极其复杂，尚需进一步探讨。细胞在一定发育时期要出现正常的死亡，即细胞凋亡，它是细胞生命现象的终结，也是不可抗拒的自然规律。

细胞对内源或外源不利环境和有害刺激能产生防御或适应性反应，称为细胞应激反应，以对抗伤害或修复已经遭受的损伤，增加对损伤的耐受性而保护细胞或通过细胞死亡除去损伤后不能修复的细胞。这也是一种细胞生命现象。

本篇对细胞的生命现象及相应的机制进行阐述。

第十四章　细胞增殖

早在 1858 年，德国病理学家 Virchow 就已经指出："细胞只能来自细胞，"每一个活细胞都是 30 多亿年前一个祖先细胞的后代。自然界中的生命代代繁衍不息，其生长发育、传承和进化无一例外都是在细胞增殖（cell proliferation）的基础上来实现的，因此细胞增殖是细胞生命活动的重要特征之一。细胞增殖最直观的表现是细胞分裂（cell division），即母细胞

（mother cell）一分为二，形成两个子细胞（daughter cell），使细胞数量得以增加。细胞分裂是一个相互连续的循环过程，不断地周而复始，这一过程就是细胞增殖周期。细胞周期受到诸多因素的严格调控，每一个环节的错误都有可能导致细胞的错误增殖，进而影响细胞的生存。因此，细胞周期一直是一个十分重要的研究领域。

第一节　细胞分裂

原核生物和真核生物的细胞分裂有极明显的区别。原核细胞的分裂方式简单，细胞周期较短，而真核细胞的分裂复杂。真核细胞的分裂方式可分为**无丝分裂**（amitosis）、**有丝分裂**（mitosis）和**减数分裂**（meiosis）。

一、无丝分裂

1841 年，R. Remak 首先在鸡胚的血细胞中观察到无丝分裂现象。无丝分裂是处于间期的细胞核不经过任何有丝分裂时期，分裂为大小大致相等的两部分的细胞分裂方式。由于分裂过程没有纺锤丝与染色体的变化，所以称为无丝分裂。又因为这种分裂方式是细胞核和细胞质的直接分裂，所以又称为**直接分裂**（direct division）（图 14-1）。

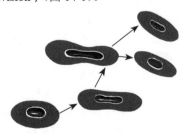

图 14-1　蛙红细胞的无丝分裂

无丝分裂过程中，细胞核拉长呈哑铃形，中央部分变细断开，细胞随之分裂成 2 个。这一过程中，既没有染色体组装，也没有纺锤体形成，细胞分裂过程简单而迅速。因此，分裂后遗传物质不一定平均分配

给 2 个子细胞，这就涉及遗传的稳定性等问题。所以，对无丝分裂的生物学意义历来存在不同的看法。

无丝分裂是低等生物增殖的主要方式，在高等生物中很少见。有人认为，高等生物中出现的无丝分裂是衰老或癌变细胞的一种分裂方式。而更多的学者则认为，无丝分裂是一种正常的细胞分裂方式。例如，我国学者汪德耀在 1957 年、1961 年、1964 年的研究说明，无丝分裂不仅在体细胞中存在，而且在生殖细胞中也同样存在，离体培养的细胞中也可发生无丝分裂。同时，在一定条件下，无丝分裂与有丝分裂可以相互转化，汪德耀于 1957 年在兔的子宫黏膜细胞中就观察到这两种分裂交替进行的现象。

总之，无丝分裂是一种正常的细胞分裂方式。但是由于对无丝分裂的研究较少，对其亚微结构的变化、生化事件及调控机制等的了解都极其不够，尚有待进一步深入研究。

二、有丝分裂

有丝分裂又称为**间接分裂**（indirect division），是真核细胞数目增加的一种最主要的增殖方式。一个细胞的有丝分裂过程包括将经复制后的染色体移向细胞两极和细胞质的分裂，这样既保证每个子细胞不仅接受一套数目相等的染色体，而且还接受必需的细胞质成分和细胞器。

要保证复制好的染色体在有丝分裂中能精确地分配到 2 个子细胞中去，必须要形成专门执行细胞分

裂功能的临时性细胞结构，这些结构称为**有丝分裂器**（**mitotic apparatus**）。

（一）有丝分裂器的结构和功能

有丝分裂器包括**中心体**（**central body**）、**纺锤体**（**spindle**）、**星体**（**aster**）和染色体等。但也有人认为，有丝分裂器专指非染色质相，而不包括染色体在内（图 14-2）。

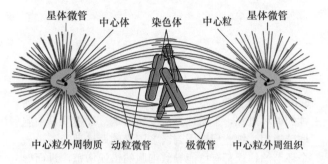

星体微管　中心体　染色体　中心粒　星体微管

中心粒外周物质　动粒微管　极微管　中心粒外周组织

图 14-2　有丝分裂器的结构（引自 Karp，2005）

1. 有丝分裂器的结构

纺锤体是由大量微管纵向排列组成的中部宽阔、两极缩小形如纺锤的细胞结构。纺锤体微管主要包括：①连接到极和染色体动粒的动粒微管；②从一极伸向另一极的极微管，但绝大多数极微管并非直接从一极伸向另一极，而是来自两极的微管在**赤道面**（**equatorial plate**）彼此相搭，侧面结合，形成**横桥**（**cross bridge**）；③两极中心体放射出的星体微管。

星体是指围绕中心粒向外辐射状发射的微管，中心粒周围通常有一小团致密的细胞基质，称为**中心球**（**centrosphere**）或中心粒外周组织，星体微管不能穿入其内。

有丝分裂器的形成首先依赖于中心体的复制，然后分别移向两级。中心体在细胞周期中具有复制—分离—复制周期，这一过程称为**中心体循环**（**centrosome cycle**）。中心体循环开始于 G_1 期（图 14-3），一对亲代中心粒此时彼此分开，到 G_2 期和 S 期，子代中心粒从亲代中心粒的中部生长出来，并逐渐长大，但仍在同一个中心体中。至于中心粒的复制机制目前尚不清楚。动物细胞到了有丝分裂期间，两对中心粒连同其组装的星体微管沿核膜彼此远离，每对中心粒移向细胞相对位置时确定了分裂级，然后装配成有丝分裂器。

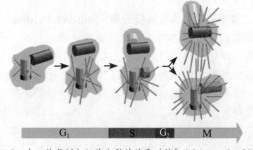

G_1　S　G_2　M

图 14-3　中心体复制与细胞分裂的关系（引自 Arberts et al.，2008）

一些药物，如秋水仙碱、长春花碱能阻止微管蛋白的聚合，从而阻止纺锤体的形成以抑制细胞分裂。温度对微管的形成也有影响，曾有人观察到，一正在进行有丝分裂的变形虫，在 2℃时冷却 5min，会使纺锤体微管降解，温度升高时，又重新形成微管。

有丝分裂的不同阶段，微管的数目和大小可能有变化。微管延长或缩短的分子机制可能是从微管两端沿其全长添加或减去新的微管蛋白，微管在纺锤体和星体中的生长速率为 $1 \sim 11\mu m/min$。

2. 有丝分裂器的功能

有丝分裂器在维持染色体的平衡、运动、分配中起着重要作用。微管的伸长或缩短产生某种推或拉的机械力量，使其细胞成分移动。在前期，中心粒向两极迁移，可能是由于极微管的延长所产生的推力所致。成纤维细胞的中心粒分开的速率为 $0.8 \sim 2.4\mu m/min$。当核膜开始崩解时，微管侵入核区。在染色体移动到中期赤道板上以前，微管一端附着到极上，另一端附着到动粒上，以建立极和动粒的联系。如果将一条染色体从赤道板移到一极，可能需要 20 个 ATP 分子的能量。

在分离的纺锤体上曾经测出特异性的 ATP 酶，它集中于极的附近。据推测，染色体的纺锤体微管是从各条染色体着丝粒处外侧的动粒产生的，并向细胞的两极生长，没有着丝粒的染色体片段在后期不能移动。这一事实说明，纺锤体微管在移动染色体时起着重要作用。

（二）有丝分裂过程及其特征

有丝分裂是指从**间期**（**interphase**）结束开始到新的间期出现时一个周期的不同时相。这个过程包括了一系列复杂核改组的连续动态变化过程，根据其形态学特征一般人为地划分为前期、前中期、中期、后期、末期及胞质分裂 6 个时期（图 14-4）。

1. 前期

前期（**prophase**）的主要特征是：染色质的凝集、确定了分裂极、核仁缩小消失及核膜崩解。

染色质在间期是弥散的，前期开始的第一个标志特征是染色质不断浓缩，实质上是染色质螺旋化、折叠和包装成染色体的过程。此时出现线状纤维，有丝分裂因而得名。在前期向中期的进程中，染色体纤维逐渐缩短变粗，形成具有一定数目和形态结构的染色体。每一条染色体由于已经过间期 DNA 复制，因而含有 2 条姐妹染色单体，它们在着丝粒连接起来，每条单体由 1 条 DNA 分子组成。

前期开始，细胞原先的一对中心粒形成两对中心粒，两对中心粒连同其组装的星体沿核膜外边彼此远离，达到相对位置时决定了细胞分裂极。此时，双极的纺锤体形成。

在早前期时，染色体均匀地分布在细胞核内，进一步分裂时，它们便趋向核膜，使核中央变空。染色体的这种移动，标志着核膜近于崩解。前期末，核膜破裂，断片和小泡分散于细胞质中，同时核仁缩小消失于细胞质内，此时即宣告前期结束。

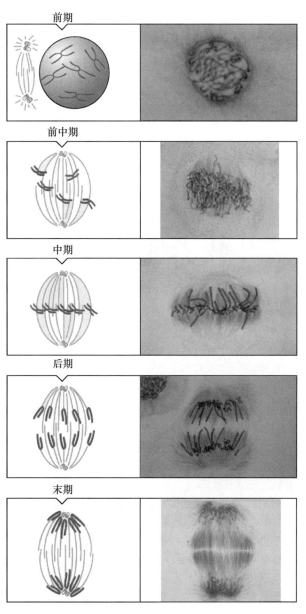

图14-4　细胞有丝分裂的各期（引自 Karp，2002）

2. 前中期

前中期（prometaphase）的主要特征是：染色体开始排列在赤道面上。

当核膜开始崩解，细胞就进入了前中期。此时原位于细胞核周围的纺锤体微管逐渐侵入细胞的中心区。一部分纺锤体微管自由端最终结合到动粒上，形成染色体纤丝，这些纤维从每条染色体的两边向相反方向放射出来，与两极的纺锤丝相互作用，染色体由于它们的染色体纤丝与纺锤体其他组分相互作用而振荡摇

摆运动。最后，两侧相反方向的力量达到平衡，使染色体排列在中期的赤道面上。

3. 中期

中期（metaphase）的主要特征是：染色体达到最大的凝集，排列在赤道面上。一般小的染色体排列在内侧，大的排列在边缘。

染色体达到最大程度的压缩状态并排列在赤道面上，细胞即进入中期。经前中期摆动的结果，染色体的着丝粒处于同一平面，动粒丝似乎负责将染色体排列在纺锤体两极的中间，并调整染色体的方位，使它们的长轴垂直于纺锤体轴，这时动粒丝作用于染色体上的力量持平。如果用药物（如秋水仙碱）抑制微管聚合，破坏纺锤体的形成，细胞就被阻断在有丝分裂中期。

4. 后期

后期（anaphase）的主要特征是：作为中期特点的力量平衡随着丝粒的分开而被打破，染色单体开始向两极移动。

在这时期，似乎为一个特殊信号所触发，每条染色体上成对的着丝粒开始分离，使2条染色单体分别以同样的速率慢慢地拉向纺锤体的两极。在此期间动粒丝缩短，纺锤体的中间纤丝伸长，染色体移近极区。在后期结束时，染色体在两极合并成团，在这两组染色体团之间仍然残留有纺锤体部分。

5. 末期

末期（telophase）开始的标志是：两组染色体不再向两极迁移。

当分开的染色单体到达极区时，动粒丝消失，在每一组染色单体周围重新开始形成核膜（图14-5）。浓缩的染色体又逐渐解开螺旋形成染色质，在前期已消失的核仁又重新出现。

6. 胞质分裂

胞质分裂通常在后期末或末期开始。在细胞中央2个子代细胞核之间，肌动蛋白和肌球蛋白在细胞膜聚集形成纤维束，并由这种束状纤维形**成收缩环（contractile ring）**（图14-6）。依靠肌动蛋白在细胞赤道处装配成环状结构，通过肌球蛋白的作用进行环的收缩使环直径逐渐变小，使细胞膜凹陷，围绕着细胞中部，产生与纺锤体垂直的**分裂沟（cleavage furrow）**，分裂沟逐渐深陷，最终将细胞切割开，形成2个完全分开的子细胞。

（三）有丝分裂时染色体移动的机制

目前对这一机制的认识有如下几种假说。

1. 微管滑动假说

1967年，M. Intosh 提出这一假说，认为染色体在有丝分裂后期向两极移动，与肌肉收缩或纤毛运动类似。当纺锤体的动粒微管和极微管相互滑动时，将

染色体拉向两极，运动所需的力产生于微管相互滑行。电子显微镜观察证明，微管的表面有突出的短丝伸到相邻的微管，即横桥。这个联动装置的拉开与重合相继进行，就可使相邻的 2 条微管互相滑动。横桥上有较高的 ATP 酶活性，因而也可能通过分解 ATP 而得到能量，在两极微管之间产生滑动以拉动染色体。

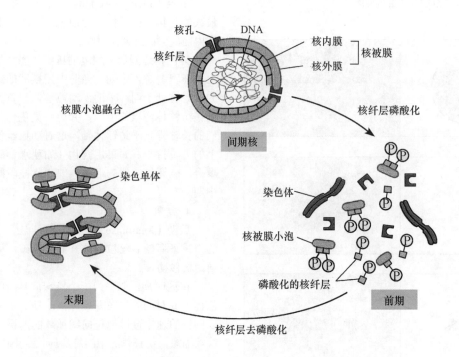

图 14-5 有丝分裂过程中核膜崩解与再组装机制的示意图（引自 Alberts et al., 2002）

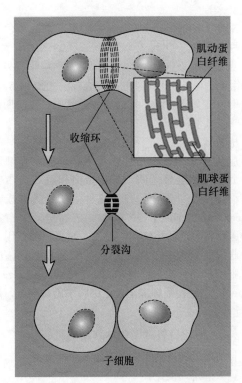

图 14-6 胞质分裂中收缩环的形成（引自 Karp, 2002）

2. 微管的组装与去组装假说

1976 年，由 Inoui 根据细胞内存在一个微管蛋白库以及纺锤体微管聚合之间是一个平衡的混合物提出的。认为染色体的向极运动，是纺锤体的动粒微管在向极的一端发生了微管蛋白亚单位的去组装所致。由于去组装而使动粒微管缩短，把染色体拉向两极；同时，释放出的亚单位或流入库中，或在极部参加极微管的组装而使其延长。

3. 肌动蛋白 – 微管相互作用假说

1975 年 Sanger 认为，染色体移动机制是肌动蛋白与肌球蛋白相互作用所产生的动力，促使后期染色体自发的运动。用免疫荧光已发现肌动蛋白和肌球蛋白位于纺锤体中。有人认为，微管可作为坚硬的结构靠近肌动蛋白丝，由于横链（cross link）的形成和破损而产生一种可收缩的动力。另外，在分离的纺锤体中还发现有一种与动力蛋白相似的**驱动蛋白(kinesin)**，也可能担负着后期染色体移动的任务。

三、减数分裂

所有能进行有性生殖生物的生活史中，其细胞除进行无数次有丝分裂外，生殖细胞还要进行减数分裂。通过减数分裂，染色体数目减少一半，即由 2n 变为 n。受精后，又由 n 恢复为 2n。这样每一个有性世代受精一次，并进行一次减数分裂，使染色体数目保持稳定。在减数分裂过程中，非同源染色体重新组合，同时同源染色体之间还会发生部分交换，结果使生殖细胞的遗传基础多样化，从而使形成的后代变异范围扩大，对外界环境条件的变化适应能力也增大。所以，减数分裂是使有性生殖生物保持染色体数目恒定的一种机制，而且也是使生物遗传基础发生变异的一种机制。

（一）由有丝分裂向减数分裂的转变

每种生物在个体发育中减数分裂发生的时间和部位大致是一定的，即受精卵经过若干次有丝分裂后，在生物体的一定部位发育到一定时期，细胞由有丝分裂周期转而进入减数分裂过程。减数分裂以前的细胞是如何转而进行减数分裂的，这一问题至今还未阐明。但可以推想，这一复杂的转变过程，一定有许多控制机制在发挥作用。

有丝分裂的细胞在进入减数分裂之前要经过一个较长的间期，即**减数分裂间期（premeiotic interphase）**或称为**前减数分裂期（premeiosis）**。这是减数分裂的准备时期，即由有丝分裂向减数分裂的转化时期。

根据一些实验的结果说明，由有丝分裂向减数分裂转变的决定时间发生在前减数分裂期的 G_2 期，这个转变是逐步实现的。它与 DNA 合成的方式有一定的关系。

前减数分裂期的 S 期与有丝分裂的 S 期相比有两个特点：一是时间较长；二是只合成全部染色体 DNA 的 99.7%，而其余的 0.3% 是在偶线期合成的。

前减数分裂期的 G_2 期，是由有丝分裂周期向减数分裂发展的不可逆的转变时期，而且这种不可逆的转变是在 G_2 期逐步完成的。至于减数分裂的准备，早在 G_2 期以前就开始了。减数分裂细胞有高度的同步性，而有丝分裂是陆续进行的，也就是不同步的。因此，细胞在进入减数分裂以前必然由不同步变为同步，这种同步化的转变也是减数分裂的准备之一，它发生在 G_2 期以前，有实验显示这发生在 S 期，也有人认为发生在 G_1 期以前。

（二）减数分裂过程及其特征

减数分裂是由两次分裂组成的，分别称为**减数第一次分裂（first meiotic division）或减数分裂 I（meiosis I）**和**减数第二次分裂（second meiotic division）或减数分裂 II（meiosis II）**。每次分裂同样包括前期、中期、后期、末期。在这两次分裂之间有一个短暂的间期，此间期不进行 DNA 合成，即无 S 期，从而不发生染色体复制。由于细胞和细胞核分裂两次，而染色体只复制一次，所以经过减数分裂染色体数目减少一半，变成单倍体。两次分裂细胞变化最复杂的是减数分裂 I 的前期 I，这一时期根据其染色体的变化又分为细线期、偶线期、粗线期、双线期及终变期 5 个时期（图 14-7）。

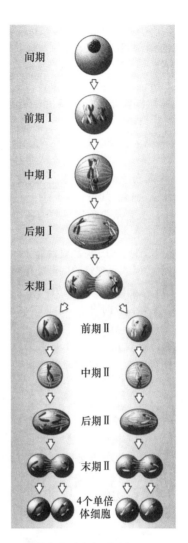

图 14-7 减数分裂各期（引自 Karp，2002）

1. 减数第一次分裂

（1）前期 I：第一次减数分裂的前期比较复杂，减数分裂的许多重要事件都发生在这一时期，它又可分为 5 个不同时期（图 14-8）。

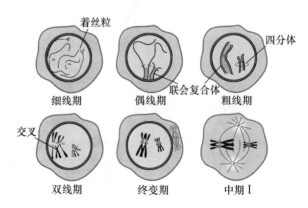

图 14-8 减数分裂前期 I 的各期（引自 Karp，2002）

1）**细线期（leptotene）**：间期中处于解旋状态的染色质开始凝集，螺旋成为线状细长的染色体，在细线的局部可见念珠状小圆粒，称为**染色粒（chromomere）**。细线期染色体虽已复制，但染色体仍呈单条细线，辨认不出两条染色单体。由于许多细线染色体的端粒与核膜结合，使染色体装配成花束状，所以细线期又称为花束期。

2）**偶线期（zygotene）**：也称为合线期，此期一条来自父方、一条来自母方，形态大小相同的同源染色体开始两两配对（paring），称为**联会（synapsis）**。联会只在同源染色体之间进行，配对一般是从靠近核膜的一端开始，或者从染色体纵长的各个不同部位开始，最后扩展到染色体的全长。配对是靠两条同源染色体之间沿长轴形成的**联会复合体（synaptonemal complex，SC）**实现的。配对的同源染色体被称为**二价体（bivalent）**。在偶线期发生的另外一个重要事件就是合成在 S 期没有合成的约 0.3% 的 DNA。

3）**粗线期（pachytene）**：染色体继续缩短变粗，同源染色体配对完毕。由于每条染色体是由 2 条姐妹染色单体组成的，所以此时的二价体是由 4 条染色单体组成，又称为四分体（tetrad）。在这个时期可观察到同源染色体中非姐妹染色单体之间多处发生**交叉（chiasma）**（图 14-9），交叉标志着非姐妹染色单体之间彼此发生了遗传物质的交换。结果，在同源染色体之间发生了 DNA 片段的交换，产生了新的等位基因的重新组合。在粗线期也合成一小部分尚未合成的 DNA，称为 P-DNA，编码一些与 DNA **剪切（nicking）**和**修复（repairing）**有关的酶类。

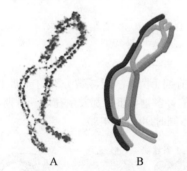

图 14-9　染色体的交叉（引自 Alberts et al., 2008）
A. 光学显微镜照片；B. 显示交叉的模式图

4）**双线期（diplotene）**：联会的 2 条同源染色体开始分离，在交叉点上它们还连在一起，所以 2 条同源染色体并不完全分开，此时四分体较易观察。随着时间的推移，可观察到着丝粒两侧的交叉开始远离着丝粒，并向染色体末端移动，这种移动现象称为交叉端化（terminalization）。交叉端化过程可以一直进行到中期。因为有交叉端化过程，所以交叉的位置并不一定意味是交换的位置。交叉是交换的结果，由于交换是在联会时发生的，即同源染色体紧密结合在一起时发生的，无法观察，所以观察到交叉时，同源染色体其实已经完成了交换并开始逐渐分离了。双线期末染色体继续变粗变短，螺旋折叠化程度不断加强。

人和许多动物中，减数分裂在双线期常停留非常长的时间。例如，人的卵母细胞在 5 个月胎儿中已达到双线期，而一直到排卵时都停在此期。排卵年龄一般为 12 ～ 50 岁，所以双线期一直停留在这期间。

5）**终变期（diakinesis）**：二价体显著缩短变粗，染色体螺旋化达到最高程度，并向核的四周边缘移动，在核内较均匀地分散开，同源染色体进一步互相排斥，交叉端化继续进行，由于交叉数目和端化进程的差异，这个时期二价体的形态表现出多样性。这时核仁、核膜开始解体。

（2）**中期Ⅰ**：核膜的破裂为前期Ⅰ向中期Ⅰ转化的标志。纺锤体侵入核区，分散于核中的四分体开始向纺锤体中部移动，不同于有丝分裂的是，四分体上有 4 个动粒，一侧纺锤体只和同侧的 2 个动粒相连。最后染色体排列在赤道面上，形成赤道板，称为中期Ⅰ，此前可称为前中期Ⅰ。

（3）**后期Ⅰ**：二价体中的 2 条同源染色体分别由纺锤体拉着向两极移动，即同源染色体的分离（图 14-10）。而非同源染色体向两极的移动是相互独立的，随机的，因而父方、母方来源的染色体此时会发生随机组合，即**异源染色体（heterologous chromosome）**的自由组合，这种重组有利于有性生殖生物体减数分裂产物的基因组变异。例如，人有 23 对染色体，父母双方理论上有 2^{23} 种不同的组合方式，得到遗传上完全相同的配子概率为 1/8 400 000，再加上基因重组和精子与卵的随机结合，因而除了同卵双生之外，几乎不可能得到遗传上完全相同的后代。

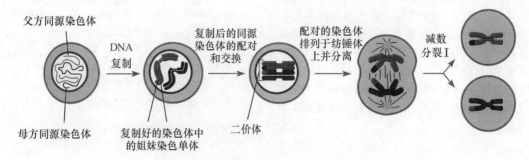

父方同源染色体　　DNA复制　　复制后的同源染色体的配对和交换　　配对的染色体排列于纺锤体上并分离　　减数分裂Ⅰ

母方同源染色体　　复制好的染色体中的姐妹染色单体　　二价体

图 14-10　减数分裂Ⅰ（引自 Alberts et al., 2002）

到了后期Ⅰ每一极只得到二价体中的一半，因此经过减数分裂Ⅰ，染色体数目已经减半，由$2n$减为n。但这时的每条染色体各含1个着丝粒及相连的2条姐妹染色单体（有丝分裂后期的每条染色体都只有一条染色单体）。如果从DNA量来看，它们并没有减半。

（4）末期Ⅰ：染色体到达两极后开始末期过程，染色体逐渐解螺旋化，变成细丝状。核膜和核仁又重新形成，同时进行胞质分裂，形成2个子细胞，子细胞内各含n条染色体，每一条染色体含有2条染色单体和1个着丝粒。

2. 减数分裂间期

如上所述，在减数第一次分裂和减数第二次分裂之间的间期很短，并不进行DNA合成，因而也不进行染色体复制。实际上，这时每条染色体已是由2条染色单体构成了。有些生物中甚至没有这个间期，而由末期Ⅰ直接转为前期Ⅱ。

3. 减数第二次分裂

减数第二次分裂的过程与普通有丝分裂基本相同。前期Ⅱ时间较短，有纺锤体形成。中期Ⅱ染色体排列于赤道面上形成赤道板。然后便发生着丝粒断裂，姐妹染色单体彼此分离（图14-7），分别向纺锤体的两极移动，即进入了后期Ⅱ。末期Ⅱ时，两极各有n条染色体，并且每条染色体只是由1条染色单体构成。染色体解螺旋化，核膜形成，出现核仁，经过胞质分裂，遂完成减数分裂过程。

经过上述的两次减数分裂，由一个母细胞分裂成4个子细胞。子细胞的染色体数目只有母细胞的1/2，成为单倍体的生殖细胞。当精子和卵结合后，受精卵又重新组合成二倍体细胞。由此可见，减数分裂在真核生物的遗传和生命周期中具有非常重要的意义。

（三）同源染色体的联会

同源染色体配对是减数分裂机制中的最主要事件，由于有了联会配对，才可能有同源染色体之间遗传物质的重组和同源染色体的准确分开，有关这一问题的研究受到高度重视。

1. 联会复合体的结构

1956年，Moses在动物精母细胞二价体中发现了联会复合体，后来又陆续在动物的卵母细胞及植物减数分裂过程中观察到这种结构，因此，它是动物、植物同源染色体联会时普遍出现的一种结构。

联会复合体位于2条同源染色体之间，沿纵轴方向形成。两侧为**侧生成分**（lateral element），宽约40nm，电子密度很高。两侧生成分之间为**中间区**（intermediate space），宽约100nm，在电子显微镜下是明亮区。中间区的中央为**中央成分**（central element），宽约30nm，是比较暗的区域。侧生成分和中央成分之间有横向排列的纤维，大致成直角相连，

称为L-C纤维，长60～70nm，L-C纤维之间的距离为20～30nm，因而使联会复合体的结构像一架梯子，呈扁平带状（图14-11）。联会复合体主要由组蛋白、非组蛋白和RNA组成，含有微量的DNA。

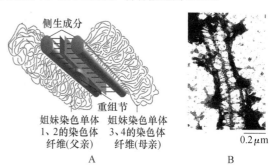

图14-11 联会复合体（引自Karp, 2005）
A. 模式图；B. 电子显微镜照片

关于联会复合体的形成：首先，在细线期染色体的2个染色单体之间出现一种所谓的轴心结构，轴心呈线状沿染色体全长分布，后来发育成联会复合体的侧生成分，染色体的轴心两端都与核膜接触。在早偶线期，互相靠近的同源染色体的2个轴心伸出L-C纤维，使它们互相联系起来，L-C纤维在中间区锁合，形成中央成分，从而使2个轴心（侧生成分）牢固地连接在一起。这样在同源染色体之间就形成了联会复合体，使它们的配对完成。

联会复合体是同源染色体配对过程中的临时性结构，它的消失开始于早双线期，而通常在双线期末结束。

2. DNA和蛋白质的合成与联会的关系

前减数分裂的间期只合成了全部染色体DNA的99.7%，大约有0.3%的DNA是在偶线期合成的，这种DNA称为偶线期DNA。实验证明，偶线期DNA散布在整个染色体上。如果在细线期或偶线期加入DNA合成抑制剂，抑制偶线期DNA合成，则同源染色体不能配对，联会复合体不能形成。

如果在偶线期阻抑蛋白质的合成，也会使同源染色体的配对受到阻碍，停止联会复合体的形成。

（四）染色体的交叉互换

同源染色体之间的局部交换是产生变异的原因之一，要实现交换必须首先联会，没有联会过程是不能发生交换的。

1. 有关交换的生化活动和亚微结构

研究发现，由偶线期到粗线期的转变伴随着DNA代谢的一系列变化，一旦同源染色体发生了联会，有关交换酶的活性就会升高。

DNA的切断必须有核酸酶参加。放射性核素实验表明，在粗线期有核苷酸掺入DNA，在偶线期末到粗线期，检测到与DNA断口再结合有关的一系列连接酶活性上升。

在粗线期合成的 DNA 称为粗线期 DNA。它与偶线期 DNA 不同，是由非常短的断片构成的。如果抑制粗线期 DNA 合成，则染色体就会断裂，可见粗线期 DNA 对保持染色体的完整性是很重要的。这种粗线期 DNA 的合成类似于在辐射损伤中出现的修复 DNA。看来粗线期 DNA 在 DNA 断口的连接过程中对断口的修复可能起一定的作用。

据推测，同源染色体的非姐妹染色单体在同一位置上都产生断口的几率很低，只有这样的断口才有可能发生交换，其他大部分将被修复。

Carpenter 于 1975 年报道，在果蝇观察到其联会复合体中央有很多间隔不规则、电子致密度高的球状小体，其直径与联会复合体宽度相近，称为**重组节**（recombination nodule）（图 14-11）。同年，Byers 等在酵母中也观察到类似的球状小体与联会复合体的中央成分结合在一起，这些小体的数量与交换的发生频率有一定的相关关系，因此，认为它们是与交换有关的结构。

2. 联会是交换的先决条件

在考虑交换的机制时不难看出，只有与染色体断裂和再结合有关的酶活性还不能保证交换的进行。要

实现同源染色体之间非姐妹染色单体的部分交换，它们还必须在空间上非常靠近，否则交换过程是不可想象的。因此，联会是实现交换的先决条件。关于这一点有如下一些证据。

首先，偶线期抑制蛋白质的合成或偶线期 DNA 的合成，可使联会复合体不能形成。如果联会不能进行，也就无法发生交叉和交换。其次，用秋水仙碱处理细线期或早偶线期的花粉母细胞抑制联会复合体的形成，则交叉和交换也受到阻碍。最后，导致联会缺陷型的突变体不能形成联会复合体，同时也就不能发生交叉和交换。

尽管联会和交换是两个不同过程，但前者为后者创造了同源染色体在空间上互相靠近的条件，从而得以实现交换。

四、有丝分裂和减数分裂的比较

根据前面介绍的有丝分裂和减数分裂的过程发现，有丝分裂中发生的许多事件在减数分裂中也同样发生，它们的共同点都是通过纺锤体与染色体的相互作用进行细胞分裂，但比较两者之间也存在许多差异（图 14-12）。

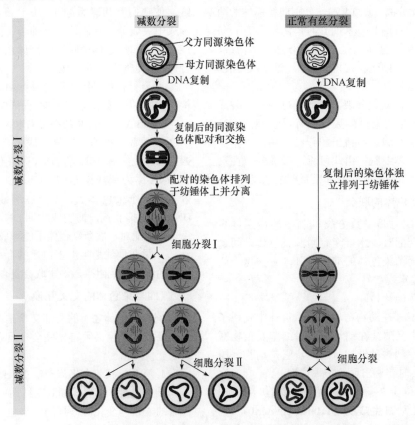

图 14-12　有丝分裂与减数分裂的比较（引自 Alberts et al.，2002）

（1）有丝分裂只有一次均等分裂；而减数分裂包括两次连续的细胞分裂，即一次减数分裂和一次均等分裂。

（2）有丝分裂的结果，1 个亲代细胞形成 2 个子细胞的染色体数目与亲代完全一样，使遗传物质保持恒定；而减数分裂的结果，1 个细胞形成 4 个具有不

同遗传物质、染色体数目减半的子细胞，是产生遗传多样性的基础之一。

（3）在有丝分裂过程中每条染色体都是独立的，既不产生联会，也不发生交叉互换；而减数分裂过程中，其前期 I 很复杂，有同源染色体的配对，有非姐妹染色单体之间遗传物质的交换。

（4）有丝分裂发生在生物体所有体细胞中；而减数分裂只发生在生物体生殖细胞的成熟过程中。

（5）有丝分裂一般时间短，1～2h；减数分裂一般时间较长，几十小时至数年。

第二节　细胞周期

一、细胞周期的概念和意义

细胞周期是一个由物质准备到细胞分裂、不断周而复始的连续过程。通常将从一次细胞分裂结束开始，到下一次细胞分裂结束为止所经历的全过程称为一个细胞增殖周期，简称为细胞周期（cell cycle）。细胞周期中最重要的事件是要保证遗传物质的精确复制与分配，是一个十分复杂的过程。

单细胞生物的一生就是一个细胞周期，细胞的增殖将直接导致其个体数量的增加。多细胞生物有机体的众多细胞，是由一个受精卵细胞（单细胞）经过多次分裂和复杂分化而来的。因此，细胞增殖是生物繁衍的基础，同时生命有机体的生长发育、成熟和衰亡也都是在此基础上完成的。

生理状态下，机体每时每刻都有大量细胞衰老死亡，要维持细胞数量的动态平衡，必须依赖于细胞增殖补充细胞代谢中的细胞损失。病理状态下，如机体的创伤后愈合、组织再生、病理组织修复和肿瘤发生等也与细胞增殖有密切的关系。

从生物进化历史来看，持续不断的细胞周期性扩增，在过度繁殖、生存竞争和自然选择机制的共同作用下，演化形成了丰富多彩的生物界。因此，细胞周期也是进化的基础。

二、细胞周期分期与细胞周期时间

最初人们根据细胞形态变化，将细胞周期简单划分为**分裂间期**（interphase）和**分裂期**（mitotic phase，**M 期**）两个相互延续的时期。分裂间期是物质准备和积累阶段，分裂期则是细胞分裂的实施阶段。后来的研究发现，分裂期也存在少量的物质准备，参与细胞分裂进程的调控。

1951～1953 年，Howard 和 Pelc 在蚕豆根尖细胞的放射自显影实验中发现，DNA 合成是在分裂间期的某一特定时期进行的，就将这一特定时期称为 DNA 合成期（S 期）。进一步研究证实 S 期在分裂间期的中间，这说明从上一次细胞分裂结束到 S 期 DNA 复制之间有一段时间间隔（gap），被称为 DNA 合成前期，简称为 G_1 期；在 S 期 DNA 复制完成后到细胞分裂之间也有一段时间间隔，被称为 DNA 合成后期，简称为 G_2 期。

由此，一个细胞周期被人为划分为 G_1 期、S 期、G_2 期、M 期 4 个连续的时相（图 14-13）。绝大多数真核细胞的细胞周期都有这 4 个时相，称为标准细胞周期。

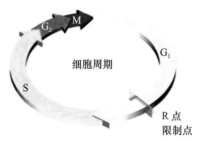

图 14-13　细胞周期的分期

同种细胞的细胞周期时间相似或相同，不同种类细胞的却相差很大。有的细胞每增殖一次仅需要几十分钟（如细菌和两栖类早期胚胎细胞），有的需要十几小时或几十小时（如小肠上皮细胞），有的长达一年（如人类肝细胞）至数年。细胞周期时间的长短主要取决于 G_1 期持续时间的变化，而 S 期、G_2 期和 M 期的持续时间相对恒定，尤其是 M 期的持续时间更为恒定，常常仅持续 30min 左右。

三、细胞周期不同时相及其主要事件

细胞周期的进程是围绕着遗传物质的复制和分离而展开的，以下分别对 4 个不同时相中发生的主要事件进行概述。

（一）G_1 期（DNA 合成前期）

G_1 期的主要事件是 RNA 和蛋白质大量合成，是细胞的生长阶段，同时为 DNA 复制作准备。

G_1 期是细胞周期的第一阶段，上一次细胞分裂产生 2 个子细胞就标志着 G_1 期的开始。分裂产生的新一代子细胞体积只有母细胞的一半，通常要生长到体积倍增以后才会启动再次分裂相关事件。新生子细胞大量摄取营养物质，基因转录活跃，RNA 和蛋白质合成旺盛，生成细胞生长所需的各种蛋白质、糖类和脂类，细胞体积逐渐增大。S 期所需的 DNA 复制相关的酶系（如 DNA 聚合酶）和促使 G_1 期向 S 期转变的触发蛋白、钙调蛋白和细胞周期蛋白等也均在此期合成。

如果此期发生营养物质的严重不足，细胞将停止生长。

在 G_1 期的晚期阶段有一个特定时期，在芽殖酵母中称为**起始点（start）**，在真核生物中称为**限制点（restriction point，R 点）**或**检测点（checkpoint）**。细胞在内、外因素（外部因素主要包括营养供给、激素刺激和信号接触等，内部因素主要是指与细胞周期相关基因调控有关的因素）的共同作用下，决定细胞是否顺利通过这个特定时期而进入到 S 期。实验发现，绝大多数动物细胞如果在 R 点前缺乏生长因子，将不能越过 R 点过渡到 S 期，但如果已经越过了 R 点，则生长因子的缺乏不再能阻止细胞完成 G_1/S 期转换。R 点也是生长因子和药物等因素影响细胞周期的敏感点。不能越过 R 点的细胞将离开细胞周期，进入等待、分化或凋亡程序。细胞越过 R 点后开始为 DNA 复制做准备，合成一些启动复制的关键成分，并在染色质的 DNA 复制起点处组装形成**复制前复合体（pre-replication complex）**，吸引 DNA 解旋酶和聚合酶的到来。当物质积累和细胞体积达到一定程度，通过限制点并开始 DNA 复制，细胞也就进入到 S 期。

（二）S 期（DNA 合成期）

S 期的主要事件是 DNA 合成和染色质组装。

DNA 合成的起始和复制过程受到多种细胞周期调控因子的严格控制，是一个多步骤的过程，整个复制过程需要高度协调各种参与复制酶的活性，并进行差错检测和修复，才能保证基因组复制的顺利进行。DNA 复制伴随着染色质的重新组装，因此，在 S 期需要同步合成大量的组蛋白和非组蛋白。染色质的基本单位是核小体，在复制叉延伸的过程中，未复制 DNA 上的组蛋白核心八聚体依次脱离 DNA 链，2 个 H_2A/H_2B 二聚体先脱离，H_3/H_4 四聚体后脱离。新合成 DNA 的核小体组装则先组装 H_3/H_4 四聚体核心，再组装两边的 H_2A/H_2B 二聚体。S 期染色质在组装过程中，依照复制前的 DNA 甲基化和组蛋白乙酰化状态，对新合成的 DNA 链和组蛋白进行对应的化学修饰，使两套新染色质保持原来染色质的表观遗传修饰特征。中心粒的复制也在 S 期完成。DNA 复制完成后，细胞即进入到 G_2 期。

（三）G_2 期（DNA 合成后期）

G_2 期的主要事件是进行复制检查和分裂准备。

G_2 期细胞内的 DNA 含量已经增加了 1 倍，染色体倍性从 G_1 期的 $2n$ 增加到 $4n$，每条染色体上含有 2 个拷贝。为保证基因组复制的准确性和完整性，G_2 期对 S 期完成的 DNA 合成和染色质组装进行检查。例如，DNA 复制过程可能会越过一些不易修复的 DNA 损伤片段，以使复制叉能够继续前进。遗留的未复制片段需要在 G_2 期进行后续修复，人们将其称为 DNA 的期外合成。而在 DNA 修复完成以前，细胞将抑制 M 期的启动，否则会导致灾难性的基因组遗传差错。如果

复制和修复失败，细胞将不启动分裂，而是走向分化或凋亡。G_2 期细胞为分裂做了很多的准备，包括形成纺锤丝的微管蛋白和促使 G_2 期向 M 期转化的调控蛋白。已复制的中心粒在 G_2 期逐渐长大，并开始向细胞两极分离。

通过 G_2 期后细胞将进入 M 期，但细胞是否顺利进入 M 期要受到 G_2 期检测点的控制，检测点检查 DNA 是否 100% 完全复制、细胞是否生长到合适大小、环境因素是否有利于细胞分裂，只有当内、外因素都满足细胞分裂后，细胞才能顺利实现从 G_2 期到 M 期的转化。

（四）M 期（分裂期）

细胞在 M 期的主要事件是完成染色体分离和胞质分裂。M 期依据细胞形态学变化被人为划分为前期、中期、后期和末期，前期和中期之间还可划分出前中期。此期细胞内相继发生染色体凝集、核膜和核仁破裂、细胞核解体、纺锤体形成、姐妹单体分离、子细胞核形成和细胞质一分为二等显著变化，最终经过核分裂和胞质分裂，母细胞将复制好的两套遗传物质准确地分配给两个新生的细胞（详见本章第一节）。M 期虽然是形态变化最为显著的时期，但除非组蛋白外，细胞内蛋白质的合成反而降低，RNA 的合成则完全被抑制，其他代谢周转停止，这可能与分裂所需的能量和其他基本物质均在间期内合成和储备好了有关。

四、细胞的增殖状况

细胞并不总是处于增殖状态，为此，常常将多细胞生物体内的细胞群体划分为 3 类。①周期中细胞（cycling cell），这类细胞不断进行增殖。例如，上皮组织的基底层细胞，这些细胞持续不断分裂以补充上皮表层细胞死亡所造成的细胞数量损失。②G_0 期细胞。这类细胞暂时脱离细胞增殖，在特定因素的作用下，这类细胞会重新回到细胞周期进行分裂增殖。例如，肝、肾等器官的实质细胞，结缔组织的成纤维细胞等。③**终末分化细胞（terminally differentiated cell）**。这类细胞分化程度很高，一旦特化定型后终生不再进行分裂。例如，神经元细胞，其 G_1 期与个体的生命相随，一般不再分裂。此外，横纹肌细胞、血液多型核白细胞和某些生物的有核红细胞也属于此类。近年来，对 G_0 期细胞的形成和重返细胞周期机制的研究越来越受到重视，这对细胞增殖周期的调控以及肿瘤的治疗、药物设计和药物筛选等均有指导意义。

五、细胞周期的研究方法

（一）特殊细胞周期模型

应用特殊细胞周期进行细胞周期的研究，可以大大简化实验室条件，常用的模型包括酵母细胞、早期胚胎细胞和体外培养的哺乳动物细胞等。

酵母细胞周期的调控与标准细胞周期的调控非常相似,但也有其显著特点。例如,酵母基因组简单,全长 1.2×10^7 bp,只有 24 个内含子,基因总数约为 6000 个;周期持续时间较短,约为 90min;封闭式分裂;便于遗传操作等。所以近几十年以来,利用酵母细胞进行细胞周期调控的研究取得大量突破性的成果。

早期胚胎细胞的细胞周期主要是指受精卵在卵裂过程中的细胞周期。早期胚胎细胞的特点是体积大,便于显微镜下观察,也便于进行细胞注射和核移植等显微操作;分裂快,G_1 期和 G_2 期非常短暂,以至于常被误认为仅含有 S 期和 M 期。常用的早期胚胎细胞有两栖类(如爪蟾)、海洋无脊椎类和昆虫类等,尤其是两栖类最为常用。

哺乳动物的细胞周期虽然很复杂,但研究成果往往可以直接应用于肿瘤学、干细胞研究、组织工程和疾病模型等领域。目前已经建立了上千种人癌细胞系,最常用的是 HeLa 细胞系(宫颈癌)和 Hep-2 细胞系(肝癌)等。

(二)细胞周期同步化

在同种细胞组成的群体中,不同细胞常常处于细胞周期的不同时相,出于研究的目的,人们需要获得整个群体处于细胞周期同一时相的细胞群,即同步化细胞群体。自然界中存在一些同步化的细胞群体。例如,黏菌只进行核分裂,不发生胞质分裂,而形成多核体,数量众多的核处于同一细胞质中,进行同步化分裂,使细胞核达 108 个,直径达 5 ~ 6cm。又如,大多数无脊椎动物的早期胚胎细胞可同步化卵裂数次到十多次,海胆卵可同步受精后最初的 3 次细胞分裂,海参卵可同步 9 次。这种自然过程中发生的细胞周期同步化称为天然同步化(natural synchronization)。经过人工选择或人工诱导造成细胞周期同步化,称为人工同步化(artificial synchronization)。人工选择同步化是指人为将处于周期不同时相的细胞分离开来,从而获得不同时相的细胞群体,常用有丝分裂选择法和细胞沉降分离法。人工诱导同步化是指通过药物诱导使细胞同步化,常用 DNA 合成阻断法和分裂中期阻断法。

(1)有丝分裂选择法:处于对数增殖期的单层培养细胞分裂活跃,其中大量处于分裂期的细胞会变圆隆起,与培养皿的附着性低,此时轻轻振荡,M 期细胞脱离器壁,悬浮于培养液中,收集培养液,通过离心,即可获得一定数量的分裂期细胞(图 14-14)。将这些分裂期细胞重新培养,细胞即开始分裂,进入细胞周期同步运转,由此可获得同步化细胞。这种方法操作简单,同步化程度高,细胞不受药物处理和伤害,但获得的细胞数量较少,分裂细胞仅占 1% ~ 2%。

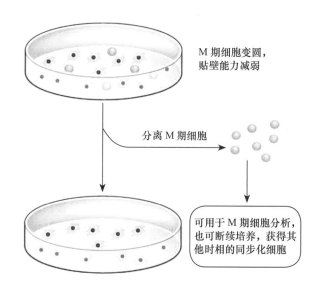

M 期细胞变圆,贴壁能力减弱

分离 M 期细胞

可用于 M 期细胞分析,也可断续培养,获得其他时相的同步化细胞

图 14-14　有丝分裂选择法收集 M 期细胞

(2)密度梯度离心法:不同时期的细胞体积不同,而细胞在给定离心场中沉降的速率与其半径的平方成正比,因此可用离心方法分离细胞。这种方法的优点是简单省时、成本低,但同步化程度较低,大多数种类的细胞并不适用。

(3)DNA 合成阻断法:选用低毒或无毒的 DNA 合成抑制剂(如 TdR 和羟基脲),可逆地抑制 DNA 合成,而不影响其他时期细胞的运转,最终可将细胞群阻断在 S 期或 G/S 交界处。优点是同步化程度高,几乎适用于所有体外培养的细胞体系,这种方法被广泛使用。

(4)分裂中期阻断法:利用破坏微管的药物将细胞阻断在中期,常用的药物有秋水仙碱、秋水仙胺和诺考达唑等。优点是无非均衡生长现象;缺点是药物的毒性相对较大,若处理时间过长,所得的细胞常常不能恢复正常的周期运转。

(三)细胞周期时间测定

细胞周期时间的长短因细胞的类型、状态和环境不同而不同。例如,人体细胞的倍增,短的十几个小时完成(造血干细胞),长的需要几个月(某些上皮细胞),甚至一年(肝细胞)或数年。对同种酵母进行培养,改变培养条件,增殖速率可相差 2 倍以上。就环境温度而言,在一定范围内,温度高则繁殖速率加快,反之则繁殖速率减慢。

细胞周期的研究常常会涉及对细胞周期时间长短的测定,测定方法有脉冲标记 DNA 复制、细胞分裂指数观察测定法和流式细胞仪测定法等。若仅需测定细胞周期总时间,那么通过在不同时间对细胞群体进行计数,就能推断出细胞群体的倍增时间,从而得出细胞周期总时间。

第三节　细胞周期调控

人们认识细胞周期的历史几乎与认识细胞的历史一样长。20世纪60～90年代，Hartwell运用遗传方法筛选酵母细胞周期相关基因，获得大量的细胞周期突变株，并提出细胞周期检查点的概念；Hunt发现海胆周期蛋白（cyclin）的浓度随细胞周期呈明显的周期性变化；Nurse分离出酵母**周期蛋白依赖性蛋白激酶（cyclin-dependent protein kinase，CDK）**，并发现它的活性受周期蛋白的调控。由于这3人对细胞周期调控机制的开创性研究，他们分享了2001年诺贝尔生理学或医学奖。随着研究的不断深入，基因组学、蛋白质组学、生物信息学和系统生物学的迅速发展，人们开始对细胞周期的调控网络进行了全基因组水平的测定和分析，并通过建立大规模定量模型等方法来揭示细胞周期的原理。

一、细胞周期调控的研究历程

细胞周期各阶段事件的启、承、转、接都受到复杂而精细的自动控制，形成明显的细胞周期节律，调控细胞周期运转的物质到底是什么呢？这里需要先来回顾一下细胞周期调控的研究历程。

（一）MPF的发现及纯化

MPF即指细胞有丝分裂促进因子（maturation-promoting factor），又称为M期促进因子（M-phase-promoting factor）或卵细胞成熟促进因子（mitosis-promoting factor），最早发现于20世纪70年代初期，并逐步被证明它在细胞周期调控中发挥着重要作用。

19世纪70年代初，P. N. Rao和R. T. Johnson将HeLa细胞同步于细胞间期的不同阶段，然后与M期细胞混合，在灭活仙台病毒介导下诱导细胞融合，发现与M期细胞融合的间期细胞产生了形态各异的**早熟凝集染色体（prematurely condensed chromosome，PCC）**，这种现象称为早熟染色体凝集。不同时期的间期细胞与M期细胞融合，产生的PCC形态各异，这可能与DNA的复制状态有关。G_1期PCC为单线状，DNA未复制；S期PCC为粉末状，DNA由多个部位开始复制；G_2期PCC为双线染色体状（图14-15），DNA复制已完成。不仅同类M期细胞可以诱导PCC产生，不同类的M期细胞也可以诱导PCC产生，如人和蟾蜍的细胞融合时同样有这种效果，这就意味着M期细胞可能存在某种诱导染色体凝缩的因子，称为细胞有丝分裂促进因子。

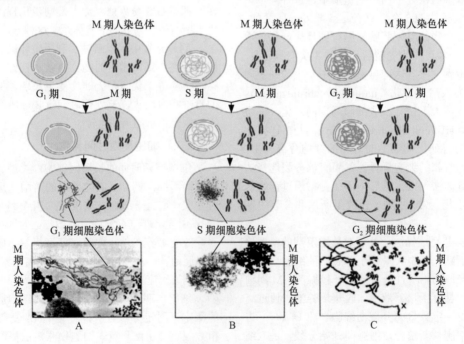

图14-15　M期细胞与G_1期（A）、S期（B）、G_2期（C）细胞融合诱导PCC（引自Alberts，2010）

Y. Masui在1971年发现，成熟非洲爪蟾卵的提取物能促进未成熟卵的生发泡破裂，诱导未成熟卵成熟。后来，Sunkara将不同时期HeLa细胞的提取液注射到爪蟾卵母细胞中，发现G_1期和S期的抽取物不能诱导生发泡破裂，而G_2期和M期的则具有促进生发泡破裂的功能，他将这种诱导物质称为**有丝分裂因子（mitotic factor，MF）**。后来在酵母和黏菌中也提取出相同性质的物质，这类物质被统称为卵细胞成熟促进因子。

MPF 发现之后，不少学者开始着手对其的纯化工作。到 1988 年，Lohka 等纯化得到了非洲爪蟾微克级的 MPF，经鉴定其主要由 p32 和 p45 两种蛋白质组成，二者结合可使多种蛋白质底物磷酸化，说明 MPF 是一种蛋白激酶。

（二）p34^{cdc2} 激酶的发现及 MPF 生化成分的确定

在一批学者研究 MPF 的同时，另一批学者则以酵母为实验材料从另一个侧面研究细胞周期调控物质。

以 L. Hartwell 为代表的酵母遗传学家以芽殖酵母为实验材料，利用阻断在不同细胞周期阶段的温度敏感突变株（在适宜的温度下和野生型一样）分离得到与细胞分裂有关的基因（cell division cycle gene，CDC），如芽殖酵母的 cdc28 基因，在 G$_2$/M 期转换点发挥重要的功能。cdc28 基因突变导致细胞停留在 G$_1$/S 交界处，它表达一种相对分子质量为 3.4×10^4 的蛋白质，即 p34^{cdc28}。进一步的研究发现，p34^{cdc28} 可以使多种蛋白质底物磷酸化，故称其为 p34^{cdc28} 激酶。

同期，P. Nurse 等以裂殖酵母为实验材料，同样发现了许多细胞周期调控基因，如裂殖酵母的 cdc2、cdc25 基因，这些基因的突变型在限制温度下将无法正常分裂。cdc2 基因突变导致细胞停留在 G$_2$/M 交界处，它也表达一种相对分子质量为 3.4×10^4 的蛋白质，同样可以使多种蛋白质底物磷酸化，故称其为 p34^{cdc2} 激酶。

更进一步研究发现，无论是 p34^{cdc28} 激酶，还是 p34^{cdc2} 激酶，其本身并不具有激酶活性，只有当其与其他蛋白质结合激酶活性才会得以表现。例如，p34^{cdc2} 必须与 p56^{cdc13} 结合后才能具有激酶活性。

酵母细胞的 p34^{cdc2} 和爪蟾的 MPF 都具有蛋白激酶活性，并能促进 G$_2$/M 期转换，二者之间是否存在某种联系呢？为此，P. Nurse 和 J. Maller 的实验室联合，很快就证明组成 MPF 的 p32 与 p34^{cdc2} 同源。据此进一步提出：组成爪蟾 MPF 的 p45 与 p56^{cdc13} 是否同源呢？

与此同时，以 T. Hunt 为代表的科学家在 1983 年首次发现海胆卵受精后，在其卵裂过程中两种蛋白质

的含量随细胞周期剧烈振荡，在每一轮间期开始合成，G$_2$/M 期达到高峰，M 期结束后突然消失，下一个间期又重新合成，故将其命名为周期蛋白（cyclin）。后来在青蛙、爪蟾、海胆、果蝇和酵母中均发现类似的周期蛋白，周期蛋白为细胞周期进程所必需。接着，P. Nurse 和 J. Maller 的实验室开始合作，很快在 1990 年证明组成爪蟾 MPF 的 p45 是 Cyclin B 的同源物，而序列分析也证实 Cyclin B 与酵母的 p56^{cdc13} 同源。

至此，MPF 的生化成分得以确定，它由两个亚单位形成，即 cdc2 为催化亚单位，周期蛋白为调节亚单位，两者共同结合表现出蛋白激酶活性。

二、参与细胞周期调控的主要物质

（一）周期蛋白

发现周期蛋白之后的短短几十年间，人们便从各种生物体中分离了数十种周期蛋白，如酵母中的 Cln1、Cln2、Cln3、Clb1 ～ Clb6，脊椎动物中的 A$_{1～2}$、B$_{1～3}$、C、D$_{1～3}$、E$_{1～2}$、F、G、H、L$_{1～2}$、T$_{1～2}$ 等。不同物种细胞内的周期蛋白互不相同，但它们是一些功能相似的同源蛋白，由一个基因家族编码。在细胞周期中表达的时相，不同周期蛋白也各有不同，Cyclin C、Cyclin D、Cyclin E、Cln1、Cln2 和 Cln3 只在 G$_1$ 期表达，调控 G$_1$/S 期转换，称为 G$_1$ 期周期蛋白；Cyclin A、Cyclin B、Clb1 ～ Clb4 在 M 期才表达出调节活性，称为 M 期周期蛋白。

各类周期蛋白分子结构上均含有一段约 100 个氨基酸的保守序列，称为周期蛋白框，介导周期蛋白与 CDK 结合。不同的周期蛋白框识别不同的 CDK，组成不同的 CDK- Cyclin 复合体，表现出不同的活性。M 期周期蛋白的近 N 端含有一段由 9 个氨基酸残基组成的特殊序列，称为**破坏框（destruction box）**，参与泛素依耐性的 Cyclin A 和 Cyclin B 的降解，其后的大约 40 个氨基酸残基为赖氨酸富集区。G$_1$ 期周期蛋白分子中不含破坏框，但其 C 端有一段 PEST 序列，可能与其更新有关（图 14-16）。

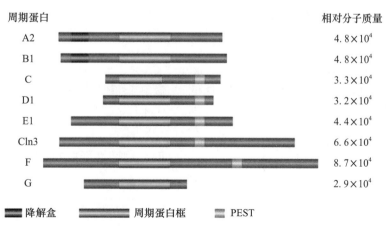

周期蛋白	相对分子质量
A2	4.8×10^4
B1	4.8×10^4
C	3.3×10^4
D1	3.2×10^4
E1	4.4×10^4
Cln3	6.6×10^4
F	8.7×10^4
G	2.9×10^4

■ 降解盒　　■ 周期蛋白框　　■ PEST

图 14-16　周期蛋白的分子结构特点

（二）CDK

酵母的 *cdc2* 和 *cdc28* 基因分离后，学者们开始对其同类基因进行研究，先后成功分离到 10 多个相关基因，这些基因在序列上与 *cdc2* 有一定差异，功能上也表现出特殊性。但它们有 2 个共同的特点，编码产物均含有一段类似的氨基酸序列，均能与周期蛋白相结合，进而表现出蛋白激酶活性，因此将它们统称为**周期蛋白依赖性激酶（cyclin-dependent kinase，CDK）**。由于 *cdc2* 是第一个被发现的，而其他基因是通过与 *cdc2* 比较得来的，故把 *cdc2* 命名为 CDK1。激活的 CDK1 可将靶蛋白磷酸化而产生相应的生理效应。例如，将核纤层蛋白磷酸化导致核纤层解体、核膜消失，将 H1 磷酸化导致染色体的凝缩等。这些效应的最终结果是细胞周期的不断运行。

目前在人体中已发现的 CDK 有 CDK1～CDK13等。各种 CDK 分子均含有一段相似的激酶结构域，在这一区域中有一小段序列相对保守，即 PSTAIRE 序列，与周期蛋白的结合有关。此外，在 CDK 分子中也发现一些重要位点可以进行磷酸化修饰，这对其活性起着重要调节作用。

（三）CKI

除周期蛋白对 CDK 活性进行调控以外，细胞中还具有细胞周期蛋白依赖性激酶抑制因子（CDK inhibitor，CKI）对细胞周期起着负调控作用。

目前发现的 CKI 分为两大家族：① Ink4 家族，如 P16^{ink4a}、P15^{ink4b}、P18^{ink4c} 和 P19^{ink4d} 等，P16^{ink4a} 是典型代表，能特异性抑制 Cyclin D1-CDK4、Cyclin D1-CDK6 复合物的调控作用；② Cip/Kip 家族：包括 P21^{cip1}、P27^{kip1} 和 P57^{kip2} 等，能抑制大多数 CDK 的激酶活性，P21^{cip1} 还能与 DNA 聚合酶 δ 的辅助因子（proliferating cell nuclear antigen，PCNA）结合，直接抑制 DNA 的合成。

三、细胞周期运转的调控

CDK 对细胞周期运行起着核心性调控作用，因此将其称为"引擎分子"。不同的周期蛋白与不同种类的 CDK 相结合，形成不同的复合物，存在于不同的细胞周期时间，对细胞周期不同时相进行调节。

G1 期向 S 期转化主要受 G1 周期蛋白依赖性 CDK 所控制。在哺乳动物中，G1 周期蛋白包括 Cyclin D 和 Cyclin E，或许还有 Cyclin A，与 G1 周期蛋白相结合的 CDK 主要有 CDK2、CDK4 和 CDK6，形成 Cyclin D-CDK4、Cyclin D-CDK6 和 Cyclin E-CDK2 复合物（图14-17）。Cyclin A 常被认为属于 M 期周期蛋白，但它也可与 CDK2 结合使后者表现激酶活性，提示可能 Cyclin A 参与调控 G1/S 期的转化。

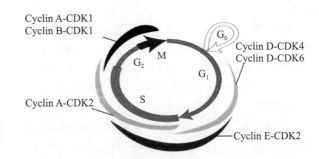

图 14-17　Cyclin-CDK 复合物在细胞周期中的变化

G0 期细胞受到生长因子等分裂信号的刺激后，可在 Cyclin C-CDK3 的作用下进入 G1 期，开始积累 Cyclin D。当细胞越过 R 点时，Cyclin D-CDK4/6 进入细胞核，对视网膜母细胞瘤蛋白 Rb 进行磷酸化。Rb 的主要功能是抑制 S 期转录因子 E2F，但 Rb 被 CDK 磷酸化以后丧失与 E2F 的结合能力，释放的 E2F 可以激活一系列 G1/S 期转换和 DNA 复制相关的基因。E2F 激活表达的产物包括 Cyclin E，而 Cyclin E-CDK2 可以进一步加强对 Rb 和 E2F 的磷酸化，这就形成强烈的正反馈，使 E2F 迅速激活 S 期相关基因的大量表达。

进入 S 期，Cyclin D/E-CDK 复合物发生降解，Cyclin A-CDK2 复合物开始增多，新形成的复合物能够启动 DNA 的复制，在整个 S 期控制着复制体成分和组蛋白等的磷酸化。由于 Cyclin D/E-CDK 复合物的降解是不可逆的，因此 S 期的细胞无法回到 G1 期。

在 G2 期，Cyclin A/B-CDK1 缓慢积累，但活性受到抑制，不能进入细胞核。细胞质中微弱的 Cyclin A/B-CDK1 激酶活性可以促进翻译，加速分裂所需蛋白质的合成。

在 M 期，CDK1 即 MPF，或 p34^{cdc2} 激酶，由 p34^{cdc2}（或 p34^{cdc28}）蛋白和 Cyclin B 结合而成。p34^{cdc2} 蛋白在周期中含量相对稳定，而 Cyclin B 的含量则呈现周期性变化。CDK1 进入细胞核，磷酸化激活 M 期的一系列重要事件：RNA 聚合酶 I、II、III磷酸化以后停止转录，有利于前期的染色质凝集和核仁解体；组蛋白 H1 磷酸化，导致核小体聚集；凝集蛋白的磷酸化则进一步促进染色体高级结构的形成；核纤层蛋白磷酸化以后发生核纤层解聚，加之染色体逐渐凝集的拉动，导致核膜破裂和核解体；CDK1 的蛋白激酶活性还引发后期启动复合体（anaphase promoting complex，APC）的激活、姐妹染色单体的分离和 Cyclin A/B 的降解，最终导致分裂的完成。

四、周期性蛋白的降解

新一轮细胞周期事件的启动往往需要清除前一阶段的相关调控蛋白质，这样才能避免阶段性回复，保证细胞周期运行的方向，周期性蛋白的降解也是保证细胞周期运行的重要驱动力。例如，在酵母细胞 G₁ 期降解 Cdh1 才能使 Cyclin D 积累起来；在进入 S 期后迅速降解 Cyclin D 和 Cyclin E 可以避免 DNA 重复复制；在 M 期末期降解 Cyclin A 和 Cyclin B 则是完成分裂的必要条件。

蛋白质泛素化降解系统完成了周期性蛋白的降解事件，可谓细胞周期的"清道夫"。**泛素（ubiquitin，Ub）**被称为蛋白质降解标签，是一种高度保守的 76 个氨基酸的蛋白质，可共价结合于底物蛋白质的赖氨酸残基，被泛素修饰标记后的蛋白质能被**蛋白酶体（proteosome）**特异性识别并迅速降解。泛素标记蛋白质需要 3 种酶的参与，先经泛素激活酶 E₁ 活化后转移到泛素结合酶 E₂，而实现靶蛋白与泛素连接的关键步骤则由泛素连接酶 E₃ 完成。细胞周期相关的泛素连接酶 E₃ 主要是 APC 和 SCF，它们在细胞周期的各阶段发挥着重要的作用（图 14-18）。

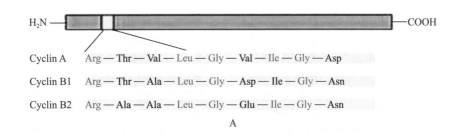

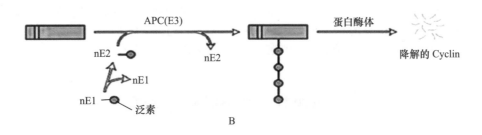

图 14-18　M 期周期蛋白的降解盒(A)和周期蛋白的泛素化降解途径(B)

五、细胞周期检查点

为了保证细胞周期程序的运转，细胞中存在细胞周期检查点，这是一套在细胞周期中保证 DNA 准确复制和染色体均等分配的检查机制。当细胞周期进程中出现异常事件，如 DNA 损伤或 DNA 复制受阻时，这类调节机制就被激活，及时地中断细胞周期的运行。待细胞修复或排除故障后，细胞周期才能恢复运转。检查点主要通过抑制 CDK 活性来控制下一阶段事件的启动，是一种负反馈调节，同时还可激活 DNA 修复、分化、细胞凋亡等应对机制。

根据在细胞周期中存在的时间阶段，可将检查点分为 G₁/S 期检查点、S 期检查点、G₂/M 期检查点、M 期检查点 4 类；根据检查点的调控内容，则分为 DNA 损伤检查点（DNA damage checkpoint）、DNA 复制检查点（DNA replication checkpoint）、纺锤体组装检查点（spindle assembly checkpoint）和染色体分离检查点（spindle position checkpoint）等类型。以下面结合细胞周期时相转换的调控介绍几种检查点机制。

1. G₁/S 期检查点

存在于 G₁ 晚期，在酵母中称为 start 点，在哺乳动物中称为 R 点（restriction point），是控制细胞由 G₁ 期进入 DNA 合成期的关键。检查的相关事件主要有：DNA 是否损伤？细胞外环境是否适宜？细胞体积是否足够大？细胞生存期中，DNA 经常受到辐射、诱变剂等外界物理、化学因素的损伤，R 点是 DNA 损伤检查点，可以在 DNA 受损时阻止复制启动或中止复制，为 DNA 修复赢得时间，直到修复完成才能越过 R 点。当 DNA 损伤严重时，还可激活细胞凋亡机制，防止变异细胞的大量增殖。

R 点受到细胞体积、接触抑制、营养条件、发育状况、生长因子、药物、DNA 损伤情况等多方面因素的影响，其中生长因子的存在是细胞越过 R 点的必要条件。动物的生长因子是细胞分泌的一种多肽类物质，通过特异性激活生长因子受体来启动相应的细胞信号转导途径，从而影响细胞周期进程。生长因子种类繁多，大多数为细胞周期的促进因子，如表皮生长因子（EGF）、神经生长因子（NGF）、胰岛素样生长因子（IGF）等；少数为细胞周期的抑制因子，包括抑素和肿瘤坏死因子（TNF）等，以及具有双重调节作用的有转化生长因子（TGF）。生长因子通过信号转导途径来激活或抑制细胞周期相关基因的表达和蛋白质的活性改变。若缺乏生长因子的刺激，G_0 期细胞将不能返回 G_1 期，而 G_1 期细胞将不能进入 S 期。因此，动物细胞的增殖离不开生长因子，所以在动物细胞体外培养时必须添加含有生长因子的血清。

2. S 期检查点

DNA 复制结束，细胞周期将会由 S 期自动转换到 G_2 期。然而，为什么复制未完成，细胞就不能开始 S/G_2 期的转换？这说明细胞中存在一系列对 DNA 复制进程进行监控的机制，DNA 复制未完成或复制出现问题，细胞周期都不能走向下一个阶段。在 S 期内部存在一个 DNA 复制检查点，在 S 期发生 DNA 损伤（如 DNA 双链发生断裂）时，检查点被激活，抑制复制起始点的启动，使 DNA 复制速率减慢，S 期延长，同时激活 DNA 修复和复制叉恢复等机制。DNA 复制检查点可检测 DNA 是否复制完整，以及是否被多次复制，这一作用持续于 S 期和 G_2 期，使 CDK1 保持磷酸化抑制状态，不能启动 G_2/M 期的转换。DNA 损伤严重时，DNA 复制检查点还将启动细胞凋亡过程。

3. G_2/M 期检查点

存在于 G_2 期晚期，检查的相关事件主要有：DAN 是否完全复制？DNA 是否还有损伤？细胞外环境是否适宜？这是检查准确 DNA 复制的又一个监控机制。当 G_2 期复制修复彻底完成以后，DNA 复制检查点和损伤检查点自动失效，使激活的磷酸酶 cdc25 对 CDK1 进行脱磷酸化，从而解除 CDK1 的磷酸化抑制，激活的 Cyclin A/B-CDK1 进入细胞核，启动 M 期的一系列事件。

4. M 期检查点

分裂期的中期存在纺锤体组装检查点，是一种进化上高度保守的机制，它保证中期染色体在赤道面上完全排列整齐以前染色单体不会彼此分离，从而确保染色体分配的准确性。核膜破裂以后，纺锤丝随机地捕捉染色体着丝点的动粒，并牵引动粒先后移动到赤道面。排列在赤道面的染色体有两个特征：一是动粒被 20～30 根纺锤丝饱和；二是动粒丝有足够的张力。纺锤体组装检控蛋白位于动粒附近，可以检测染色体的动粒丝饱和度和张力大小。只要有任何染色体未到达赤道面，就会产生等待信号。只有当全部染色体都排列于赤道面上，等待信号才会消失，从而激活后期启动复合体 APC，启动后期的染色单体分离。

分裂期的后期存在染色体分离检查点，负责检查染色体的正常分离，只有正常分离的后期细胞才能通过分离检查点进入分裂末期。

第四节　细胞周期与医学

细胞周期与医学的关系十分密切，如果细胞增殖不足，会出现发育迟缓、贫血、免疫力低下、组织器官萎缩等退行性病变；如果细胞无限制增殖，对个体来说意味着肿瘤发生。肿瘤、衰老、白血病、肾脏疾病、神经退行性疾病和牛皮癣等疾病都与细胞周期异常有一定的关系，下面以肿瘤和衰老为例说明细胞周期与医学事件的关系。

一、细胞周期与肿瘤

肿瘤是动物体内因细胞分裂调节失控而过度无限增殖后形成的赘生物，可以说，肿瘤是一类细胞周期疾病，肿瘤细胞脱离了细胞社会赖以构建维持的规则的制约，表现出失去控制的细胞异常增殖和侵袭转移到机体的其他部位生长这两个特征，结果破坏组织器官正常结构，导致机体功能障碍。细胞周期研究对认识肿瘤发生、发展机制和开发肿瘤防治方法都有着重要的指导意义。

1. 肿瘤细胞周期与肿瘤治疗

据统计，超过 90% 的人类癌症中可检测到 Cyclin、CDK 和 CKI 的变化，其中尤以 G_1/S 期 CDK 活性上调最为频繁（图 14-19）。由于 Cyclin、CDK 和 CKI 是肿瘤细胞周期调控中的核心物质，临床可通过抑制 CDK 活性、抑制 Cyclin 与 CDK 的结合、维持 CKI 活性，防止 CKI 降解、促进 Cyclin 降解等进行治疗研究。

G_1 期 R 点是决定癌细胞是否分裂的关键时期，也是放射性治疗、化学治疗和生物治疗的敏感点。基因组不稳定、生长因子途径异常、检查点机制失效等原因都可以使肿瘤细胞轻易越过检查点，处于增殖失控状态。由于癌细胞群的生长具有一定的同步性，所以，寻找癌细胞周期的 R 点进行治疗可以显著提高抗癌疗效，减轻对正常细胞的毒副作用。化学治疗中不同药物的配合也与细胞周期有关。一些细胞周期特异性药物，如羟基脲、阿糖胞苷和甲基蝶呤等抗代谢药物主要杀伤 S 期细胞；新紫杉醇主要作用于 M 期和 G_2 期；长春新碱主要杀伤 M 期细胞；放线菌素 D 则作用于 G_1 期。为杀灭休眠期的肿瘤细胞，可先用血小板生长因子等诱导细胞进入细胞周期，然后再应用细胞周期特异性敏感药物。

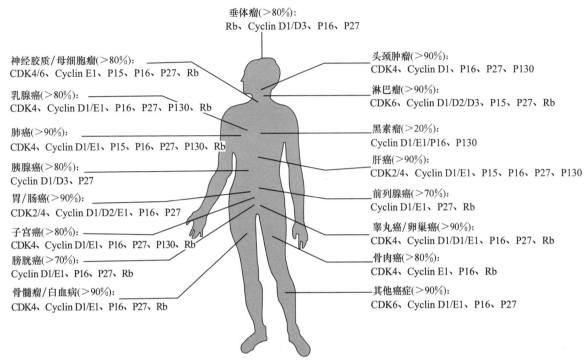

垂体瘤（>80%）：
Rb、Cyclin D1/D3、P16、P27

头颈肿瘤（>90%）：
CDK4、Cyclin D1、P16、P27、P130

淋巴瘤（>90%）：
CDK6、Cyclin D1/D2/D3、P15、P27、Rb

神经胶质/母细胞瘤（>80%）：
CDK4/6、Cyclin E1、P15、P16、P27、Rb

乳腺癌（>80%）：
CDK4、Cyclin D1/E1、P16、P27、P130、Rb

黑素瘤（>20%）：
Cyclin D1/E1/P16、P130

肺癌（>90%）：
CDK4、Cyclin D1/E1、P15、P16、P27、P130、Rb

肝癌（>90%）：
CDK2/4、Cyclin D1/E1、P15、P16、P27、P130

胰腺癌（>80%）：
Cyclin D1/D3、P27

前列腺癌（>70%）：
Cyclin D1/E1、P27、Rb

胃/肠癌（>90%）：
CDK2/4、Cyclin D1/D2/E1、P16、P27

睾丸癌/卵巢癌（>90%）：
CDK4、Cyclin D1/D1/E1、P16、P27、Rb

子宫癌（>80%）：
CDK4、Cyclin D1/E1、P16、P27、P130、Rb

骨肉瘤（>80%）：
CDK4、Cyclin E1、P16、Rb

膀胱癌（>70%）：
Cyclin D1/E1、P16、P27、Rb

其他癌症（>90%）：
CDK6、Cyclin D1/E1、P16、P27

骨髓瘤/白血病（>90%）：
CDK4、Cyclin D1/E1、P16、P27、Rb

图 14-19　各类肿瘤中细胞周期调控因子的改变

2. 癌基因和抑癌基因

除了 Cyclin、CDK 和 CKI 的异常外，其他细胞周期相关因子的异常也是肿瘤发生的重要原因，尤其是**癌基因（oncogene）和抑癌基因（antioncogene）**，它们的表达产物主要作用于生长因子途径和基因表达系统。

癌基因突变能引起正常细胞发生癌变。癌基因包括 *src*、*erb*、*ras*、*sis*、*myc*、*myb*、*fos* 等基因家族，表达产物主要是信号转导通路和基因表达调控的成分，如生长因子、受体、激酶、转录因子等。

抑癌基因是能够抑制细胞恶性增殖的基因，产物主要是细胞周期的负调控因子，如 Rb、P53、P130 等。约有一半的肿瘤中存在 P53 蛋白失活，主要由基因突变所致。*p53* 突变型肿瘤的恶性程度往往高于 *p53* 野生型肿瘤。随着细胞周期检查点机制的不断阐明，人们正在试图通过基因修饰来探讨肿瘤细胞的基因治疗，常见方法包括将抑癌基因导入肿瘤细胞。例如，以腺病毒为载体，将 *p53* 基因局部导入肺癌组织，可使部分肿瘤细胞消退。

二、细胞周期与衰老

机体的衰老与细胞周期的变化密切相关。研究表明，细胞分裂都有一定的不对称性，分裂形成的两个子细胞，一个比较"年老"，另一个比较"年轻"。细胞分裂通常都有某些加龄现象，这为解释细胞衰老和分化等现象提供了依据。

正常细胞增殖达到 40～60 代后，就进入周期停滞的衰老阶段。此时，人类成纤维细胞中的 CDK 和 Cyclin 均有异常表达，Cyclin D 和 Cyclin E 的 mRNA 水平比休眠 G_0 期细胞高很多倍，这说明 mRNA 的下调机制失控，这必然导致过量的 Cyclin D 和 Cyclin E 产生。细胞周期调控因子的异常表达与细胞衰老有一定关联。

阿尔兹海默病（Alzheimer's disease）是一种老年神经退行性疾病。发现患者的神经元中，CDK 和 Cyclin 有过度表达现象，导致 DNA 复制过度和紊乱，易出现不完整的多套基因组。CDK 活性增强还促使微管蛋白过度磷酸化，引发微管纤维缠结。此外，神经元中的**早老素（presenilin）**过度表达，导致 G_1 期阻断和细胞氧化应激。由于复制异常、微管异常、细胞周期停滞、氧化应激等病变，将神经元引向细胞凋亡，导致脑部的神经元减少和其他诸多病理改变。

复习思考题

1. 在细胞减数分裂的什么时期形成联会复合体？有何意义？

2. 何为交叉？染色体的交叉互换有什么意义？

3. 比较有丝分裂与减数分裂的异同。

4. 为什么说细胞周期是生命的基础？

5. 细胞周期的运行机制包括哪些方面？

6. 细胞周期检查点有哪些？各有何作用？

（第一节　四川大学　李　虹；
第二至四节　贵阳医学院　张春林　寻　慧）

第十五章　细胞分化

有性生殖的多细胞有机体是由各种不同类型的细胞组成的，人体就有200多种不同类型的细胞，如肌肉细胞、神经细胞、表皮细胞、肝细胞、血细胞等。这些不同类型的细胞在形态结构，生理功能上各不相同，但都是由受精卵经增殖和细胞分化衍生而来的。

细胞分化是多细胞有机体发育的基础与核心，是发育生物学的中心问题，细胞分化的关键在于特异性蛋白质的合成，而特异性蛋白质合成的实质在于基因选择性表达。

第一节　细胞分化概述

一、细胞分化的概念

细胞分化（cell differentiation）是指同一来源的细胞经过分裂逐渐产生形态结构、生理功能和蛋白质合成等方面具有稳定差异的过程。因此，常常将细胞的形态结构、生理功能和生化特征作为判断细胞分化的3项指标。在高等动物受精卵发育过程中，通过细胞增殖使其数量增加，在此基础上细胞逐渐分化，出现形态结构各异、生理功能各不相同的细胞。各种细胞合成各自特有的蛋白质，如肌肉细胞合成肌动蛋白和肌球蛋白、表皮细胞合成角蛋白、红细胞合成血红蛋白等，从而产生不同的生理功能，所以，细胞分化的关键在于特异蛋白质的合成。

在胚胎发育过程中，细胞分化与**形态发生**（morphogenesis）是相互联系在一起的。形态发生是指通过细胞的增殖、分化和行为（如黏附、迁移、凋亡）塑造组织、器官和个体形态的过程。形态发生是在细胞分化的基础上发生的。在出生后仍然存在着细胞分化，所以，细胞分化贯穿于整个生命过程。

细胞分化是个体发育的基础，在胚胎发育过程中，通过细胞分化产生各种不同的组织和器官，最终形成新的个体。在胚后发育过程中，通过细胞分化产生各种特定类型的细胞，以补充机体组织损失的细胞。

二、细胞分化的一般规律

（一）细胞分化的稳定性

在动物体内，细胞分化的一个普遍原则是：在正常生理条件下，一个细胞一旦形成为一个稳定的类型以后，一般不能逆转到未分化状态，这就是细胞分化的**稳定性**（stability）。已分化的终末细胞在形态结构和功能上保持稳定是个体生命活动的基础。例如，体内的肌细胞、红细胞、神经细胞等各种类型的细胞，不会再转变为其他类型的细胞。细胞分化稳定性的维持是由于在整个生命过程中这些细胞的内、外微环境始终保持着动态平衡和稳定，而这种稳定的环境是长期进化形成的。

（二）细胞分化的可逆性

细胞分化虽然是稳定的，但是在一定条件下，已经分化的细胞可以发生逆转，回复到未分化状态，这种现象称为**去分化**（dedifferentiation）或脱分化。去分化细胞失去了特有的结构和功能变为具有未分化细胞的特性；在动物中，去分化细胞具有胚胎间质细胞的特性；在植物中，去分化细胞成为薄壁细胞，称为**愈伤组织**（callus）。

分化细胞还可能发生**转分化**（transdifferentiation），即一种细胞类型在某些理化因素作用下转变成为另一种类型细胞的现象。转分化经历去分化和再分化的过程。转分化的特点是细胞发生了形态、表型及功能的改变，即一种细胞失去其特有的细胞表型和特征，成为获得新的表型和功能的另一类型细胞。例如，孕育期女性乳房中的脂肪组织细胞会适应生理的需要转化为泌乳细胞，而当孕育期过后泌乳细胞又会重新转分化为脂肪细胞。

在体外培养条件下，如果改变培养条件，细胞也会发生转分化。例如，肾上腺嗜铬细胞培养在含糖皮质激素中能分泌肾上腺素，如果在培养基中去除糖皮质激素，加入神经生长因子，原有的嗜铬细胞形态发生改变，长出轴突，分泌去甲肾上腺素（图15-1）。

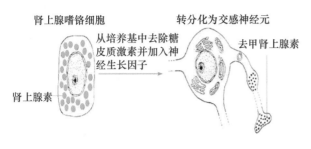

肾上腺嗜铬细胞

从培养基中去除糖皮质激素并加入神经生长因子

转分化为交感神经元

去甲肾上腺素

肾上腺素

图15-1 肾上腺嗜铬细胞培养条件变化后，转分化成为交感神经样细胞

必须指出的是，无论是动物还是植物，细胞分化的稳定性是普遍存在的，而发生细胞的转分化或去分化是有条件的。

（三）细胞分化基因调节的保守性

不同动物之间的同源蛋白，特别是其中的基因调节蛋白，在结构、功能及生化反应上具有一定的相似性。如果用实验方法人为地在不同物种的动物之间进行互换，例如，将编码控制小鼠小脑发育的调节蛋白Engrailed-1基因敲除，则引起小鼠缺乏小脑，若以果蝇的同源蛋白代替小鼠的Engrailed-1蛋白，小鼠的小脑却能正常地发育。说明生物界在细胞分化的基因调节上存在进化上的保守性。

（四）细胞分化有时间上和空间上的分化

一个细胞在不同的发育阶段可以有不同的形态和功能，这是时间上的分化。在多细胞生物中，同一细胞的后代由于所处的位置不同，微环境存在一定的差异，表现出不同的形态和功能，这是空间上的分化。

（五）细胞分化潜能随个体发育进程逐渐变窄

多细胞生物的个体起源于一个受精卵，从受精卵衍生出整个机体的各种组织器官，因此，受精卵具有全能性。受精卵经过卵裂，到形成桑椹胚以前的细胞，分化方向尚未决定，都具全能性。从囊胚开始，细胞出现分化。例如，哺乳类囊胚期细胞开始出现分化具有两种类型的细胞，一类是滋养层细胞，另一类是内细胞团。前者将来发育成为胚胎附属结构，而内细胞团将发育成为个体。但是，内细胞团没有滋养层细胞，不可能单独发育成为个体，其全能性降低。发育到原肠胚，细胞增殖，迁移并重新排列发育为3个胚层，随着细胞空间位置的改变和微环境的差异，各胚层在分化潜能上开始出现了一定的限制，倾向于发育成本胚层的组织器官。外胚层只能发育成为神经、表皮等；中胚层只能发育成为肌肉、骨等；内胚层只能发育成为消化道及肺的上皮。

3个胚层细胞的分化潜能虽然局限，但仍具有分

化成为多种类型细胞的能力，这种细胞称为**多能细胞（pluripotent cell）**。经过器官发生，各种组织、细胞的发育命运最终确定，只能分化成为一种或两种细胞类型，这种细胞称为**单能细胞（unipotent cell）**，最后形成在形态上特化、功能上**专一化（specialization）**的终末分化细胞。胚胎发育过程中细胞的分化潜能由最初受精卵的"全能"细胞逐渐局限为"多能"细胞，再趋向于稳定的"单能"细胞，最终成为没有分化潜能的终末分化细胞。所以，胚胎发育过程是一个细胞分化潜能逐渐受到限制或降低的过程。这种分化能力逐渐降低的趋向，是细胞分化过程中的一个普遍规律。

在体细胞中，除了生殖腺的细胞及各组织的干细胞以外，都是终末分化细胞，这些细胞不仅丧失了继续分化的能力，而且也失去了再分裂的能力，最终衰老死亡。在成体中有许多组织，如皮肤、血液和肠上皮细胞，寿命都很短，需要不断更新。成体产生新的分化细胞有两种方式：①通过已存在的分化细胞经分裂产生完全类同的新细胞，如血管中新的内皮细胞就是通过这种方式产生的；②由未分化的干细胞产生。存在于各组织器官中未分化的成体干细胞不是执行已分化细胞的功能，而是产生具有功能的细胞，替代损伤死亡的细胞，起损伤修复的作用。

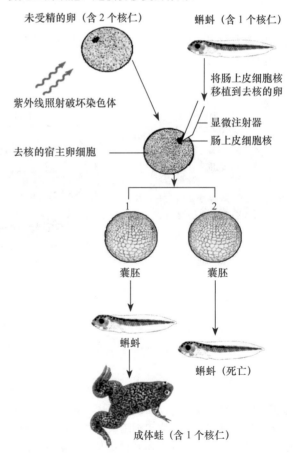

未受精的卵（含2个核仁）

蝌蚪（含1个核仁）

将肠上皮细胞核移植到去核的卵

紫外线照射破坏染色体

去核的宿主卵细胞

显微注射器

肠上皮细胞核

1 囊胚

2 囊胚

蝌蚪

蝌蚪（死亡）

成体蛙（含1个核仁）

图15-2 修正至1958年John Gurdon和Machineer的爪蟾细胞核移植实验

在终末分化细胞中，除马蛔虫外，都保留有全套基因组，并在特殊条件下表现出全能性——细胞核全能性。J. B. Gurdon 等成功地将非洲爪蟾肠上皮细胞核移植入去核的爪蟾细胞中，获得蝌蚪（图15-2）。1962年，格登在英国《胚胎学与实验形态学杂志》以"细胞的特化机能可以逆转"为题报告了这一实验，由于他对细胞核重新编程方面的突出贡献，由他和山中伸弥分享了2012年的诺贝尔生理学或医学奖。我国著名科学家童第周在1978年也曾将**黑斑侧褶蛙**（*Rana nigromaculata*）的红细胞核移入去核的黑斑侧褶蛙卵，发育成正常蝌蚪。这些例子证明了已分化

的细胞核仍保持着受精卵细胞核的全部遗传信息，而卵细胞质则可能对细胞的决定和分化起着关键的作用。1996年7月，英国科学家Jan Wilmut 等利用体细胞克隆技术培育出世界上第一只克隆动物——"多莉羊"。

三、细胞分化的生物学意义

细胞分化是个体发育的基础，在胚胎发育过程中，通过细胞分化产生各种不同的组织和器官，最终形成新的个体；在胚后发育过程中，通过细胞分化产生各种特定类型的细胞，以补充机体组织损失的细胞。

第二节　细胞决定与细胞分化

一、细胞决定的概念

在细胞发生可识别的形态变化之前就受到一定的限制而确定了细胞的发展方向，这时细胞内已经发生了改变，确定了未来的发育命运，这种现象称为**细胞决定**（**cell determination**）。也就是说，在能够识别一个细胞的分化之前，就有了一个预先保证细胞如何变化的时期，细胞在这种决定状态下，沿特定类型细胞分化的能力稳定下来。例如，将两栖类神经胚时期的神经板移植到另一个胚胎的腹部，移植块仍可发育为

神经组织，这是因为在神经胚时期，神经细胞的发育已经决定只能向神经细胞方向分化。

二、细胞决定是早期发育事件

在胚胎发育早期细胞的分化方向就决定了。如图15-3所示，爪蟾囊胚期，斑马鱼原肠胚早期、晚期，小鼠原肠胚晚期各部分细胞将来的发育命运已经确定。细胞决定的时间不同物种、同一个体不同组织不完全相同。

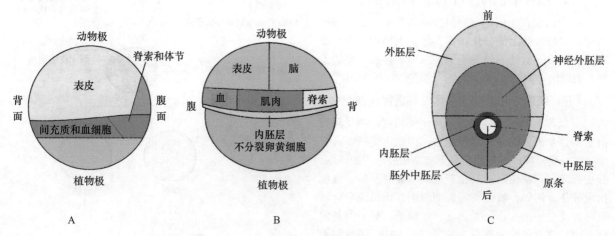

图 15-3　胚胎发育早期命运决定图
A. 爪蟾晚期囊胚命运图；B. 斑马鱼早原肠胚命运图；C.鼠晚原肠胚命运图

细胞决定是在发育的什么时间呢？可以通过**胚胎移植实验**（**grafting experiment**）而基本确定。如果将原肠胚早期预定发育为表皮细胞（供体）的一部分细胞移植到另一个胚胎（受体）预定发育为脑组织的区域，供体表皮细胞在受体胚胎中将发育成脑组织，但是，

如果用原肠胚晚期胚胎移植则只能发育成表皮。这表明，两栖类早期原肠胚到晚期原肠胚之间的某个时期开始了细胞决定，一旦决定以后，细胞会按照已经决定的命运进行分化（图15-4）。

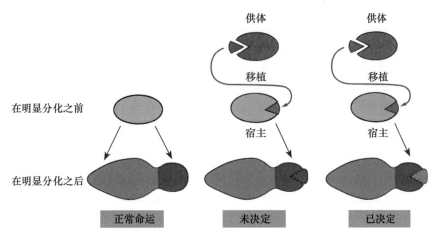

图 15-4 证明细胞决定实验示意图（引自陈誉华，2008)

三、细胞决定的特性

1. 细胞决定的稳定性

一般情况下，细胞决定以后分化方向不会改变，一个细胞一旦分化为一个稳定的类型以后，一般不能逆转到未分化状态，这是细胞决定的稳定性。细胞决定的稳定性保证了细胞分化的稳定性。

2. 细胞决定的可遗传性

细胞决定的稳定性是可遗传的，被严格的程序所调控。这种稳定性和遗传性不受增殖代数的影响。例如，果蝇的成虫盘，它是幼虫体内处于未分化状态的细胞团，变态后该团细胞分化发育产生相应的腿、翅、触角等成体的不同结构。如果将成虫盘移植到成体果蝇腹腔中，可一直保持未分化状态，不断地进行增殖，甚至经 180 代的腹腔中移植，取出后再移植到幼虫体内，在幼虫变态时，被移植的成虫盘细胞还可发育成相应的成体结构，当初移植到成体果蝇腹腔中的是翅成虫盘，则发育成翅，说明成虫盘细胞的决定很稳定并可遗传，这种稳定性和遗传性不受增殖代数的影响而发生改变（图 15-5）。

细胞决定实质上是细胞在接受某种指令或信号分子作用后，导致特定基因激活或抑制，表现出稳定的印记存在于基因组中。某种指令或信号分子的作用是短暂的，但是，细胞将这种短暂的作用记录并储存于基因组中从而产生长期稳定的记忆。因此，细胞决定与细胞记忆密切相关。原始细胞也正是具备细胞记忆才能保证细胞决定的稳定性和遗传性。

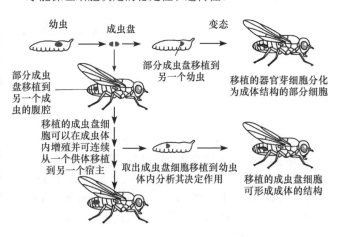

图 15-5 果蝇成虫盘移植实验，移植 180 代仍然保持最初决定的分化方向

第三节 细胞分化与基因表达

细胞分化使同一来源的细胞产生形态结构、生化特性、生理功能上的差异，通过细胞分化，具有相同遗传组成的细胞选择性地表达不同的基因，产生不同的结构蛋白、执行不同的功能，所以细胞分化的实质是基因的差别表达。

在细胞内与分化有关的基因按其功能分为两类：一类为**管家基因**（house keeping gene），这是维持细胞基本活动所必需的基因；另一类为**奢侈基因**（luxury gene），也称为**组织特异性基因**（tissue specific gene），这类基因编码细胞特异蛋白质，它对细胞的生存无直接影响，但对细胞分化、决定细胞特异性方面起着重要作用。在胚胎发育过程中，不同基因严格按照时空顺序相继活化，这一现象称为基因的**差别表达**（differential expression）或**顺序表达**（sequential expression）。

一、组织特异性基因在时空上差异表达

动物胚胎发育从受精卵开始的整个过程中，按照

组织特异性和发育阶段专一性的特点，基因选择性的表达，表现出时空**时间特异性**（temporal specificity）。关于时序表达研究较为深入的是人红细胞的血红蛋白基因的表达。血红蛋白由两条 α 珠蛋白链和两条 β 珠蛋白链组成，编码 α 珠蛋白链和 β 珠蛋白链的基因分别位于 16 号染色体和 11 号染色体上。

人类 β 珠蛋白基因家族包括 ε、γ^G、γ^A、δ、β 5 个基因，编码 5 种 β 类肽链；α 珠蛋白基因有 ζ、α，编码 2 种 α 类肽链。每一个家族的不同成员在发育的不同时期表达，合成不同的血红蛋白。

β 珠蛋白基因家族的 ε 基因、α 珠蛋白基因家族的 ζ

基因在早期胚胎卵黄囊的血岛中表达，几乎同时或随后 α 基因开始表达，构成早期胚胎型血红蛋白 $\zeta_2\varepsilon_2$、$\alpha_2\varepsilon_2$；发育到第 2 个月，ζ 基因和 ε 基因关闭，α 基因和 γ（γ^G、γ^A）基因在肝脏中表达，形成胎儿型血红蛋白 $\alpha_2\gamma_2$；随后，造血转移到骨髓，β 基因和 δ 基因开始表达，到妊娠末期 γ 基因活性逐渐下降，成年型 β 基因活性渐次上升，到出生后这一转变加快，胎儿型血红蛋白 $\alpha_2\gamma_2$ 被成体型 $\alpha_2\beta_2$ 替代（图 15-6）。成体主要是 α 基因和 β 基因表达，$\alpha_2\beta_2$ 型血红蛋白占 97%、$\alpha_2\delta_2$ 约占 2%、$\alpha_2\gamma_2$ 仅占 1%。胎儿型与成体型血红蛋白在生理功能上有所不同，前者与氧的亲和力强。

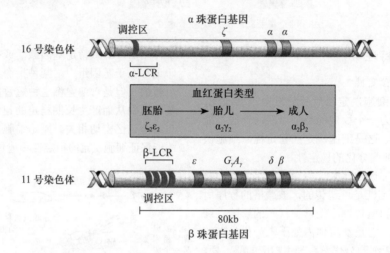

图 15-6　人珠蛋白基因家族在染色体上的排列及胚胎血红蛋白类型示意图（引自陈誉华，2011）

在发育不同阶段有不同的珠蛋白基因表达，这与珠蛋白基因上游的**基因座控制区**（locus control region，LCR）有关（图 15-7）。LCR 最初通过 DNA 酶Ⅰ（DNaseⅠ）消化实验鉴定，只有红细胞前体细胞中的 LCR 对 DNA 酶Ⅰ敏感，这意味着该区域的染色体没有被紧密包裹，转录因子易于接近 DNA。随

后发现，LCR 可使任何与它连接的 β 珠蛋白基因高表达。有研究者认为，LCR 区与珠蛋白基因启动子之间的 DNA 呈袢环状，使结合到 LCR 上的调节蛋白很容易与结合到珠蛋白启动子上的蛋白质相互作用，调节基因的表达。例如，在卵黄囊期，LCR 与 ε 基因的启动子相互作用，调节 ε 基因的表达（图 15-7）。

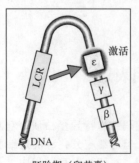
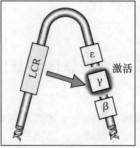
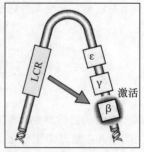

图 15-7　LCR 调节人珠蛋白基因家族表达图（引自陈誉华，2011）

二、细胞分化过程中基因表达的精密调节

（一）发育阶段关键特异性基因的表达

细胞决定从本质上来讲是发育阶段特异性基因表

达的结果，下面以成肌细胞向肌细胞方向分化为例说明细胞决定与发育阶段特异基因的表达。

在脊椎动物中，**MyoD**（myoblast determination，**MyoD**）家族转录因子是决定肌形成的最上游因子，

该家族成员有 MyoD、Myf-5、myogenin 和**生肌调节因子（myogenic regulatory factor，MRF）**。在高等脊椎动物胚胎发育时期，这 4 种生肌调节因子由多种诱导通路激活并以特定的时空顺序表达。

哺乳类骨骼肌细胞的分化经历 3 个阶段。第一阶段，神经管及侧面外胚层周围组织发出的特异性诱导信号 SHh 和 Wnts 激活体节细胞中 *Myf5* 和 *MyoD* 基因，使体节中部分细胞获得决定，发育为**成肌细胞（myoblast）**并激活细胞内与肌细胞分化发育进程有关的因子。*Myf5* 和 *MyoD* 基因表达是成肌细胞分化的标志，这两个基因作用相似，可以相互代偿，如果同时存在，则起功能叠加作用。第二阶段，成肌细胞保持增殖能力，其中部分细胞迁移至肢芽，被决定的成肌细胞在 MRF4、myogenin 等生肌调节因子的作用下分化为肌细胞。第三阶段，肌细胞融合成多核的**合胞体（syncytium）**，称为**肌管（myotube）**，最终分化为骨骼肌细胞（图 15-8）。

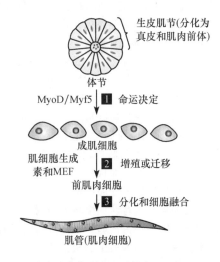

图 15-8 骨骼肌发育程序图（引自 Lodish et al.，2005）

从骨骼肌的分化可以看出，体节中多能干细胞由于 *MyoD* 的表达而使细胞处于决定状态，启动向骨骼肌细胞方向分化。在个体发育过程中，由一个关键基因的表达引发了一连串下游基因的表达，从而导致特定谱系细胞的发育。具有这种起主导基因作用的基因称为细胞**分化主导基因（differentiation master control gene）**。

（二）组合调控调节特异性蛋白基因表达

多细胞生物每一个有机体由多种不同类型的细胞构成，如人体是由 230 多种不同类型的细胞构成的，如果每一种类型的细胞都需要一种调控蛋白，则需要 230 多种调控蛋白。但事实上只有少量类型调控蛋白启动这些细胞分化，其机制就是**组合调控（combinational control）**。每种类型的细胞分化是由多种调控蛋白共同调节，决定一种基因的表达，这种

调节模式即称为组合调控。在这种调控中，常常有 1 种或 2 种调控因子起着关键性的作用，由于这种起决定作用的调节因子的表达，便启动了整个细胞谱系的分化。

图 15-9 所示为 3 种基因表达的调节蛋白，这 3 种调节蛋白的不同组合可引发 8 种不同类型的分化细胞。如果调控蛋白的数量是 n，则启动分化的细胞类型是 2^n，当有 3 种调控蛋白存在，则启动 8 种不同细胞类型的分化。个体发育中，通过特定的调节蛋白组合引发其他调节蛋白的级联反应，不断地启动细胞分化，产生不同类型的细胞，通过形态建成，完成复杂有机体的发育。

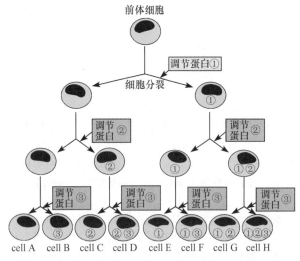

图 15-9 细胞分化过程的调节蛋白组合调控机制

例如，在眼的发育过程中有一种关键性的调节蛋白（在果蝇中称为 EY，在哺乳类中称为 Pax-6）能决定眼的发育，如果将 *EY* 基因导入将要发育成腿的果蝇细胞中，在腿部表达 *EY* 基因的细胞便发育成果蝇眼（图 15-10），提示 EY 蛋白与一些基因调控区的结合位点结合后，通过组合调控直接启动了眼发育相应基因的表达。

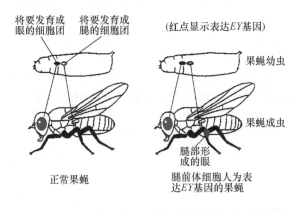

图 15-10 果蝇 *EY* 基因（与眼的发育有关的基因）在发育成腿的果蝇细胞中表达，导致腿部细胞发育成眼

第四节　影响细胞分化的因素

细胞分化的机制极其复杂，影响细胞分化的因素很多，概括起来细胞的分化命运取决于细胞的内部因素和外部环境。

一、细胞内因素

（一）细胞核与细胞分化

在细胞分化过程中，细胞核起着重要作用。实验证明，在完全没有细胞核的情况下，卵裂不会发生，也观察不到细胞分化现象，并且在早期细胞便死亡了。分化细胞之所以能合成特异蛋白质，就是由于细胞核内的基因有选择性的表达。

在早期的研究中，一些生物在发育过程中基因组发生量的变化，表现出特定基因选择性扩增。例如，爪蟾的卵母细胞中，rDNA 基因大量扩增以形成大量核糖体，供卵裂和胚胎发育所用；果蝇的卵巢滋养细胞、唾腺细胞在发育过程中，染色体多次复制而细胞核不分裂，形成多线体（polyteny）和多倍体（polyploid）。与此相反，有的细胞在分化过程中则发生遗传物质的丢失。典型的例子是马蛔虫在个体发育过程中，只有生殖细胞得到了整套染色体，而体细胞中只有染色体组的一部分，其余的都丢失了。哺乳动物（除骆驼外）的红细胞以及皮肤、羽毛、毛发的角细胞则丢失了完整的细胞核。在脊椎动物和人的 B 淋巴细胞分化发育过程中，由于编码抗体的基因发生重排，从而产生多种多样的抗体分子。哺乳动物能产生 $10^6 \sim 10^8$ 种抗体，这并不意味着细胞内具有相应数量的基因，主要是因基因的重新组合所致，细胞内的基因精密选择性表达使细胞有序的分化（详见本章第三节）。

（二）细胞质与细胞分化

细胞质对细胞核基因的选择性表达起了重要的调控作用。许多实验证明，在细胞分化过程中，细胞核中基因的表达潜力受核所在的细胞质环境的控制。Harris 于 1965 年用终末分化的鸡红细胞核与去核的 HeLa 细胞（未分化的人宫颈癌细胞）融合后，鸡红细胞核被激活，其体积增大 20 倍，染色质松散，核仁重新出现，红细胞特异基因表达，说明 HeLa 细胞质中含有调节红细胞基因表达的物质。De Robertis 等把非洲爪蟾肾细胞核注入蝾螈的卵母细胞内，发现原来在

肾细胞中表达的基因被关闭，而原来失活的基因开启而表达。这些结果均表明，细胞质中的一些成分控制着细胞核基因的开、关。

1. 细胞质中的细胞分化决定子与细胞分化

卵细胞质中的物质分布是不均一的，有的物质在其中有一定的区域分布，这些特殊物质称为决定子（determinant）。它们在卵细胞或受精卵中的特殊定位，称为细胞质定域（cytoplasm localization）。决定子实质是细胞中的蛋白质、mRNA，它们在细胞中分布不均匀，定位于特定的空间位置。动物卵细胞中储存有 2 万～5 万种不同的 mRNA，对胚胎的早期发育有很大影响，在一定程度上决定了细胞的早期分化。

动物生殖细胞的决定在胚胎发育早期便发生了。例如，果蝇卵的卵裂像其他昆虫一样，只有核分裂而胞质不分裂，结果在卵细胞质中含有数千个细胞核，这时的胚胎称为合胞体胚盘（syncytial blastoderm）。在胚盘后端的细胞质区域称为极质（polar plasm），极质中含有一些特殊颗粒，称为极粒（polar granule），即生殖细胞决定子。在极质区形成的细胞称为极细胞（pole cell），体积比其他细胞大，它们就是原始生殖细胞的原基，在以后的发育过程中，极细胞迁移至生殖腺，发育成卵细胞和精细胞，而极粒是最终影响生殖细胞分化的物质。如果用紫外线照射卵细胞后部，破坏极粒，则发育成的果蝇不育。如果将未照射的极粒注射入照射后的卵细胞后部，该卵子又会发育成可育的果蝇。这一实验说明，细胞质中的极粒诱导、调节生殖细胞分化基因的表达，最终分化成为生殖细胞。

2. 胚胎细胞分裂时细胞质不均等分配影响细胞命运

在胚胎发育过程中，细胞质成分是不均质的，细胞质中的某些成分有其特定分布区域，当细胞分裂时，细胞质成分被不均等地分配到子细胞中，导致细胞分裂不对称。不同的细胞质成分调控细胞核基因的表达，决定细胞的分化，产生不同类型的细胞。例如，在果蝇感觉器官发育过程中，细胞命运决定子之一 numb 在果蝇感觉性母细胞细胞质中呈不对称性分布，在第一次细胞分裂时只有一个细胞得到 numb，这个得到 numb 的细胞第二次分裂时产生神经元及鞘层细胞，不含 numb 的细胞则分化为支持细胞（图 15-11）

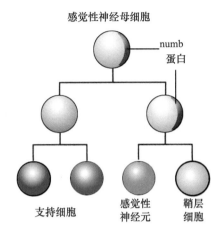

感觉性神经母细胞

numb
蛋白

支持细胞　　感觉性　　鞘层
　　　　　神经元　　细胞

图 15-11　果蝇感觉性神经母细胞的不对称分裂影响细胞分化示意图（引自陈誉华，2008）

二、细胞外因素

细胞分化除了受细胞内细胞核与细胞质之间相互作用的制约外，还受到细胞外因素的影响，它包括胚胎发育过程中细胞群之间的相互影响、细胞所处的微环境及机体外环境对细胞分化的影响。

（一）环境因素

环境中的物理、化学和生物因素均可对细胞的分化、发育产生重要的影响。例如，豚鼠的孕期为68天，如果在妊娠18～28天给母鼠增高温度3～4℃/h，胎鼠脑重减轻10%。人类孕妇高热也会影响胎儿中枢神经系统的发育。妊娠期间感染风疹病毒、麻疹病毒、疱疹病毒等易引发胎儿发育畸形而导致先天性听力障碍和心脏畸形。

（二）细胞微环境对细胞分化的影响

细胞的生存、迁移、增殖、分化、衰老及死亡等生物学行为都受到细胞内在因素及其周围邻近外在信号的调节。细胞生存的周围邻近外环境称为**细胞微环境（cell microenvironment）**或**小生境（niche）**。细胞与微环境中的成分之间相互作用在胚胎发育过程中决定细胞不同的命运，而在成熟个体则维持组织的动态平衡，并协调各个细胞对刺激的反应。niche的概念最早是在1978年由Schofield针对造血干细胞的特殊微环境而提出的，随后在消化道、神经系统、性腺、表皮和心脏等组织中发现了类似的niche结构。

干细胞通过与niche内其他细胞和细胞因子等的相互作用，进行自我更新和定向分化，从而保护干细胞不受各种信号的干扰，同时又防止干细胞的过度增殖导致恶癌变。

niche具有精神的空间结构，并提供足够的增殖和抗凋亡信号，帮助排除促分化因子，以维持干细胞的干性和自我更新的能力及分化潜能。与干细胞密切接触的其他细胞或基膜是niche中控制干细胞行为信号的重要来源。

不同微环境可以诱导细胞选择不同的命运。微环境的动态平衡及相对稳定是保持细胞正常增殖、分化、代谢和功能活动的重要条件，微环境成分的异常变化可能会导致组织退化、衰老及形成肿瘤。

细胞微环境一般包括细胞外基质、直接接触的相邻细胞（也称为壁龛支持细胞）、生长因子、细胞因子、激素等可溶性因子及细胞所处位置的间质组织。造血发生经历了胎肝造血和骨髓造血阶段。为了研究造血微环境对细胞分化的影响，卢光琇等分别用人胎肝基质细胞和人胎骨髓基质细胞作为微环境中的支持细胞，加入细胞因子BMP-4和VEGF模拟造血微环境，诱导人胚胎干细胞向中胚层分化，然后添加了SCF、FL和TPO使中胚层细胞进一步分化成为了造血干细胞并具有自我更新能力。充分证明了人胎肝基质细胞、人胎骨髓基质细胞及细胞因子能分别诱导人胚胎干细胞经历成血管细胞阶段向造血干细胞分化。实验结果显示，诱导人胚胎干细胞获得造血干细胞的比例为0.7%～1.4%，接近成体正常骨髓内造血干细胞1%的水平。这说明微环境对细胞的分化起着重要的作用。细胞微环境对细胞分化的影响主要体现在以下几个方面。

1. 微环境中直接接触的相邻支持细胞影响分化

在微环境中，周围相邻细胞构成了一个精细的空间结构，提供细胞生存、进行生命活动的场所。细胞与周围相邻细胞密切接触，这些细胞分泌信号分子，调节细胞的增殖、分化，共同维持小生境中细胞数量的恒定以及保持微环境的动态平衡。

2. 细胞外基质能引起特定细胞的增殖和分化

细胞外基质与细胞表面的整合素相互作用，激活黏着斑激酶（FAK），启动相应的信号途径，引起细胞的增殖、分化。不同的细胞外基质诱导分化的细胞类型不相同。例如，干细胞在Ⅳ型胶原和层粘连蛋白上分化为上皮细胞；在Ⅰ型胶原和粘连蛋白上则分化为成纤维细胞；在Ⅱ型胶原及软骨粘连蛋白上则分化为软骨细胞。

在发育与创伤组织中，透明质酸合成旺盛，能促进细胞的增殖和迁移，阻止细胞的分化，一旦细胞增殖数达到一定数量，透明质酸被水解，取而代之的是硫酸皮肤素、硫酸软骨素等其他形式的氨基聚糖。

3. 微环境中可溶性信号分子的作用

微环境中存在着多种可溶性的生长因子、细胞因子，这些因子大部分是由支持细胞分泌的，细胞因子在传递细胞与胞外基质之间、细胞与细胞之间的信号中起着重要的作用，调节细胞的增殖、确定细胞的分化。不同的微环境有不同的可溶性信号因子，主要有Wnt、BMP、Hedge hog、Notch、Ang-1和Upd等。

例如，线虫受精卵，在早期胚胎发育中细胞进行不对称分裂，使细胞之间出现了差异。图 15-12 显示的是线虫四细胞期，4 个细胞已经出现差异。P2 细胞分泌 Delta 信号分子（配体），通过相邻细胞 ABp 表面的 Notch 受体作用于 ABp 细胞，使之与 ABa 细胞产生差异，从而影响以后线虫背 - 腹部细胞产生不同的分化。此外，P2 细胞还表达另一种信号分子——Wnt 蛋白，通过相邻的 EMs 细胞表面受体——**卷曲蛋白（frizzled）**作用于 EMs 细胞，调节其有丝分裂纺锤体位置的方向，分裂后产生的 E 细胞和 MS 细胞之间产生了差异，以后分别发育为消化道和肌肉以及躯体其他部分的器官组织。

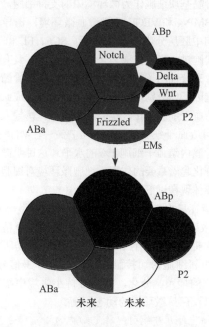

图 15-12　线虫早期胚胎通过不同信号通路调节，决定细胞的分化

信号作用与其浓度有关系，如图 15-13 所示信号浓度梯度诱导细胞分化。**刺猬信号（Hedge hog，Hh）**可控制鸡神经管腹部 4 种细胞的分化发育，这些细胞沿胚胎背腹轴，由腹部至背部分布在不同位置上。从腹部至背部分别为底板细胞、神经运动神经元、V2 中间神经元和 V1 中间神经元，这些细胞的分化与 Hh 浓度有关。在发育过程中，Hh 最初在脊索中高表达，并诱导底板细胞也表达，在那里形成一个信号中心，离信号中心位置越远，信号浓度越低，形成浓度梯度。有人用不同浓度的 Hh 处理鸡胚神经管，没有 Hh 时，各种细胞类型不会形成；而最高浓度时，形成底板细胞，浓度稍低，形成运动神经元，当 Hh 浓度降低到 2 倍，形成 V2 中间神经元，若再降低 2 倍，仅有 V1 中间神经元形成。故神经管腹部上述类型细胞的分化是受 *SHh* 基因控制的，该基因表达过程中产生浓度梯度，诱导产生不同类型的细胞。

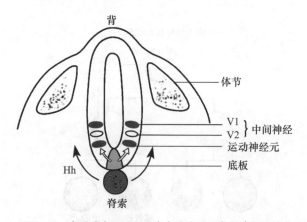

图 15-13　脊髓腹部 Hh 不同浓度诱导不同类型神经元的分化

4. 微环境中激素对细胞分化的影响

激素对细胞分化的影响可看成是远距离细胞之间的相互作用。例如，昆虫的保幼激素和脱皮激素，前者的功能是保持幼虫特征，促进成虫器官原基的发育；后者的功能是促进脱皮和成虫形态的出现。当两者保持一定的比例时，幼虫蜕皮而长大，当保幼激素含量减少或不合成时，幼虫化蛹，变为成虫，成虫期又开始合成保幼激素，促进性腺的发育。

两栖类的幼体——蝌蚪发育为成体的蛙，要经过变态发育阶段。其尾鳍和尾部被吸收，前后肢形成，这些变态与甲状腺分泌的**甲状腺素（thyroxine，T4）**和**三碘甲状腺氨酸（triiodothyronine，T3）**有关。幼体发育到一定时期，T3、T4 分泌增加，便引起变态，尾部退化。在退化时，首先是尾部横纹肌细胞中的蛋白质合成减少，溶酶体酶增加，溶酶体释放这些酶使细胞死亡，随之被巨噬细胞清除，激素作用于基因使其开放，合成特异蛋白质而调节细胞分化。微环境中邻近细胞分泌的细胞因子，通过信号转导而对细胞的分化发挥近距离的调节作用。

（三）细胞之间的相互作用

多细胞生物的细胞分化是在细胞之间的相互影响下进行的，因此，细胞之间的相互作用对细胞分化有较大影响。原肠胚以后，3 个胚层的发育方向虽然已经确定，但是各胚层细胞的进一步分化有赖于细胞群之间的相互作用。

1. 诱导

在胚胎发育过程中，一部分细胞对邻近细胞产生影响并决定其分化方向称为诱导，这种诱导在胚胎时期特别明显，因此称为**胚胎诱导（embryonic induction）**。起诱导作用的细胞或组织称为诱导细胞或诱导组织。被诱导而发生分化的细胞或组织称为反应细胞或反应组织。胚胎诱导现象最初是由德国胚胎学家**汉斯·斯佩曼（Hans Spemann）**在**胚胎移植（embryonic graft）**实验过程中发现的，并发现胚胎发育中的组织者（胚胎发育中起中心作用的胚胎区域）

效应而获得了 1935 年的诺贝尔奖。

　　诱导分化现象在动物胚胎发育过程中普遍存在，特别是在胚胎发育的原肠胚期，3 个胚层已形成，中胚层首先独立分化，并对邻近胚层有很强的诱导分化作用，它促进内胚层、外胚层各自朝着相应的组织器官分化。

　　诱导的特点：①诱导具有层次，分为初级诱导、次级诱导和三级诱导等。例如，脊索中胚层诱导其表面覆盖的外胚层发育为神经板，这一过程称为初级诱导；神经板进一步发育成神经管，其前端膨大形成原脑，原脑两侧突出的**视杯（eye cup）**诱导其上方的外胚层表皮细胞内陷，形成晶状体，此为次级诱导；晶状体

诱导其表面的外胚层表皮细胞凋亡，留下一层坚韧而透明的角膜，这为三级诱导（图 15-14）。不同胚层细胞之间相互作用，导致不同组织细胞分化。②诱导有区域特异性和遗传特异性。皮肤主要由表皮和真皮这两种组织构成，表皮来源于外胚层的上皮组织，真皮来源于中胚层的间充质组织。皮肤一些区域有的部位有羽毛、鳞片、毛发等衍生物，这是表皮细胞合成的特异性蛋白质形成的，而这些衍生物的形成受其深层真皮（间充质组织）的控制。同样是表皮，因位置不同、表达的基因不同而出现区域特异性，如在爪的部位有鳞片而翼有羽毛。

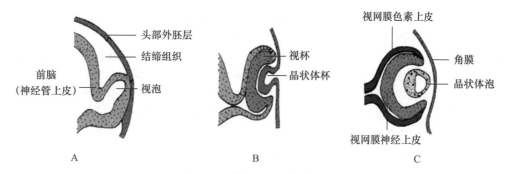

图 15-14　蝾螈眼晶状体的诱导

A. 神经胚的俯视图，深色点表示未来晶状体起源的区域和第一个诱导信号到达的地方；B、C 表示眼泡，在发育过程中向上面外胚层发出信号诱导形成晶状体（B 中深色部分），晶状体又诱导其表面分化形成角膜

　　尽管间充质细胞可以指导表皮细胞的基因表达，但表皮细胞的应答受其基因组的影响，表现出遗传特异性。最明显的例子之一是 Spemann 等的蝾螈和蛙的移植实验（图 15-15）。蝾螈和蛙幼体的口腔结构是不同的。蝾螈幼体在其口腔下方有一个棒状的平衡器，而蛙的幼体——蝌蚪则形成一个黏液腺和吸盘；蝌蚪有一个不带牙齿的鳞状上颌，而蝾螈的上颌上有牙齿。

Spemann 将一个蛙原肠胚的腹部外胚层移植到将来发育成口腔的蝾螈原肠胚区域，同样也把蝾螈的腹部外胚层移植到将来发育成口腔的蛙原肠胚区域。移植实验发育成的幼体形成了不同的口腔，蝾螈有类似蛙的口腔，蛙蝌蚪有蝾螈的牙齿和平衡器。这说明，中胚层细胞指导外胚层形成口腔，但是形成什么样的口腔，由移植细胞基因决定，表现出遗传特异性。

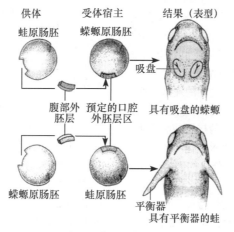

图 15-15　预定的口区外胚层在蛙和蝾螈之间的移植

2. 细胞抑制

细胞抑制（cell inhibition）是指在胚胎发育中，已分化的细胞抑制邻近细胞进行相同分化而产生的负反馈调节作用。例如，把发育中的蛙胚置于含成体蛙心组织碎片的培养液中，胚胎不能产生正常的心脏。同样，用含成体蛙脑组织碎片的培养液培养蛙胚，也不能产生正常的脑。这说明，已分化的细胞可产生某种物质，抑制邻近细胞向相同方向分化，这种物质称为抑素。正是由于有诱导分化和抑制分化，才使胚胎发育有序地进行，使发育的器官之间相互区别，避免重复。

3. 细胞识别与黏合

受精、胚泡植入、形态发生、器官形成都与细胞识别和黏合息息相关。例如，有人将蝾螈原肠胚3个胚层的游离细胞置于体外混合培养，结果各胚层细胞又自我挑选（sorting out），相互黏着，依然形成外胚层在外、内胚层在内、中胚层介于二者之间的胚胎。这说明同类细胞具有相互识别和黏合的能力。一旦细胞之间识别并黏合，其细胞膜各部分就紧密结合成细胞之间传递离子、电荷及分子的通道。

（四）小RNA与细胞分化及个体发育

越来越多的研究资料表明，小RNA广泛地存在于哺乳动物中，具有高度的保守性，它们通过与靶基因mRNA互补结合而抑制蛋白质合成或促使靶基因mRNA降解，参与细胞分化和发育的基因表达调控。miRNA主要通过调控细胞的增殖、分化和凋亡而参与整个机体的发育过程，是动物发育过程中的重要调控因子，而且与很多人类疾病相关。通过基因敲除方法所进行的研究表明，miRNA参与了胚胎早期发育、神经发育、肌肉发育和淋巴细胞发育等动物发育的各个方面。siRNA能够与多种核酸酶，包括内切核酸酶、外切核酸酶、解旋酶等形成RNA诱导的沉默复合体（RNA-induced silencing complex，RISC），调控果蝇背腹轴的建立。piRNA除了在转录水平调控哺乳动物配子发生外，还在生殖干细胞分化、胚胎的发育、维持DNA的完整性和表观遗传调控、参与性别的决定等方面发挥着重要作用。

在哺乳动物发育过程中，各种小RNA并不是孤立发挥功能的，而是相互协作，各自行使功能来确保发育的正常进行，它们是细胞调控网络中不可缺少的极其重要的一部分，它们的表达异常，如缺失、表达过量或过低都会引起发育异常。

第五节　细胞分化与医学

细胞正常分化可以构建组织、器官和机体，但是如果细胞分化异常，常常导致出生缺陷，胚胎期细胞分化调控异常可导致畸胎、脱分化会发生肿瘤、转分化可导致组织纤维化而使器官功能减退或衰竭。

一、肿瘤与细胞分化

（一）肿瘤细胞分化的异常表现

肿瘤细胞和胚胎细胞具有许多相似的生物学特征，它们都呈现未分化或低分化的特点。光学显微镜下的形态结构显示细胞核大、核仁数目多、核膜和核仁轮廓清楚。电子显微镜下观察，细胞质中含有大量游离核糖体，内膜系统不发达，微丝减少，排列不规则；细胞表面微绒毛增多变细，细胞之间的连接减少。体外培养发现，癌细胞失去了正常细胞具有的最高分裂次数的限制，可以无限增殖；细胞的接触抑制消失，凝集性增强，贴壁性下降，成为了"永生化"的细胞。这些是细胞分化程度低的特征。从分化的观点认为，肿瘤细胞是异常分化细胞，表现为去分化或转分化，所以分化障碍是肿瘤细胞重要的生物学特征。

有关细胞癌变的机制，20世纪60年代末发现细胞癌变与癌基因的活化有关，提出了**"癌基因学说"**（oncogene theory），认为正常细胞的基因组中含有**原癌基因**（proto-oncogene）或**细胞癌基因**（cell oncogene，c-onc），这些基因参与机体的发育过程，对细胞生长、增殖、分化和细胞内信息转导等均有重要作用，在细胞分化过程中，癌基因按时空顺序表达。除癌基因外，细胞中还存在一套抑制细胞生长和肿瘤形成的**抑癌基因**（cancer suppressor gene）。这两类基因编码的蛋白质对细胞的生长、分化非常重要，当这些基因发生突变，将导致正常细胞的生长、增殖、分化失调而引发癌症。

细胞处于正常的微环境会正常分化发育，如果微环境发生改变，细胞受异常微环境的影响也会形成肿瘤，为此近年来提出了针对肿瘤微环境进行治疗的策略。

（二）肿瘤细胞可被诱导分化

肿瘤细胞可以在高浓度的分化信号诱导下增殖减慢、逐渐由低分化向高分化方向发展，最终诱导成为正常的终末分化细胞。1960年Pierce等最早发现小鼠睾丸畸胎瘤细胞可自发地分化成良性或正常细胞。Collins等于1978年及Huberman等于1979年相继发现，人早幼粒白血病细胞可被二甲基亚砜及促癌剂，如**佛波酯**（phorbol ester）诱导分化。经研究证实，许多细胞因子（如肿瘤坏死因子、干扰素）、小剂量的化疗药物等都具有诱导分化的效果，而研究和应用最多的或最成功的是维甲酸和砷剂能诱发白血病细胞向正常成熟细胞方向分化，目前用维甲酸治疗急性早幼粒细胞白血病已成为诱导分化疗法的典范。

二、细胞转分化与组织损伤修复及疾病

（一）上皮细胞转分化与组织器官纤维化

研究发现，许多慢性疾病直接导致脏器组织的纤维化，纤维化疾病的特征性改变表现为器官组织内的细胞外基质过度异常沉积，实质细胞减少，持续进展可致器官结构破坏和功能减退乃至衰竭，严重威胁人类健康和生命。发生纤维化的原因有多种，最关键的原因是炎症、免疫、毒素、缺血等损伤，诱导上皮细胞经过**上皮细胞 - 间充质细胞转化（epithelial-mesenchymal transition，EMT）**的过程而转分化为成纤维细胞和肌纤维母细胞，这些细胞具有很强的分泌细胞外基质及胶原蛋白的能力，导致组织器官纤维化。

例如，肾脏纤维化的病理特征为肾单位结构毁损，肾脏固有细胞消失，细胞外基质成分堆积。药物中毒、高血压、糖尿病、持续感冒、感染等致病因素都会造成肾小球毛细血管内皮细胞损伤，内皮受损后，一方面，引起血小板聚集、促凝血物质释放、局部微血栓形成；另一方面，炎症细胞浸润、黏附，释放炎症介质（包括生长因子、趋化因子、肿瘤坏死因子等）。而炎症介质诱导肾脏固有细胞（如系膜上皮细胞、肾小球上皮细胞、足细胞和肾小管上皮细胞等）转分化为肌成纤维细胞。这一时期虽然肾脏的结构和功能已经发生了变化，但受损细胞仍能行使部分原有的功能。这一阶段可以通过治疗使受损的细胞向正常细胞逆转，恢复原来的功能，因此，这个阶段称为纤维化形成与进展的可逆阶段。而转化形成的肌成纤维细胞不断增殖、分泌不易被降解的Ⅰ型、Ⅲ型胶原蛋白，使细胞外基质异常积聚与沉积，最终导致肾小球硬化，肾小管、肾间质、肾血管纤维化，并形成持久疤痕。在这一阶段，有效功能性肾单位数量逐渐消失，肾功能进行性衰竭。所以肾脏实质细胞转分化为肌成纤维细胞是纤维化并导致肾衰竭的关键。类似的机制，其他脏器纤维化也主要是细胞发生转分化形成间质细胞的结果。

（二）血管内皮细胞的转分化与动脉粥样硬化

动脉粥样硬化的发生虽然有多种原因，但是血管内皮细胞向间充质细胞的转分化是重要原因之一。间充质细胞是一种分化程度较低的细胞，可转分化为平滑肌细胞，虽然这种转分化对血管的再生重塑起着重要作用，但过度持续的转分化可导致动脉硬化的形成。动脉壁脂肪硬化斑块形成又促使平滑肌细胞向巨噬细胞样转分化，进一步加重局部炎症损害。此外，平滑肌细胞可向软骨细胞转分化，使血管壁钙化，从而导致动脉粥样硬化。

三、细胞分化与再生

再生（regeneration）是指生物的器官损伤后，剩余的部分长出与原来形态功能相同的结构的现象。机体通过形成新的组织或器官来替代受伤或被切割的组织或器官，进而修复整个机体。在生物界中，普遍存在着再生现象，如壁虎的尾、蝾螈的肢、螃蟹的足在失去后又可重新形成；海参可以形成全部内脏，水螅、蚯蚓、涡虫等低等动物的每一段都可以形成一个完整的个体。

机体有生理性再生和病理性再生，生理性再生是指机体在生理条件下由组织干细胞完成组织或细胞的更新。例如，表皮的表层角化细胞经常脱落，而表皮的基底细胞不断地增生、分化，予以补充；消化道黏膜上皮1～2天就更新一次；子宫内膜周期性脱落，由基底部细胞增殖而得到恢复；人体内每秒钟约有600万个新生的红细胞替代相同数量死亡的红细胞。创伤修复再生属于病理性再生。

各种生物的再生潜能是不同的，再生能力与它们系统发育的等级有着严格的对应关系。一般来说，低等动物组织的再生能力比高等动物强；分化低的组织的再生能力比分化高的组织强；容易遭受损伤的组织以及在生理条件下经常更新的组织，有较强的再生能力。

再生形式有3种类型：第一种是成体组织通过去分化形成未分化的细胞团，然后重新分化，这种再生也称为**微变态再生（epimorphosis regeneration）**，如两栖动物断肢再生属于这种类型；第二种是**变性再生（morphallaxis regeneration）**，这种再生是通过已存在的组织细胞的重组分化，即组织中的多能未分化的细胞再分化或转分化而再生，如水螅的再生；第三种是**补偿性再生（compensatory regeneration）**，哺乳动物肝脏的再生就属于这种再生形式。

目前研究最深入的是蝾螈肢体再生。蝾螈能在其肢体任何节段截断后，通过完全再生的方式，完成准确位置关系的结构和功能再生。重建蝾螈的附肢再生过程可以分为伤口愈合、去分化和再发育3个阶段。当蝾螈附肢（前肢或后肢）被切除后，创口周边的表皮细胞向创口表面迁移，并在24h内快速迁移覆盖创面，形成单细胞层表皮，再通过细胞增殖形成顶端**外胚层帽（apical ectodermal cap）**，其特性和功能类似于正常发育的肢芽顶端**外胚层嵴（apical ectodermal ridge）**。在随后的几天里，顶端外胚层帽下软骨细胞、肌细胞、神经髓鞘细胞等发生去分化而成为间质细胞，它们构成**再生胚基（regeneration blastema）**。再生胚基间质细胞通过增殖、再分化、断肢末端逐渐伸长重构新的断肢组织，并且准确调节完成血管神经的再支配，最终发育形成一个具有完整构造及功能的新肢体（图15-16）。

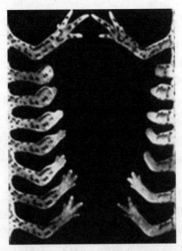

图 15-16　蝾螈的断肢再生

的过程。研究发现，蝾螈断肢创口周围的皮肤、肌肉、骨骼等各种细胞会聚集到一起，从成体细胞转分化为分化程度低的间质细胞，进而形成具有再生能力的芽基细胞群。尽管这些芽基细胞看起来形态类似，但是它们各自记住了其来源，从肌肉细胞来源的仍再生为肌肉细胞，从神经鞘细胞来源的仍再生为神经鞘细胞。

在这一过程中有一个非常有趣的记忆现象，德国德累斯顿大学再生医学治疗中心和 Max Planck 研究所细胞生物与遗传学研究中心的 Elly Tanaka 等首先将 *GFP* 基因转到墨西哥蝾螈能再生的细胞内，然后将另一没有 GFP 标记的蝾螈进行截肢术，将带有 *GFP* 基因的细胞移植到蝾螈断肢上，通过荧光追踪蝾螈再生

复习思考题

1. 何谓细胞分化？为什么说细胞分化是基因选择性表达的结果？
2. 细胞分化与细胞决定有何规律？
3. 组织特异性基因的表达是如何调控的？
4. 举例解释细胞分化中发育潜能演变规律。
5. 既然动物特化细胞的细胞核仍具有全能性，如何理解其细胞发育潜能变窄小？
6. 细胞质通过什么途径影响细胞分化的？

（四川大学　胡火珍）

第十六章 细胞衰老与细胞死亡

生、老、病、死是生命的自然规律，与其他生物体一样，人体自诞生起就要经历生长、发育、成熟、衰老，直至死亡的生物学过程。生命是物质的，是由细胞作为基本单位组织起来的，因此衰老过程发生在生物的整体水平、细胞水平及分子水平等不同层次。细胞水平的衰老和死亡是细胞生命活动重要的生命现象。事实上，机体中细胞的衰老、死亡现象从胚胎时期就开始了，因此，细胞的衰老和死亡并不意味整体的衰老与死亡，但它最终将是整体衰老和死亡的基础。

渴望长寿是人类一个古老的愿望，正因如此，细胞衰老和死亡机制的研究以及如何延缓衰老已成为当前生命科学领域的一个重要课题。近年来，随着社会科学、生命科学、心理科学的发展，对衰老及其相关问题的研究已形成一门新型独立的学科——**老年学**（gerontology）；而在临床上，以老年病为主要对象的学科称为**老年医学**（geriatric medicine 或 geriatrics）。

第一节 细 胞 衰 老

一、细胞衰老的概念

总体来说，衰老是生物体在结构和功能上的退化。但要给衰老下一个确切的定义则非常困难，因为很难对结构或功能上的退化进行真正的量化。由此推论，所谓**老年医学**（geriatric medicine 或 geriatrics）也就是细胞在结构和功能上的衰变、退化。细胞衰老可能仅仅是机体组织细胞正常的新陈代谢，如红细胞的衰老；但也可能是组织器官衰老的基础，如神经细胞的**变性**（degeneration）、衰老，并最终导致脑的衰老。

细胞衰老的发生与生物体的寿命密切相关。人和动物有一定的寿命，人的自然寿命约120岁。1961年，Hayflick 和 Moorhead 报道，体外培养的人二倍体细胞随着传代表现出明显的衰老、退化和死亡的过程。若以1∶2的比率连续进行传代（群体倍增）则平均只能传代40～60次，此后细胞就逐渐衰老并死亡。Hayflick 等的发现很快就得到许多研究者的证实。他们的工作表明，细胞（至少是培养的细胞）不是永生的，而是有一定寿命的；它们的增殖能力不是无限的，而是有一定界限的，称为 **Hayflick 界限**（**Hayflick limitation**）。培养细胞寿命的长短不取决于其培养的天数，而是取决于培养细胞的平均代数或群体倍增次数，即细胞寿命＝群体细胞传代次数。Hayflick 等还发现，从胎儿肺得到的成纤维细胞可在体外条件下传代50次，而从成人肺得到的成纤维细胞只能传代20次，可见体外培养的二倍体细胞的增殖能力与供体年龄有关，这些培养细胞反映它们在体内的衰老状况。Hayflick 还比较了取自寿命长度不同生物的胚胎成纤维细胞在体外培养条件下的传代数和寿命，发现物种寿命与培养细胞寿命之间存在着正相关。例如，Galapagos 龟平均最高寿命最长，高达175岁，其培养细胞的传代数也最多，为90～125次；小鼠平均最高寿命为3.5年，其培养细胞的传代次数也少，仅14～28代。

当然，构成同一个体不同组织的细胞其增殖能力、衰老速率也不尽相同。根据细胞的增殖能力、分化程度和生存时间，可将人体的组织细胞分为4类。①不断更新组织细胞。它们是执行某种功能的特化细胞，经过一定时间后衰老、死亡，再由新细胞分化成熟补充以保持细胞数量恒定，如上皮细胞、血细胞。②稳定组织细胞。这些是分化程度较高的组织细胞，功能专一，正常情况下没有明显的衰老现象，细胞分裂少见，但在某些细胞受到破坏丧失时，其余细胞也能进行分裂，以补充失去的细胞，如肝、肾细胞。③恒久组织细胞。它们属于高度分化的细胞，个体一生中基本没有细胞更替，破坏或丧失后不能由这类细胞分裂来补充，如神经细胞、骨骼肌细胞和心肌细胞，但是可以由干细胞增殖、分化，替代损伤、死亡的细胞。④可耗尽组织细胞。例如，人类的卵巢实质细胞，在一生中逐渐消耗，而不能得到补充，最后消耗殆尽。

201

二、细胞衰老的特征

衰老细胞脱离细胞周期并不可逆地丧失了增殖能力，细胞生理、生化也发生了复杂变化。例如，细胞呼吸率减慢、酶活性降低，最终反映出形态结构的改变，表现出对环境变化的适应能力降低和维持细胞内环境稳定的能力减弱，出现功能紊乱。总体来看，有以下几类特征。

（一）细胞水分减少，体积缩小

细胞内生活物质伴随细胞衰老而逐渐减少，细胞脱水导致细胞收缩、体积变小，原生质浓缩，黏稠度增加，细胞失去了正常形态。

（二）细胞核的变化

核膜内陷（invagination）是衰老细胞核最明显的变化，在培养细胞和体细胞中均可以观察到，此外，还出现染色质凝聚、固缩、碎裂、溶解，核仁不规则。

（三）膜体系的变化

在细胞衰老过程中，细胞膜体系及细胞表面发生一系列变化。胆固醇与磷脂之比随年龄而增大，膜由液晶相变为凝胶相或固相，黏度增加，膜的流动性减小，使膜受体及信号转导受到障碍。其选择透性降低，在机械刺激或压迫下，膜出现裂隙、渗漏，引起细胞外钙离子大量进入细胞质基质，并与钙调蛋白结合产生一系列生物化学反应，导致磷脂降低，细胞膜崩解。

（四）细胞器的改变

1.线粒体的老化

线粒体的老化是细胞衰老的重要原因之一。细胞中线粒体的数量随年龄增长而减少，而其体积则随年龄增长而增大。例如，在衰老小鼠神经肌肉连接的前突触末梢中可以观察到线粒体数量随年龄增长而减少，有人称它为决定细胞衰老的生物钟。

（1）线粒体数目及大小的改变。衰老细胞内线粒体平均体积及总体积改变。例如，对18～19月龄的老年大鼠与3～4月龄年轻大鼠肾的线粒体在电子显微镜下进行观察，发现老年大鼠的近曲小管上皮细胞内线粒体明显肥大、肿胀，并出现巨大的线粒体，而数量显著减少，细胞线粒体总体积下降。

（2）线粒体结构的改变。18～19月龄的老年大鼠与3～4月龄年轻大鼠肾的线粒体相比，其线粒体嵴排列紊乱，表现出菱形嵴、纵形嵴和嵴溶解等现象，在其他的衰老细胞（如心脏、肝脏、大脑等）中也发现了类似的现象。

（3）线粒体膜的改变。衰老细胞线粒体内膜表现出通透性增强，对无机离子（主要是钾离子）渗透能力降低，改变了分子的静电作用，导致大分子凝聚，功能出现障碍。水分丢失导致衰老细胞线粒体内代谢产物的弥散受到限制，引起衰老细胞线粒体内膜形态发生变化，ADP/ATP转换活动显著降低。

2.内质网的变化

用碱性染料染色后，在光学显微镜下观察小鼠、人的大脑及小脑的某些神经元，发现神经元中尼氏体（Nissl body）的含量随年龄增长而下降，而神经元的尼氏体由神经元的内质网和核糖体组成，衰老细胞中糙面内质网的总量减少。

3.溶酶体的变化

细胞衰老还表现为多种溶酶体酶活性降低，对各种外来物不能及时消化分解，使之蓄积于细胞内，形成衰老色斑——老年斑。此外，老化的溶酶体可消化分解自身细胞的某些物质，导致细胞死亡。

（五）细胞骨架的改变

随着细胞衰老的进程，G肌动蛋白含量下降、微丝数量减少，结构和成分发生改变，核骨架改变，使微丝对膜蛋白的运动作用失衡，对受体介导的信号转导系统发生改变，影响细胞表面大分子物质的表达和核内转录。

（六）细胞内生化改变

随着细胞的衰老，细胞内一系列化学组成及生化反应也发生变化。首先，氨基酸与蛋白质合成速率下降，细胞内酶的含量及活性降低。老年人的白发增加，就是头发基部黑色素细胞酪氨酸酶活性下降的结果。其次，衰老神经细胞中**硫胺素焦磷酸酶（thiamine pyrophosphatase）**的活性减弱，导致高尔基复合体的分泌功能、囊泡运输功能下降。

（七）细胞外基质改变

细胞外基质大分子交联增加，如结缔组织含丰富的胶原蛋白和弹性蛋白，胶原分子之间产生的交联链随年龄增长而增加，使胶原纤维吸水性下降，上皮下的基底膜交联增加，引起基膜增厚，随着年龄的增长，晶状体纤维可溶性蛋白减少，不溶性蛋白的种类及其分子质量增加。

（八）致密体的生成

致密体（dense body）是衰老细胞中常见的一种结构，绝大多数动物细胞在衰老时都会有致密体的积累。除了致密体外，这种细胞成分还有许多不同的名称，如**脂褐质（lipofuscin）**、**老年色素（age pigment）**、**血褐素（hemofuscin）**、**脂色素（lipochrome）**、**黄色素（yellowpigment）**、**透明蜡体（hyaloceroid）**及**残余体（residual body）**等。致密体由溶酶体或线粒体转化而来。多数致密体具单层膜且有阳性的磷酸酶反应，这与溶酶体是一致的。少数致密体显然是由线粒体转化而来的。脂褐质通常产生自发荧光，它是自由基诱发的脂质过氧化作用的产物。

三、细胞衰老机制

从古到今，人们对衰老的机制提出了很多假说和理论，达 300 余种，如**遗传程序学说**（genetic program theory）、**线粒体 DNA 损伤学说**（mitochondral DNA damage theory）、**自由基学说**（free radical theory）、**错误成灾学说**（error catastrophe theory）、端粒缩短学说、神经内分泌免疫学说等。其实衰老是一个复杂的生命现象，是多种因素（包括环境因素和体内因素）共同作用的综合反应，而以上提出的理论多是从不同角度反映了衰老这一复杂过程的某一个侧面或层次，因此目前仍然未形成较为一致的论点。也可以将细胞衰老看成是抑制细胞增殖、防止细胞癌变的一种自我保护措施。

（一）衰老的遗传学说

该学说认为衰老是遗传控制的主动过程。细胞核基因组内存在遗传"生物钟"。一切生理功能的启动和关闭，生物体的生长、发育、分化、衰老和死亡都是按照一定程序进行及控制的。大量研究资料证明，物种的平均寿命和**最高寿限**（maximun life-span）是相当恒定的，子女的寿命与双亲的寿命有关。成人**早衰综合征**（Werner's syndrome）（图 16-1）是因为 *WRN* 基因突变所致，而**儿童早衰综合征**（Hutchinson-Gilford syndrome，HGPS）（图 16-2）是因为核纤层蛋白 A（LMNA）基因突变，产生了异常的核纤层蛋白 A，使核膜不稳定，影响 DNA 的复制和表达，使细胞结构及功能逐渐退化。

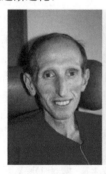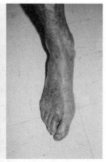

图 16-1　一个 37 岁的成人早衰综合征患者

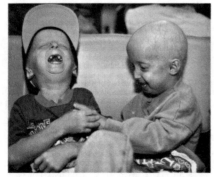

图 16-2　儿童型早衰不足 8 岁就表现出衰老特征

（引自陈誉华，2008）

寿命受基因控制，因而可能存在所谓的"**衰老相关基因**"（scenscence-associated gene，SAG）和"**抗衰老相关基因**"（anti- senescence -associated gene）。

1. 衰老相关基因

对线虫（*Caenorhabditis elegans*）（平均寿命仅 20 天，适于寿限研究）所做研究表明，其 *Age-1* 单基因突变可提高平均寿命 65%，提高寿限 110%；*Age-1* 突变型 *C. elegans* 的抗氧化酶活力、应变能力以及耐受 H_2O_2、农药、紫外线及高温的能力都强于野生型 *C. elegans*。研究还发现 *C. elegans* 的寿限与 *elk* 基因及 *daf* 基因家族的 *daf-2* 基因相关。

daf 基因为 *C. elegans* 形成休眠状态幼虫所必需，是编码与蠕虫发育相关传递途径中某些蛋白质分子的基因。*clk* 基因为 1996 年发现的基因家族。此类基因可能通过影响染色体的结构以至功能而起作用，它们与生物钟有关，故又称为生物钟基因。*clk* 突变株 *C. elegans* 的发育晚于野生株，细胞周期及代谢率减慢，紫外线耐受能力增加。*clk* 基因可影响神经、肌肉等非增殖细胞的寿命。据报道，*daf-2* 与 *clk-1* 双突变的 *C. elegans* 的寿命为野生型的 5 倍多，在 25℃环境中寿命由 8.5 天增至 49 天。

近年来发现，*p16^{ink4a}*、*p53*、*p21*、*Rb* 基因及 β 淀粉样蛋白基因等与衰老有关，称为"衰老相关基因"。

p16^{ink4a} 基因编码的蛋白质是作用于细胞周期关键酶之一的 CDK4 抑制因子，首先由 Kamb 等于 1994 年发现。该基因全长 8.5kb，包括 3 个外显子，编码分子质量为 16kDa 的蛋白质，称为 P16 蛋白，它的缺失与大部分肿瘤有关，*p16^{ink4a}* 基因被认为是肿瘤抑制基因。但近年来的研究表明 *p16^{ink4a}* 还与细胞衰老有着紧密联系。我国童坦君院士领导的研究团队发现，*p16^{ink4a}* 在人类细胞衰老过程中的表达持续增高，甚至较年轻细胞高 10 ～ 20 倍。将该基因导入成纤维细胞后，细胞衰老加快；而抑制 *p16^{ink4a}* 表达，可使细胞增殖能力和 DNA 损伤修复能力增强，端粒缩短速率减慢，衰老表征延迟出现。Norman Sharpless 及其同事建立了 *p16^{ink4a}* 敲除小鼠模型，也证明该基因参与细胞周期调控，并以一种年龄依赖性（age-dependent）方式表达。所以 *p16^{ink4a}* 基因是细胞衰老的主控基因，是抑制肿瘤发生的主要基因之一。

p16^{ink4a} 基因起始信号 ATG 上游 −491 ～ 485bp 处存在一个由 6 个核苷酸序列 GAAGGT 构成的负调控元件，命名为 ITSE。年轻细胞内存在 24kb 的负转录因子，能与 ITSE 结合，抑制 *p16^{ink4a}* 基因表达。衰老细胞中缺乏此负转录因子，故 *p16^{ink4a}* 基因高表达。如果用缺失突变方法使该负转录元件不表达，则 *p16^{ink4a}* 表达增强，细胞发生衰老。

p16^{ink4a} 基因表达与 *Rb* 密切相关。当 *Rb* 基因功能下调则 *p16^{ink4a}* 基因表达呈高水平。在细胞内 *Rb*、

$p16^{ink4a}$、Cyclin D 和 CDK 等因子共同组成负反馈调节系统。当 CDK 被激活时，Rb 磷酸化而失活，$p16^{ink4a}$ 基因的表达代偿性增加，Cyclin D 的活性下降；而 $p16^{ink4a}$ 基因的激活与 Cyclin D 的表达下调又抑制了 CDK 的活性，阻止细胞从 G_1 期至 S 期的进程，从而对细胞的有丝分裂进行负反馈调节，使干细胞增殖能力及癌细胞增殖能力均降低，细胞衰老，寿命缩短。

目前认为细胞老化相关信号途径主要有两条：Pl6-Rb 途径和 P53-P21-Rb 途径。通过这些抑癌基因的作用介导细胞老化，逃逸肿瘤发生。所以，衰老实际上是一种机体防止肿瘤发生的保护性机制。

2. 抗衰老相关基因

基因组中存在一些与抗抗衰老相关的基因，统称为"抗衰老相关基因"。抗氧化酶类基因、延长因子 -1α（EF-1α）、凋亡抑制基因等都与"长寿"有关。如果将参与蛋白质生物合成的 EF-1α 基因转入果蝇生殖细胞，可使子代果蝇比其他果蝇寿命延长 40%，说明 EF-1α 可能具有长寿作用。"长寿"常常与机体代谢能力及应激能力的增强有关。

胡火珍教授在研究中发现了一种调节 H_2O_2 浓度的**过氧化物酶基因（peroxiredoxin 2, prx2）**，它与细胞寿命有关，在年轻间充质干细胞（mesenchymal stem cell，MSC）中高表达而在老龄鼠中低表达。由于 prx2 表达降低，不能清除 H_2O_2，保护细胞免受氧化能力下降，导致细胞膜脂质过氧化、DNA 损伤，蛋白质交联，使 MSC 衰老。

细胞通过衰老相关基因和抗衰老相关基因的表达影响细胞的寿命。但是人与动物不同，人的寿命除了受内外因素、外部环境的影响外，还受社会因素、精神压力等因素的影响，所以基因不能完全决定人类的衰老或长寿。从理论上推测人类寿命可以达 120 ～ 150 岁（一般是成熟期长度的 5 ～ 7 倍），但实际寿命却比这短得多。

（二）衰老的损伤积累学说

随着时间的推移，各种细胞成分在受到内外环境的损伤作用后，修复能力逐步下降，使"差错"积累，导致细胞衰老。根据对导致"差错"的主要因子和主导因子的认识不同，有不同的学说。

1. 代谢废物积累学说

细胞代谢产物积累至一定量后会危害细胞，引起衰老，哺乳动物脂褐质的沉积就是一个典型的例子。例如，阿尔茨海默病（AD）就是由 β- 淀粉样蛋白（β-AP）沉积引起的，因此 β-AP 可作为 AD 的鉴定指标。

2. 自由基学说

自由基（free radical）是指瞬时形成的含不配对电子、原子团，特殊状态的分子或离子。机体在活动过程中，如细胞呼吸作用、线粒体内的氧化过程中，会产生超氧阴离子自由基（O_2^-）、羟离子自由基（˙OH）、过氧化氢（H_2O_2）、氢自由基（˙H）、脂质自由基（˙L）、脂质过氧化自由基（LOO˙）、有机自由基（R˙）、有机过氧化自由基（ROO˙）等。

人体内自由基的产生有两个方面：一是环境中的高温、辐射、光解、化学物质等引起的外源性自由基；二是体内各种代谢反应产生的内源性自由基。内源性自由基是人体自由基的主要来源，其产生的主要途径有：①由线粒体呼吸链电子泄漏产生；②由经过氧化物酶体的多功能氧化酶等催化底物羟化产生。此外，机体血红蛋白、肌红蛋白中还可通过非酶促反应产生自由基。

任何事物都有两面性，自由基是有氧代谢的副产物，适量的自由基在人体生命活动中发挥着重要的作用，许多生理过程，如线粒体和微粒体的氧化还原反应、白细胞对病原体及肿瘤细胞的杀伤作用等均需超氧阴离子参与。但是过量的自由基因为含有未配对电子，具有高度反应活性，引发链式自由基反应，引起 DNA、蛋白质和脂类，特别是**多不饱和脂肪酸（polyunsaturated fatty acid，PU- FA）**等大分子物质变性和交联，损伤 DNA、生物膜、重要的结构蛋白和功能蛋白，从而引起衰老的发生。

机体内存在自由基清除系统，可以最大限度地防御自由基的损伤。自由基清除系统包括酶类抗氧化剂和非酶类抗氧化剂两部分。酶类抗氧化剂是内源性抗氧化剂，主要有谷胱甘肽过氧化物酶（GSH-PX）、**超氧化物歧化酶（superoxide dismutase，SOD）**、**过氧化物酶（peroxisome，PXP）**及**过氧化氢酶（catalase，CAT）**。非酶类抗氧化剂是一些低分子质量的化合物，主要有谷胱甘肽（GSH）、维生素 C、维生素 E、半胱氨酸、辅酶 Q（CoQ）、丁羟基甲苯（BHT）、硒化物、巯基乙醇等。此外，细胞内部形成的自然隔离也能使自由基局限在特定部位。如果体内清除自由基的酶类或抗氧化物质活力减退、含量减少，细胞将发生衰老。

衰老的自由基学说是 Harman 于 1956 年提出的。此学说的核心内容是：衰老起因于代谢过程中不断产生的自由基，损坏细胞膜结构，增加 DNA 突变，造成功能蛋白合成误差；促进核酸和蛋白质的分子内和分子间逐步发生化学交联，使细胞不能发挥正常的功能，最终死亡；维持体内适当水平的抗氧化剂和自由基清除剂水平可以延缓衰老，延长寿命。

3. 线粒体 DNA 突变学说

在线粒体氧化磷酸化生成 ATP 的过程中，有 1% ～ 4% 氧转化为氧自由基，也称为**活性氧（reactive oxygen species，ROS）**，因此线粒体是自由基浓度最高的细胞器。mtDNA 裸露于基质，缺乏结合蛋白的保护，最易受自由基伤害，复制错误频率高，而催化 mtDNA 复制的 DNA 聚合酶 γ 不具有校正功能，线粒体内缺乏有效的修复酶，故 mtDNA 最容易发生突变。

mtDNA 突变使呼吸链功能受损，进一步引起自由基堆积，如此反复循环，导致衰老。研究证明，衰老个体细胞中 mtDNA 缺失表现明显，并随着年龄的增长而增加；研究还发现，mtDNA 缺失与衰老及伴随的老年衰退性疾病有密切关系。人类的脑、心脏、骨骼肌的**氧负荷（oxidative stress）**最大，是最容易衰老的组织。

（三）端粒学说

端粒是真核细胞染色体末端的一种特殊结构。人类端粒由 6 个碱基串联重复序列（TTAGGG）和结合蛋白组成，具有维持染色体结构完整性，稳定染色体，防止染色体 DNA 降解、末端融合，保护染色体结构，调节正常细胞生长的功能。在具有增殖能力的细胞中，端粒 DNA 在细胞分裂过程中不能被 DNA 聚合酶完全复制，每分裂一次，此序列缩短一次，当端粒长度缩短到一定程度，会使细胞停止分裂，细胞逐渐衰老、死亡。因而将端粒的长度作为细胞的**有丝分裂钟（mitosis clock）**来对待。

Weight 等做了一个有趣的实验，他们将人的端粒反转录酶亚基（*hTRT*）基因通过转染，引入正常的人二倍体细胞（人视网膜色素上皮细胞）中，发现表达端粒酶的转染细胞，其端粒长度明显增加，分裂旺盛，作为细胞衰老指标的 β-半乳糖苷酶活性则明显降低，与对照细胞形成极鲜明的反差。同时，表达端粒酶细胞的寿命比正常细胞的至少长 20 代，且其核型正常。这一研究提供的证据说明端粒长度确实与衰老有着密切的关系。

端粒酶是一种反转录酶，由 RNA 和蛋白质组成，是以自身 RNA 为模板，合成端粒重复序列，加到新合成的 DNA 链末端。在人体内端粒酶出现在大多数的胚胎组织、生殖细胞、炎性细胞、更新组织的增殖细胞及肿瘤细胞中。

衰老的端粒学说由 Olovmikov 提出，认为细胞在每次分裂过程中都会由于 DNA 聚合酶功能障碍而不能完全复制它们的染色体，因此，端粒 DNA 序列逐渐丢失，最终造成细胞衰老、死亡。

2009 年，瑞典卡罗林斯卡医学院将诺贝尔生理学或医学奖授予美国加利福尼亚旧金山大学的 E. Blackburn、美国约翰·霍普金斯医学院的 C. Greider、美国哈佛医学院的 J. Szstak，以表彰他们发现了端粒和端粒酶保护染色体的机制。他们的研究成果使揭示人类衰老和癌症等疾病的机制又向前迈出了一步。

（四）神经内分泌免疫调节学说

这一学说首先是用来解释机体衰老的，表面上来看，它与细胞衰老机制无关。但实际上，所谓的神经内分泌免疫调节的最终靶点是细胞，所以它也是细胞衰老的机制之一，只不过，这个学说是把细胞置于整体之中加以讨论的。有机体的细胞活动和生存主要取决于神经内分泌、免疫系统及细胞的信号转导系统所提供的细胞内环境自稳和整合机制。该理论提出，机体中各种不同细胞内基因的启动与关闭是受神经系统内分泌系统调节的。大脑是控制机体衰老的"生物钟"，它是神经、内分泌两大系统的主宰者，以神经系统和内分泌系统网络通过电子、化学物质作为信息，调控人体所有细胞和器官的生命力及衰退。例如，垂体与下丘脑互相联系，分泌各种激素调节着机体生长、发育、衰老的过程；下丘脑的衰老是导致神经分泌器官衰老的中心环节。由于下丘脑-垂体-内分泌系统功能的衰退，使机体表现出内分泌机能的下降，如生殖与性功能的衰退、免疫功能下降等表型。

第二节 细 胞 死 亡

细胞生命活动的终结称为细胞死亡（cell death），细胞死亡如同细胞的生长、增殖、分化一样是细胞的基本生命现象。引起细胞死亡的因素很多，但不外乎内因和外因这两类。内因主要是由于发育过程或衰老所致的自然死亡，而外因则是指外界物理、化学、生物等各种因子的作用超过了细胞所能承受的限度或阈值引起的细胞死亡。根据细胞死亡的模式不同，可将细胞的死亡形式分为细胞坏死（也称为 3 型细胞死亡）、细胞凋亡（也称为 1 型细胞死亡）和自噬性细胞死亡（也称为 2 型细胞死亡）3 种类型。过去一直强调细胞凋亡是由遗传（基因）决定（或参与）的程序化过程，所以也称之为**程序性细胞死亡（programmed cell death，PCD）**。然而越来越深入的研究显示，上述 3 种死亡方式均有基因所编码的蛋白质信号通路的参与，所以程序性也许是所有细胞死亡形式所必需的。

必须指出的是，细胞死亡的 3 种形式是人为分类的，说明任何细胞死亡形式之间都可能存在信号调控上的某种联系；另外，也有研究显示，细胞死亡在形式上不是固定不变的，如凋亡可以转变为坏死。因此，细胞采取何种死亡方式（或转换死亡方式）可能与环境因子强度、作用的时间、作用的方式以及细胞对环境因子如何应答有关。

一、细胞坏死

细胞坏死（necrosis）是极端的物理、化学或其他严重的病理性因素诱发的细胞死亡，是病理性细胞死亡。坏死细胞的膜通透性增高，致使细胞肿胀，细胞器变形或肿大，早期细胞核无明显形态学变化，最后细胞破裂。坏死的细胞裂解释放出内含物，引起炎症反应；在愈合过程中常伴随组织器官的纤维化，形成瘢痕（表16-1）。长期以来学术界一直认为细胞坏死是被动的过程。但近年来的研究认为一些蛋白质参与细胞坏死过程的信号调控。例如，研究表明**受体作用蛋白激酶-3（receptor interacting protein kinase-3，**

RIP3）可能是决定 TNF-α 诱导的细胞坏死的关键蛋白。在某些细胞中，RIP3 表达量高的细胞则走向坏死路径；RIP3 表达量低的细胞则走向凋亡路径，这些研究显示细胞坏死也是程序性的。

细胞坏死是机体对外界病理性刺激做出的重要反应，细胞通过自身的死亡并通过炎症反应来消除病理性刺激对机体的影响，但也可能因此诱发相关疾病的发生。

表 16-1 细胞凋亡与细胞坏死的主要特征比较

特征	细胞凋亡	细胞坏死
概念	基因控制的自主过程；表现为细胞缩小，核内染色质浓缩，核质边缘化，膜发泡，凋亡小体形成	可能有自主过程参与；细胞膜丧失完整性和化学梯度，细胞质内容物外泄引起细胞溶解死亡
诱因	生理或病理因素	病理因素，如毒素、严重缺氧、缺血和 ATP 缺乏
形态学	细胞皱缩，与邻近细胞连接丧失	肿胀，形态不规则
细胞膜	完整，鼓泡，形成凋亡小体	溶解或通透性增加
细胞器	完整	受损
细胞核	固缩，染色质边缘化	染色质不规则转移
线粒体	肿胀，通透性增加，Cyt c 释放	肿胀，破裂，ATP 耗尽
生化特征	核小体 DNA 断裂成约 180bp 的片段	随机断裂成大小不等的片段
能量需求	依赖 ATP	不依赖 ATP
组织分布	单个或成群细胞	成片细胞
组织反应	非炎症	炎症
结局	吞噬细胞吞噬部分膜性结构	细胞内容物溶解释放
对个体的影响	生长、发育、生存的必需	引起炎症

二、细胞凋亡

细胞凋亡（apoptosis）是借用古希腊语，意指细胞像秋天树叶凋落一样的死亡方式。1972 年 Kerr 最先提出这一概念，认为细胞凋亡是一个主动的、由基因决定的、自主结束生命的过程。线虫（*C. elegans*）是研究个体发育和细胞凋亡的理想材料。其生命周期短，细胞数量少，线虫的成体若是雌雄同体有 959 个体细胞、约 2000 个生殖细胞；如果是雄虫，有 1031 个体细胞、约 1000 个生殖细胞，神经系统由 302 个细胞组成，它们来自于 407 个前体细胞，而这些前体细胞中有 105 个发生了细胞程序性死亡。用体细胞突变的方法发现在 *C. elegans* 细胞凋亡中有 14 个基因起作用，其中 *Ced-3*、*Ced-4* 和 *Ced-9* 在细胞凋亡的实施阶段起作用，*Ced-3* 和 *Ced-4* 诱发凋亡，*Ced-9* 抑制 Ce3、Cd4，使凋亡不能发生。2002 年，英国的 S. Brenner、美国的 H. R. Horvitz 和英国的 J. E. Sulston 因利用 *C. elegans* 研究器官发育的遗传调控和细胞程序性死亡方面的开创性突出贡献获 2002 年度诺贝尔生理学或医学奖。

（一）细胞凋亡的特点

1. 细胞凋亡的生物学意义

细胞凋亡是生物界普遍存在的一种生物学现象，是在生物进化过程中形成的、由基因控制的、自主的、

有序的细胞死亡方式，对于机体维持其自身稳定具有重要的生物学意义。

细胞凋亡几乎参与和影响所有胚胎的发育，不但参与清除胚胎发育过程中错位、迷途、多余的细胞，而且在动物组织器官形成及变态过程中起着重要作用。早期神经细胞的数量远远超过靶细胞，但在神经系统发育成熟时，大约一半的神经细胞发生了凋亡，只有与靶细胞建立起良好接触联系，并充分接受了靶细胞分泌的**存活因子（survival factor）**的神经细胞才保留下来（图 16-3）。两栖动物中，由蝌蚪发育为青蛙时，蝌蚪尾巴的自然消失就是细胞自然凋亡的过程。一些动物指（趾）的形成过程也是肢端的某些细胞自然凋亡而且被吞噬消化的结果。

细胞凋亡是机体清除衰老和损伤细胞、抵御外界因素干扰、维持机体环境稳定的重要因素。研究表明，在细胞 DNA 受到不可逆的损伤时，机体可能通过细胞凋亡来清除损伤细胞，若此时细胞凋亡受阻，则可能诱发癌症等疾病。此外，细胞凋亡还参与了许多年龄相关疾病的发病过程，如**帕金森病（Parkinson's disease）、阿尔茨海默病（Alzheimer's disease）**等。免疫系统是机体防御系统的重要组成部分，淋巴细胞在发育分化、成熟过程中的**阳性选择（positive selection）**和**阴性选择（negative selection）**涉及复杂

的细胞凋亡过程。在接受抗原刺激而发生的免疫反应中，参与反应的淋巴细胞和靶细胞在一定条件下均可

发生凋亡，这是一种清除受病毒感染的细胞和肿瘤细胞的机制。

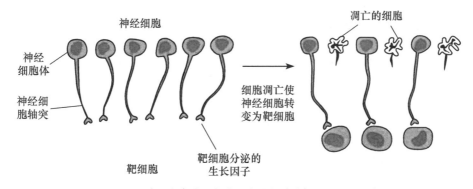

图 16-3 神经发育过程中的细胞凋亡（引自 Lodish，2005）

2. 凋亡细胞的主要变化

（1）形态变化。电子显微镜下细胞凋亡的形态学变化是多阶段的，表现为：①细胞表面微绒毛、细胞突起和细胞表面皱褶消失，形成光滑的轮廓，从周围活细胞中分离出来；②细胞内脱水，细胞浆浓缩，细胞体积缩小，核糖体、线粒体聚集，结构更加紧密；③染色质逐渐凝聚成新月状附于核膜周边，嗜碱性增强，细胞核固缩呈均一的致密物，进而断裂为大小不一的片段；④细胞膜不断出芽、脱落，细胞变成数个大小不等的由膜包裹的**凋亡小体（apoptotic body）**，凋亡小体内可含细胞质、细胞器和核碎片，有的不含核碎片；⑤凋亡小体被具有吞噬功能的细胞，如巨噬细胞、上皮细胞等吞噬、降解。凋亡发生过程中，细胞膜保持完整，细胞内容物不释放出来，所以不引起炎症反应（图 16-4）。

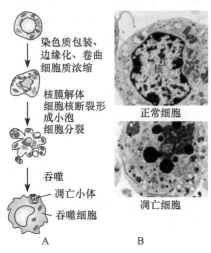

图 16-4 细胞凋亡过程及形态特征

A. 细胞凋亡结构变化示意；B. 细胞凋亡电子显微镜照片

（2）生化变化。细胞凋亡的生化特征主要表现为内切核酸酶活化，从而导致染色质 DNA 在核小体连接部位断裂，形成 180～200bp 整数倍的核酸片段，

在琼脂糖凝胶电泳或进行氯化铯溴化乙锭超速离心时呈现特异的梯状图谱（图 16-5），而坏死细胞呈弥漫的连续图谱。

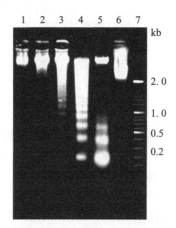

图 16-5 凋亡细胞的 DNA 梯带

3. 细胞凋亡和细胞坏死的区别

细胞凋亡与细胞坏死是多细胞生物的两种不同死亡形式（图 16-6）。它们在形态、代谢、分子机制、结局和意义等方面都有本质的区别（表 16-1）。但细胞凋亡在一定情况下可转化为坏死。

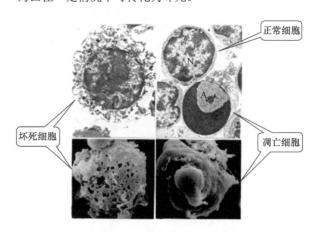

图 16-6 细胞坏死与细胞凋亡的形态特征及比较

4. 细胞凋亡发生过程的形态学阶段

从形态学角度，细胞凋亡的发生过程可分为以下几个阶段。①凋亡诱导期。凋亡诱导因素作用于细胞后，通过复杂信号转导途径将信号传入细胞内，由细胞决定生存或死亡。②执行期。决定死亡的细胞将按预定程序启动凋亡，激活凋亡所需的各种酶类及降解相关物质，形成凋亡小体。③消亡期。凋亡的细胞被邻近的、具有吞噬能力的细胞所吞噬并降解。从细胞凋亡开始到凋亡小体的出现仅数分钟，而整个细胞凋亡过程可能延续 4 ～ 9h。

（二）影响细胞凋亡的因素

细胞凋亡是一个复杂的过程，受机体内、外多种因素的影响，其具体的分子机制尚不完全清楚。据现有的研究发现，能诱导细胞凋亡的因素多种多样。同一组织和细胞受到不同凋亡诱因的作用，其反应结果不尽相同，而同一因素对不同组织和细胞诱导凋亡的结果也各不相同。目前，多数研究者认为细胞凋亡相关因素分诱导性因素和抑制性因素两大类。

1. 细胞凋亡诱导因素

凋亡是一个程序化的过程，该程序虽然已经预设于活细胞之中，正常情况下它并不"随意"启动，只有当细胞受到来自细胞内、外的凋亡诱导因素作用时才会启动。因此，凋亡诱导因素是凋亡程序的启动者。常见的诱导因素如下。

（1）激素和生长因子。失衡生理水平的激素和生长因子是细胞正常生长不可缺少的因素，一旦缺乏，细胞会发生凋亡；相反，某些激素或生长因子过多也可导致细胞凋亡。例如，强烈应激引起大量糖皮质激素分泌，后者诱导淋巴细胞凋亡，致使淋巴细胞数量减少。

（2）理化因素。射线、高温、强酸、强碱、乙醇、抗癌药物等均可导致细胞凋亡。例如，电离辐射可产生大量氧自由基，使细胞处于氧化应激状态，DNA 和大分子物质受损，引起细胞凋亡。

（3）免疫因素。在生长、分化以及执行防御、自稳、监视功能中，免疫细胞可释放某些分子导致免疫细胞本身或靶细胞的凋亡。例如，细胞毒 T 淋巴细胞（CTL）可分泌**颗粒酶（ granzyme ）**，引起靶细胞凋亡。

（4）微生物因素。细菌、病毒等致病微生物及其毒素可诱导细胞凋亡。例如，HIV 感染时，可致大量 $CD4^+T$ 淋巴细胞凋亡。

（5）其他。缺血与缺氧、神经递质（如谷氨酸、多巴胺）、失去基质附着等因素都可引起细胞凋亡。在肿瘤治疗中，单克隆抗体、反义寡核苷酸、抗癌药物等均可诱导肿瘤细胞凋亡。

2. 细胞凋亡抑制因素

（1）细胞因子白细胞介素 -2（IL-2）、神经生长因子等具有抑制凋亡的作用，当从细胞培养基中去除这些因子时，依赖它们的细胞会发生凋亡；反之，如果在培养基中加入所需要的细胞因子，则可促进细胞内存活基因的表达，抑制细胞凋亡。

（2）某些激素，如 ACTH、睾丸酮、雌激素等对防止靶细胞凋亡及维持其正常存活起着重要作用。例如，当腺垂体被摘除或功能低下时，肾上腺皮质细胞失去 ACTH 刺激，可发生细胞凋亡，引起肾上腺皮质萎缩。如果给予生理维持量的 ACTH，即可抑制肾上腺皮质细胞的凋亡。睾丸酮对前列腺细胞、雌激素对子宫平滑肌细胞也有类似的作用。

（3）其他某些二价金属阳离子（如 Zn^{2+}）、药物（如苯巴比妥）、病毒（如 EB 病毒）、中性氨基酸等均具有抑制细胞凋亡的作用。

（三）细胞凋亡的分子机制

大量的研究资料表明，细胞凋亡与某些基因的调控作用密切相关，这些基因称为凋亡相关基因。这些基因中研究较多的有 *Caspase* 家族、*Bcl-2*、*Fas/APO-1*、*p53*、*Apa f-1* 等。

1. 细胞凋亡相关的基因和蛋白质

（1）*Caspase* 基因家族。该基因家族编码的是一组存在于细胞质中，在细胞凋亡过程中起着关键作用的酶。它能够特异切割靶蛋白天冬氨酸残基后的肽键，因此称为天冬氨酸特异性的**半胱氨酸蛋白水解酶（ cysteine aspartate-specific protease，Caspase ）**。Caspase 选择性地切割靶蛋白，使这些靶蛋白活化或失活。

Caspase 具有以下特点：①酶活性依赖于半胱氨酸残基的亲和性；②总是在天冬氨酸之后切断底物；③都是由两个大亚基和两个小亚基构成的异四聚体，大、小亚基由同一个基因编码，前体被切割后产生两个活性亚基。

Caspase 的发现始于对秀丽隐杆线虫细胞凋亡的研究。哺乳动物中存在的白细胞介素 -1β- 转化酶（ICE）是细胞凋亡蛋白酶，与线虫的 Ced-3 同源。现在发现的哺乳动物细胞的 Caspase 家族共有 15 个成员（表 16-2）。

表 16-2 哺乳动物细胞 Caspase 家族成员及其在细胞凋亡过程中的功能

名称及其别名	在细胞凋亡中的功能
Caspase-1 (ICE)	白细胞介素 -1 前体的切割，参与死亡受体介导的细胞凋亡
Caspase -2 (Nedd-2/ICH)	起始 Caspase 或执行 Caspase
Caspase-3 (apopain/cpp32/Yama)	执行 Caspase
Caspase-4 (Tx/ICH2/ICErcl- Ⅱ)	炎症因子前体的切割
Caspase-5 (ICErcl- Ⅲ /TY)	炎症因子前体的切割
Caspase-6 (Mch2)	执行 Caspase
Caspase-7 (ICE-LAP3/Mch3/CMH-1)	执行 Caspase
Caspase-8 (FLICE/MACH/Mch5)	死亡受体途径的起始 Caspase
Caspase-9 (ICE-LAP6/Mch6)	起始 Caspase
Caspase -10 (Mch4/FLICE2)	死亡受体途径的起始 Caspase
Caspase-11 (ICH3)	白细胞介素 -1 前体的切割，死亡受体途径的起始 Caspase
Caspase-12	内质网凋亡途径的起始 Caspase
Caspase-13	未知
Caspase-14	未知
Caspase-15	未知

在已经发现的这些 Caspase 中，Caspase-1 和 Caspase-11 主要负责白细胞介素前体的活化，不直接参与凋亡信号的转导。其余的 Caspase 根据在细胞凋亡过程中发挥的功能不同，分为两类：一类是**凋亡起始者（apoptotic initiator）**，包括 Caspase-2、Caspase-8、Caspase-9、Caspase-10 和 Caspase-11；另一类是**细胞凋亡执行者（apoptotic executioner）**，包括 Caspase-3、Caspase-6、Caspase-7。起始者对执行者前体进行切割，使执行者活化。

Caspase 通过切割底物而发挥作用。例如，Caspase 激活的 **DNA 酶 CAD（Caspase activated DNase）** 一般与其抑制因子 ICAD（inhibitor of CAD）结合在一起，处于失活状态。细胞启动凋亡程序后，活化的执行 Caspase 降解 ICAD，使 CAD 释放并在核小体之间切割 DNA，形成间隔 200bp 的 DNA 片段。执行 Caspase 切割核纤层蛋白、核纤层解聚等，使细胞呈现出凋亡的形态学和分子生物学特征。

（2）凋亡酶激活因子 1。**凋亡酶激活因子 1（apoptotic protease activating factor-1，Apaf-1）** 在线粒体参与的细胞凋亡通路中具有重要作用。*Apaf-1* 基因敲除小鼠的脑中神经细胞过多，脑发育畸形。Apaf-1 具有激活 Caspase -3 的作用，而这一过程又需要细胞色素 c（Cyt c）和 Caspase-9（Apaf-3）参与。Apaf-1/Cyt c 复合体与 ATP/dATP 结合后，Apaf-1 可以通过其 CARD 结构域召集 Caspase-9，形成凋亡体（apoptosome）。

（3）*Bcl-2* 基因。*Bcl-2* 是编码细胞凋亡过程中的一类调节因子基因。现在已经发现至少 19 个同源物，编码的调节因子在线粒体参与的凋亡通路中起调控作用，能控制线粒体中 Cyt c 等凋亡因子的释放。

Bcl-2 家族成员都含有 1～4 个 Bcl-2 同源结构域，即 BH1、BH2、BH3、BH4 结构域，并且通常有一个 C 端疏水尾状结构，即**跨膜结构域（transmembrane region, TM）**。其中 BH4 是抗凋亡蛋白所特有的结构域，BH3 是与促进凋亡有关的结构域。根据功能和结构可将 *Bcl-2* 基因家族分为两类（图 16-7），一类是抗凋亡（anti-apoptotic）的，如 *Bcl-2*、*Bcl-xl*、*Bcl-w*、*Ced-9*、*Al*、*BHRF-1*、*Mc1-1*；另一类是促凋亡（pro-apoptotic）的，如 *Bax*、*Bcl-xs*、*Bak*、*Bad*、*Bid*、*Bim*。

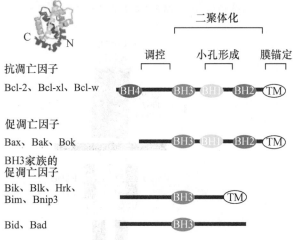

图 16-7 Bcl-2 家族（引自 Lodish，2005）

这些蛋白质家族成员之间可以形成异二聚体或同二聚体，它们之间的比例影响细胞调控系统，从而最终决定细胞是否凋亡。Bcl-2 家族中的促凋亡蛋白时常在细胞浆中"巡逻"，它们充当了细胞损伤或应激的感应器。在细胞应激时，促凋亡蛋白（如 Bad）发生去磷酸化（图 16-8），非磷酸化的 Bad 向线粒体膜移位，与膜结合的 Bcl-xl 形成异二聚体，拮抗后者的抗凋亡效应，在线粒体外膜形成跨膜通道或开启线粒体的**通透性转变孔（permeability transition pore，PT）**，促使线粒体内的 Cyt c 释放，引发细胞凋亡。

（4）Fas/APO-1。Fas 和 APO-1 分别是从人的 T 淋巴细胞瘤 KT3 细胞株及人的 B 细胞淋巴瘤 SKW6. 4 株分离出的 2 个 cDNA 克隆。序列分析证明两者完全一致，在第五届人类白细胞抗原分型国际会议上正式命名 Fas/APO-1 为 CD95。Fas 蛋白属于**肿瘤坏死因子受体（tumor necrotic factor receptor，TNFR）**及**神经生长因子受体（nerve growth factor receptor）**家族。*Fas* 基因的编码产物为分子质量为 45kDa 的跨膜蛋白，分布于胸腺细胞，激活的 T 淋巴细胞、B 淋巴细胞、巨噬细胞，肝脏、脾脏、肺脏、心脏、脑、肠、睾丸和卵巢细胞等中。Fas 蛋白与 Fas 配体结合后，引起 Caspase-8、Caspase-10 自身被激活，它们启动 Caspase 的级联反应，最终导致细胞凋亡。

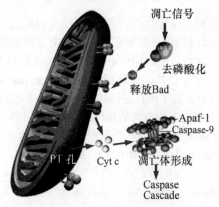

图 16-8　Bcl-2 相关蛋白 Bad 促凋亡作用

2. 细胞凋亡的信号通路

细胞外的凋亡诱导因子作用于靶细胞，通过细胞内不同的信号转导通路，最终激活细胞死亡程序，导致细胞凋亡。由 Caspase 依赖的细胞凋亡信号转导通路主要有两条：一是死亡受体信号转导通路；二是线粒体通路。此外，还可通过内质网导致细胞凋亡。但是每一条通路并非孤立，而是相互联系、互相"串话"，形成网络。

（1）死亡受体介导的细胞凋亡由存在于细胞膜上的**死亡受体（death receptor，DR）**介导，将外源性凋亡信号传递到细胞内，引发细胞凋亡。

死亡受体介导的细胞凋亡中的"死亡受体"属于**肿瘤坏死因子（tumor necrosis factor，TNF）**受体超家族成员，包括 TNF、Fas 和 **TRAIL（TNF related apoptosis inducing ligand）**。它们都含有与 TNF 受体同源的富含半胱氨酸的胞外区，其细胞质部分还含有一个与细胞凋亡直接相关的结构域，称为**死亡结构域（death domain，DD）**。Fas 具有 3 个富含半胱氨酸的胞外区和一个 DD（图 16-9）的胞内区。Fas 配体（Fas ligand，FasL）与 Fas 结合后，导致受体的**三聚化（trimerization）**，使细胞内的 DD 区构象改变，然后使受体的细胞质部分与**接头蛋白（adapter protein）Fas- 相关死亡结构域（Fas-associated death domain，FADD）**的 DD 区结合，FADD 的 N 端**死亡效应结构域（death effector domain）**便与 Caspase-8（或 Caspase-10）前体蛋白结合，形成**死亡诱导信号复合物（death-inducing signaling complex，DISC）**，引起 Caspase-8、Caspase-10 通过自身剪切激活，启动 Caspase 的级联反应，使 Caspase-3、Caspase-6、Caspase-7 激活，降解细胞内结构蛋白和功能蛋白，导致细胞快速凋亡。

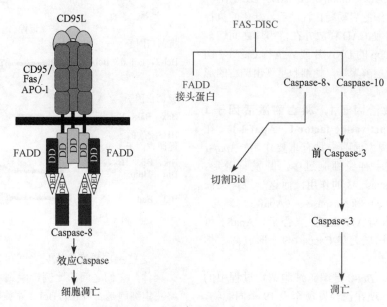

图 16-9　FAS 介导的细胞凋亡

Caspase-8 同时也激活 Bcl-2 家族的促凋亡因子 Bid（binding interface database）。正常状态下，Bid 以非活性方式存在于细胞质内，当被 Caspase-8 激活后，形成一种**截短的 Bid（truncated Bid，tBid）**，后者转移到线粒体，破坏线粒体膜的稳定性，导致 Cyt c 释放入细胞质，激活 Caspase -9，进一步加强了 Caspase 级联反应（图 16-8）。

（2）线粒体细胞凋亡途径。线粒体是细胞的能量转换中心，也是细胞凋亡的调控中心。细胞受到一些凋亡刺激因素，如射线、化学治疗药物等刺激后，使线粒体膜的**通透性转换孔（permeability transition pore，PTP）**打开或发生变化，进而促使线粒体释放凋亡启动因子（Cty c、AIF、Apaf-1）。Cyt c 能与

Apaf-1、Caspase-9 前体、ATP/dATP 形成凋亡复合体，然后召集并激活 Caspase-3，进而引发 Caspase 级联反应，对凋亡信号进行放大，导致细胞凋亡。

线粒体在 Cyt c 致细胞凋亡过程中还释放大量自由基、**核酸酶 G（endonuclease G）**和**蛋白 Smac（second mitochondria-derived activator of caspase）**、**凋亡诱导因子（apoptosis inducing factor，AIF）**，Smac 能通过 N 端的几个氨基酸与**细胞凋亡蛋白抑制物（Inhibitor of apoptosis protein，IAP）** 的 BIR（baculovirus IAP repeats domain）结构域结合，从而解除 IAP 对 Caspase 的抑制；AIF 释放后则直接进入细胞核引起核固缩和染色质断裂；核酸酶 G 可以使 DNA 片段化（图 16-10、图 16-11）。

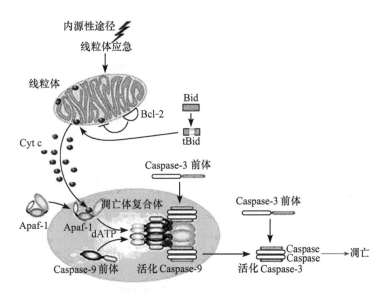

图 16-10　线粒体凋亡通路（引自 Alberts et al.，2007)

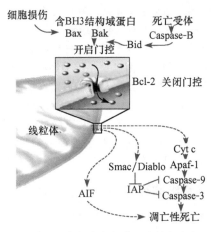

图 16-11　线粒体参与的细胞凋亡通路

（3）内质网在细胞凋亡调控中的作用。内质网在凋亡信号的接收和放大中起着重要作用。内质网是细胞内蛋白质合成和成熟的主要场所。蛋白质成熟和折叠的异常导致内质网损伤。未折叠的蛋白质与内质

网内伴侣蛋白 BiP/Grp78 结合，干扰了 BiP/Grp78 与 Ire1-α 的结合，从而导致 Ire1-α 与 TRAF-2 的结合。TRAF-2 能吸附并激活内质网特异的蛋白酶 Caspase-12，从而激活细胞凋亡过程。

在细胞应激状态下内质网应激：一方面，通过直接激活 Caspase-12，参与细胞凋亡；另一方面，内质网钙的释放可直接诱导线粒体的膜孔开放，从而导致线粒体凋亡物质的释放。线粒体释放的 Cyt c 能直接与内质网上的 InsP3 受体结合，诱导钙大量释放并作用于线粒体，引发线粒体凋亡物质的释放。所以，内质网和线粒体在凋亡调控中存在直接的相互对话和相互作用。内质网通过其钙库在凋亡信号接收和放大中起着关键作用，而线粒体在接收凋亡信号后通过释放大量的凋亡物质来启动和实施细胞凋亡。

3. 细胞凋亡的调控

多细胞生物是高度有序的生命体，细胞凋亡过程受到严格的信号控制。细胞中存在的 Caspase 酶原系统，决定细胞的生死。但 Caspase 酶原自身的活化以及与

Caspase 酶原活化相关的信号分子在细胞中受到严格控制，以保证在必需的情况下才启动凋亡程序。

（1）内源因素对细胞凋亡的调控。细胞中具有抑制 Caspase 活性的抑制因子，属于一个庞大的蛋白质家族。它们能通过 BIR 结构域与 Caspase 结合，抑制其活性，如 XIAP；同时，细胞内存在凋亡激活因子。例如，当凋亡启动后，Smac/Diablo 和 Omi/HtrA2 与 Cyt c 一起从线粒体中释放，这两种蛋白质具有 IAP 结合基序（IAP binding motif，IBM），能与 IAP 结合，释放被 IAP 封闭的 Caspase，沿 Caspase 依赖的细胞凋亡途径进行。

（2）外源因素对细胞凋亡的调控。机体需要外界信号刺激才能生长，细胞增殖、存活同样也依赖外界信号。如果丧失存活信号，细胞会启动内部凋亡程序，导致细胞凋亡。例如，前面提到的神经系统发育过程中过剩神经元的凋亡，是因为这些细胞缺乏靶细胞（外源性）分泌的神经生长因子。细胞内广泛存在类似的对其他细胞分泌的存活因子，如丝裂原和生长因子的依赖，抑制细胞凋亡。

生物体为防御外来入侵者，可以利用细胞凋亡形式清除被病毒感染的细胞，防止病毒传播；反之，病毒也演化出相应的对抗机制，抑制 Caspase 的活性，阻止宿主细胞凋亡。

（四）细胞凋亡与疾病

过去认为细胞凋亡是个体发育过程中维持机体自稳的一种机制，是生长、发育、维持机体细胞数量恒定的必要方式，具有一定的生物学意义。随着研究的深入，人们进一步认识到，细胞凋亡与疾病的发生有一定的关系，具有重要的临床意义。

在健康的机体中，细胞的生生死死总是处于一个良性的动态平衡中，如果这种平衡被破坏，人就会患病。如果该死亡的细胞没有死亡，就可能导致细胞恶性增长，形成癌症。如果不该死亡的细胞过多地死亡，如受艾滋病病毒的攻击，不该死亡的淋巴细胞大批死亡，就会破坏人体的免疫能力，导致艾滋病发作。

细胞凋亡之所以成为人们研究的一个热点，在很大程度上取决于细胞凋亡与临床的密切关系。这种关系不仅表现在凋亡及其机制的研究，阐明了免疫疾病的发病机制，而且由此可以导致疾病新疗法的出现，特别是细胞凋亡与肿瘤及心血管疾病之间的密切关系备受人们的重视。

1. 细胞凋亡过度，导致心血管疾病

当细胞凋亡规律失常时，就可能发生先天性心血管疾病。有证据表明，导致心律失常的右心室发育不良性心肌病与心肌细胞过度凋亡有关；在急性心梗的早期和再灌注期，发现有大量的凋亡细胞；扩张性心肌病、心律失常、主动脉瘤等疾病则证明凋亡现象明显活跃，导致组织细胞失常；实验表明，血管内皮细胞凋亡具有促凝作用，能促发和加重动脉粥样硬化病变；高血压病则因凋亡血管重塑，使血管变得僵硬，压力负荷增加，高血压恶化的同时又促使心功能不全。

2. 细胞凋亡受阻，导致肿瘤的发生

一般认为，恶性转化的肿瘤细胞是因为失控生长、过度增殖，从细胞凋亡的角度来看则认为是肿瘤的凋亡机制受到抑制不能正常进行细胞死亡清除的结果。肿瘤细胞中有一系列的癌基因和原癌基因被激活，并呈过度表达状态。这些基因的激活和肿瘤的发生、发展之间有着极为密切的关系。癌基因中一大类属于生长因子家族，也有一大类属于生长因子受体家族，这些基因的激活与表达，直接刺激了肿瘤细胞的生长。这些癌基因及其表达产物也是细胞凋亡的重要调节因子，许多种类的癌基因表达以后，即阻断了肿瘤细胞的凋亡过程，使肿瘤细胞数目增加。因此，从细胞凋亡角度来理解肿瘤的发生机制，是由于肿瘤细胞的凋亡受阻所致。因此，通过从细胞凋亡的角度和机制来设计对肿瘤的治疗方法就是重建肿瘤细胞的凋亡信号传递系统，即抑制肿瘤细胞生存基因的表达、激活死亡基因的表达。

3. 给自身免疫病的研究带来真正的突破

自身免疫疾病包括一大类难治的、免疫紊乱而造成的疾病，自身反应性 T 淋巴细胞及产生抗体的 B 淋巴细胞是引起自身免疫病的主要免疫病理机制。正常情况下，免疫细胞的活化是一个极为复杂的过程。在自身抗原的刺激作用下，识别自身抗原的免疫细胞被活化，从而通过细胞凋亡的机制而得到清除。但如果这一机制发生障碍，那么识别自身抗原的免疫活性细胞的清除就会产生障碍。有人观察到在淋巴增生突变小鼠中 Fas 编码的基因异常，不能翻译正常的 Fas 跨膜蛋白分子，如果 Fas 异常，则由其介导的凋亡机制也同时受阻，便造成淋巴细胞增殖性的自身免疫疾患。

4. 细胞凋亡与神经系统的退行性病变

目前知道阿尔茨海默病是因神经细胞凋亡的加速而产生的。阿尔茨海默病是一种不可逆的退行性神经疾病，淀粉样前体蛋白（APP）早老蛋白 -1（PS1）、早老蛋白 -2（PS2）的突变导致家族性阿尔茨海默病（FAD）。研究证明，PS 参与了神经细胞凋亡的调控，PS1、PS2 的过表达能增强细胞对凋亡信号的敏感性。

三、自噬性细胞死亡

细胞自噬（autophagy）现象于 19 世纪 50 年代首次被发现，并于 1963 年被 de Duve 等正式命名。自噬是真核细胞内普遍存在的一种通过包绕隔离受损的或功能退化的细胞器（如线粒体）及某些蛋白质和大分子物质，与溶酶体融合并水解膜内成分的现象。在营养缺乏的情况下，细胞获得营养物质；在细胞受到损伤（或衰老）时，细胞通过自噬可清除受损或衰老的细胞器；在细胞受到微生物感染或毒素侵入时，细胞通过自噬可清除这些微生物或毒素。因此，对于细胞来说，自噬是保护细胞的一个有效机制。然而，在一些细胞的死亡进程中，并未观察到细胞凋亡或坏死的特征，而显示出细胞自噬的特征，说明自噬与细胞死亡有一定的关系，这种细胞死亡也被称为自噬性细胞死亡（2 型细胞死亡）。然而，是自噬诱发了细胞死亡（以及自噬通过哪些通路诱发细胞死亡）还是细胞死亡伴随着自噬还有待进一步研究。

（一）细胞自噬的形态特点及分类

相对于主要降解短半衰期蛋白质的泛素 - 蛋白酶体系统，细胞自噬参与了绝大多数长半衰期蛋白质的降解。在形态上，即将发生自噬的细胞细胞质中出现大量游离的膜性结构，称为**前自噬体（preautophagosome）**。前自噬体逐渐发展，成为由双层膜结构形成的空泡，其中包裹着退变的细胞器和部分细胞浆，这种双层膜被称为**自噬体（autophagosome）**。自噬体双层膜的起源尚不清楚，有人认为其来源于糙面内质网，也有观点认为其来源于晚期高尔基复合体及其膜囊泡体，也有可能是重新合成的。自噬体的外膜与溶酶体膜融合，内膜及其包裹的物质进入溶酶体腔，被溶酶体中的酶水解。此过程使进入溶酶体中的物质分解为其组成成分，并可被细胞再利用，这种吞噬了细胞内成分的溶酶体被称为**自噬溶酶体（autophagolysosome）**。这一整个过程可人为的分为**感应诱导（induction）**、**靶物识别（cargo recognition）**、**选择（selection）**、**自噬体形成（vesicle formation）**和**溶酶体融合降解（fusion,**

and degradation of cargo by lysosomes）5 个阶段。在细胞自噬过程中，除可溶性胞浆蛋白之外，线粒体、过氧化物酶体、高尔基复合体和内质网的某些部分都可被溶酶体所降解。

根据细胞内底物运送到溶酶体腔方式的不同将细胞自噬分为 3 种主要方式（图 16-12）。①**巨自噬（macroautophagy）**通过形成双层膜包绕错误折叠和聚集的蛋白质病原体、非必需氨基酸等并与溶酶体融合降解，是真核细胞内最普遍的自噬方式，营养缺失、感染、氧化应激、毒性刺激等许多应激都能诱导巨自噬的发生，一般所说的自噬都是指巨自噬。②**微自噬（microautophagy）**不同于巨自噬，其中没有自噬膜的形成过程，它的典型特点是通过溶酶体膜直接内陷或外凸（evagination）包绕细胞质及内容物进入溶酶体进行降解。现在开始用专有词汇描述对某个细胞器的自噬。例如，对线粒体自噬，不管是巨自噬或微自噬，统一用**线粒体自噬（mitochondrial autophagy 或 mitophagy）**来表示。③**分子介导的自噬（chaperone-mediated autophagy，CMA）**是一种高度选择的自噬方式，它有两个核心成员：热休克蛋白 HSC70 和**溶酶体膜相关蛋白 2A（lysosomal-associated membrane protein 2A，LAMP-2A）**。热休克蛋白 HSC70 是一种分子伴侣蛋白。CMA 只降解肽链中含有 KFERQ（Lys-Phe-Glu-Arg-Gln）五肽片段的蛋白质。首先热休克蛋白 HSC70 特异地识别并结合含有 KFERQ 五肽片段的蛋白质并通过与 LAMP2A 的相互作用而将目的蛋白转运入溶酶体内降解。

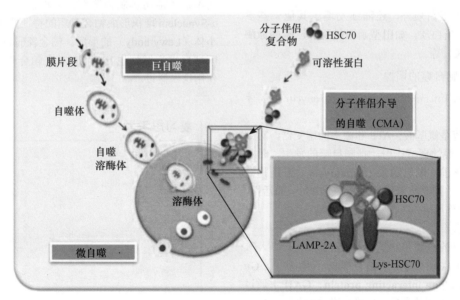

图 16-12　三种细胞自噬方式

（二）参与细胞自噬的分子

早期人们在酵母中发现的与细胞自噬相关的基因，称为***ATG***（**autophagy-related**），哺乳动物自噬相

关基因则被命名为 *Atg*，在哺乳动物细胞自噬的自噬泡形成过程中，由 *Atg3*、*Atg5*、*Atg7*、*Atg10*、*Atg12* 和 *LC3*（microtubule-associated protein 1 light chain 3,

MAP1-LC3，相应于酵母的 *Atg8*）所编码的蛋白质是参与自噬体形成的两个泛素样蛋白系统的组成成分。其中 Atg12 结合过程与前自噬泡的形成相关，而 LC3 修饰过程对自噬泡的形成必不可少（图 16-13）。第一条泛素样蛋白系统是 Atg12 首先由 E1 样酶 Atg7 活化，之后转运至 E2 样酶 Atg10，最后与 Atg5 结合，形成自噬体前体；第二条泛素样蛋白系统是 LC3 前体形成后，加工成细胞质可溶性 LC3-Ⅰ，并暴露出其羧基末端的甘氨酸残基。LC3-Ⅰ 被 Atg7 活化，转运至第二种 E2 样酶 Atg3，并被修饰成膜结合形式 LC3-Ⅱ，参与自噬泡形成。LC3-Ⅱ 定位于前自噬体和自噬体膜，成为检测自噬发生的分子标记之一。一旦自噬体与溶酶体融合，自噬体内的 LC3-Ⅱ 即被溶酶体中的水解酶降解。上述两条泛素样加工修饰过程可以互相调节、互相影响。

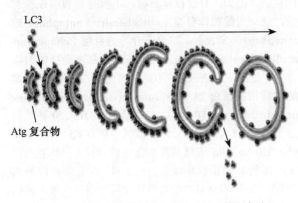

图 16-13　细胞自噬过程中自噬泡的双层膜形成过程

除了上述蛋白质外，还陆续发现了其他一些参与细胞自噬的蛋白质，如Ⅲ型磷脂酰肌醇三磷酸激酶（Class Ⅲ PI3K）等。

（三）细胞自噬的调控

1. mTOR（mammalian target of rapamycin）信号途径

TOR 激酶是氨基酸、ATP 和激素的感受器，对细胞生长具有重要的调节作用，抑制自噬的发生，是自噬的负调控分子。**纳巴霉素（rapamycin）** 通过抑制 mTOR 的活性，抑制核糖体蛋白 S6（p70S6）的活性，诱导自噬发生作用。

2. Gαi3 蛋白

结合 GTP 的 G 蛋白亚基 Gαi3 是自噬的抑制因子，而结合 GDP 的 Gαi3 蛋白则是自噬的活化因子。**Gα作用蛋白（G alpha interacting protein，GAIP）** 通过 Gαi3 蛋白加速 GTP 的水解，促进自噬的发生。

3. 其他

信号转导通路中的许多因素影响着细胞自噬的发生，但尚待进一步探讨。

（四）细胞自噬与疾病

细胞自噬在清除细胞内衰老的细胞质成分、去除毒素和微生物感染、提供细胞营养，从而保护细胞中具有重要的意义；另外，自噬介导了细胞死亡，对于机体来说，自噬性细胞死亡是有利还是不利很难界定，但在疾病的发生、发展中会起到一定的作用。

1. 细胞自噬与恶性肿瘤

细胞自噬是将细胞内受损、变性或衰老的蛋白质及细胞器运输到溶酶体进行消化降解的过程。正常生理情况下，细胞自噬有利于细胞保持自稳状态；在发生应激时，细胞自噬防止有毒或致癌的损伤蛋白质和细胞器的累积，抑制细胞癌变；然而肿瘤一旦形成，细胞自噬为癌细胞提供更丰富的营养，促进肿瘤生长。因此，在肿瘤发生、发展的过程中，细胞自噬的作用具有两面性。此外，自噬还可保护某些肿瘤细胞免受放疗、化疗损伤。这种保护作用的机制可能是通过自噬清除受损的大分子或线粒体等细胞器，从而保护肿瘤细胞免受放疗、化疗损伤，维持恶性细胞的持续增殖。

2. 自噬与帕金森病

研究表明，帕金森病患者的脑内黑质纹状体区 CMA 相关蛋白 LAMP-2A 和 HSC70 表达量明显下降，而阿尔茨海默病患者及对照组样本中的 LAMP-2A 和 HSC70 表达量则没有明显变化。**α-突触核蛋白（α-Synuclein）** 因（95VKKDQ 99）肽段能与 HSC70 稳定结合，推测其通过 CMA 而被降解；而突变的 α-Synuclein 蛋白则能与溶酶体表面受体高亲和结合而不进入溶酶体膜内降解，从而影响 CMA 功能，使 α-Synuclein 堆积形成帕金森病的特征性病理改变 Lewy 小体（Lewy body）的形成。帕金森病患者黑质纹状体区域自噬泡增加也支持 CMA 在帕金森病中起着重要作用这一假设。

复习思考题

1. 细胞衰老有哪些特征？
2. 什么是 Hayflick 界限？
3. 细胞凋亡的概念、形态特征及其与坏死的区别是什么？
4. 细胞凋亡有何生物学意义和医学意义？
5. 细胞凋亡的基本途径是什么？
6. 细胞自噬有哪些类型？与疾病的发生有何关系？

（复旦大学　左　伋）

第十七章　细胞的应激

机体受到刺激，如光、温度、射线、机械作用、毒物、药物、生物因素、创伤、手术、失血、感染、中毒、缺氧、饥饿等会发生反应，这种现象称为应激反应（stress response）。应激反应是生命的基本特征之一。在人体中，应激反应表现在基因、细胞、器官、全身甚至精神活动等多个层次、多个水平。细胞应激反应是最基本的应激反应。

第一节　细胞应激概述

一、细胞应激的基本概念

细胞应激（cellular stress）是指细胞对内源或外源不利因素和有害刺激所产生的防御或适应性反应，以对抗伤害或修复已经遭受的损伤，增加对损伤的耐受性而保护细胞或通过细胞死亡除去损伤后不能修复的细胞。引起细胞产生应激反应的刺激因子称为**应激原（stressor）**。应激原包括外源性应激原，如物理性应激原，药物、毒物等化学应激原，病毒、细菌等生物应激原；细胞内应激原，如自由基、蛋白质或各种营养物质缺乏，内环境失衡，蛋白质错误折叠及氧化性损伤，渗透压改变等。

二、细胞应激反应的特点

（一）细胞应激反应高度保守

从原核生物（如细菌）、简单的真核生物酵母到高等的植物、动物和人类都存在细胞应激反应，细胞应激是一种普遍的细胞生命活动。应激反应导致的选择性压力有益于物种的进化。

（二）细胞应激包括一系列高度有序的事件

当细胞在受到应激原刺激的情况下，由细胞膜、细胞外基质感知这一刺激，首先激活细胞信号转导通路，将这一信号传到细胞核，激活转录因子，如AP-1、NF-κB、p53、低氧诱导因子表达（或提高其转录活性），改变原有基因的表达模式，诱导多种对细胞具有保护作用的应激蛋白的合成，主动保护细胞，修复损伤。如果应激反应过于强烈，则细胞启动程序性死亡信号途径，导致细胞凋亡或自噬性死亡。

三、细胞应激引发的生物效应

应激原刺激细胞，无论是单细胞生物的细胞还是高等哺乳动物的细胞都将出现一系列适应性代偿反应，包括与损伤因素性质有关的特异性应激反应以及机体启动的快速防御性非特异性应激反应。不同的应激原，可诱导不同的基因表达，合成不同的反应蛋白质而产生相应的生物效应。

（一）特异性应激反应

不同的应激原刺激机体，细胞针对应激原合成特异的蛋白质，对细胞产生特异性的保护作用，称为细胞特异性应激反应。例如，当细胞受到氧自由基威胁时，其抗氧化酶（如超氧化物歧化酶、过氧化氢酶等）的表达可能增加，使自由基迅速降低；当暴露于低氧环境时，细胞中的低氧诱导因子1（hypoxia-inducible factor，HIF-1）及其所调控的靶基因的表达可能增加；当遭遇重金属毒害时，细胞中**金属硫蛋白（metallothionein）**表达增多。

（二）非特异性应激反应

在发生特异性反应的同时，细胞也可出现与损伤因素性质无关的非特异反应，如热休克反应、冷休克反应、分泌**急性期反应蛋白（acute phase protein，APP）**等。

由于感染、炎症或组织损伤等应激原刺激细胞，将诱发细胞快速地启动防御性非特异反应，使血浆中某些蛋白质的浓度迅速升高，这些蛋白质称为急性期反应蛋白，这种反应称为急性期反应。通过细胞非特异性防御反应而维持细胞自稳状态，提高细胞对热或其他刺激的耐受性，同时调动机体的免疫系统，出现免疫反应，包括外周血吞噬细胞数目增多、活性增强、**C 反应蛋白（C-reactive protein，CRP）**等非特异性

抗感染的急性期蛋白增加。而慢性应激反应则表现为免疫功能抑制。

第二节　常见的细胞应激反应类型

常见的细胞应激反应包括热应激、氧化应激、低氧应激、内质网应激和基因毒应激。

一、热应激

生物在高温环境下表现出以基因表达变化为特征的防御适应性反应，称为**热应激（heat stress）**。在热应激（或其他应激）时新合成或合成增多的一组蛋白质主要是**热休克蛋白（heat shock protein，HSP）**。热应激反应具有非特异性和防御适应性应激反应的特征。

热休克蛋白是 Ritossa 于 1962 年在研究果蝇暴露于热环境时发现的，其唾液腺多巨染色体某些部位**膨突（puff）**，提示这些区域的基因被激活。1974 年 Tissieres 证实受热果蝇新合成了 6 种蛋白质。随后的许多研究表明，除了热休克以外，射线、重金属、能量代谢抑制剂、氨基酸类似物、乙醇、自由基、细胞因子、缺血、缺氧、寒冷、感染、创伤等都可刺激细胞诱导热休克蛋白基因表达。因此热休克蛋白也被称为**应激蛋白（stress protein）**。热休克蛋白具有以下特征。

1. 热休克蛋白广泛存在于从低等到高等生物内，结构保守

从单细胞生物到人类都存在热休克蛋白，其结构具有保守性。例如，人类 HSP90 的氨基酸序列与酵母有 60% 的同源性、与果蝇有 78% 的同源性。真核细胞的 HSP70 与大肠杆菌类似物相比有 50% 的同源性。

说明热休克蛋白是生物长期进化过程中保留下来的，具有重要生物学意义的一类蛋白质。现在发现热休克蛋白是一个大家族，大多数热休克蛋白是细胞的结构蛋白，当受应激原刺激，细胞内合成增加。

2. 热休克蛋白的分类

根据分子质量的大小，热休克蛋白可以分为 HSP10、HSP60、HSP70、HSP90、HSP110、小分子 HSP、泛素等多种类型。

3. 热休克蛋白的功能

热休克蛋白在细胞内含量非常高，据估计占细胞总蛋白质含量的 5%。其功能涉及细胞的结构维持、更新、修复、免疫等。但其基本功能是帮助蛋白质的正确**折叠（folding）**、**转移（translocation）**、**解聚（disaggregation）**、**复性（renaturation）**和**降解（degradation）**，发挥保护细胞的作用。

（1）发挥分子伴侣的作用。前面已述及，新生蛋白质要形成正确的空间结构才具有功能，蛋白质正确折叠形成的空间结构是由各种**分子伴侣（molecular chaperone）**帮助完成的。在正常情况下，一些热休克蛋白，如 HSP90β、HSP70、GRP78、HSP60 等在细胞内存在一定的基础表达或**组成型表达（constitutive expression）**量，参与细胞的生理活动。

机体在受到热休克或暴露于其他形式的环境压力时，许多细胞内蛋白质会发生部分或全部变性，其疏水性基团暴露，此时热休克蛋白可识别暴露于变性蛋白表面的疏水性区域，协助它们进行重新折叠，或者将无法恢复的蛋白质转移给蛋白酶体，使之降解，从而避免细胞进一步受到伤害，发挥保护细胞的作用。

（2）提高细胞的耐受能力。如果预先给细胞以非致死性的热刺激，可以加强其对第二次热刺激的抵抗力，提高细胞对致死性热刺激的存活率，这种现象称为细胞热耐受。许多研究发现，热休克蛋白的生成量与热耐受呈正相关。

（3）增强免疫功能，参与炎症反应。应激时，当 HSP 从受损细胞中释放出来时，这种 HSP 作为"危险信号"（danger signal），能被单核/巨噬细胞、树突状细胞（DC）、血管内皮细胞上的模式识别受体所识别，导致细胞合成和释放出各种促炎因子，如 NO、TNF-α、IL-1、IL-6、IL-10 等，增强细胞的免疫功能，并参与炎症反应。

4. 热休克蛋白的表达调控

在正常生理条件下，热休克蛋白与**热休克转录因子（heat shock transcription factor，HSF）**结合，使热休克蛋白量保持恒定。当应激原，如发热、炎症、感染等刺激细胞时，常常导致蛋白质变性，热休克蛋白便释放出热休克转录因子转而与受损蛋白质结合。游离的热休克转录因子进入细胞核并聚合成三聚体，该三聚体与热休克基因上游的启动子序列结合，从而启动热休克蛋白的转录、翻译，使细胞中热休克蛋白增多（图 17-1）。

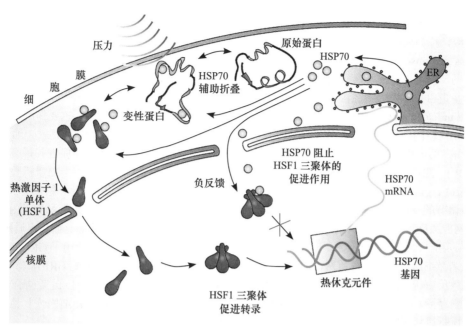

图 17-1　HSP 的诱导与调节

细胞内诱导表达的热休克蛋白能识别和结合新合成的尚未折叠或被损伤失去折叠的多肽链，并依赖其 N 端的 ATP 酶活性，消耗能量促进这些肽链的正确折叠。如果蛋白质损伤过于严重，无法恢复，热休克蛋白家族的泛素将与未折叠多肽共价结合，再经蛋白酶体降解，恢复细胞的正常功能（图 17-2）。

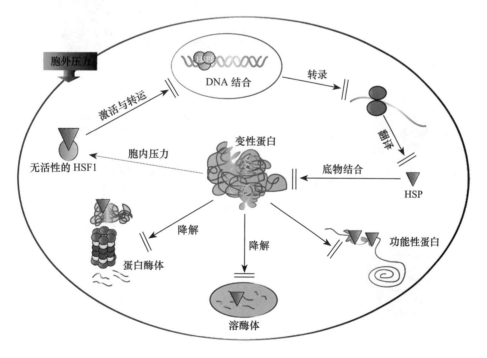

图 17-2　热休克蛋白对应激的应答反应

二、内质网应激

内质网是真核细胞中蛋白质合成和细胞内钙离子的储存、脂质合成的重要场所。新生的蛋白质在分子伴侣的协助下进行折叠，只有正确折叠的蛋白质可以被转运到高尔基复合体。未折叠或错误折叠的蛋白质仍留在内质网，通过**内质网相关降解（endoplasmic reticulum associated degradation，ERAD）**系统移位至细胞质基质并被蛋白酶体降解。内质网对应激原特别敏感，各种应激原，如缺氧、氧化应激、脂质过度负荷、病毒感染、药物和毒素等均可扰乱内质网稳态，导致内质网内未折叠蛋白质、错误折叠蛋白质积聚、细胞内钙稳态失衡等病理状态。为了减轻内质网应激，细胞启动一系列自身保护机制，激活相应的信号通路，引发一系列反应，称为**内质网应激反应（endoplasmic reticulum stress response，ERSR）**。根据诱发内质网应激的原因不同，内质网应激反应分为3种类型：未折叠或错误折叠蛋白质在内质网腔内蓄积引发的**未折叠蛋白质反应（unfolded protein response，UPR）**、正确折叠的蛋白质在内质网腔内过度蓄积激活细胞核因子κB（NF-κB）引发的**内质网超负荷反应（ER overload response，EOR）**、胆固醇缺乏导致的固醇调节元件结合蛋白（sterol regulatory element binding protein，SREBP）通路调节的反应。这3类反应中未折叠蛋白质反应是内质网应激反应中的主要类型，因此，有人认为未折叠蛋白质反应代表了内质网应激反应。

当应激原刺激细胞，破坏了内质网稳态，应迅速激活内质网应激反应相应的信号通路，以恢复内质网稳态，维持细胞存活。同时，通过内质网应激反应将内质网中蛋白质折叠状况的信息传递至细胞的其他部位，如细胞核和线粒体等，引发相应的反应。所以内质网应激反应常早于基因转录水平上的细胞核反应和代谢水平上的线粒体反应。而这些反应能否恢复和维持内质网稳态，取决于应激原刺激的强度和持续的时间。如果刺激过强或持续过久，这些反应不足以恢复和维持内质网稳态，则启动细胞死亡程序而导致细胞凋亡（图17-3）。

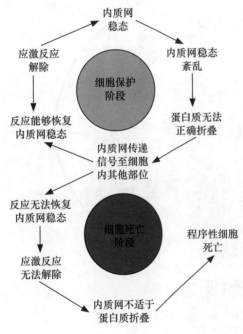

图 17-3　内质网应激的双向作用

（一）内质网应激是通过信号转导实现的

内质网应激通过信号转导而完成反应过程。其信号转导主要包括3条通路：PERK（protein kinase R-like ER kinase）通路、ATF6（activating transcription factor 6）通路和 IRE1（inositol-requiring enzyme 1）通路。

糖调节蛋白78GRP78（glucose regulated protein 78，GRP78）又称为免疫球蛋白重链结合蛋白（immunoglobulin heavy chain binding protein, Bip），其作为内质网稳态的感受器，在监测内质网中未折叠蛋白质的聚集和内质网应激的激活过程中发挥着重要作用。GRP78有两个结构域：大结构域具有ATP酶活性，通过水解ATP的耗能过程防止蛋白质聚集并促进其折叠以获得正确的空间构象；小结构域具有与蛋白质折叠中间产物的疏水区域的结合位点。在内质网稳态的情况下，GRP78分别与PERK、ATF6、IRE1等暴露于内质网腔中的结构域结合而处于非活性状态。而当内质网稳态被打乱，大量未折叠蛋白质聚集时，由于GRP78与未折叠蛋白质具有很高的亲和力，因此GRP78与PERK、ATF6、IRE1解离，转而与未折叠蛋白质结合，从而启动了内质网应激的3条通路，使细胞恢复稳态或凋亡（图17-4）。

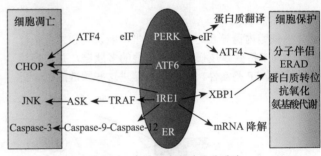

图 17-4　内质网应激的信号通路

PERK、ATF6、IRE1 这3种内质网应激反应感受蛋白介导的信号转导是有先后顺序的。首先活化的是PERK/ eIF2α信号途径，其次是启动 ATF6 信号途径，再次是启动 IRE1 通路。

PERK 属于Ⅰ型内质网跨膜蛋白激酶，与GRP78/Bip 解离后形成二聚体，发生自身磷酸化和激活。活化的 PERK 通过磷酸化 eIF2α 下调几乎所有的蛋白质翻译。因为 eIF2α 是 PERK 的直接底物，无需核移位、转录或翻译等过程，因此抑制效应的产生非常迅速。这种迅速可逆的 mRNA 翻译水平的调节类似于"紧急制动"的作用，通过减少蛋白质合成以减轻内质网的负担。同时 PERK 会选择性增加某些5′端非翻译区（包含抑制性上游开放阅读框）mRNA 的翻译，如 ATF4 mRNA 等，而 ATF4 又会诱导多种蛋白质的表达，如 GRP78、C/EBP 同源蛋白（C/EBP homologous protein，CHOP）。CHOP 又诱导生长停滞及 DNA 损伤诱导基因 34（growth arrest and DNA damage-inducible gene 34, GADD34）表达，后者与蛋白磷酸酶1去磷酸化 eIF-2α 有关，从而形成一个负反馈环。

启动 ATF6 信号途径，增加内质网内蛋白质折叠处理能力。当 ATF6 与 Bip 解离后，ATF6 移位至高尔基复合体，被 S1P（site-1-protease）和 S2P（site-2-protease）蛋白酶剪切，释放出的 N 端片段转移至细胞核内，与 ATF4 和剪切的 XBP1（X-box-binding protein-1）共同作用，启动内质网应激靶基因（如 *GRP78/Bip*、*GRP94*、*calreticulin* 等）和催化蛋白质折叠的二硫化异构酶 PD I、ERP57、ERP72 等的表达。

启动 IRE1 通路，增加转录效应。在正常状态下，其作用的底物 XBP1 mRNA 的表达量非常低，在受到内质网应激刺激后，ATF6 诱导 XBP1 mRNA 的表达增加。表达的 XBP1 蛋白移位至细胞核内，与**核因子 Y（nuclear factor，NF2Y）**形成异源二聚体，增强自身和内质网相关降解过程靶基因的表达。

从上述可以看出，未折叠蛋白质反应包括 4 个方面：

（1）细胞整体蛋白质翻译被抑制，使蛋白质合成减少，以减轻未折叠蛋白质的进一步聚积；

（2）通过诱导伴侣分子（如热休克蛋白）和折叠酶的表达，增加热休克蛋白的量，增强内质网蛋白质的折叠能力；

（3）上调内质网相关的降解（ER-associated degradation，ERAD）过程所需分子的表达，激活泛素-蛋白酶体系统，促进错误折叠蛋白质的降解；

（4）若通过上述反应仍不能缓解内质网异常蛋白质的堆积，将触发受损细胞自噬作用或细胞凋亡。

（二）固醇调节级联反应

内质网膜含有**固醇调节元件结合蛋白（sterol regulatory element binding protein，SREBP）**和 **SREBP 裂解激活蛋白（SREBP cleavage-activating protein，SCAP）**。内质网应激时，内质网膜表面合成的胆固醇耗竭，激活了 SREBP，其与 SCAP 形成复合物，进而被酶解成为转录因子进入细胞核，与靶基因的固醇调节元件结合，增强靶基因转录。

（三）内质网应激引起的细胞凋亡与细胞自噬

如果应激原刺激过强或持续过久，则启动细胞死亡程序。细胞凋亡与自噬并不相互独立。糙面内质网可同时引起凋亡与自噬的发生，凋亡或自噬取决于应激原作用的强度和时间。一般细胞死亡的调节是凋亡与自噬之间的平衡，当凋亡效应因子缺陷或突变时，自噬的水平会增加。糙面内质网对细胞凋亡与自噬的调控网络见图 17-5。

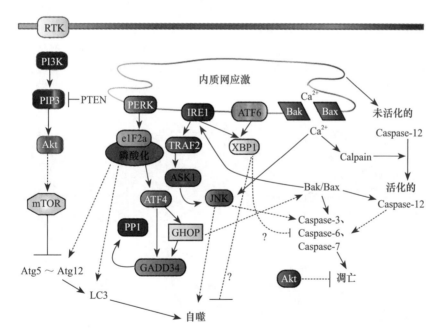

图 17-5　内质网应激介导的凋亡与自噬通路

内质网应激的意义在于：①减少蛋白质合成，减轻未折叠蛋白质的聚积；②诱导伴侣分子和折叠酶表达，增强蛋白质折叠的能力；③促进错误折叠蛋白质的降解；④若通过上述反应仍不能维持内质网稳态，将触发受损细胞凋亡或死亡。

三、氧化应激

氧化应激（oxidative stress）是指细胞因**活性氧（reactive oxygen species，ROS）**产生过多而被激活的防御性机制。

活性氧是指在化学反应性能方面比氧活泼的含氧化合物。ROS 是细胞正常代谢的产物，参与许多生理过程。正常情况下细胞内活性氧的产生和清除处于动态平衡状态，所以对机体并无有害影响。而多种内源性或外源性应激原刺激可打破这种平衡，致使活性氧大量生成而超过抗氧化系统的清除能力，细胞就会形成氧化应激状态，引起 DNA 氧化损伤和蛋白质的表达异常，产生细胞毒效应并最终对细胞造成不可逆损害，是导致衰老和疾病，如糖尿病、高血压、阿尔茨海默病、帕金森病、癌症、神经变性性疾病等的重要因素（图17-6）。

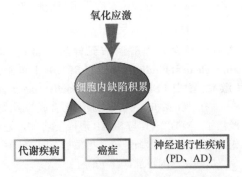

图 17-6　活性氧在衰老及衰老相关疾病中的作用

（一）细胞内活性氧生成的部位

细胞内活性氧主要依赖细胞膜、内质网、线粒体膜上的氧化酶生成。

1. 线粒体呼吸链是产生 ROS 的主要场所

有氧呼吸的细胞，线粒体是细胞内最大的 ROS 产地。在细胞内还原环境下，有 1%～2% 的 O_2 在呼吸链酶复合体处被漏出的电子还原成为 ROS。但是由于线粒体内有高浓度的**超氧化物歧化酶（superoxide dismutase，SOD）**以及生成的 $O_2^{\cdot-}$ 扩散出膜的能力差，只有少量形成的 H_2O_2 扩散入细胞浆，细胞浆 ROS 水平被控制在一个低而稳定的水平。

2. 内质网中的细胞色素 P450 和 b_5 家族是产生 ROS 的重要家族

内质网膜中有丰富的细胞色素 P450，占微粒体膜蛋白的 10%，是跨膜蛋白。细胞色素 P450 是内质网膜上混合功能氧化酶系统的末端氧化酶，主要催化机体内源和外源性物质在体内的氧化反应。内质网中的细胞色素 P450 和 b_5 家族通过氧化不饱和脂肪酸和外源性物质生成 $O_2^{\cdot-}/H_2O_2$。ROS 能通过改变非受体型酪氨酸激酶活性等途径影响内质网蛋白质折叠和分泌等功能。内质网细胞色素 P450 1A1 生成的 ROS 参与细胞凋亡的信号转导过程。

3. 细胞膜上 NADPH 氧化酶复合体是产生 ROS 的重要复合体

结合在细胞膜上的 NADPH 氧化酶复合体是生成 ROS 的另一个重要部位。NADPH 氧化酶复合体是由膜亚基 gp91[phox]（NOX2）和 p22[phox] 组成的细胞色素 b_{558} 复合体，该复合体与细胞质亚基 p47[phox]、p67[phox]、p40[phox] 和小分子 GTPase 结合蛋白 Rac 等组成的酶复合体，其催化亚基 gp91[phox] 及其同源物 Nox1、Nox2、Nox3、Nox4、Nox5 和 Duox 亚族被称为 NOX 家族，该家族蛋白质分布于几乎所有的组织器官和细胞。

细胞产生大量的 ROS，但是细胞内存在强大的还原系统，如大多数 ROS 产生后被立即清除以保持细胞内氧化还原状态的平衡（图17-7）。

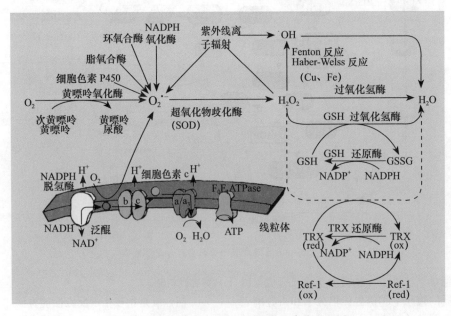

图 17-7　ROS 的生成与消解（引自景亚武等，2003）

（二）ROS 与细胞信号转导通路

ROS 通过改变细胞内氧化还原状态完成其信号分子的功能，以参与调控细胞的增殖、分化和死亡。

细胞中具有多种信号转导系统，如**丝裂原激活的蛋白激酶（mitogen-activated protein kinases，MAPK）**、

Smad 及 JAK/STAT 等，其中 MAPK 信号通路与细胞的增殖、分化、凋亡的发生密切相关，是重要的氧化还原敏感的信号通路。在细胞外应激原的作用下，丝裂原激活的蛋白激酶（MAPK）被活化，引发级联反应。MAPK 被活化后可磷酸化核转录因子和其他蛋白激酶

等多种底物，调节相关基因的转录，进而参与细胞生长、发育、细胞分裂及细胞之间的协调一致、功能同步等多种生理过程，并在细胞恶性转化等病理过程中起着重要作用。

NF-κB 是控制细胞生死信号最重要的氧化还原敏感的转录因子，而细胞内氧化还原水平又是决定 NF-κB 的激活及发挥其转录功能的重要因素。如果 ROS 轻度增加，NF-κB 被激活，抗细胞凋亡；如果 ROS 过度增高，阻止 NF-κB 的激活，促细胞凋亡。图 17-8 为氧化应激中 ROS 作为信使分子调控细胞的增殖分化和凋亡过程。

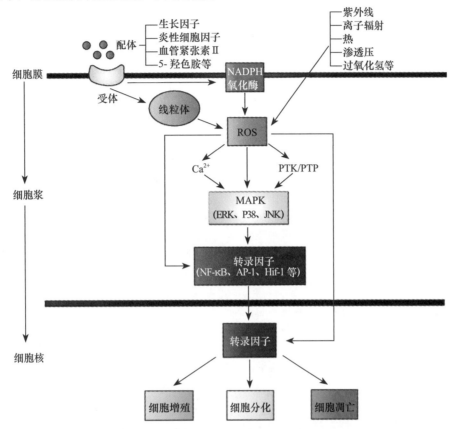

图 17-8　氧化应激中 ROS 作为信使分子调控细胞的增殖分化和凋亡

第三节　细胞应激与医学

应激时细胞内的糖原、脂肪分解代谢增加，代谢率明显升高，机体表现为血糖升高，血液中游离脂肪酸、酮体及氨基酸水平升高，机体多个系统的功能发生病理性变化。绝大多数病原都能损伤细胞，从而激活细胞应激，在以后的病原和细胞的相互作用中，有两种情况会导致疾病的发生，一是细胞应激不足以恢复细胞内部的平衡；二是病原利用了细胞应激过程，使细胞朝疾病方向发展。可以说任何疾病都与细胞应激相关。

一、细胞应激与动脉粥样硬化

（一）内质网应激与动脉粥样硬化

细胞应激状态下，细胞代谢发生紊乱，产生较多同型半胱氨酸，这是含硫氨基酸代谢的中间代谢产物，是动脉粥样硬化发生的危险因子之一。研究认为，同型半胱氨酸扰乱了内质网内的蛋白质折叠，导致未折叠蛋白质反应的激活，发生内质网应激，导致内皮细胞功能紊乱，巨噬细胞、血管平滑肌细胞等发生凋亡，使构成心血管系统的细胞发生功能紊乱，导致动脉粥样硬化。

（二）氧化应激在动脉粥样硬化中起着关键作用

由肝脏分泌的低密度脂蛋白 LDL 通过其受体 LDLR 介导进入细胞，LDLR 受细胞内胆固醇含量的负反馈调节。在正常情况下 LDL 和 LDLR 结合后内吞进入细胞，与溶酶体结合后，在溶酶体酶的作用下，LDL 中的蛋白质降解为氨基酸，而胆固醇酯水解为游离胆固醇和脂肪酸。但是当细胞内胆固醇的含量饱和时，便会反馈性调节细胞表面LDLR使其含量减少，功能下调。

在氧化应激条件下，ROS使LDL表面的多不饱和脂肪酸双链氧化并发生断裂，载脂蛋白ApoB与其交联形成共轭双烯，从而使LDL表面结构发生改变。氧化修饰后的LDL不再被LDLR识别，而被巨噬细胞表面的SR-A受体识别。细胞内胆固醇合成不发生负反馈调节而保持合成状态，而且ox-LDL还刺激内皮细胞多种炎性因子和黏附分子的表达，诱导单核细胞黏附和迁移进入动脉内膜并转化为巨噬细胞；诱导内皮细胞增生和平滑肌细胞增殖、移行；促进血小板黏附、聚集、血栓形成；抑制一氧化氮（NO）释放，促进血管收缩；加剧动脉粥样硬化的炎症反应等而启动和加速动脉粥样硬化的发展。此外，ox-LDL促进基质金属蛋白酶（MMP）的表达与活性增加，MMP能够特异性与细胞外基质结合，降解细胞外基质，促使单核细胞和平滑肌细胞迁移，导致斑块纤维帽的降解和斑块的破裂，触发急性心梗、不稳定心绞痛、中风等临床事件。

二、细胞应激与心肌缺血及心力衰竭

内质网应激、氧化应激导致动脉粥样硬化、急性心梗、心肌缺血。心肌细胞含有丰富的肌浆网，肌浆网内维持适当的钙离子水平是心肌正常的兴奋收缩偶联功能所必需的。如果因细胞应激引发的缺血再灌注会导致钙平衡紊乱，包括胞外钙内流失控、肌浆网储存钙释出增多，最终造成细胞钙超载引发心肌细胞损伤。如果持续的内质网应激，将促进心肌细胞加速死亡而引发心力衰竭。

三、细胞应激型糖尿病

（一）内质网应激与2型糖尿病

胰岛β细胞具有高度发达的内质网，在正常生理情况下，机体可通过光面内质网的PERK（RNA激活蛋白激酶的内质网类似激酶）-真核细胞翻译起始子（eIF2）磷酸化途径影响胰岛β细胞中胰岛素的合成，调节胰岛素分泌功能。但是，过度的光面内质网可能导致胰岛β细胞功能受损，甚至细胞凋亡。光面内质网不仅参与调节胰岛β细胞功能衰竭及介导β细胞凋亡，光面内质网还可通过JNK通路活化导致细胞胰岛素受体信号通路抑制，导致外周组织，如肝脏中胰岛素信号转导通路受损，发生胰岛素抵抗，导致糖尿病。

（二）氧化应激与2型糖尿病

氧化应激，增加细胞膜的通透性，使肾细胞内的谷胱甘肽过氧化物酶、超氧化物歧化酶和过氧化氢酶等抗氧化酶发生糖基化或氧化，肾组织抗氧化能力降低，细胞内关键酶和转运蛋白Na-K-ATP酶失活等。

在严重急性应激，如高热、急性心肌梗死、脑出血或脑血栓形成、大手术、创伤（如骨折）、重度烧伤等状态下，胰岛素拮抗激素，如肾上腺皮质激素、儿茶酚胺、胰高血糖素和生性激素等分泌增加，甚至比平时增加10倍以上，引起的暂时性糖尿，称为应激性糖尿病。

四、细胞应激与神经精神伤害

细胞应激，特别是氧化应激时，超氧自由基和氧化氮导致细胞发生大分子反应，对神经元和白质（包括轴突和少突胶质细胞）有毒性，导致其功能的损伤而DNA过氧化可以产生修复酶的活化，如多ADP-核糖酸、聚合酶（PARP）活化，使细胞内能量迅速衰竭，导致细胞死亡。

NO是一种弥散型神经递质和信息分子，介导和调节许多器官系的生理、病理功能。它由一氧化氮合成酶（NOS）催化L-Arg产生，NOS可分为结构型NOS（cNOS）和诱导型NOS（iNOS）。cNOS主要分布于神经原和内皮细胞，受Ca^{2+}水平调控，具有稳定的活性。iNOS在正常情况下不表达，当细胞受到应激原刺激时，iNOS活性增强，NO大量释放。NO在体内具有双重作用，既可作为生物信使、参与中枢神经内分泌及免疫调节的有利的一面，又是一种活性很强的气体分子自由基，过量时，细胞发生氧化应激反应使神经细胞内Ca^{2+}超载，使神经元形态和功能受损，导致脑梗死、脑出血后脑水肿。有实验证，明细胞应激参与帕金森病发生、发展过程，氧化应激是帕金森病的早期特点。所以神经系统疾病可以采取抗氧化治疗。

五、应激对免疫功能的影响

机体应激过程中的神经内分泌系统功能的变化，对免疫机制有抑制作用，表现为巨噬细胞吞噬功能抑制，脾脏NK细胞活性降低，抑制T细胞对ConA刺激的反应，抑制B淋巴细胞产生抗体，IL-2、IL-6和IL-8水平显著降低，而且白细胞总数和抗体量减少，淋巴细胞活性降低。

复习思考题

1. 什么是细胞应激？细胞应激的基本规律是什么？
2. 细胞应激常见的类型有哪些？分别叙述内质网应激、氧化应激的分子机制。
3. 用细胞应激阐述动脉硬化的发生机制。

（四川大学　胡火珍；泰山医学院　齐冰）

小　结

　　细胞增殖是细胞发育的一个重要阶段。细胞增殖一般以细胞分裂的方式进行，真核细胞的增殖方式有无丝分裂、有丝分裂和减数分裂。有丝分裂是一个极其复杂的过程。在分裂过程中，细胞的形态，结构及其功能均发生复杂的变化。

　　减数分裂是一种特殊的有丝分裂方式，一般发生在生殖细胞。

　　细胞周期是指细胞从一次分裂结束后开始生长到下一次分裂终了所经历的过程。细胞周期分为 G_1、S、G_2 及 M　4 个时期。G_1 期是 DNA 合成前期，细胞体积增大，产生大量 rRNA、mRNA、tRNA、核糖体，合成大量的蛋白质。到 G_1 期晚期，大量合成与 DNA 复制有关的酶。S 期是 DNA 合成期。也是细胞周期的一个关键时期。G_2 期为细胞分裂准备物质条件时期，而整个 M 期是精确地将在间期复制好了的染色体和倍增的细胞质内的物质平均分配给 2 个子细胞，是分裂后的细胞保持遗传上的一致性的时期。

　　细胞增殖周期是多阶段、多因子参与的精确有序的调节过程 . 主要包括 3 个方面，即细胞的生长、DNA 复制和细胞分裂。要完成这 3 部分的任务，细胞内进行了一系列依次发生的生化反应和结构、功能的变化。这种变化是基因与环境相互作用，导致不同的基因严格按照时间顺序及细胞所处的空间位置活化和基因表达的结果。目前的研究，主要分为 3 个方面：生长因子与其受体，信号转导调控，以及细胞周期相关基因及其产物、周期蛋白和周期蛋白激酶对细胞增殖周期的调节。

　　细胞分化是细胞之间产生稳定差异的过程，是基因选择性表达的结果。单细胞生物仅有时间上的分化，多细胞生物的细胞不但有时间上的分化，还有空间上的分化。

　　细胞分化是稳定的又是可逆的，细胞决定早于细胞分化。细胞决定是指细胞还没有发生可辨认的形态、结构和生化方面的分化特征之前，细胞的发育方向便已经确定，并向决定的方向分化，所以细胞决定确定细胞分化方向。

　　影响细胞分化的因素包括细胞内及细胞外的因素。而细胞内影响基因表达的因素主要表现在 3 个层次上，即转录层次、转录后加工层次及翻译层次。在成体组织中存在着各种干细胞。干细胞的特点是具有增殖、自我更新的能力和多分化潜能。

　　细胞癌变属于细胞的异常分化，往往将其作为去分化的细胞。但也有人认为，癌细胞是在已分化的基础上，更进一步地分化，即所谓恶性分化。

　　任何细胞都要经历生长、发育、衰老和死亡过程，细胞衰老时，细胞的形态结构、代谢和功能均发生明显的衰退，探讨细胞衰老的规律，并不是要使细胞免于衰老，而是在了解其规律的基础上，通过人们的努力，如何延缓细胞衰老，避免过早衰亡。细胞死亡分为坏死和程序性细胞死亡，也称为细胞凋亡。细胞凋亡和坏死是多细胞生物细胞完全不同的两种死亡形式，前者是生理或病理条件下受基因控制的细胞自主有序地自然死亡过程，而后者则是病理性细胞死亡。它们在形态、代谢、分子机制、结局和意义等方面都有本质的区别。

　　细胞在受到内源或外源不利因素和有害刺激时能产生细胞应激反应，以对抗伤害或修复已经遭受的损伤，增加对损伤的耐受性而保护细胞或通过细胞死亡除去损伤后不能修复的细胞。常见的细胞应激反应激时，细胞内的糖原、脂肪分解增加，代谢率明显升高，机体表现为血糖升高，血液中游离脂肪酸、酮体及氨基酸水平升高，导致细胞发生病理改变。

（四川大学　胡火珍）

第 五 篇

干细胞与细胞工程

在发育过程中，很多组织保留了一些具有自我更新能力、多向分化潜能的细胞亚群，这些细胞即是干细胞。干细胞的主要特性是具有无限或较长期地进行自我更新和多向分化的潜能，这些特性使它们不仅成为很多生物医学基础领域的重要研究工具，而且可通过移植来治疗各种难治性疾病，并有可能在实验室内生产各种组织器官。干细胞研究进展不仅给生命科学领域带来了极大振奋，而且也引起了全社会的广泛关注。目前干细胞的研究涉及生命科学及生物医药几乎所有领域，在细胞治疗、基因治疗、组织器官移植、新基因发现、基因功能分析、发育、新药开发、药效、药物毒性评价等领域产生重要的影响。

细胞工程是指应用细胞生物学和分子生物学等方法，根据人们的意愿对细胞的遗传表型进行定向改造，以获得细胞产品、药品或医用生物材料的综合技术体系。细胞工程属于生物工程的范畴。通常人们根据操作对象的不同及操作技术的差异将生物工程分为基因工程、酶工程、发酵工程、蛋白质工程和细胞工程 5 类。基因工程是 20 世纪 70 年代以后兴起的一门新技术，其主要原理是应用人工方法对生物的遗传物质（通常是 DNA）进行体外切割、拼接和重组，然后将重组了的 DNA 导入某种宿主细胞或个体，从而改变它们的遗传品性；还可使遗传物质在新的宿主细胞或个体中大量表达，以获得基因产物（多肽或蛋白质），基因工程也被称为 DNA 重组技术。酶工程是利用酶的催化作用进行物质转化的技术，是将酶学理论与化工技术结合而形成的新技术，也就是利用酶或微生物细胞、动物细胞、植物细胞（细胞器）的特定功能，借助工程学手段提供产品的一门学科，包括酶的固定化技术、细胞的固定化技术、酶的修饰改造技术及酶反应器的设计等技术。发酵工程是利用微生物生长速率快、生长条件简单及代谢过程特殊等特点，在合适条件下，通过现代化工程技术手段，通过微生物生产人类所需的产品，也称为微生物工程。蛋白质工程是指在基因工程的基础上，结合蛋白质结晶学、计算机辅助设计和蛋白质化学等多学科的基础知识，通过对基因的人工定向改造等手段，从而达到对蛋白质进行修饰、改造、拼接，以产生能满足人类需要的新型蛋白质。不难看出，上述 5 类工程并不是互相独立的，而呈彼此之间互有交叉、互有包容的关系。

根据研究对象的不同，又可将细胞工程分为微生物细胞工程、植物细胞工程和动物细胞工程三大类。随着细胞生物学、分子生物学、细胞遗传学研究的日益深入及其相关技术的长足发展，细胞工程尤其是动物细胞工程的发展最为迅速，在医学研究和实践中的应用日益广泛，生产了大量的医疗产品，发展形成了许多新的疾病治疗方法，对提高人类的生活质量和健康水平发挥着越来越重要的作用。本篇重点介绍干细胞及其应用和动物细胞工程。

第十八章　干细胞及其应用

各种脊椎动物的发育过程十分相似，都要经历受精卵的形成、卵裂、胚层出现、组织器官形成及胚后发育这样一个连续的过程。从细胞水平来看，个体的发育可简单地认为是从全能细胞→多能细胞→专能细胞→成熟分化细胞的发展过程，各种细胞在发育过程中精确地出现于特定的空间位置，并分化为各种类型细胞，形成组织、器官，同时在发育过程中，很多组织保留了一些具有自我更新能力的细胞亚群，分化潜能各异，这些细胞即是干细胞。目前，干细胞已成为生物医学基础领域的重要研究工具，并用于修复特定的组织或器官，治疗各种疾病，为生命科学和医学领域展现了新的前景。目前干细胞的研究涉及生命科学及生物医药的几乎所有领域，在细胞治疗、基因治疗、组织器官移植、新基因发现及基因功能分析、新药开发、药效和药物毒性评价等方面得到了广泛应用。

第一节　干细胞概述

一、干细胞的定义

干细胞（stem cell）是指具有无限或长期的**自我更新（self-renewing）**能力，并在一定条件下产生至少一种以上高度分化子代细胞的细胞。在个体发育的不同阶段及成体的不同组织中均存在着干细胞。根据其分化潜能及产生分化细胞能力的不同，又可分为**全能干细胞（totipotent stem cell）、多能干细胞（multipotent stem cell）、单能干细胞（monopotent stem cell）**或称为专能干细胞（committed stem cell）。全能干细胞是指能发育成为一个完整个体的原始细胞，受精卵和人体 8～16 细胞以前的卵裂球都是全能干细胞。万能干细胞是指来源于早期囊胚腔的内细胞团的细胞，虽然失去了发育成完整个体的能力，但理论上仍具有分化成个体中各种细胞的潜能，如**胚胎干细胞（embryonic stem cell，ES cell）**。多能干细胞的分化潜能要窄许多，它只能分化成几种特定类型的细胞，如**骨髓基质干细胞（bone marrow stromal stem cell，MSC）**通常只能分化形成骨、肌肉、软骨、脂肪及其他结缔组织细胞。单能干细胞只能向密切相关的一种或两种类型的细胞分化，如上皮组织基底层的干细胞、肌肉中的成肌细胞等。根据干细胞存在的阶段和组织来源，可将干细胞分为胚胎干细胞和成体干细胞。胚胎干细胞是存在于早期胚胎组织中，具有高度自我更新能力、增殖能力和分化潜能的干细胞，保持了所有细胞的初始状态。成体干细胞是指存在于各组织器官的未分化细胞，在体内具有终生自我更新能力和分化潜能。

从干细胞到分化细胞的发育过程中，干细胞可形成**过渡放大细胞（transit amplify cell）**和**祖细胞（progenitor cell）**。干细胞经过非对称分裂进入分化程序后，先经过一个短暂的增殖期，产生过渡放大细胞，再由过渡放大细胞分裂产生分化细胞。由于干细胞自身增殖缓慢，而过渡放大细胞增殖较快，可以通过较少干细胞产生较多的分化细胞，同时保护干细胞。祖细胞是干细胞向终末分化细胞进程中的中间细胞，只能向特定细胞系列分化，而且祖细胞分裂的次数是有限的。过渡放大细胞和祖细胞没有自我更新能力。

表 18-1　干细胞、过渡放大细胞和终末分化细胞的区别

属性	干细胞	过渡放大细胞	终末分化细胞
分化标记蛋白	无	开始	具备
增殖能力	无限	有限	无
增殖率	缓慢	短期快速	无
自我更新能力	有	无	无
产生分化细胞能力	有	有限	无
参与受损伤组织再生能力	终身	短暂	无

二、干细胞的生物学特征

（一）干细胞的形态和生化特征

（1）形态特征。干细胞通常呈圆形或椭圆形，体积较小，核质比例较大。根据其形态学特征和存在的位置可以辨认有些干细胞。但是，很多干细胞的存在部位仍未确定，且没有与分化细胞截然不同的形态学特征。

（2）生化特征。干细胞都具有较高的端粒酶活性，这与其增殖能力密切相关。不同的干细胞可能具有不同的生化标志，如角蛋白 15 是毛囊中表皮干细胞的标志分子、神经干细胞重要标志分子为巢蛋白（nestin）。干细胞的生化标志对确定干细胞位置，以及寻找或分离干细胞有重要意义。

（二）干细胞的增殖特征

（1）缓慢性。一般情况下，干细胞处于休眠或缓慢增殖状态，当其接受刺激而进行分化时，首先要经过一个短暂的增殖期，产生过渡放大细胞。缓慢增殖有利于干细胞对特定的外界信号作出反应，以决定进行增殖还是进入特定的分化程序；缓慢增殖还可以使干细胞有更多的时间发现和校正复制错误，减少体细胞的自发突变。

（2）自稳性。**自稳性（self-maintenance）**是指干细胞可以在生物个体生命区间中自我更新，并维持其自身数目恒定，这是干细胞的基本特征之一。当干细胞分裂时，如果 2 个子代细胞都是干细胞或都是分化细胞，称为**对称分裂（symmetry division）**；如果产生 1 个子代干细胞和 1 个子代分化细胞，则称为**不对称分裂（asymmetry division）**（图 18-1）。

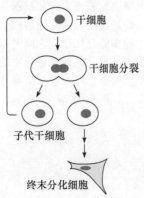

图 18-1　干细胞不对称分裂

哺乳动物的干细胞以对称分裂和不对称分裂两种形式进行分裂，但主要是不对称分裂，并通过两种分裂方式的协调，保证干细胞数目相对恒定，同时适应组织再生的需要。当组织处于稳定状态时，干细胞分裂后产生的细胞有多种可能，即可以是子代干细胞，也可以是定向祖细胞，不严格执行不对称分裂的规定，但从群体水平来看，仍然保持着严格的不对称分裂，这种分裂现象称为**群体不对称分裂（populational asymmetry division）**。群体不对称分裂可使机体对干细胞的调控更具灵活性，以适应机体各种生理变化的需要。

（三）干细胞的分化特征

（1）分化潜能。干细胞具有向多种特化细胞分化的能力，但不同的干细胞分化潜能有差异。例如，胚胎干细胞可以分化为任何一种组织类型的细胞；成体干细胞则只能分化成其相应或相近的组织细胞。胚胎干细胞分化为成体干细胞是一个连续的过程，即胚胎发育过程，在此过程中的各种细胞都是处于不同分化等级的干细胞，分化方向趋于增多，分化潜能也趋于变"窄"。

（2）转分化和去分化。在正常情况下，干细胞分化发生在干细胞所属组织的主体细胞类群内。在适当条件下，一种组织类型的干细胞也可分化为另一种组织类型的细胞，甚至跨胚层分化，称为干细胞的**转分化（transdifferentiation）**。而一种干细胞向其前体细胞的逆向转化被称为干细胞的**去分化（dedifferentiation）**。

三、干细胞增殖和分化的调控

干细胞如何建立并维持自我更新能力和多向分化潜能，一直是研究者探索的重点，目前的研究发现主要是以下几个方面的机制。

（一）转录因子网络

所有生物体都依靠转录机制表达特定基因来应对环境或发育信号的改变，以此执行生命周期中的关键生物功能。因此，转录构成了一个调节生物过程的关键步骤，转录因子因具备调控基因转录的功能，被认为是决定细胞命运的主开关。干细胞多向分化潜能的维持主要是由多种转录因子之间的相互作用网络，以及转录因子及其靶基因表达的蛋白质与 DNA 之间相互作用共同决定的，转录因子网络的稳定和变动决定

了干细胞是增殖还是分化。

Oct4、Nanog、Sox2 在转录因子网络中发挥了核心作用，维持细胞的自我更新能力和阻止细胞分化。例如，Oct4 处于一定的表达水平时，可维持细胞进行自我更新；如果表达上调，则诱导细胞形成原始内胚层和中胚层细胞。Nanog 作用于一条独立的保持干细胞多能性的信号转导通路，支持胚胎干细胞的自我更新能力，当 Nanog 表达上调的时候，细胞自我更新能力加强。Sox2 对早期胚胎发育和分化抑制都是十分重要。常见的转录因子 c-Myc 对阻止细胞谱系特异性分化也是非常重要的，在胚胎干细胞中，c-Myc 可以与 3000 多个靶基因启动子结合，使染色质上维持干细胞特性的基因处于开放状态，并抑制细胞分化基因的表达。

（二）细胞微环境

微环境提供了支持干细胞存活和增殖的复杂环境，干细胞的增殖或自我更新受微环境中各种因子的有效调控。干细胞在机体组织中的居所称为**干细胞巢**（**stem cell niche**）（图 18-2）。在干细胞巢中，所有控制干细胞增殖与分化的外部信号构成了干细胞生存的微环境，是控制干细胞命运的外在因素的总和，包括细胞因子、细胞间相互作用、细胞外基质。

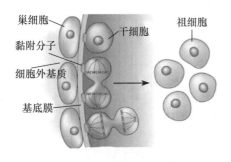

图 18-2　干细胞巢示意图

（1）细胞因子。许多细胞因子是通过对增殖的调控来实现对分化的促进或下调作用的，细胞因子介导的信号转导形成了功能重叠、协同或相互拮抗的网状体系。有的信号是在进化上高度保守的，有的则表现出系特异性或非系特异性。细胞因子可分为早期增殖调控因子（干细胞→祖细胞）、中期增殖调控因子和晚期增殖调控因子（祖细胞→终末分化细胞）。早期发现的细胞因子包括干细胞因子（SCF）、白细胞介素、转化生长因子（TGF）、表皮生长因子（EGF）、成纤维细胞生长因子（FGF）、肝细胞生长因子（HGF）及白血病抑制因子（LIF）等。后续的研究发现，Notch 蛋白家族、Wnt 蛋白家族、SHh 蛋白家族的成员对干细胞的增殖与分化具有重要的调节作用。不同细胞因子的作用不同，而且细胞因子的不同组合也会导致不同的增殖、分化结果。

（2）细胞间相互作用。微环境内细胞与细胞之间的相互作用对干细胞命运的调控具重要意义。与干细胞相关的细胞间相互作用包括干细胞与干细胞之间、干细胞与其分裂后产生的子细胞之间、干细胞与周围细胞之间复杂的相互作用和相互影响。

（3）细胞外基质。细胞外基质对维持干细胞的增殖分化至关重要，基质具有将干细胞置于组织中正确位置的作用，否则干细胞会脱离生存环境而分化或凋亡。例如，整合素与其配体的相互作用为干细胞的非分化增殖提供了适当的微环境，当 β_1 整合素丧失功能时，上皮干细胞逃脱了微环境的制约，分化成角质细胞。细胞外基质有传递信号分子的作用，当微环境发生改变时，细胞外某些信号通过整合素传递给干细胞，触发跨膜信号转导，调控基因表达，这不仅可以改变干细胞的分裂方式，而且可激活干细胞的多分化潜能。细胞外基质还具有调节干细胞微环境中局部分泌因子浓度的作用。

第二节　各类干细胞及其特性

一、胚胎干细胞

胚胎干细胞是从着床前的**内细胞团**（**inner cell mass，ICM**）或**原始生殖细胞**（**primordial germ cell，PGC**）获得的具有多潜能性，可以发育成为各种细胞，同时又可保持不分化状态持续生长的一类克隆细胞系。1981 年 Evens 和 Kaufman 首次分离得到小鼠的胚胎干细胞。随后，人们又获得了猪、牛、绵羊、仓鼠、鸡、斑马鱼、恒河猴等脊椎动物的胚胎干细胞。1998 年，Thomson 和 Gearhart 分别获得了人胚胎干细胞，它既具有其他哺乳动物胚胎干细胞的特征，又具有其本身的特殊性。

（一）生物学特征

胚胎干细胞为圆形细胞，细胞较小，核大，核质比例高，有一个或多个核仁。细胞核中多为常染色质，细胞质结构简单，散布着大量核糖体和线粒体。

胚胎干细胞增殖迅速，在体外抑制分化培养时呈集落状生长，形似鸟巢，细胞紧密堆积，以致难以看清细胞的轮廓，集落边界清晰，有折光性，立体感强。小鼠胚胎干细胞集落更接近，呈紧密牢固结合、多层密集立体生长细胞界限的集落，而人胚胎干细胞集落相对松散，呈扁平状，集落内细胞界限隐约可见（图18-3）。

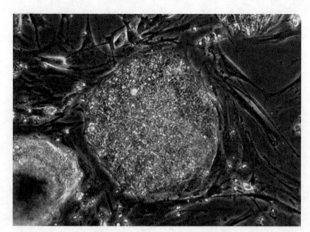

图 18-3　培养的人胚胎干细胞克隆
底部是作为饲养层的成纤维细胞

人胚胎干细胞源于早期胚胎细胞，它表达早期胚胎细胞的表面抗原——**胚胎阶段特异性抗原（stage-specific embryonic antigen，SSEA）**等，SSEA 常作为胚胎干细胞鉴定的一个标志。另外，人胚胎干细胞中还有碱性磷酸酶和端粒酶的表达，碱性磷酸酶常作为鉴定胚胎干细胞分化与否的标志之一，端粒酶的表达则表明其复制的寿命长于体细胞复制的寿命。

胚胎干细胞具有多潜能性，可分化为内、中、外 3 个胚层的潜能。体内研究发现，若将胚胎干细胞注射到同源动物皮下，会形成复杂的混合组织瘤，瘤组织包括胃上皮（内胚层）；骨和软骨组织、平滑肌和横纹肌（中胚层）；神经表皮、神经节和复层鳞状上皮（外胚层）。这证明了胚胎干细胞具有分化形成外、中、内 3 个胚层的潜能（图 18-4）。

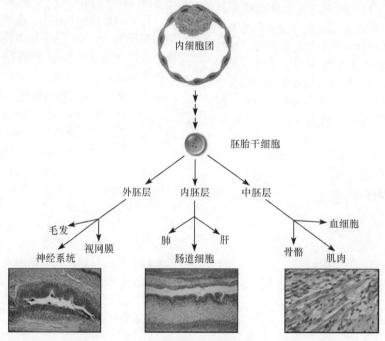

图 18-4　胚胎干细胞分化潜能

根据胚胎干细胞具有多潜能性，20 世纪 90 年代建立了基因打靶技术。将外源基因导入胚胎干细胞染色体上的某一特定部位，或使某一基因发生定点突变，实现外源基因的定点整合，进一步通过聚合法或显微注射法，把胚胎干细胞移入同品系动物胚泡内，胚胎干细胞与胚胎内细胞团融合，共同发育并产生完整个体，而胚胎干细胞与宿主细胞各自表达自己的基因型，这是基因打靶技术的基础。目前可建立**基因敲除（gene knock-out）**和**基因敲入（gene knock-in）**模型小鼠，此技术已经在实验动物模型的建立、基因功能分析、疾病的发生机制、多基因遗传病的研究等方面深入展开。

（二）胚胎干细胞定向诱导分化

胚胎干细胞诱导分化的研究，对明确决定细胞分化的基因表达时空关系和外界刺激因子，在此基础上定向诱导产生所需的具有功能的细胞或器官有重要意义。

1. 细胞因子诱导法

细胞因子诱导法的研究最为广泛和深入，获得的研究成果也最多。一般采用分阶段的办法，即先得到类胚体，再在类胚体的基础上进一步诱导其分化为不同的细胞。各阶段应添加的细胞因子不同，具体表现为细胞因子种类、浓度或组合的不同。目前利用此法已得到多种目的细胞，如造血细胞、心肌细胞、神经细胞等，但利用此法获得的目的细胞纯度不高。

2. 标记基因筛选法

标记基因筛选法是指利用基因工程技术将带有选择性标记的基因转入胚胎干细胞，并用与选择性标记基因相适应的方法筛选出目的细胞。例如，将带有一种心肌细胞启动子的新霉素抗性基因转入胚胎干细胞，在含新霉素培养体系中，分化的心肌细胞存活，而非心肌细胞被破坏，得到近似单一的心肌细胞群。利用此法可获得高纯度的目的细胞。

二、成体干细胞

在成体组织或器官中，许多细胞仍具有自我更新及分化产生不同组织细胞的能力，如血液细胞和皮肤细胞。所以人们一直推测，在成体中存在一些能起新旧更替作用的成体干细胞。近年来，已成功鉴定或分离了多种成体组织的干细胞，如造血干细胞、神经干细胞、间充质干细胞、皮肤干细胞、肠干细胞、肝干细胞、生殖干细胞等。本书选取研究得较为深入的神经干细胞和骨髓间充质干细胞进行介绍。

（一）神经干细胞

近年来的一些研究证明，神经系统中存在部分原始细胞仍具有自我更新和增殖能力，而且在特定因素影响或诱导下，可向神经元和神经胶质细胞分化，这些细胞被称为神经干细胞（neural stem cell，NSC）。1992年Reynolds和Weiss首先在成体小鼠的脑旁侧室膜下的神经组织中分离出神经干细胞，Svendsen等则从人胎儿皮质中分离出神经干细胞。神经干细胞被定义为具有分化为神经元、星形胶质细胞和少突胶质细胞的能力，能自我更新并足以提供大量脑组织细胞的细胞。

体内神经干细胞的形态尚不明确，有研究表明，中枢神经系统不同区域的神经干细胞可能有着细胞形态的多样性和不同的生物学特征。体外培养状态下的哺乳动物神经干细胞往往呈球状。胚胎期哺乳动物的大部分脑区都分布有神经干细胞。成体神经干细胞主要存在于海马齿状回和室管膜下层。

神经干细胞具有干细胞的特性，包括增殖能力、多分化潜能和特殊标记蛋白（包括巢蛋白等）。神经干细胞的分裂方式既有不对称分裂，也有对称分裂，分裂增殖过程中子代细胞仍维持干细胞样属性。神经干细胞在体外分化为3种主要神经系细胞——神经元、星形胶质细胞和少突胶质细胞，发育中的神经细胞只有迁移到特定的部位，才能分化为具有特殊功能的神经元。随着对神经干细胞的克隆，发现神经干细胞在体外特定诱导条件下可跨胚层分化，分化为骨骼肌细胞、造血样细胞、类胰岛样组织细胞等。

（二）骨髓基质干细胞

骨髓基质干细胞（bone marrow stromal stem cell，bMSC）也称为骨髓间充质干细胞，主要存在于骨髓中，但比例很低，平均10万个骨髓有核细胞中仅含1个或2个。随着年龄的增加，干细胞数量逐渐减少。发育不同时期的造血器官、卵黄囊、主动脉-生殖嵴-中肾区、胎肝、脾脏等也有间充质干细胞的存在。脐血、成体外周血、骨滑膜组织、真皮组织中也有间充质干细胞。

骨髓间充质干细胞主要有下列生理功能。①支持、调节造血的功能。骨髓间充质干细胞具有与其他骨髓细胞一起构成结缔组织骨架、分泌细胞因子及细胞外基质蛋白、调节造血细胞的增殖及归巢的功能。②调节免疫。骨髓间充质干细胞不仅参与调节髓系细胞的生长，也参与淋巴系细胞的发育，构成早期淋巴细胞生长的微环境，对早期T淋巴细胞的选择性黏附、生存及增殖均具有重要作用。③补充衰老死亡的间充质细胞，使其保持数量的恒定。

光学显微镜下刚贴壁生长的骨髓间充质干细胞呈现成纤维细胞外观，有突起伸出，部分细胞呈三角形或多角形，生长形成均匀的集落，15～20天细胞基本融合，呈漩涡状排列，细胞之间的界限不清晰（图18-5）。

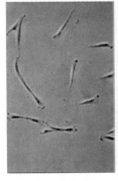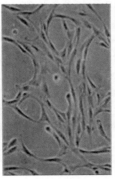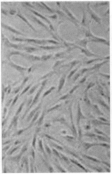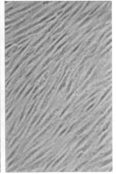

图18-5 体外培养的骨髓间充质干细胞

骨髓间充质干细胞具有广泛的分化潜能。骨髓间充质干细胞由于所定居的组织不同，微环境中的细胞因子、生长因子等各种调控物质不同，可向不同的谱系分化，不仅可分化为成骨细胞、脂肪细胞、软骨细胞和肌细胞等，还可以跨胚层分化。由于骨髓基质干细胞取材方便、容易在体外培养、具有多向分化潜能等优点，已成为细胞治疗及基因治疗研究的热点。

三、诱导性多能干细胞

由于人胚胎干细胞主要来源于流产的胎儿和体外受精制造的胚胎，围绕该研究的伦理道德问题也随之出现，因此研究人员努力开发不经过胚胎而获得多能干细胞的方法。干细胞重编程技术是通过影响染色质的表观遗传修饰，调控基因的沉默与表达，使成体细胞逆分化，赋予其胚胎干细胞特性。

2006年，日本京都大学的科学家Yamanaka选择了已经证实与"干性"相关的24种基因作为候选因素，寻找能够诱导体细胞转化为其他类型细胞的关键因子。研究结果发现，其中的4种基因：*Oct3/4*、*Sox2*、*c-Myc*和*Klf4*通过一种反转录病毒载体，导入小鼠皮肤成纤维细胞中，可以使来自胚胎小鼠或成年小鼠的成纤维细胞拥有胚胎干细胞的多能性。他们将经由这种方法获得的胚胎干细胞命名为**诱导性多潜能干细胞（induced pluripotent stem cell, iPS）**。2007年，Thomson选用4个因子*Oct3/4*、*Sox2*、*Nanog*和*Lin28*，导入胎儿和幼儿成纤维细胞后也得到了类似胚胎干细胞的多能干细胞。随后，更多研究进一步完善

了此项技术，人类的iPS细胞系的建立也获得了成功。iPS细胞是否像真正的胚胎干细胞一样具有多能性，需要通过显微注射iPS细胞进入胚泡，产生嵌合体小鼠，验证iPS细胞具有发育为3个胚层细胞的能力，并能参与生殖系统的发育，才能最终确定其具有胚胎干细胞特性。由于iPS技术在人类健康领域所展示的巨大应用前景和科学意义，Yamanaka获得2012年的诺贝尔生理学或医学奖。

iPS细胞诱导生成的实质是去分化过程，即基因组重编程，包括以下主要步骤：①携带有*Oct4*、*Sox2*、*Klf4*和*Myc*基因的重组病毒进入体细胞，并插入宿主的基因组；②这些基因在病毒所带有的启动子的驱动下转录，在细胞质中翻译成这4种蛋白质；③4种蛋白质又进入细胞核启动其所能启动的第一批基因；④这些初始反应基因的产物通过组蛋白修饰系统和DNA甲基化系统参与表观遗传学机制来重塑染色质。在这个过程中，对于多能性至关重要的基因必须被转录因子打开，并通过染色质重塑来保持这种打开状态。相反，负责分化的基因则必须被转录机制关闭，并通过表观遗传学机制保持沉默（图18-6）。

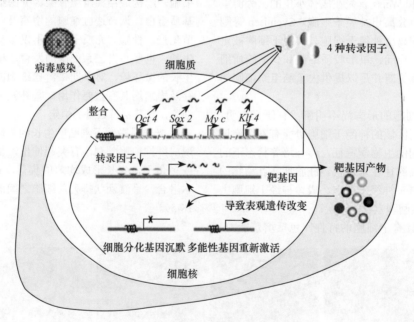

图18-6 诱导iPS生成的步骤与机制

第三节 干细胞在医学领域的应用

随着对干细胞研究的逐渐深入，干细胞正展现出巨大的应用潜力，尤其与组织工程和基因工程技术的结合，展示良好的前景。

一、细胞替代疗法和组织器官移植

干细胞最重要的潜在用途是生产细胞和组织，并应用于细胞疗法。捐赠的器官和组织常被用于取代患

病的或损伤的组织，但是组织器官移植的需求远远超过了可获得的供给。干细胞可直接分化为特定的细胞类型，这为替代细胞和组织来源的更新提供了可能，从而用于更多疾病的治疗，包括帕金森病、阿尔茨海默病、脊髓损伤、中风、烧伤、心脏病、糖尿病、骨关节炎和类风湿性关节炎。

（一）干细胞在细胞疗法的应用

胚胎干细胞具有发育分化成构成机体的所有类型组织细胞的潜能，理论上细胞损伤或病变引起的疾病，都可以通过移植由胚胎干细胞定向分化而来的组织细胞或器官来治疗。目前用小实验鼠胚胎干细胞已经成功地修复了鼠功能缺损的心脏，而且几乎没有排异反应。同时在治疗神经系统、骨骼、胰岛等损伤和病变，胚胎干细胞都显示了较大的潜力和应用前景。

神经干细胞目前已应用于中枢神经系统的再生：一是将神经干细胞直接用于移植，移植的神经干细胞可在宿主体内存活、迁移及分化形成具有局部特异性细胞的能力；二是作为基因治疗的载体，转入神经生长因子、某些代谢酶等的基因，使其在脑内表达，可用于治疗病变比较弥散的神经变性疾病或以中枢神经系统为主要病损部位的遗传性代谢疾病，如遗传性黏多糖病Ⅶ型等。

骨髓间充质干细胞的来源广泛，容易在体外扩增，不表达主要组织相容性复合体-Ⅱ（major histocompatibility complex-Ⅱ，MHC-Ⅱ）类分子，能够被受体很好地耐受，具有多向分化潜能，是组织工程和细胞治疗的理想种子细胞。同时骨髓间充质干细胞易于外源基因的表达，且所携带的外源基因的表达具有明显的组织特异性，因此间充质干细胞有可能成为一种新型的基因治疗的靶细胞，因此，骨髓间充质干细胞是迄今为止研究最为深入并得到广泛应用的成体干细胞，也是研究干细胞可塑性最好的模型。

（二）干细胞治疗的问题与展望

在细胞替代疗法中，干细胞必须稳定的具有以下

特征：①广泛地增殖并且生成足够数量的组织；②可控分化成期望的细胞类型；③移植后能够与周围组织形成融合；④具有适当地延长接受者的生命的功能；⑤避免以任何方式损伤接受者；⑥避免排异反应的问题。目前科学家们尝试各种不同的研究方案，解决上述问题。

二、肿瘤发生机制与治疗研究

肿瘤的发生目前存在不同的理论，最被广泛接受的是突变理论，认为细胞分子遗传改变多步骤过程导致细胞癌变，而原癌基因激活和抑癌基因失活的不断累积是主要发病机制，但是最新肿瘤干细胞研究进展使我们对肿瘤发生、发展有了新的认识。

（一）肿瘤干细胞和肿瘤干细胞学说

John Dick 在研究人急性髓性细胞白血病时发现，人急性髓性细胞白血病中只有 0.2% 表型为 CD34$^+$ CD38$^-$ 的细胞能在 NOD/ DCID 鼠体内形成白血病移植瘤的细胞亚群。Bonnet 分离并纯化了 CD34$^+$ CD38$^-$ 的急性髓性细胞白血病细胞，并且证明了这类细胞的自我更新能力。随后在多种实体瘤中发现了同类细胞，因此把这类细胞命名为**肿瘤干细胞（cancer stem cell, CSC）**，这些存在于肿瘤组织中的具有干细胞性质的肿瘤细胞群体，具有自我更新的能力，是形成不同分化程度肿瘤细胞、肿瘤不断扩大和转移的源泉。

研究者在大量研究结果的基础上提出了肿瘤干细胞学说：肿瘤组织中存在极少量在肿瘤中充当干细胞角色的肿瘤细胞，具有无限增殖的潜能，在启动肿瘤形成和生长中起着决定性作用，而其余的大多数细胞，经过短暂的分化，最终死亡（图18-7）。很多肿瘤组织中存在 3 种细胞，一是为数不多的具多分化潜能并起关键作用的特殊细胞，即"肿瘤干细胞"；二是快速分裂、扩增的前体细胞；三是分化成熟、走向凋亡的细胞。

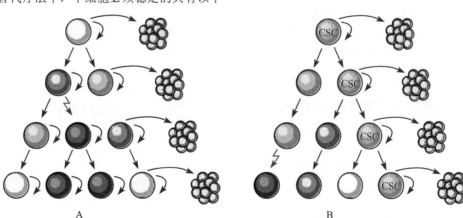

图 18-7　肿瘤干细胞假说

A. 传统理论认为多数肿瘤细胞可以无限增殖，形成肿瘤；B. 肿瘤干细胞假说认为只有肿瘤干细胞才具有无限增殖能力，形成肿瘤

（二）肿瘤干细胞的来源

1. 干细胞起源假说

该假说认为干细胞积累多次突变，从而演变为肿瘤干细胞。诱导正常干细胞演变为肿瘤干细胞的因素可能包括细胞内基因突变及染色体变异、细胞微环境影响（如感染、损伤、某些促生长因子或致癌化学物质等）及严格调控正常干细胞生长分化的信号通路发生失控等。

2. 分化祖细胞和成熟体细胞起源假说

研究事实显示，在特定条件下，已分化祖细胞及发生逆向分化的成熟体细胞可能演变为肿瘤干细胞。促使正常干细胞恶性转化的诸多因素也可能是导致分化祖细胞和成熟体细胞转化为肿瘤干细胞的因素。

如果致癌因子作用于未分化的干细胞，干细胞就成为肿瘤性干细胞而形成恶性肿瘤；如果致癌因子作用于近于终末期分化而仍能合成 DNA 的细胞则形成良性肿瘤；如果致癌因子击中的是中间状态的细胞会出现中等程度分化而介于这两种极端之间的肿瘤（图18-8）。

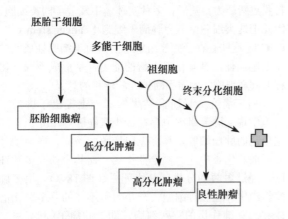

图 18-8 不同分化状态肿瘤细胞的来源

（三）肿瘤干细胞研究的意义和临床应用

传统治疗的对象是肿瘤的整体，但大多数肿瘤细胞并无肿瘤源性，其生长依赖于少量肿瘤干细胞，而目前的治疗并未有效地攻击肿瘤干细胞。许多化学治疗药物以分裂细胞为靶向，但干细胞大多处于休眠状态，这可能使肿瘤干细胞与其他肿瘤细胞对化学治疗药物的敏感性上存在差异，因此需要将治疗的重心转向肿瘤干细胞。

1. 肿瘤干细胞的研究意义

（1）有助于阐明肿瘤发生、发展的机制。肿瘤发生的干细胞学说提示干细胞可作为研究肿瘤发生、发展机制的重要工具。

（2）有助于抗肿瘤药物的研发。例如，Notch 和 Wnt 信号途径在某些肿瘤干细胞中起着关键调节作用。

这些信号途径有助于选择抗肿瘤药物的靶点，为抗肿瘤药物研究开辟新的领域。

（3）有助于肿瘤治疗。只要有效地杀灭肿瘤干细胞就可以达到治愈肿瘤、防止复发的目的，这改变了传统的杀灭大多数肿瘤细胞的观点，有助于减少治疗中的不良反应并提高疗效。

2. 针对肿瘤干细胞的靶向治疗

（1）细胞表面抗原靶向治疗。对于白血病而言，靶向抗原可选择 CD123 分子，其表达于造血干细胞。大多数急性白血病母细胞表面表达 IL-3R。白喉毒素 -IL-3 融合蛋白（DT388IL3）对白血病母细胞和白血病干细胞群有毒性作用，而对正常前体细胞无毒性。在化学治疗前或化学治疗中同时应用 ABCG2 抑制剂或抗 ABCG2 抗体，可增加白血病干细胞对化学治疗药物的敏感性。

（2）诱导针对肿瘤干细胞的特殊免疫反应。从患者体内分离纯化肿瘤干细胞，并进行致死性辐射后，回输给患者以激活其抗宿主 CSC 的特异性免疫反应，是针对白血病干细胞的靶向治疗方法之一。Bonnet 等报道了用 CD8+ 细胞毒性 T 淋巴细胞（CTL）克隆特异性针对次要组织相容性抗原，抑制人 AML 细胞在 NOD/SCID 小鼠体内的植入，并证实了该抑制作用由 CTL 直接针对 LSC 进行介导。

（3）针对肿瘤干细胞信号通路的靶向治疗。肿瘤干细胞具有很强的自我更新和分化能力，Notch、Wnt、SHh 3 条信号通路起着关键作用，因此也成为药物药物研究的主要靶点。目前一些抑制这 3 条信号通路的药物正在研究中。例如，抑制 Wnt 信号通路的抗体、小分子化合物。抑制 SHh 的药物研究进展较为迅速，已有 3 种 Ronikinin、环巴胺、HPI1 进入临床研究；Vismodegib 已被美国食品和药物管理局（FDA）批准上市，治疗晚期基底细胞癌。Notch 信号通路药物主要在抑制 γ - 分泌酶方面，已进入临床 II 期。

复习思考题

第十九章 动物细胞工程所涉及的主要技术领域

细胞工程（cell engineering）也称为细胞技术，是指在细胞水平上，采用细胞生物学、发育生物学、遗传学及分子生物学等学科的理论与方法，按照人们的需要对细胞的遗传性状进行人为地修饰，以获得具有产业化价值或其他利用价值的细胞或细胞相关产品的综合技术体系。细胞工程是现代生物技术的基本组成部分之一，根据操作对象不同，细胞工程可分为微生物细胞工程、植物细胞工程和动物细胞工程。

细胞工程的应用范围很广，当今生命科学中的许多热点领域（如再生医学、组织工程、细胞治疗、克隆动物及转基因动物等）的快速发展都是细胞工程技术的成功应用。细胞工程所涉及的技术方法很多，如基因操作、细胞的遗传修饰、细胞融合、细胞重组、细胞器移植、细胞和组织培养、细胞的表型分析、克隆技术、染色体工程、胚胎工程、干细胞工程、组织工程及工程化细胞应用等领域的相关技术。本章仅介绍动物细胞工程中常用的大规模细胞培养、核移植和基因组修饰等基本技术。

第一节 大规模细胞培养

大规模细胞培养（large-scale cell culture）技术是指在人工条件下（设定 pH、温度、溶氧等）高密度大规模的在生物反应器中培养细胞用于生产生物产品的技术，是细胞工程的重要组成部分。此项技术开始出现于 20 世纪 60 年代，如今已成为生物制药领域最重要的技术之一，它的应用大大减少了用于疾病预防、治疗和诊断的实验动物，并为生产疫苗、细胞因子、蛋白质药物、生物产品乃至人造组织等产品提供了强有力的工具。目前可大规模培养的动物细胞有鸡胚、猪肾、猴肾、地鼠肾等多种组织的原代细胞以及人二倍体细胞、CHO 细胞、BHK-21 细胞、Vero 细胞等细胞系，并已成功生产了包括狂犬病疫苗、口蹄疫疫苗、甲型肝炎疫苗、乙型肝炎疫苗、红细胞生成素、单克隆抗体等产品。动物细胞大规模培养的基本原理与实验室中的研究性细胞培养是相同的，但由于所培养的细胞群体庞大，故其在培养原则、设备和技术体系等方面都具有一些特殊性。

一、大规模细胞培养的基本原则

（一）增加培养容积

要实现细胞的大规模培养，首先要考虑的就是培养的容积。一般来说，培养的容积越大，细胞的产量就越高。对于具有悬浮生长特性的细胞来说，培养体积的扩大是提高细胞产量最重要的因素。

（二）增大细胞的附着面积

绝大部分哺乳动物细胞具有贴壁生长的特性，扩大附着面积是大规模培养的关键。目前采用的方式是在细胞培养的容器中添加细胞附着生长的支持物，常用的主要有**微载体（microcarrier）、中空纤维（hollow fiber）**和**微囊（microcapsule）**等。

1. 微载体

微载体为高分子物质所制成的微细实心颗粒，直径为 100 ～ 300μm（图 19-1A）。制备微载体的材料有很多，如交联葡萄糖、胶原、Cytodex、左旋糖苷、明胶及玻璃等，但目前大多使用交联葡萄糖，它对细胞无毒，适合于细胞附着生长，而且还具有一定的透明度，可方便在显微镜下观察。

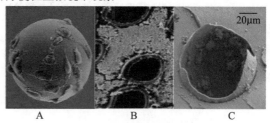

图 19-1 细胞附着的支持物

A. 微载体（可见细胞附着于表面，引自 http://www.bibitec.de/images/carrier2.jpg）；B. 中空纤维（引自 http://www.nature.com/nmeth/journal/v2/n5/full/nmeth0505-385.html）；C. 微囊（可见细胞附着于内表面，引自 www.sciencenews.org/20010217/fob2.asp）

235

微载体大规模细胞培养系统集单层培养和悬浮培养的特点于一体，适合于放大生产。在培养中，细胞附着在微载体的表面，为细胞提供了生长所需的附着表面。同时，借助于培养系统的温和搅拌，附着有细胞的微载体颗粒可以均一地悬浮于培养液中，保持了均相的悬浮培养，这为细胞提供充分的生长和增殖的空间。目前微载体是大规模培养中最有价值的细胞支持物。

2. 中空纤维

中空纤维为半透膜性的高分子物质拉成的两端开口的中空纤维，直径约为 200μm（图 19-1B）。制备中空纤维的材料也很多，如羟甲基纤维素纤维、海藻酸盐纤维、胶原纤维、甲壳素纤维等。因具半透膜性，故可允许小分子物质自由通过，但对大分子物质有阻滞作用。在培养中，通常将成束的中空纤维置于培养的容器中，细胞附着于纤维管的外表面，纤维管的内部有培养液通过。该系统有利于分泌型表达蛋白的纯化，但不易放大培养。

3. 微囊

微囊为一种由半透性膜所围成的囊，细胞生长在囊的内壁上，囊的直径一般为 200μm 左右（图 19-1C）。这种囊目前尚不能直接通过商业渠道获得，需研究人员自行制备。大致方法是：将培养的细胞悬浮在藻酸钠或壳聚糖及聚赖氨酸等高分子物质溶液中，再经特殊方法，使含有细胞的溶液变成固态的微球体。然后用化学方法处理，使微小球体的外围形成一层半透膜，并使微球体的内容物液化。经过这样的过程，细胞就被包围到了微囊中，并随即可附着在微囊的内壁上生长，各种营养物质和细胞的表达产物可以通过扩散方式出入微囊。利用微囊进行细胞培养的优点是：

细胞密度大（10^8/ml），产物在单位体积中的浓度高，分离纯化相对简单。

（三）抑制细胞凋亡

大规模细胞培养的后期，抑制细胞凋亡、维持细胞高活力是关键。研究表明，细胞凋亡是导致大规模动物细胞培养时细胞死亡的主要原因，细胞凋亡或死亡多在营养成分耗尽、有毒代谢产物增多时发生。目前发现，**细胞静止（cell rest**，即使细胞长时期地处于 G_1 期）技术可以有效降低营养成分消耗和代谢毒物产生，对提高培养细胞表达目的蛋白的产率是一种有效的手段。例如，向细胞中导入 *p21* 基因或 *p27* 基因，就可使细胞周期的 G_1 期延长，但细胞活力仍然正常，可以有效抑制细胞凋亡。

（四）无血清培养

当进行大规模细胞培养时，若其目的是为了生产某种特定的蛋白质，那么，培养基中就应尽量避免其他蛋白质的存在，这样可降低目标蛋白纯化的难度。然而，在一般的细胞培养基中都加有动物血清（如胎牛血清），由于其成分复杂，所以，在以生产某种特定的蛋白质（如疫苗、单克隆抗体或生物活性蛋白等）为目的的大规模细胞培养中，最好采用无血清培养基。更为重要的是，无血清培养基可通过延长细胞的 G_1 期或迫使细胞处于 G_0 期，使培养细胞较长时间地维持高细胞密度状态，从而便可较长时间高效地表达目的产物。另外，无血清培养基还能相对地降低培养细胞的死亡率，这对维持所表达的目标蛋白的稳定性是有利的。由于无血清培养基较传统培养基具有一些特殊的优点（表 19-1），所以，人们正尝试用有生长因子组成的无血清培养基来代替含血清的培养基。

表 19-1　血清培养基与无血清培养基的比较

属性	血清培养基	无血清培养基
质量稳定性	存在批次差异	有明确的质量标准，避免了批次差异
培养基成分	影响细胞生长的因子多、复杂程度高、不明确因素多	成分明确，培养基可针对不同的细胞株进行成分优化，以达到最佳培养效果
与产品纯化的关系	血清中蛋白质含量 >45g/L，成分复杂，且易被病毒或支原体污染，不利于下游纯化工作，产业化成本高	下游产品纯化容易，产品回收率高，不存在病原体污染问题，易于产业化
实用性	适用细胞谱系较宽	适用细胞谱系窄。对于具体的某种细胞的培养，通常摸索其培养条件。由于培养基的黏度小，其细胞在培养过程中易受机械损伤

无血清培养基由 3 部分组成。①基础培养基。常用的有 RPMI1640、MEM、DMEM、Ham's F12、DMEM-F12 等。②生长因子和激素。常用的有胰岛素、表皮生长因子、成纤维细胞生长因子及生长激素等。③基质。常用的有纤连蛋白、血清铺展因子（serum spreading factor）、

胎球蛋白（fetuin）、胶原及多聚赖氨酸等。采用无血清培养液，在悬浮培养的条件下，其细胞密度可达 $10^6 \sim 10^7$ 个 / ml。但是，并非任何细胞在这种培养基中培养都能达到这样的细胞密度，因为不同类型的细胞有可能需要不同的生长环境。

二、大规模细胞培养系统

目前，大规模细胞培养的技术体系和设备类型很多，它们都是由以下4种基本的技术体系发展而来的。

（一）悬浮培养系统

这一系统细胞产量是最高的，但它仅适合于可在培养液中悬浮生长的细胞。传统的**悬浮培养系统**（suspension culture system）是指将细胞生长在高度和直径比为1:1～3:1的不锈钢发酵罐中，并用搅拌器进行温和的搅拌，使细胞均匀的悬浮于培养液中，不断地分裂增殖。培养时，还需调节发酵罐中氧气和二氧化碳的浓度，以及培养液的pH。然而，在这类装置工作时，搅拌器的运动及其所产生的气泡都会引起细胞或组织的机械损伤，所以在实际应用中存在着局限性。

20世纪90年代初，美国宇航局约翰逊航天中心发展了一种称为**"旋转细胞培养系统"**（rotary cell culture system，RCCS）的悬浮培养装置。该装置模拟了失重条件（实际上是微重力条件），其圆柱状的培养容器中有培养物（培养基和所培养的细胞或组织材料），并由电机驱动沿水平轴旋转，由此使细胞或组织块（直径可达1cm）悬浮于培养液中。由于其培养基、细胞及组织颗粒随同容器一起旋转，相互碰撞力很弱，故可有效地降低培养过程中的机械损伤，并可使所培养的细胞或组织保持类似于活体内三维空间的生长特性。例如，卵巢肿瘤细胞在该装置中培养就可以长成直径0.4cm的、类似患者体内肿瘤组织的细胞团。实际上，该系统也适用于贴壁生长细胞的培养，但需要在培养物中加入微载体，以提供细胞生长的支持物。该系统在生物医药领域具有广泛的应用前景，如通过该系统培养的软骨的密度很高，可用于关节损伤治疗，还可通过该系统进行肝脏、皮肤及淋巴结等组织的再生。有人对肿瘤组织活体取样，将其与患者自身的白细胞或淋巴细胞在RCCS中混合培养，刺激它们识别和攻击肿瘤组织，然后将处理后的、对肿瘤组织细胞有杀伤力的细胞直接注入病灶，以期实现对肿瘤的治疗。

（二）气体驱动培养系统

气体驱动培养系统（airlift culture system）最初被用于微生物细胞的大规模培养，后来在动物细胞的大规模培养中也获得了成功，被成功培养的细胞也是可悬浮生长的细胞，如BHK21、人类原始淋巴细胞、CHO细胞及植物细胞。该系统中，混合气体通过位于中心气流管底部的喷射装置进入培养容器，其气体的流通会减少中心气流管中的液体容积密度，使之较管外的液体密度低，从而导致培养物在培养容器的循环流动，最后剩余气体从培养物的表面排放出来。该系统中气流的注入不仅可以提供培养物循环的动力，而且还会给培养物提供氧气。研究表明，凡适合于在搅拌悬浮培养体系中生长的细胞都可以在该培养体系中生长。例如，用于制备单克隆抗体的杂交瘤细胞，就既可以在气体驱动体系中生长，也可以在搅拌体系中生长。目前还没有发现该技术体系反应器的类型对细胞的增殖动力学和抗体产率有任何影响。气体驱动发酵技术的主要优势在于它简化了设计，因为它不需要搅拌器中的发动机和搅拌装置。

（三）微载体培养系统

微载体培养系统（microcarrier culture system）是指微载体与搅拌悬浮培养相结合的一种培养体系。细胞生长在微载体表面，再借助搅拌器的作用，使附着有细胞的微载体颗粒均匀地悬浮于培养液中，并使细胞在微载体上生长扩增。该体系非常适合于具有贴壁生长特性的细胞的大规模培养。

当然，该技术也面临一些困难。其中之一是附着有细胞的微载体颗粒之间相互聚集，有时甚至形成团块，这使细胞生长的可附着表面趋于下降，并影响细胞的生长与增殖。有人采用蛋白水解酶处理培养物的做法，希望在一定程度上降低此聚集现象发生。另外，选择适当的搅拌力，也被认为是一个有效方案。一般认为，采用较大叶轮的低速搅拌器，以不超过50r/min的转速为宜。实际上，该技术相当复杂，通常是在不宜采用常规悬浮培养的情况下才考虑选用。

（四）灌流培养系统

灌流培养系统（perfusion culture system）是指使细胞在一种容器中生长，其系统能自动地将"旧"的培养液排除，并同时能自动地将新的培养液以相同的速率补入细胞生长的容器中（图19-2）。其特点在于：①可以使细胞始终处于一个较好的营养状态和生存环境；②可以在排除的"旧"培养基中连续收集培养细胞所分泌的某些产物；③在连续灌注培养的过程中，可根据特殊的要求，通过改变培养液组成实现对细胞状态的人为调控。所以，该系统比较适合于收集某种特定分泌蛋白质的大规模细胞培养。例如，一个5L的发酵器处于连续工作状态时，每天可以生产0.375g鼠IgM，比上述3种传统的培养系统产量提高了5.4倍。该系统除在蛋白质制品（如单克隆抗体、疫苗或药用蛋白）的制备中具有特殊优点外，它在基于细胞的组织工程材料的制备中也比较适用。当然，它也有一些缺点，如其设备的复杂性很高、需要持续提供大量的培养基、细胞的状态不稳定及容易被污染等。

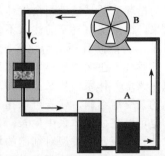

图 19-2 灌流培养系统示意图（改自 http://www.pnas.org/
content/99/20/12600/F1. large.jpg）

A. 新鲜培养液；B. 循环泵；C. 培养容器；D. "旧"培养液

胞直径从 9.5μm 增长到 12μm 时说明该细胞的质量变化了 2 倍以上。因此，在培养过程中的营养需求的量化评估，除了考虑细胞群的密度外，还应考虑细胞的质量。

（二）探索大规模培养细胞合适的生存环境

优化大规模细胞培养的生存环境，通常先要在实验室里进行研究，因为在实验室里可以同时检测分析许多变量，而且可以节省大量成本。通常，这项工作可以从很小的培养皿（甚至 96 孔板）中开始，然后逐渐扩大实验体系，但最终都要在 1L 的发酵器中进一步测试并完善。当然，从实验室中所得到的参数并不一定能直接用于工厂化的大规模生产。例如，将实验室所获得的静态悬浮培养的技术参数用于大规模的搅拌悬浮培养，结果细胞产量并不一定提高，有时甚至明显降低。这意味着，影响大规模培养条件下的细胞生长的因素，除了营养条件外，还与其生存环境有关。

（三）鉴定细胞的健康状况

细胞的健康状况对判断大规模细胞培养的营养条件和环境至关重要。采用适当的荧光或染色剂进行直接显微镜观察，可以得到关于细胞密度、生存能力、有丝分裂指数、一般形态及碎片数量的信息。同时，也可以采用一些容易检测的生化指标来协助判断。最常用的方法是测定培养基中葡萄糖和乳酸盐的浓度，以及乳酸脱氢酶（LDH）的活性。葡萄糖和乳酸盐的浓度可以反映培养液的质量情况，LDH 可以用来判断细胞损伤或破碎的情况。

三、大规模培养中优化细胞生长的环节

在大规模细胞培养系统中，细胞的生长与增殖仍然遵循基本的细胞生物学规律。例如，细胞生长要经过停滞期、对数增长期和平台期；生长因子耗竭和毒性成分堆积可导致细胞停止生长、甚至死亡；存在外分泌或自分泌激素信号对细胞的作用；等等。为了优化大规模培养中细胞的生长状态，以下几个环节需注意。

（一）量化评估大规模培养细胞的营养需求

目前已有许多关于体外状态下细胞营养需求的实验研究，并已经注意到细胞大小在不同培养系统、不同的细胞周期和增殖阶段的变化。例如，悬浮细胞的平均直径（11μm 左右）可以因环境不同而发生很大变化，当细

第二节　细胞核移植

细胞核移植（nuclear transfer）是指利用显微注射装置，将一个细胞的核移入另一个已经去核的细胞中，以得到重组细胞的技术。目前一般意义上的细胞核移植，是指将一个二倍体的细胞核移植入于另一个已经去核的细胞（受精卵或处于 MII 期的卵母细胞）中，以得到重组细胞，并使其在一定体外环境中生长发育，获得新的个体的综合技术体系。

一、核移植的技术路线

在过去的几十年中，核移植技术一直处于不断发展的过程中，再加上不同物种的生长发育又具有各自的特殊性，所以，核移植的技术路线在不同的实验室，或对于不同的物种都可以有很大的不同。为了反映核移植的基本做法，以及这一领域的前沿状态，现以哺乳动物核移植的基本技术路线（图 19-3）为例加以说明。

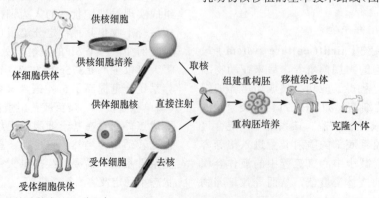

图 19-3 核移植的技术流程（改自 http://www.biotechnologyonline. gov. au/images/contentpages/scnt. gif）

（一）选择受体细胞

在核移植技术的早期，多采用受精卵（合子）细胞作为受体细胞。后来发现，MⅡ期卵母细胞更适合作受体细胞。因为受精卵和MⅡ期卵母细胞的细胞质具有重编程（reprogramming）能力，可使处于不同分化程度的供核细胞（如胚胎细胞或成年体细胞）的核去分化并恢复到全能性状态，由此获得的重构卵能够进入到正常发育程序，从而获得遗传背景完全源于供核细胞的动物个体。

（二）选择供核细胞

早期的核移植技术基本上采用胚胎细胞作为供核细胞，但现在发现，未分化的原始生殖细胞（PGC）、胚胎干细胞、胎儿体细胞、成体细胞，甚至是高度分化的神经元、淋巴细胞等均可作为供核细胞的来源，且均能够获得相应的克隆个体，但克隆效率一般随供核细胞分化程度的提高而下降。

（三）受体细胞去核

在核移植的实际操作中，受体细胞的细胞核必须完全去除，这是核移植能否成功的关键与前提。目前的去核方法主要有以下几种。

（1）紫外线照射去核。通过一定剂量的紫外线照射卵母细胞，破坏其中的DNA而成功去核，早期该法用于两栖动物的克隆中，但因对细胞损伤较大，目前已废弃。

（2）盲吸法去核。这是目前大多数核移植所采用的去核方法。它是根据MⅡ期卵母细胞中第一极体与细胞核的对位关系，在特定的时间段内，利用去核针直接将第一极体及其附近的细胞质吸除，从而达到去核目的。该法的去核成功率可高达80%以上。

（3）蔗糖高渗处理去核法。以0.3～0.9mol/L的高渗蔗糖液处理卵母细胞一段时间，然后通过去核针去除卵细胞质中透亮和微凸的部分（30%左右细胞质）。该法的去核成功率高达90%，且已成功获得了克隆个体。

（4）透明带打孔去核法。鉴于小鼠的细胞膜系统较脆，常规的盲吸法去核后，卵母细胞的存活率往往较低，因而预先以显微针在透明带打孔，然后以细胞松弛素处理后去核，可大大提高去核后卵母细胞的存活率。

（5）超速离心法。通过超速离心，可将卵母细胞的细胞核与细胞质分离开。因只在个别实验室成功，尚不具推广价值。

（四）重构胚的组建

组建重构胚（reconstructed embryo）的方法有两种：一种方法是采用显微操作的方法，直接将供核细胞移植到去核受体细胞的透明带下，再通过细胞融合（电融合或仙台病毒介导）的方法，使供核细胞与受体细胞发生融合，实现细胞核与细胞质的重组。重组后的细胞实际上是一个单细胞的胚胎，故称之为重构胚。该方法在家畜等大动物上已有较多成功的例子，但重构胚细胞质中含有供核细胞的细胞质，导致克隆动物组织细胞中线粒体的多样性，这是否会引发其他生物学方面的后果呢？目前仍处于观察和认识之中。另一种方法是以显微针反复抽吸，分离出供体细胞核，然后将供体细胞核直接注入已去核的受体细胞，直接构成重组胚，这种方法主要用于克隆小鼠的制作。

（五）重构胚的激活

正常受精过程中会发生一系列的精子激活卵母细胞的事件。因此，在重构胚组合成功后，也必须要模拟体内的自然受精过程，对重构胚进行激活。激活通常采用化学激活与电激活方法。

（1）化学激活。以离子霉素（短暂诱导Ca^{2+}峰）处理，然后以6-DMAP（蛋白激酶抑制剂，降低MPF活性）处理5h。其间，应注意根据供核细胞与受体细胞的细胞周期同步化的要求，维持重构胚二倍体的核型，并考虑是否添加细胞松弛素以抑制或促进第二极体的排出。

（2）电激活。在操作程序上与重构胚组建时的电融合方法相同，在实践中，一般在实现电融合的同时也实现了电激活，但此时Ca^{2+}浓度应明显高于正常电融合时的浓度，该法目前主要用于胚胎细胞作为供核的核移植试验中，在兔体细胞核移植试验中也采用此法，电激活的次数一般两次以上。

激活处理后的重构胚经继续培养后，能够卵裂的，表明重构胚已激活，否则，表明激活失败，重构胚不能发育的，核移植失败。

（六）重构胚的培养与移植

重构胚激活后，需经一定时间的体外培养，或放入中间受体动物（家兔、山羊等）的输卵管内孵育培养数日，待获得发育的重构胚（囊胚或桑椹胚）后，方可将其移植至受体的子宫里，等待妊娠、分娩获得克隆个体。

二、胚胎细胞核移植技术

胚胎细胞核移植技术应用已有半个多世纪的历史，德国科学家Spemann于1938年最先提出并进行了两栖类动物细胞核移植实验。Briggs和King于1952年完成了青蛙的细胞核移植，但细胞核后来没有发育。中国的童第周于1963年在世界上首次报道了将鱼类的囊胚细胞核移入去核未受精卵内，获得了正常的胚胎和幼鱼。Illmensee和Hoppe于1981年首先对哺乳动物采用细胞核移植的方法进行克隆研究，将小鼠胚胎内的细胞团细胞直接注射入去除原核的受精卵内，得到了幼鼠。两年后，Solter和McGrath对实验方法加以改进，以2细胞期、4细胞期及8细胞期的小鼠胚胎细胞和内细胞团细胞作为供核细胞，获得了克隆后代。他们的工作为哺乳动物的核移植奠定了基础。Willadsen 于 1984 年得到了世界上第一只以未分化的胚胎细胞作为供核细胞的核移植绵羊。1995 年英国 Roslin 研究所的 Wilmut 等用已分化的胚胎细胞作为供核细胞，克隆了两只绵羊，分别命名为 Megan 和 Morag。

这些研究表明，成熟卵母细胞比受精卵更适于用作细胞核移植的受体细胞，且发育至桑椹胚的细胞核，经显微注射法植入去核的成熟卵母细胞而得到的重建胚仍具有发育全能性。胚胎细胞核移植技术已在两栖类、鱼类、昆虫和哺乳类等动物中获得成功。但是，在进化上介于两栖类和哺乳类之间的爬行类和鸟类等卵生动物的胚胎细胞核移植则尚无报道。

三、成体细胞核移植技术

1962 年，英国科学家 Gorden 用紫外线照射方法，使一种非洲爪蟾未受精卵细胞的核失活，然后将来自同种爪蟾的小肠上皮细胞的核植入其中，并使重组细胞在适当的环境中生长发育，结果约有 1% 的重组卵发育为成熟的爪蟾。这一实验标志着体细胞核移植技术体系在两栖动物中获得了成功。1997 年 2 月 23 日英国罗斯林研究所正式宣布，由 Wilmut 等用一只 6 岁绵羊的乳腺细胞作为供核细胞，成功地培育了克隆羊"多莉"（Dolly）。1997 年 7 月，Wilmut 等又以同样的方法产生了以培养的皮肤成纤维细胞（该细胞的基因组中带有人的基因）为供核细胞的克隆羊"Polly"。体

细胞细胞核移植的成功，是 20 世纪生物学突破性成就之一，尤其是在理论上证明了即便是高度分化的成体动物细胞核在成熟卵母细胞中的行为仍然能被重编程，而表现出发育上的全能性。

Wilmut 等早些时候关于胚胎细胞核移植的研究结果表明，处于 MII 期的卵母细胞质中含有大量的成熟促进因子（MPF），这些因子可诱导供体核发生一系列形态学变化，包括核膜破裂，早熟凝集染色体等。当供体核处于 S 期时，受体细胞浆中高水平的 MPF 使染色体出现异常的概率显著升高。而当供体核处于 G_1 期时，虽然供体核同样会出现早熟凝集染色体，但对染色体没有损害。基于这些发现，他们提出以下两个协调供体核和去核卵母细胞的途径：一是选取处于 G_0 期或 G_1 期的细胞作为核供体；二是选取 MPF 水平低时的卵母细胞作为受体。

获取 G_0 期或 G_1 期供核细胞的方法主要有两种。①血清饥饿法，此法最初由 Wilmut 等采用。"多莉"就是采用了通过血清饥饿法得到的 G_0 期细胞作为供核细胞。②直接采取法。直接从 G_0 期或 G_1 期细胞组成比例高的组织中采取细胞来作为供核细胞。例如，刚排出的卵母细胞周围的卵丘细胞中，90% 以上处于 G_0 期或 G_1 期。1999 年，美国的 Wakayama 等采用卵丘细胞作为核供体，不经培养而直接作核移植，获得 50 多只克隆小鼠。这一成功，有力地支持了 Wilmut 等关于受体细胞与供核细胞之间周期状态的相关性方面的研究结论。

第三节　基因转移技术

基因转移是实现细胞表型定向改造的基本技术之一。目前已被有效使用的方法有很多，分为物理法、化学法和生物法三大类。利用物理和化学法转化动物细胞的主要优点是转基因体系不含任何病毒基因组片段，这对于基因治疗尤为安全。但转基因进入细胞后，往往多拷贝随机整合在染色体上，导致受体细胞基因灭活或转化基因不表达。在实际工作中，可根据受体细胞的种类及目的等因素选择适当的方法。

一、物理法

目前在动物转基因技术中常用的物理法包括电穿孔法、显微注射法和 DNA 直接注射法等。

（一）电穿孔法

电穿孔（electroporation）法转移基因的原理是：利用脉冲电场提高细胞膜的通透性，在细胞膜上形成纳米级的微孔，使外源 DNA 转移到细胞中。基本操作程序如下：将受体细胞悬浮于含有待转化 DNA 的

溶液中，在盛有上述悬浮液的电击池两端施加短暂的脉冲电场，使细胞膜产生细小的空洞并增加其通透性，此时外源 DNA 片段便能不经胞饮作用直接进入细胞质。该方法简单而广泛运用于培养细胞的基因转移，基因转移效率最高可达 10^{-3}。

（二）显微注射法

显微注射（microinjection）法主要用于制备转基因动物。基本操作程序为：通过激素疗法使雌鼠超排卵，并与雄鼠交配，然后取出受精卵；借助于显微镜将纯化的 DNA 溶液迅速注入受精卵中变大的雄原核内；将注射后的受精卵移植到假孕母鼠输卵管中，繁殖产生转基因小鼠。该方法转入的基因随机整合在染色体 DNA 上，有时会导致转基因动物基因组的重排、易位、缺失或点突变，但这种方法应用范围广，转基因长度可达数百 kb。

（三）DNA 直接注射法

20 世纪 90 年代初，人们发现给小鼠肌肉注射外

源性重组质粒后，质粒被摄取并能在体内稳定地表达所编码蛋白质长达 2 个月到 1 年，这为基因治疗开辟了新途径。另外，人们发现，若注射的 DNA 所编码的蛋白质为外源蛋白质，体内的表达产物就可诱导机体产生免疫应答，从而提出了核酸疫苗的概念。核酸疫苗也称为**基因疫苗、核酸免疫、DNA 免疫**，是指将含有编码抗源蛋白的基因序列的质粒载体，经肌肉注射或微弹轰击等方法导入体内，通过宿主细胞表达抗原蛋白，并由其诱导宿主产生对该抗原蛋白的免疫应答，以达到预防和治疗疾病的目的（图 19-4）。核酸疫苗包括 **DNA 疫苗（DNA vaccine）**和 **RNA 疫苗（RNA vaccine）**，其中研究最多的是 DNA 疫苗，由于不需要任何化学载体，故又称为**裸 DNA 疫苗（naked DNA vaccine）**。核酸疫苗的出现开拓了疫苗学的新纪元，被称为第三次疫苗革命。

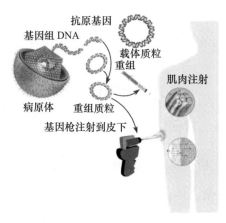

图 19-4 核酸疫苗示意图（改自 Weiner and Kennedy，1999）

二、化学法

（一）脂质体包埋法

脂质体包埋法是指将待转化的 DNA 溶液与天然或人工合成的磷脂混合，后者在表面活性剂存在的条件下形成包埋水相 DNA 的**脂质体（liposome）**结构。当这种脂质体悬浮液加入到细胞培养皿中后，便会与受体细胞膜发生融合，DNA 片段随即进入细胞质和细胞核内。该方法基因转移效率很高，最高时 100% 离体细胞可以瞬时表达外源基因。

（二）磷酸钙共沉淀转化法

受二价金属离子能促进细菌细胞吸收外源 DNA 的启发，人们发展了简便有效的磷酸钙共沉淀转化法。此法将待转化的 DNA 溶解在磷酸缓冲液中，然后加入 $CaCl_2$ 溶液混匀，此时 DNA 与磷酸钙共沉淀形成大颗粒；将此颗粒悬浮液滴入细胞培养皿中，37℃下保温 4～16h；除去 DNA 悬浮液，加入新鲜培养基，继续培养 7 天即可进行转化株的筛选。上述过程中，DNA 颗粒通过胞饮作用进入受体细胞。

（三）DEAE- 葡聚糖转化法

最早的动物细胞转化方法是将外源 DNA 片段与 DEAE- 葡聚糖等高分子碳水化合物混合，此时 DNA 链上带负电荷的磷酸骨架便吸附在 DEAE 的正电荷基团上，形成含 DNA 的大颗粒。后者黏附于受体细胞表面，并通过胞饮作用进入细胞内。但此方法转化率极低。

三、生物法

通过病毒感染的方式将外源基因导入动物细胞内是一种常用的基因转导方法。根据受体细胞类型的不同，可选择使用具有不同宿主范围和不同感染途径的病毒基因组作为转化载体。目前常用的病毒载体包括 DNA 病毒载体（腺病毒载体、腺相关病毒载体、牛痘病毒载体）和反转录病毒载体等。用作基因转导的病毒载体都是缺陷型的病毒，感染细胞后仅能将基因组转入细胞，无法产生包装的病毒颗粒。下面以腺病毒载体为例加以介绍。

腺病毒科为线型双链 DNA 病毒，无包膜，呈二十面体，共有 93 个成员，分两个属：哺乳动物腺病毒属和禽腺病毒属。目前已鉴定的人腺病毒有 6 个亚属，其中常用来构建载体的腺病毒主要是 C 亚属的 2 型（Ad2）和 5 型（Ad5）病毒。腺病毒感染人体细胞是裂解型的，不会致癌，但对啮齿目动物细胞来说，绝大多数的腺病毒成员均能致癌。腺病毒基因组 DNA 全长 36kb，其包装上限为原基因组的 105%，即 37.8kb。腺病毒作为转化载体的特点是：基因组重排率低，安全性好，不整合人染色体，不导致肿瘤发生；宿主范围广，对受体细胞是否处于分裂周期要求不严格；外源基因在载体上容易高效表达。

病毒载体也具有一些缺点，如所有的病毒载体都会诱导产生一定程度的免疫反应、存在一定的安全隐患、转导能力有限，以及不适合于大规模生产等。

复习思考题

1. 试从细胞工程的角度，思考如何保护某种濒临灭绝的野生动物。

2. 某公司在进行大规模细胞培养时，发现细胞生长状态不良，试分析其原因。

（第二军医大学 胡以平 訾晓渊）

第二十章 动物细胞工程的应用

细胞工程是生物工程的重要组成部分，在医学实践中有着极为广泛的应用，研究人员通过细胞工程技术生产了大量的医药产品和医学材料，建立了一些新的疗法。更令人振奋的是，细胞工程仍有广阔的领域有待开拓和深入，随着细胞工程研究的深入，人们对疾病的认识将不断加深，将会获得更多更有效的医疗产品，人类的健康水平必将会得到提高。本章对细胞工程当前的主要应用领域加以介绍。

第一节 医用蛋白质的生产

一、单克隆抗体

1975 年 Kohler 和 Milstein 建立 B 淋巴细胞杂交瘤技术以制备单克隆抗体（简称为单抗）以来，单抗已被广泛应用于生命科学的各个领域。B 淋巴细胞杂交瘤技术不仅将淋巴细胞产生单一抗体的能力和骨髓瘤无限增生的能力巧妙地结合起来，而且还可以通过融合进一步筛选获得具有期望专一性的抗体。单抗最主要的优点在于它的专一性、均质性、灵敏性及无限量制备的可能性。

单抗在生物工程技术中占有很重要的地位，已作为商品进入市场，前景不亚于基因工程产品。其用途有以下几个方面。①单抗作为体外诊断试剂：单抗最广泛的商品用途目前仍然是用作体外诊断试剂。②单抗作为体内诊断试剂：用放射性核素标记的单抗在特定组织中的成像技术，可用于肿瘤、心血管畸形的体内诊断。③单抗作为**靶向药物（targeted drug）**的载体：单抗最大的应用前景是有可能作为靶向药物的载体。④治疗用的单抗：这要求单抗必须具有专一性高、稳定性好、亲和力强、分泌量大、针对非脱落抗原在靶细胞上的分布密度高等特点，但这是很难获得的。

二、复杂人体蛋白

由于微生物缺乏蛋白质翻译后的加工修饰系统，故许多人体蛋白必须用真核动物细胞表达。第一个由重组哺乳动物细胞规模化生产的医用蛋白质是一种称为"组织型纤溶酶原激活剂"（tPA）的溶血栓药物。该药物可用于中风、心肌梗死等血栓疾病的溶栓治疗。另外还有凝血因子Ⅷ（用于治疗血友病 A）和人促红细胞生成素（用于治疗因肿瘤化学治疗或肾脏疾病所致的红细胞减少症）。促红细胞生成素是最成功的生物制品之一，其年销售额居所有基因工程产品之首。

第二节 基因工程动物的制备

基因工程动物（genetically engineered animal）是指通过遗传工程的手段对动物基因组的结构或组成进行人为的修饰或改造，并通过相应的动物育种技术，最终获得修饰改造后的基因组在世代间得以传递和表现的工程化动物。利用这项技术，人们可以在动物基因组中引入特定的外源基因，制备**转基因动物（transgenic animal）**，用于"正面"研究基因的功能或生产生物产品等。例如，可以在动物基因组中引入病毒基因组以模拟病毒性疾病的发病过程；可以通过引入具有重要药用价值的蛋白质编码基因，通过动物生产该药物蛋白；可以将所引入的 DNA 片段作为环境诱变剂作用的靶 DNA，通过对它回收后的结构分析，研究诱变剂造成 DNA 损伤和诱发基因突变的规律;等等。当然，也可以在动物基因组的特定位点，利用同源重组的原理，通过胚胎干细胞引入人为设计的基因突变，导致特定基因失活的**基因敲除动物（gene knockout**

animal），用于"反面"研究基因功能或制备因基因结构异常所致的人类遗传性疾病的动物模型等；也可以通过对基因结构进行修饰，在动物发生、发育的全过程研究体内基因的功能及其结构与功能的关系。

一、疾病动物模型的制备

几乎所有的人类疾病（除外伤外）都有一定的遗传背景，在一定程度上都可以看成是遗传病。因此，利用基因工程动物制造出各种实验动物模型，给遗传疾病研究带来了极大的方便。目前常用小鼠作为研究人类疾病的模型动物。

最早出现的基因工程小鼠是 1982 年由美国华盛顿大学的 Palmiter 等报告的"超级小鼠"。这种小鼠是由于大鼠生长激素基因的导入和表达，以致其个体过度生长。之后基因工程小鼠得到了广泛的应用。采用这套体系，能够做到通过对基因的操作，然后在 RNA、蛋白质、形态学和生理学等不同水平直接观察所研究的基因在活体内的活动情况以及其表达产物所引起的表型效应。基因工程小鼠是一个四维体系，所研究的问题都是在活体动物中进行的，类似于人体内的各种背景因素仍然存在，因此，通过这套体系所得出的研究结论通常具有很高的真实性。目前，已培育成功了包括动脉粥样硬化、镰刀形红细胞贫血、早老性痴呆、前列腺癌等多种遗传病的模型小鼠。作者实验室成功建立的乙型肝炎转基因小鼠模型，为我国乙型肝炎病毒相关医学问题的研究提供了活体内研究的条件。

二、动物生物反应器

大型转基因动物（如羊、牛、马等）可以作为生产药用蛋白质的反应器，是目前基因工程药物研究的新领域。以哺乳动物作为生产药用蛋白质的反应器的最大优点是目的蛋白质的产品高、活性好、成本低、排除了 HIV 感染的可能性（因牛、羊和马等动物本身不能感染 HIV）。

（一）乳腺生物反应器

乳腺分泌的乳汁不进入体内循环，不会影响转基因动物本身的生理代谢反应。哺乳动物乳腺生物反应器好比在动物身上建"药厂"。其做法是：将编码目的蛋白的 DNA 与腺特异性启动子重组，制备相应的转基因动物，在所得到的动物中，选择目的蛋白在乳汁中高表达并具有产业化价值的个体，然后将其个体繁殖保种，这样就可以从动物的乳汁中源源不断获得目的蛋白。这种目的蛋白在乳汁中高表达的转基因动物相当于传统的反应器，故将其称为**乳腺生物反应器**（**mammary gland bioreactor**）。

乳腺生物反应器制备基因工程药物的优越性表现在产量高；易提纯；表达产物经过充分修饰和加

工，具有稳定的生物活性；作为生物反应器的转基因动物又可无限繁殖，故具有成本低、药物开发周期短、经济效益高、可极大地降低成本和投资风险；等等。1990 年，荷兰 Phraming 公司培育了含有人乳铁蛋白的转基因牛，每升牛奶中含有 1g 人乳铁蛋白（具有促进婴儿对铁的吸收，提高免疫力，抵抗消化道疾病的作用，是母乳的良好替代品），此牛能够年产牛奶 10t，目前已经培育了 3 头转基因奶牛，每年生产的含乳铁蛋白奶粉价值 50 亿美元。1991 年英国爱丁堡 PPL 制药公司培育成功了 α1- 抗胰蛋白酶（AAT）转基因羊，AAT 具有抑制弹性蛋白酶的活性，用于治疗囊性纤维化（CF）和肺气肿，1L 羊奶中含有该蛋白 30g，超过奶蛋白质总量的 30%。最近，荷兰科学家又成功培育了含有促红细胞生成素（EPO）的转基因牛，EPO 能够促进红细胞的生成，对肿瘤化学治疗以及肾脏机能下降引起的红细胞减少具有积极的治疗作用。我国学者于 1996 年 10 月成功研制出了 5 头有目的基因（人凝血因子IX基因）整合的转基因羊（3 公 2 母），其中一头母羊已于 1997 年 9 月产下小羊羔，进入泌乳期，其分泌的乳汁中含有活性的人凝血因子IX蛋白，是治疗血友病的珍贵药物。

（二）其他生物反应器

除用乳腺生物反应器外，家蚕生物反应器也备受关注。众所周知，家蚕是食桑叶吐丝的经济昆虫，这种昆虫有独特的生物学特性。蚕合成蛋白质效率很高，1 天内就可以合成几毫克的特种蛋白质，比人肝细胞分泌蛋白质的速率快 50 倍。从重组 DNA 试验的安全性考虑，家蚕也是很好的宿主，因为它已被驯化只有在室内才能生长发育、繁衍继代。而且家蚕的生理学、遗传学、生化学知识已有大量的积累，用家蚕作生物反应器表达外源基因产物具有成本低廉、表达量高、产品后加工完全等优点。

三、人类移植用器官的获得

器官移植技术已成为治疗各种器官功能衰竭等疾病的有效方法。然而供体器官来源短缺，极大地制约了器官移植技术地应用。近年来，基因工程动物的发展给移植用器官的获得提供了新的途径。通过对动物的基因进行遗传修饰而建立转基因动物或基因敲除动物，使异种动物器官的细胞中表达新的分子或阻止特定分子表达，使之可用于人类器官移植。现在认为猪是异种器官的理想供源，因为猪在来源、致病因素及生理特性等方面与人类存在诸多相似性，因而，建立不同类型转基因猪或基因敲除猪有望解决人类器官移植的困境。目前，转基因猪肝脏已用于虚弱的、无法接受肝脏移植手术的患者进行离体灌注。这些猪经过了遗传工程改造，可以表达能够封闭某些补体的蛋白质，从而减少急性排斥反应。这样的器官还只能做短期代用，不能永久移植，但是这种获得器官的方式仍 具有继续研究的前景。

第三节　组织工程

组织工程（tissue engineering）是指应用细胞生物学、工程学和材料学的原理和方法，根据正常或病理状况下哺乳动物组织的结构和生理机能，在体外或体内研究开发能够修复、维持或改善损伤组织的人工生物替代物的学科。其研究的主要内容包括种子细胞、生物支架材料、构建组织和器官的方法和技术，以及组织工程的临床应用4个方面，其中种子细胞、生物支架材料和组织构建是组织工程的三大要素。组织工程的核心是建立由细胞和生物材料构成的三维空间复合体，这与传统的二维结构（如细胞培养）有着本质的区别，其最大优点是可形成具有生命力的活体组织，对损伤组织进行形态、结构和功能的重建并达到永久性替代；用最少的组织细胞通过在体外培养扩增后，进行大块组织缺损的修复；可按组织器官缺损情况任意塑形，达到完美的形态修复。自20世纪80年代Langer和Vacanti首次提出"组织工程"概念以来，组织工程已在皮肤、膀胱、软骨、骨、肌腱、血管、角膜等领域取得了很大的进展，部分产品已用于临床。

一、组织工程的基本原理

近几十年来，由于细胞大规模培养技术的日臻成熟，以及各种具有生物相容性和可降解材料（如常用的聚交酯）的开发和利用，使制造由活细胞和生物相容性材料组成的人造生物组织或器官成为可能。

目前组织工程的基本设计原理是：分离自体或异体组织的细胞，经体外扩增达到一定的数量后，将这些细胞种植在预先构建好的聚合物骨架上，这种骨架提供了细胞三维生长的支架，使细胞在适宜的生长条件下沿聚合物骨架迁移、铺展、生长和分化，最终发育形成具有特定形态及功能的工程组织（图20-1）。这项技术的关键是对细胞进行体外扩增，并正常生长和分化。技术流程包括3个关键步骤：①大规模扩增从体内分离获取的少量细胞；②在聚合物骨架上种植这些细胞，通过对骨架内部结构与表面性能的优化设计，在"细胞－材料"及"细胞－细胞"的相互作用下，诱导细胞进行分化；③采用灌注培养系统，保持稳定的培养环境，长期维持工程组织正常的生长分化状态。采用这些方法已成功地在体外培养了人工软骨、皮肤等多种组织。

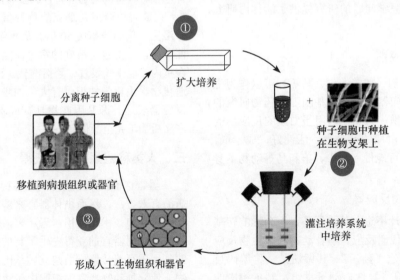

图 20-1　组织工程的基本设计原理（引自 http://www-cgi. uni-regensburg.
de/Fakultaeten/Pharmazie/Pharmtech/images/tissue5. gif）

二、皮肤组织工程

皮肤组织工程（skin tissue engineering）是组织工程学中发展最早、最成熟的领域，第一种经美国食品及药物管理局（FDA）批准上市的组织工程产品就是组织工程皮肤。按照结构的不同，人工皮肤分为三大

类：表皮替代物、真皮替代物和复合皮替代物。表皮替代物由生长在可降解基质或聚合物膜片上的表皮细胞组成。真皮替代物是含有细胞或不含细胞的基质结构，用来诱导成纤维细胞的迁移、增殖和分泌细胞外基质。而复合皮替代物包含以上两种成分，既有表皮结构又有真皮结构。与传统的治疗方法相比，由活细

胞和生物可吸收材料组成的人工皮肤具有以下优点。

（1）细胞背景明确，产品质量可控，可有效防止异源皮肤移植时可能导致的疾病传染。

（2）来源充足，可克服自（异）体移植物来源匮乏的缺点。例如，一个成纤维细胞在体外可扩增 1018 倍；一个新生儿环切术后的包皮可在体外扩增为 25 000m² 的人造皮肤。

（3）免疫原性弱，移植排斥反应发生轻微。表皮角质形成细胞表面有人体白细胞抗原（HLA-DR），能引发轻微的同种异体移植排斥反应，而成纤维细胞一般不会激发免疫反应。

（4）储存运输方便，可低温冷冻保存，使用简便。

（5）能为自体细胞修复伤口提供良好的生长环境。在治疗烧伤时可减少对供体组织的需求；减少伤口结疤和收缩现象；对大面积急性伤口可实现快速覆盖；可作为传递外界生长因子的载体；等等。

尽管目前已经有多种较为成熟的组织工程皮肤产品应用于临床，但它们大多数只是在结构上与人体皮肤类似，只具有皮肤的屏障功能，由于缺乏皮肤附件，所以并不具备完整的皮肤功能，并没有实现真正的皮肤重建。因此，只到目前为止，还没有研制出一种真正理想的组织工程皮肤。

三、组织工程膀胱

组织工程学的兴起成功地为膀胱修补和替代开辟了新途径。1998 年美国学者 Atala 的研究组用狗自体膀胱上皮细胞和平滑肌细胞作为种子细胞、异体狗膀胱无细胞基质移植物（BAMG）作为支架材料构建了狗的同种异体组织工程膀胱。1999 年，该研究组构建了狗的自体组织工程膀胱，他们通过组织活检的方式取得正常狗的膀胱组织，分离到狗自体膀胱上皮细胞和平滑肌细胞作为种子细胞，然后将两者分开培养，再将两种组织置于可降解的生物材料 [聚乙醇酸（PGA）、聚乙醇酸（PGA）和聚乳酸（PLA）] 的共聚物 PLGA 制成的模型上，膀胱上皮细胞在内，平滑肌细胞在外。结果接受人工膀胱移植的狗可重新获得原有膀胱 95% 的功能，11 个月后检查组织工程膀胱，发现已经完全被泌尿上皮和肌肉组织覆盖，并有神经和血管生成。这是首次在实验室中获得具有正常功能的哺乳动物空腔组织工程器官（图 20-2）。

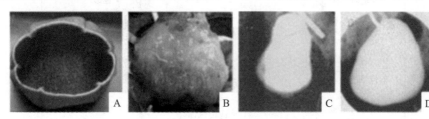

图 20-2　人自体组织工程膀胱（引自 Atala et al., 2006）
A. 种植了种子细胞的生物支架；B. 人工组织工程膀胱；C. 移植后的组织工程膀胱；D. 移植后 10 个月的组织工程膀胱

2006 年，该研究组报道了将组织工程膀胱成功应用于人体的研究。他们对 7 例因脊髓脊膜膨出而患有高压、低张神经原性膀胱的患者取膀胱活检，分别提取膀胱上皮细胞和肌细胞进行培养，然后将其分别种植在可生物降解的支架材料上（BAMG 或 PGA），孵育 3 ～ 4 天后进行膀胱重建手术。手术后平均随访近 4 年，膀胱功能状态较前均有所改善，形态学上组织工程膀胱无法与原膀胱区分，并且未发现明显的代谢并发症，无尿路结石形成，肾功能正常。这是第一篇将组织工程膀胱用于临床的研究报道，其效果令人振奋，被众多学者誉为膀胱重建手术的"里程碑"。然而仍有以下问题有待解决：①种子细胞需取自患者病变的膀胱，因此尚不适应于膀胱肿瘤及间质性膀胱炎的患者；②虽然动物实验中组织工程膀胱有神经长入，但本研究中组织工程膀胱并未获得神经支配；③组织工程全膀胱替代有更为广阔的应用空间，但新膀胱与输尿管、尿道的血管神经的再接合面临挑战；④ 成本高昂，尚难推广。

第四节　细胞治疗

细胞治疗（cell therapy）是指将体外培养的、具有正常功能的细胞植入患者体内（或直接导入病变部位），以代偿病变细胞所丧失的功能。也可采用基因工程技术，将所培养的细胞在体外进行遗传修饰后，再将其用于疾病的治疗。细胞治疗所需的原始细胞可以是成体细胞，也可以是干细胞。就目前来看，应用干细胞治疗疾病有着广泛的前景。本节重点讨论基于干细胞的细胞治疗。

一、干细胞治疗

干细胞在一定条件下可以分化成多种功能细胞，形成多种组织和器官。例如，胚胎干细胞具有分化为胚胎或成体的全部组织细胞的能力；成体干细胞可分化产生一种或一种以上子代组织细胞，甚至也可以横向分化为其他类型的组织细胞。如果能将干细胞分离并使它们向特定的方向分化，就可以用健康的组织细胞取代患者体内损坏了的组织细胞，达到治疗疾病的目的。

随着人们对干细胞研究的不断深入，用它治疗疾病的设想已逐渐进入临床。在胚胎干细胞治疗方面，2006 年生命科学领域传出了两项引人注目的成就：美国科学家利用胚胎干细胞所衍生的运动神经细胞让瘫痪的小鼠恢复了行走能力；英国科学家从胚胎干细胞中培育出精子，并使之与卵细胞结合，生育出幼鼠。这两项成果将胚胎干细胞用于细胞治疗从理论向实际应用推进了一大步。在成体干细胞治疗方面，除目前已广泛应用于临床的造血干细胞治疗外，其他成体干细胞治疗也在快速发展。2005年 10 月，FDA 正式批准 StemCells 公司，利用人类神经干细胞对患有神经元蜡样脂褐质沉着症（又称为贝敦氏症）的婴儿进行治疗。2006 年，StemCells公司的研究人员公布经过实验，患病小鼠模型的生存时间得到了延长。同年，加拿大多伦多大学等机构的研究人员将取自成年小鼠大脑的干细胞（神经前体细胞）移植给脊椎受损的大鼠，结果使大鼠恢复了部分行走能力。

目前，干细胞治疗的基本策略有两种：一种是直接利用干细胞或分化后的细胞修复或替代病损细胞；另一种是通过干细胞技术与转基因技术联合应用，制备工程化的细胞进行疾病治疗（图 20-3）。

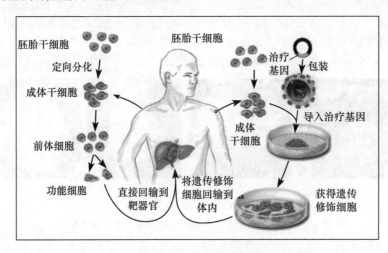

图 20-3　细胞治疗示意图

二、细胞替代治疗

许多疾病都是由于细胞功能缺陷或异常造成的。通过植入功能正常的细胞，恢复其丧失的功能可以从根本上对疾病进行治疗。干细胞研究所取得的进步，尤其是人胚胎干细胞的成功建系，有望能在体外大量的收获胚胎干细胞以及由其分化而来的成体干细胞和功能细胞，对细胞替代治疗的发展起了极大的推动作用。

（一）神经系统疾病

神经系统疾病大多涉及神经元死亡（如帕金森氏病、阿尔茨海默病、小儿麻痹、中风、癫痫、泰－萨病、脑外伤、脊柱伤等），应用干细胞治疗神经系统损伤是一个迅速发展的领域。例如，利用干细胞移植治疗帕金森氏病已经取得了令人鼓舞的结果。由于胎脑组织中具有能产生多巴胺的细胞，临床上把从 7 ～ 9 周流产胎儿中分离的脑组织移植到帕金森病患者的脑内，可明显改善患者的症状。但由于使用胎儿组织，其应用前景并不理想。近年来，神经干细胞移植是治疗帕金森病的又一途径。把体外扩增的人神经干细胞移植到患帕金森病的大鼠模型中，能在体内分化为成熟的多巴胺神经元，并建立突触连接，有效的逆转大鼠模型的帕金森病症状。人的胚胎干细胞在体外也可被诱导分化成为成熟的多巴胺神经元，因此干细胞治疗帕金森病被研究者寄予厚望。另外，利用神经干细胞治疗脊柱损伤的动物模型也取得了明显的效果。

（二）肿瘤

肿瘤患者经亚致死量照射后，射线可以杀灭肿瘤细胞并摧毁造血系统，然后可通过造血细胞移植的方法重建患者的造血功能。移植造血干细胞的最令人振奋的新的应用是移植这些细胞对抗无法治愈的恶性肿瘤。近年来，美国 NIH 的一个研究小组应用这种方式治疗转移性肾癌，38 例患者中有 50% 的肿瘤缩小，这个治疗方案已用于其他顽固性实体肿瘤的治疗，包括肺癌、前列腺癌、卵巢癌、直肠癌、食道癌、肝癌和胰腺癌等。

（三）其他疾病

细胞治疗在其他疾病，如心脏病、骨骼和肌腱损伤、烧伤等领域同样有巨大的应用前景。例如，2001 年美国科学家 Nadya Lumelsky 及其同事首次在体外将小鼠胚胎干细胞诱导成为可分泌胰岛素的胰腺 β 细胞，这一研究成果为成千上万的糖尿病患者带来了根治疾病的希望。

三、工程化细胞治疗

正常的基因结构和功能是维持人体正常结构和生理状态的直接因素，疾病的发生不仅与基因结构的变异有关，而且与其功能异常有关。例如，将正常的有功能的基因转移到患者体内发挥功能，就可纠正患者体内所缺乏的蛋白质水平或赋予机体新的抗病功能。干细胞和一些永生化的细胞可以作为基因转移的载体。主要方法是，采用基因工程手段，对体外培养细胞进行遗传修饰，并筛选出可以稳定高表达外源基因的细胞系，将细胞在体外扩增，再将扩增细胞植入患者体内，或者直接植入病变部位，从而达到治疗的目的。为了避免免疫排斥，所用的细胞必须是同体细胞，即用于遗传修饰的细胞必须来源于患者本身。

2001 年，Martinez-Serrano 利用温度敏感性 HiB5 永生化细胞，建立了高效神经生长因子分泌细胞系，该细胞系含有神经生长因子基因的多个拷贝。这种细胞在移植到被完全切断穹隆的鼠纹状体及中隔后，仍能持续分泌神经生长因子，并使 90% 的胆碱能神经元得到恢复。同时，移植细胞能很好地在脑组织中存活，并在结构上已经整合于宿主的脑组织中。实验还发现，所移植的工程化细胞还能分化为神经胶质细胞，并能在其移植点周围 1～1.5mm 迁移，但未发现其植入细胞的过度生长或产生肿瘤的现象。虽然这是一个动物实验，但它显示了基于工程化细胞的基因治疗在临床上应用的可能性。

神经干细胞作为外源基因的载体还可应用于颅内肿瘤的基因治疗。目前神经胶质瘤的基因治疗已受到病毒载体的限制，临床试验性治疗中常需要在肿瘤周围进行多点注射，而神经干细胞植入大脑后可发生迁移，能够弥补病毒载体的不足，所以神经干细胞可能成为颅内肿瘤治疗的更理想载体。

除神经干细胞外，骨髓间充质干细胞是另一个较为理想的候选细胞。有证据表明，骨髓间充质干细胞具有大范围的跨系分化能力，再加上其来源和分离培养都比较容易，这就在一定程度上降低了工程化细胞来源的个体限制性。当然，这还有待于骨髓间充质干细胞生物学研究的进展。

目前，虽然基于干细胞治疗的研究和应用进展很快，但还存在很多难题。例如，干细胞的来源问题；如何将干细胞定向分化成患者所需的功能细胞；如何克服免疫排斥；如何诱导干细胞形成一个具有一定解剖结构的脏器；伦理道德上的问题；等等。

复习思考题

1. 脊髓损伤严重威胁人类健康，请用你所学的细胞生物学知识预测可能的治疗方案。
2. 现有一个生产乙型肝炎疫苗的项目，请你从细胞工程的角度设计几套实施方案。

（第二军医大学 訾晓渊）

小　结

　　细胞工程是采用细胞生物学、发育生物学、遗传学及分子生物学等学科的理论与方法，在细胞水平上，按照人们的需要和设计对细胞的遗传性状进行人为地修饰，以获得具有产业化价值或其他利用价值的细胞或细胞相关产品的综合技术体系。

　　干细胞是指大规模细胞培养技术，是在人工条件下高密度大规模的在生物反应器中培养细胞用于生产生物产品的技术。它的基本原理与实验室中的研究性细胞培养是相同的，但具有一些特殊性，如需要增加培养容积、增大细胞的附着面积、抑制细胞凋亡、无血清培养等。其技术体系和设备类型很多，但都是由悬浮培养系统、气体驱动培养系统、灌流培养系统和微载体培养系统4种基本的技术体系发展而来的。

　　核移植是指利用显微注射装置，将一个细胞的细胞核植入于另一个已经去细胞核的细胞中，以得到重组细胞的技术。哺乳动物核移植的基本技术路线包括：选择受体细胞、选择供核细胞、受体细胞去核、重构胚的组建、重构胚的激活、重构胚的培养与移植等。

　　基因移转目前已被有效使用的方法分为物理法、化学法和生物法三大类。利用物理法和化学法转化动物细胞的主要优点是转基因体系不含任何病毒基因组片段，这对基因治疗尤为安全。通过病毒感染的方式将外源基因导入动物细胞内是一种常用的基因转导方法。

　　细胞工程在医学实践中有着极为广泛地应用，通过细胞工程技术可生产医药产品（如单克隆抗体、复杂人体蛋白等）和医学材料（如基因工程动物、人工生物替代物等），建立一些新的疗法，如干细胞治疗。

　　基因工程动物是通过遗传工程的手段对动物基因组的结构或组成进行人为的修饰或改造，并通过相应的动物育种技术，最终获得修饰改造后的基因组在世代间得以传递和表现的工程化动物。利用这项技术，"正面"研究基因的功能、制备疾病的动物模型、作为生产药用蛋白质的反应器以及获得人类移植用器官等。也可以在动物基因组特定位点引入设计的基因突变，制备基因敲除动物，"反面"研究基因功能或制备遗传性疾病的动物模型等；通过对基因结构进行修饰，在动物发生、发育的全过程研究体内基因的功能。

　　组织工程是应用细胞生物学、工程学和材料学的原理和方法，根据正常或病理状况下哺乳动物组织的结构和生理机能，在体外或体内研究开发能够修复、维持或改善损伤组织的人工生物替代物的学科。其研究的主要内容包括种子细胞、生物支架材料、构建组织和器官的方法和技术，以及组织工程的临床应用4个方面。

　　细胞治疗是将体外培养的、具有正常功能细胞植入患者体内，以代偿病变细胞所丧失的功能。也可采用基因工程技术，将所培养的细胞在体外进行遗传修饰后，再将其用于疾病的治疗。细胞治疗所需的原始细胞可以是成体细胞，也可以是干细胞。将干细胞分离并使它们向特定的方向分化，用健康的组织细胞取代体内损坏了的组织细胞，达到治疗疾病的目的。

（第二军医大学　胡以平　訾晓渊）

细胞生物学的现状和前瞻

    20 世纪 30 年代以前，生命科学基本上还是一门以描述为主的自然科学。随着时间的推移，整个科学技术有了长足的发展，生命科学已逐渐深入到探究生命的本质。50 年代以来，分子生物学以崭新的姿态出现在生命科学的行列中，从而使整个生命科学的面貌为之一新。始于 60 年代的细胞生物学也将生命科学推进到一个新的发展阶段。目前一般学者认为，分子生物学和细胞生物学是生命科学中的前沿学科，对整个生命科学及生命科学的发展将产生不可估量的影响。同样，其他自然科学及生命科学中的其他学科的发展也必将对细胞生物学产生不可忽视的作用。因此，在了解细胞生物学发展的现状和趋势之前，有必要先认识现代生命科学发展的一些特点和趋势。这有利于认识细胞生物学是生命科学中的重叠核心学科之一，也是医学科学中最重要的基础学科和前沿学科，更是现代生命科学发展的支柱学科之一。

第二十一章　细胞生物学的研究动态和发展趋势

21世纪是生命科学的世纪，生命科学成为自然科学的带头学科。细胞生物学是现代生命科学的四大前沿学科之一，是发展迅速、研究范围甚广、进展最为活跃的领域。细胞生物学的内容处处体现着现代生物学各分支学科的交叉与整合，是生命科学的生长点和各大分支学科的交汇点，反映了生命科学发展的最新成就。20世纪50年代以来，诺贝尔生理学或医学奖大都授予了细胞生物学家。随着现代分子生物学理论和技术的发展，科学家们开始在分子水平上逐步揭示细胞生命活动规律。人类常见疾病中，恶性肿瘤、心血管疾病（高血压、冠心病）、神经退行性疾病（阿尔茨海默病、侧束性肌萎缩、帕金森氏病）、自体免疫疾病（红斑狼疮、肾炎）及代谢性疾病（糖尿病）、衰老等目前难治之症都涉及细胞生长、分化与凋亡的调控失衡。细胞周期、信号转导、细胞凋亡、细胞分化、干细胞及细胞工程是现代生命科学和细胞生物学研究的核心内容。这几大领域研究的中心都与上述疾病密切相关，同时细胞生物学研究也为这些领域研究做出了巨大贡献，这些理论和机制的揭示深刻地改变了人们对疾病发生和生命现象的认识，并使疾病研究从以揭示病因和寻找治疗方法为目的单项研究，成为以研究整个生命现象为目的，引领医学研究的所有领域，全面揭示细胞生命分子机制的重要手段。细胞生物学必将在整个生命医学研究中发挥越来越重要的作用。

第一节　基因组与蛋白质组

人类基因组（genome）代表了人类遗传信息的总和。由全套基因组编码控制的蛋白质则被称为蛋白质组（proteomics），它是生物个体表达的蛋白质分子总和。人类基因组计划是美国科学家于1985年率先提出的，旨在阐明人类基因组30亿个碱基对的序列，发现所有人类基因并搞清其在染色体上的位置，破译人类全部遗传信息，使人类第一次在分子水平上全面地认识自我。人类基因组计划于1990年正式启动，这一价值30亿美元的计划的目标是，为30亿个碱基对构成的人类基因组精确测序，从而最终弄清楚每种基因制造的蛋白质及其作用。诺贝尔奖获得者杜伯格在他的人类基因组计划"标书"里说："人类的DNA序列是人类的真谛，这个世界上发生的一切事情，都与这一序列息息相关。"1953年，人类发现了DNA双螺旋结构；50年后的2003年，美国、英国、日本、法国、德国和中国科学家经过13年努力共同绘制完成了人类基因组序列图，在人类揭示生命奥秘、认识自我的漫漫长路上又迈出重要一步。是20世纪后半叶生命科学中最重大的事件，它使科学家拥有了一张接近完整的人类基因组图谱。

人类基因组计划已经破译了基因序列，下一步将是由功能基因组学研究已破译基因的功能并控制它们。正如千岁基因组公司(Millenium Pharmaceutical)的Robert Tepper说的那样，"现在我们知道了词典里面有什么，我们需要知道每个词的意思"。仅仅完成DNA序列的测定还不足以对复杂的生命现象进行全面的解释，蛋白质才是生命活动的具体承担者，扮演着构筑生命大厦的"砖块"角色，一切重要的生命活动（如生长、运动、呼吸、消化、免疫、代谢、生殖及神经活动等）都离不开蛋白质，其中可能蕴藏着开发疾病诊断方法和新药的"钥匙"。随着被誉为解读人类生命"天书"的人类基因组计划的成功实施，为了真正破译、读懂这部"天书"，各国科学家随即将生命科学的战略重点转到以阐明人类基因组整体功能为目标的功能基因组学上。蛋白质作为生命活动的"执行者"，自然成为新的研究焦点。以研究一种细胞、组织或完整生物体所拥有的全套蛋白质为特征的蛋白质组学自然就成为功能基因组学中的"中流砥柱"，构成了功能基因组学研究的战略制高点。人类基因组图谱初步分析结果表明，人体只有2.5万个结构基因，人体内基因可能包含10万余种蛋白质信息。对于生物学家而言，最为关心的问题是每一种蛋白质在生物有机体内究竟完成怎样的生物学功能。人类疾病，如白血病、恶性肿瘤、糖尿病、神经退行性疾病、心脑血管、高血压及其并发症等的发生和发展最终都涉及有关蛋白质及其复合物的结构、功能和相互作用网络。人体内蛋白质分子结构和功能的异常是疾病发生和发展的主要原因，只有对相关蛋白质分子的精细三维结构及其折叠原理进行深入的研究才能理解疾病发生的分子机制，寻求有效的诊断与治疗方法，导致药物开发方面取得实质性突破，使生命科学研究能实现其最终目标。

第二节　细胞信号转导

机体功能上的协调统一要求有一个完善的细胞之间相互识别、相互反应和相互作用的机制，这一机制可以由细胞通信发挥作用。在这一系统中，细胞或识别与之相接触的细胞，或识别周围环境中存在的各种信号（来自于周围或远距离的细胞），并将其转变为细胞内各种分子功能上的变化，从而改变细胞内的某些代谢过程，影响细胞的生长速率，甚至诱导细胞的死亡。这种针对外源性信号所发生的各种分子活性的变化，以及将这种变化依次传递至效应分子，以改变细胞功能的过程就是信号转导，其最终目的是使机体在整体上对外界环境的变化产生最为适宜的反应。现已知道，细胞内存在着多种信号转导方式和途径，各种方式和途径之间又有多个层次的交叉调控，是一个十分复杂的网络系统。所以，阐明细胞信号转导的机制就意味着认清细胞在整个生命过程中的增殖、分化、代谢及死亡等诸方面的表现和调控方式，进而理解机体生长、发育和代谢的调控机制。

信号转导在细胞水平上涉及信号从细胞外到细胞内的传递，最终导致细胞活动和基因表达的改变。细胞信号转导是细胞功能得以实现的基础，因而细胞信号转导与疾病的关系是细胞生物学研究的一个热点。目前信号转导研究的重点是信号分子的种类及其受体、跨膜信号转导和细胞内信号转导的途径和调节。细胞信号转导机制的阐明不仅能加深对细胞生命活动本身的认识，而且有助于研究某些疾病的发病机制。在细胞的代谢中，信号转导程和路径的任一环节发生障碍，都会使细胞无法对外界的刺激作出正确反应，而导致疾病的发生。细胞信号转导是研究生物信息流或细胞通讯的重要前沿课题，其基本思想已广泛地深入到生命科学的各个领域，成为解决生命科学许多问题的基本武器。疾病时的细胞信号转导异常可涉及受体、细胞内信号转导分子及转录因子等多个环节。某些疾病，可因细胞信号转导系统的某个环节原发性损伤引起疾病的发生；而细胞信号转导系统的改变也可以继发于某种疾病或病理过程，其功能紊乱又促进了疾病的进一步发展。目前的研究表明，细胞信号转导途径在癌症、心血管疾病、糖尿病和大多数疾病中常常扮演着重要角色。对细胞信号转导机制及通路的认识已成为药物创新、防治疾病的关键。

第三节　细胞增殖周期及其调控

细胞正常的分裂、增殖、分化、衰老、凋亡维持着机体自身的稳定，细胞周期的异常会导致这一系列过程的紊乱。研究细胞增殖的基本规律及细胞周期的调控机制，不仅是认识机体生长和发育机制的基础，也是研究细胞癌变发生及控制的重要途径，对开辟癌症治疗新途径具有深远的意义。细胞周期的准确调控对生物的生存、繁殖、发育和遗传均十分重要。20世纪80年代初，Evans发现周期蛋白与细胞分裂有关，Simanis和Nurnse明确了Cdc2d磷酸化参与细胞周期的调控，随后进一步阐明周期蛋白激酶及其在控制细胞分裂中的作用。

肿瘤的基本特征是细胞的失控性生长，包括细胞死亡（凋亡）的减少和增殖的增加，以及细胞的去分化等多个细胞生命活动紊乱。众多的癌基因、抑癌基因改变与上述细胞的生命活动异常，最终都汇聚到细胞周期的调控上，肿瘤的主要原因是细胞周期失调后导致的细胞无限制增殖，因此肿瘤又被认为是细胞周期的疾病。随着各种新的细胞周期分析技术和方法的建立，一组细胞周期蛋白及众多的周期调控因子的发现，促使肿瘤细胞周期调控研究方面获得了重要的进展，从而促进了肿瘤发病机制的研究及临床诊断和治疗的发展。荣获2001年诺贝尔生理学或医学奖的3位科学家（L. Hartwell、T. Hunt、P. Nurse）在细胞周期的调控方面做出了杰出的贡献。他们确定了调节细胞周期的关键分子，即细胞周期依赖性蛋白激酶（CDK）和周期蛋白。他们的成果，构筑了细胞周期调控机制的框架，并迅速推动了细胞周期、肿瘤发生与抑制机制等方面的研究，从而形成目前日新月异的局面。从分子水平来看，由于基因突变致使细胞周期的促进因子（或称为"癌蛋白"）不恰当的活化，和/或抑制因子（抑癌蛋白）的失活，造成细胞周期调节失控的结果。其中，破坏 R 点的正常控制，由癌蛋白使细胞同期调控系统总得到"增殖"的指令。阻止癌细胞分裂即达到抑制其恶性生长的目的，实际上多数肿瘤化学治疗药物均是细胞周期的抑制剂，但缺点是它们选择性差，也抑制正常细胞。对细胞周期分子机制的研究，不仅使我们能深刻认识肿瘤发生的本质，而且还可能通过针对性的设计和筛选，开发出更专一、更有效的治疗药物及治疗方法。深入的研究也将使相关疾病的基因诊断和针对性基因治疗成为可能。

第四节　干细胞研究及应用前景

干细胞是 21 世纪生命科学领域的一个研究热点，也是目前细胞工程研究最活跃的领域。随着基础研究、应用研究的进一步深化，这项技术将会在相当大程度上引发医学领域的重大变革。美国 *Science* 杂志于 1999 年和 2000 年连续两次将干细胞生物学和干细胞生物工程评为世界十大科学成就之首。干细胞研究受到科学家的如此青睐，是基于干细胞研究对人类生命健康的重大意义。有机构预测，在未来 20 年内，干细胞医疗的全球市场规模将每年以数千亿美元计。组织和器官的损伤或功能衰竭是人类健康面临的一大难题。对组织和器官的损伤或功能衰竭的治疗措施包括移植、外科修复、人工假体、机械装置，在少数情况下也可选用药物治疗。20 世纪 90 年代以来，分离和体外培养各种来源的干细胞的技术不断成熟，引发了新一轮的干细胞研究热潮。1998 年，美国威斯康星大学的 J. A. Thomson 等在 *Science* 杂志上报道首次成功建立了人胚胎干细胞系。人胚胎干细胞系可以分化成人体任何一种细胞（包括神经、心肌、造血、肝脏、胰腺等细胞）并应用于移植，为多种困扰人类的疾病提供了全新疗法，因此，该研究立即引起科学界的巨大轰动。1999 年 1 月，神经生物学家 Bjornson 报道了神经元干细胞的相关研究，1999 年 9 月人类干细胞的关键性表面标志物被发现。2006 年，日本京都大学教授山中伸弥（Shinya Yamanaka）等在 *Cell* 杂志上报道，通过转染 4 种转录因子（Oct4、Sox2、Klf4 和 c-Myc）将小鼠成纤维细胞重编程为诱导多能性干细胞（induced pluripotent stem cell，iPS cell）。该研究立即在全球掀起 iPS 研究的浪潮，使该领域成为最为热门的领域。通过插入回拨细胞发育时钟的基因，可以深入了解疾病细胞如何决定其命运的生物学。从不同疾病的患者身上提取皮肤细胞，将其再编程为干细胞，改造后的干细胞在实验室里生长并分裂，为研究构成疾病基础的细胞过程提供了新工具。这项成就也可能是用患者自身细胞治疗疾病的漫长征途中的重要一步。2007 年 11 月，美国和日本科学家将人类细胞诱导为 iPS 细胞，细胞再编程被 *Science* 杂志评为 2008 年世界十大科技进展之首。iPS 细胞在生物学和医学领域具有广阔的应用前景，有望成为实施再生医学和细胞治疗的重要细胞来源。日本东京大学研究小组日前宣布，他们成功利用诱导 iPS 细胞在老鼠体内培育出造血干细胞，而且将其移植到其他老鼠体内后，仍能成功造血。该成果为白血病等疾病的治疗提供了新希望。

干细胞研究具有不可估量的医学价值，将促进科学家们重新认识细胞的生长、分化、生物发育等基本生命规律。成体干细胞在体外培养条件下可进行不定期的分化并产生特化细胞。最近研究发现，组织中干细胞分化潜能比预想的要大得多，具有多向分化潜能等特点。成体干细胞的研究进展最激动人心的是可以用于移植治疗多种疾病和构建人工组织器官。干细胞的临床应用具有十分诱人的前景，干细胞以及以它为基础的现代组织工程技术几乎涉及人体所有的重要组织和器官，也涉及人类面临的大多数医学难题，如火器伤、烧伤、放射损伤等的植皮，肌肉、骨及软骨缺损的修补，髋、膝关节的置换，血管疾病或损伤后的血管替代，糖尿病患者的胰岛植入，心脏病患者的瓣膜置换，部分遗传病缺陷的治疗。如果科学家最终能够成功诱导和调控体外培养的胚胎干细胞的正常分化，这项技术将对基础研究和临床应用产生巨大的影响，有可能在以下领域发挥作用：体外研究人胚胎的发生发育、非正常发育（通过改变细胞系的靶基因）、新人类基因的发现、药物筛选和致畸实验，以及作为组织移植、细胞治疗和基因治疗的细胞源等。

第五节　细胞分化、细胞衰老与细胞死亡

一、细胞分化

细胞分化是细胞生物学和发育生物学研究的核心问题，是数百年来科学家们潜心研究而获知甚少的领域。细胞分化机制的研究进展，不仅能阐明生命的奥

秘，而且能极大地改变临床医学的面貌。医学将正常分化视为细胞正常或恶性的分界线。细胞分化的标志：细胞合成新的特异性蛋白质，细胞分化的分子基础是细胞固有基因的正常、严格有序的表达。从分子水平来看，细胞分化意味着各种细胞内合成了不同的专一蛋白质（如水晶体细胞合成晶体蛋白、红细胞合成血红蛋白、肌细胞合成肌动蛋白和肌球蛋白等），而专一蛋白质的合成是通过细胞内的一定基因在一定时期的选择性表达实现的，因此，基因调控是细胞分化的核心问题。正常情况下，细胞分化是稳定的、不可逆的。一旦细胞受到某种刺激发生变化，开始向某一方向分化后，即使引起变化的刺激不再存在，分化仍能进行，并可通过细胞分裂不断继续下去。

细胞分化中基因表达的调节控制是一个十分复杂的过程，在蛋白质合成的各个水平，从 mRNA 的转录、加工到翻译，都会有调控的机制。在 DNA 水平也存在调控机制（如基因的丢失、放大、移位重组、修饰及染色质结构的变化等）。不同的细胞在其发育中基因表达的调节控制不同；相同的细胞在其发育的各阶段基因表达的调节控制机制不同。迄今在细胞分化研究中已获得了划时代的研究成果。例如，克隆动物的成功，能分化出几乎所有人体细胞类型的胚胎干细胞系的建立、孤雌生殖老鼠的诞生，以及基因打靶技术的有效应用等。人们在细胞分化领域中还将大有作为。

二、细胞衰老

细胞不断地新生和衰老死亡，衰老过程的长短（细胞的寿命），随组织种类不同而不同，同时也受环境条件的影响。通过细胞衰老的研究可了解衰老的某些规律，对认识衰老和最终找到推迟衰老的方法都有重要意义。细胞衰老问题不仅是一个重大的生物学问题，而且是一个重大的社会问题。随着科学的发展而不断阐明衰老过程，人类的平均寿命也将不断延长。但也会出现相应的社会老龄化问题以及心血管病、脑血管病、癌症、关节炎等老年性疾病发病率上升的问题。因此衰老问题的研究是今后生命科学研究中的一个重要课题。

高等动物体细胞都有最大分裂次数，细胞分裂一旦达到这一次数就要死亡。各种动物的细胞最大分裂数各不相同，人细胞为 50～60 次。L. Hayflick 于1961 年报道，人的二倍体成纤维细胞在体外培养时增殖次数和寿命不是无限的，而是有一定的界限。后来许多实验证明，正常的动物细胞无论是在体内生长还是在体外培养，其分裂次数总存在一个"极限值"。此值被称为"Hayflick"界限，也称为最大分裂次数。例如，人胚成纤维细胞在体外培养时只能增殖 60～70 代。实验证实，体外培养的二倍体细胞分裂次数与供体年龄之间成反比，不同物种的细胞最大分裂次数与动物

平均寿命成正比。细胞衰老过程是细胞生理与生化发生复杂变化的过程，反映在细胞形态结构、生理功能上的逐渐衰退的现象。从细胞、亚细胞和分子水平探讨细胞衰老的机制和规律，是细胞生物学研究的重要领域，对延迟衰老、提高寿命具有重要的意义。关于细胞衰老的机制有多种不同的学说，但很难用一种理论概括出衰老的原因。主要有差错学派（error theory）和遗传学派（genetic /programmed theory）两大类，前者强调衰老是由于细胞中的各种错误积累引起的，后者强调衰老是遗传决定的自然演进过程。其实，现在看来两者是相互统一的。

三、细胞凋亡

细胞凋亡（cell apoptosis）是生物界重要的生命现象之一。细胞凋亡和细胞增殖都是生命的基本现象，是维持体内细胞数量动态平衡的基本措施。在胚胎发育阶段通过细胞凋亡清除多余的和已完成使命的细胞，保证了胚胎的正常发育；在成年阶段通过细胞凋亡清除衰老和病变的细胞，保证了机体的健康。与细胞增殖一样细胞凋亡也是受基因调控的精确过程。细胞凋亡的途径主要有两条：一条是通过细胞外信号激活细胞内的凋亡酶 Caspase；一条是通过线粒体释放凋亡酶激活因子激活 Caspase。这些活化的 Caspase 可将细胞内的重要蛋白质降解，引起细胞凋亡。对细胞死亡的研究，有利于对疾病机制的阐明，探索疾病的治疗方法，有重要的临床意义。

细胞凋亡在肿瘤和其他疾病中具有重要的意义，目前在很多生物学领域进行了广泛的研究。从 20 世纪80 年代末期开始细胞凋亡成为肿瘤病因学、病理学研究热点，人们对细胞凋亡的认识逐渐深入，对细胞凋亡发生的分子机制的了解越来越透彻。2002 年 10 月7 日英国的悉尼·布雷诺尔、美国的罗伯特·霍维茨和英国的约翰·苏尔斯顿，因在器官发育的遗传调控和细胞程序性死亡方面的研究荣获诺贝尔生理学或医学奖。探索防治与细胞凋亡有关的疾病，目前提出对肿瘤、阿尔茨海默病、艾滋病、自身免疫病等，根据凋亡理论制订治疗策略。脑缺血神经细胞凋亡，如新生儿窒息、老年脑缺血、阿尔茨海默病等可用药物预防神经元凋亡；过度凋亡所致疾病的防治，如神经退行性变疾病、视网膜退行性病变、移植排斥、自身免疫性疾病等，可用 Caspase 抑制剂预防；肿瘤细胞常呈凋亡不足，化学治疗和放射治疗可诱导肿瘤细胞凋亡；心肌缺血、心肌梗死，在急性条件下，心肌纤维多为坏死，有些缓慢发展的心肌缺血可产生心肌细胞凋亡，通过了解凋亡的发生过程可以预防和治疗慢性心肌纤维死亡。人们一直认为细胞凋亡在某种程度上是机体对外界刺激主动反应的结果，可能对机体是一种保护性、有益的反应，而并非传统想法，即凋亡是有害的过程。

在发育过程中常常伴随凋亡的存在，这些细胞凋亡现象可能具有两方面的作用：一是优化和筛选，将一些"功能不佳"的细胞凋亡，从而有利于其他细胞更好地生长；二是细胞凋亡有利于发育过程中器官和组织的分化，如蝌蚪的尾巴在发育过程中细胞渐渐凋亡而使尾巴消失。这些新近的观点促使人们意识到，面向凋亡时应该如何处理？是采取什么手段干预凋亡或减轻凋亡还是想方设法阻止凋亡的发生？这还需要更深入的研究和追踪，用科学的证据来回答。由于对有关疾病产生细胞凋亡机制的深入了解，并找出了其特异性，可应用于疾病的防治，而成为治疗学新领域。因此，细胞凋亡理论和实践的研究将是激动人心的领域。

第六节　细胞工程

细胞工程的优势在于避免了分离、提纯、剪切、拼接等基因操作，只需将细胞遗传物质直接转移到受体细胞中就能够形成杂交细胞，因而能够提高基因的转移效率。通俗地讲，细胞工程是在细胞水平上动手术，也称为细胞操作技术，包括为细胞融合技术，细胞器移植、染色体工程和组织培养技术。

一、细胞融合

细胞融合是指用人工方法使 2 种或 2 种以上的体细胞合并形成一个细胞，不经过有性生殖过程而得到杂种细胞的方法。1975 年 Milstein 和 Konler 将小鼠骨髓瘤细胞与羊红细胞免疫过的小鼠淋巴细胞融合形成杂种细胞能分泌抗羊红细胞抗体，用于制备单克隆抗体。由于这一创新性工作，他们获得了 1984 年诺贝尔生理学或医学奖。细胞融合的范围很广，从种内、种间、属间、科间一直到动物、植物两界之间都进行了尝试。这项新技术，在理论研究和工业、农业、医药方面的应用，均有广阔的前景。通过细胞融合技术，可以培育出新物种，打破了传统的只有同种生物杂交的限制，实现种间的杂交。这项技术不仅可以把不同种类或不同来源的植物细胞或动物细胞进行融合，还可以把动物细胞与植物细胞融合在一起。这对创造新的动物、植物和微生物品种具有前所未有的重大意义。例如，各种细胞因子、生长因子在人和动物体内含量极微，无法用传统方法提取，临床上没有更好的替代品，极具市场和商业前景。

二、克隆技术

克隆动物的产生是将动物体细胞核移植到卵细胞或受精卵的细胞质中，得到重构胚胎，再使其在适当的母体子宫内生长、发育为一个新个体。已分化成熟的体细胞仍保留全套的遗传物质，在一定条件下可以表达遗传信息。1997 年 2 月 23 日，英国罗斯林研究所的试验室里诞生了一只取名为"多莉"的小羊。"多莉"的诞生，意味着人类可以利用动物的一个组织细胞，像翻录磁带或复印文件一样，大量产出相同的生命体，这无疑是基因工程研究领域的一大突破。克隆动物技术是目前正在发展的"治疗性克隆"的关键技术。

"治疗性克隆"结合了核移植的克隆技术和人胚胎干细胞技术，以患者的体细胞作为供核体，并以去核的其他动物的成熟卵母细胞作为受体细胞，获得重构胚胎，再在一定条件下，使重构胚胎生长发育到囊胚期，然后分离培养囊胚中的内细胞团，得到遗传背景与患者遗传背景完全相同的胚胎干细胞系，即 ESC 系。进而通过 ESC 的体外培养和定向分化技术得到大量的可用于该患者的临床治疗细胞，如产生胰岛素的胰岛细胞和植皮用的皮肤细胞，尽管存在激烈的伦理争论，但前景不可限量。

三、染色体工程

染色体工程是按照预先的设计，添加、消除或替代同种或异种染色体的全部或一部分，从而达到定向改变生物遗传性状或选育新品种的目的。它是从染色体水平改变细胞遗传组成的细胞工程技术。目前主要应用于植物遗传育种领域。

四、大规模细胞培养技术

大规模细胞培养技术是细胞工程中重要的组成部分，如今这一技术已广泛应用于现代生物制药的研究和生产中。它的应用大大减少了用于疾病预防、治疗和诊断的实验动物，为生产疫苗、细胞因子、生物产品乃至人造组织等产品提供了强有力的工具。大规模培养技术的建立是生产各种生物制品得到了很大的发展，如单克隆抗体、红细胞生成素、疫苗和病毒杀虫剂以及各种细胞因子、生长因子等极具市场和商业前景。

五、基因转移

基因转移是实现细胞表型定向改造的基本技术之一，对医学理论和实践具有重大意义。通过对胚胎干细胞和早期胚胎的遗传操作，目前已经能够对动物的基因组进行人为的定向改造，得到具有特殊遗传表型的基因工程动物，如转基因动物、基因敲出动物和基因重组动物。这些工程动物可为生物医药提供四维特性的研究体系；用于生产各种抗体和医用蛋白质以及器官移植的组织和器官。世界首个"人造生命"日前在美国诞生，美国科学家文特尔和他的科研团队成功创造出世界上首个人造细胞。现在人类的能力已经拓展到可以"操纵"自然界。项目的负责人克雷格·文特尔将"人造生命"起名为"辛西娅"。他表示："'辛西娅'其实是一个人工合成的基因组，是第一个人工合成的细胞，也是第一种以计算机为父母的可以自我复制的生物。"科研人员在15年花费4000万美元才得以成功让人造基因序列生成人造染色体，进而制造出了"人造生命"。文特尔和研究人员从邮购得来的化学品中提取了4种DNA片段，再用酵母将这些片段"粘"在一起，逐渐形成一个人造DNA。然后，人造DNA被植入受体的病菌内，其中一个携带人造DNA，另一个携带天然的DNA。培养皿中的抗生素把含有天然DNA的细胞杀死，留下含人造DNA的细胞继续繁殖。不久，受体内原来的细胞全部死去，只剩下含人造DNA的细胞继续生长，一个全新的生命就"创造"出来了。文特尔表示，这项技术突破并改变了"生命"的传统定义。他说："染色体组就像计算机的'软件'，细胞就像'硬件'，我们惊喜地发现，即使人造'软件'放入原本安装了旧'软件'的计算机，它仍能照常运作，并开始制造出新的蛋白质。在一段很短的时间内，原来物种的特性开始消失，一个全新的物种产生了。""人造生命"技术的诞生，意味着人类可以创造出携带特定遗传信息的生命体。文特尔表示，有了这项技术，人们能根据自己的目的设计创造出新生物，计算机将执行人类的意图进行具体操作。应用这项技术，"生命工厂"可批量生产出人造有机体，制造出可以产生清洁能源的细菌，或者可以从大气中吸收二氧化碳的细菌。它还可用于制造吸油的细菌，以此拯救受到墨西哥湾漏油危害的生物；还可以生产诸如流感疫苗等的药物。

（重庆医科大学　陈俊霞）

小　结

　　20 世纪 50 年代以来，分子生物学的蓬勃兴起，对细胞生命活动的研究深入到分子层次。而要从分子层次探讨高等有机体的生命活动，细胞生物学则是分子生物学的必然发展方向。当前，可以说分子生物学和细胞生物学是整个生命科学的生长点。

　　1953 年，Watson 和 Crick 用 X 射线衍射法得出 DNA 分子双螺旋结构模型。1958 年，Crick 又提出了信息流传递的中心法则；同年 Meselson 和 Stahl 用放射性核素和梯度离心法分析 DNA 复制过程，证明 DNA 是半保留复制。1961 年，Jacob 和 Monod 提出了蛋白质合成调控机制的操纵子学说（operon theory）；同年，Nirenberg 和 Matthaei 通过研究核糖核酸，确定了每种氨基酸的密码。1970 年，Baltimore 和 Temin 在两种肿瘤病毒的研究中，各自发现了反转录酶（reverse transcriptase）。1977 年年底，首次将高等动物的生长激素释放抑制因子基因引入大肠杆菌，合成了生长激素释放抑制因子。1979 年 6 月，美国哈佛大学的一个研究组，将小鼠胰岛素基因引入大肠杆菌，得到表达并合成胰岛素。1981 年，Gordon 和 Ruddle 将外源 DNA 整合的动物称为转基因动物；同年，Brinster 和 Palmiter 在转基因实验中，将构建好的基因注射到正常的小白鼠受精卵中去，第一次实验就得到 6 只带外源基因的、比原来的小鼠要大 1 倍左右的巨鼠，展示了基因注射的潜力。1981 年年底，中国科学院上海生物化学研究所、上海细胞生物学研究所、北京大学等单位，经过 13 年坚忍不拔的努力，首次人工合成了酵母丙氨酸转移核糖核酸。这是继中国在世界上首次合成牛胰岛素之后，再次取得的又一个在世界上占领先地位的重大成果。

　　1995 年，美国康奈尔大学的 Guo 在研究中意外地发现了 RNAi，它的发现不仅丰富了人们对 RNA 的认识，也促进了基因功能的研究。

　　1997 年 2 月，英国罗斯林研究所正式宣布，由 Wilmut 等采用一个 6 岁绵羊的乳腺细胞作为供核体，成功地培育出了克隆羊"多莉"（Dolly），表明了体细胞核移植的成功，这是 20 世纪生命科学中的又一个伟大成就。

　　2003 年，经过美国、英国、日本、法国、德国和中国科学家的共同努力，完成了人类基因组序列图的绘制，这是人类在认识自我的道路上迈出的坚实的一步，这也是 20 世纪后半叶生命科学中又一个重要成就。

　　由于自然科学各学科之间的相互渗透，新技术、新方法的不断涌现和在细胞生物学研究中的广泛应用，如用 DNA 重组技术可以得到纯基因、运用单克隆抗体技术可以得到单一的抗体、用转基因技术可以获得带有外源基因的新个体等，都进一步促进了细胞生物学的研究向微观世界的深入。

　　当前细胞生物学各个领域的一些重大课题还有待人们去探索、去解决。例如，基因的结构与表达；生物膜的结构和功能；细胞骨架的装配与调节；核骨架的功能、编程性细胞死亡及细胞分化的机制等。事实说明，要阐明这些问题，必须进一步从分子，甚至电子层次加以研究才能获得一定的解决。目前细胞生物学也面临着分子解剖的艰巨任务。

　　由于细胞是生命的基本结构单位和功能单位，因此，细胞生物学研究的问题也必然涉及生命科学的众多领域。特别是与医学科学关系密切、在医学科学中亟待解决的问题，如肿瘤的病因和机制、细胞免疫、各种细胞器异常所引起的疾病等，甚至中医的阴阳理论，都要以细胞生物学的理论和知识为基础去探索、去解决。

　　近年来，中国细胞生物学已取得不少进展。但是，我们也应该清醒地看到，中国细胞生物学的发展水平与某些发达国家相比还存在相当差距。为使中国细胞生物学尽快赶上国际水平，就必须努力学习外国的先进理论和技术，并结合中国的特点，自力更生、奋发图强、有所创新、不断前进，为人类做出更大的贡献。

（四川大学　胡火珍）

主要参考文献

DL.斯佩克特,等.2001.细胞实验指南.黄培堂,等译.北京:科学出版社.

阿拉耶,等.1987.现代遗传学.蔡武城,等译.长沙:科学技术出版社.

艾伯茨,等.1990.细胞分子生物学.上册.赵寿元译.北京:科学出版社.

艾伯茨,等.2002.基础细胞生物学.赵寿元,等译.上海:上海科学技术出版社.

安威,等.2009.医学细胞生物学.2版.北京:北京大学医学出版社.

贾长恩,等.2003.分子细胞学与疾病.北京:人民卫生出版社.

陈诗书,等.1995.医学细胞生物学.上海:上海医科大学出版社.

陈誉华,等.2013.医学细胞生物学.5版.北京:人民卫生出版社.

陈元晓,等.2013.医学细胞生物学.北京:科学出版社.

陈竺.2005.医学遗传学.北京:人民卫生出版社.

陈竺.2010.医学遗传学.2版.北京:人民卫生出版社.

崔学增,等.1992.医学细胞生物学教程.北京:中国医药科学技术出版社.

德杜维.1989.活细胞导游.陈来成译.北京:科学技术文献出版社.

鄂征,等.1988.组织培养技术.修订本.北京:人民卫生出版社.

冯作化.2001.医学分子生物学.北京:人民卫生出版社.

傅继梁.1987.遗传分析导论.成都:四川科学技术出版社.

古德曼.2008.图解医学细胞生物学.3版.北京:科学出版社.

桂建芳,等.2002.发育生物学.北京:科学出版社.

郭仁,等.1990.分子细胞生物学.北京:北京医科大学中国协和医科大学联合出版社.

国家自然科学基金委员会.1997.细胞生物学.北京:科学出版社.

韩贻仁.2007.分子细胞生物学.北京:科学出版社.

胡以平,等.2009.细胞生物学.北京:高等教育出版社.

焦瑞身,等.1989.细胞工程.北京:化工出版社.

教育部《生物工程》规划组.1985.生物工程若干重要领域及发展对策.长沙:湖南科学技术出版社.

瞿礼嘉,等.2003.现代生物技术导论.北京:高等教育出版社,施普林格出版社.

凌诒萍,等.2001.细胞生物学.北京:人民卫生出版社.

刘鼎新,等.1997.细胞生物学研究方法与技术.北京:北京医科大学中国协和医科大学联合出版社.

鲁润龙,等.1991.细胞生物学.合肥:中国科学技术大学出版社.

罗深秋.1998.医学细胞生物学.北京:军事医学科学出版社.

马立人,等.2000.生物芯片.北京:化学工业出版社.

普里斯特.1988.细胞外酶.张宗玉译.北京:科学出版社.

舒尔茨.1989.膜生物学纲要.王子栋译.北京:科学出版社.

宋今丹,等.2003.医学细胞分子生物学.北京:人民卫生出版社.

宋今丹,等.2004.医学细胞生物学.3版.北京:人民卫生出版社.

谭增鲁,等.1992.医学细胞生物学.2版.北京:北京医科大学中国协和医科大学联合出版社.

汤雪明,等.2004.医学分子细胞生物学.北京:科学出版社.

王金发.2003.细胞生物学.北京:科学出版社.

王镜岩.2003.生物化学.3版.北京:人民教育出版社.

王廷华,等.2005.基因克隆理论与技术.北京:科学出版社.

王运吉.2000.细胞生物学.北京:轻工出版社.

吴克复.1988.细胞生长调节因子.北京:科学出版社.

吴青锋,左伋.2004.医学细胞生物学.上海:复旦大学出版社.

吴庆余.2006.基础生命科学.2版.北京:人民卫生出版社.

西姆.1985.膜生物化学.4版.北京:人民卫生出版社.

香川靖雄.1986.生物膜与能.蓝书成译.北京:科学出版社.

杨抚华,等.1996.医学细胞生物学概论.3版.成都:四川科学技术出版社.

杨抚华,等.1997.医学生物学.4版.成都:四川科学技术出版社.

杨抚华,等.2011.医学生物学.6版.北京:科学出版社.

杨恬,等.2010.细胞生物学.2版.北京:人民卫生出版社.

腰原英利. 1984. 发育和基因. 敖光明译. 北京：科学出版社.

俞新大，等. 1988. 细胞工程. 北京：科学普及出版社.

曾溢滔. 2000. 科学对话：转基因动物与医药产业. 上海：上海教育出版社.

翟中和，等. 1994. 细胞生物学新动态. 上海：上海科学技术出版社.

翟中和，等. 2012. 细胞生物学. 4版. 北京：高等教育出版社.

张惠展. 1999. 基因工程概论. 上海：华东师范大学出版社.

张谨. 2005. 医学细胞生物学. 北京：中国协和医科大学出版社.

张适，郭仁强，等. 1990. 医学细胞生物学基础. 南京：江苏科学技术出版社.

章静波，等. 1990. 细胞生物学实验技术与方法. 北京：高等教育出版社.

章静波，等. 1995. 细胞生物学实验技术与方法. 北京：北京医科大学中国协和医科大学联合出版社.

章静波，等. 2002. 细胞和细胞培养技术. 北京：人民卫生出版社.

章静波，等. 2006. 细胞生物学实验技术. 北京：化学工业出版社.

郑国锠，翟中和，等. 1989. 1991. 1994. 细胞生物学进展. 1-3卷. 北京：高等教育出版社.

郑国锠. 1992. 细胞生物学. 北京：高等教育出版社.

郑平，等. 2006. 生物技术概论（翻译版）. 4版. 北京：科学出版社.

中国科学技术协会学会工作部. 1988. 生命科学前沿的研究. 北京：中国科学技术协会.

周爱儒. 2004. 生物化学. 6版. 北京：人民卫生出版社.

周柔丽，等. 2006. 医学细胞生物学. 北京：北京大学医学出版社.

庄孝僡，等. 1988. 细胞学. 中国大百科全书. 生物学. 上海：中国大百科全书出版社.

左伋，等. 1999. 医学细胞生物学. 2版. 上海医科大学出版社.

Aiuti A, et al. 2002. Correction of ADA-SCID by stem cell gene therapy combined with nonmyeloablative conditioning. Science, 296: 2410-2413.

Alberts B, et al. 1998. Essential Cell Biology. New York and London: Garland Pub Inc.

Alberts B,et al. 1994. Molecular Biology of the Cell. 3nd ed. New York and London: Garland Pub Inc.

Alberts B,et al. 2002. Molecular Biology of the Cell. 4th ed. New York and London: Garland Pub Inc.

Alberts B,et al. 2007. Molecular Biology of the Cell. 5th ed.

New York and London: Garland Pub Inc.

Atala A, Bauer S B, Soker S, et al. 2006. Tissue-engineered autologous bladders for patients needing cystoplasty. Lancet, 367(9518): 1241-1246.

Atala A, Lanza R P. 2002. Methods in Tissue Engineering. San Diego: Academic Press.

Atala A. 2004. Tissue engineering and regenerative medicine: Concepts for clinical application. Rejuvenation Research, 7: 15-31.

Bellance Nadege, Lestienne Patrick, Rossignol Rodrigue. 2009. Mitochondria: from bioenergetics to the metabolic regulation of carcinogenesis, Frontiers in Bioscience,14: 4015-4034.

Botao L, Yan H, Shu-Bing Q. 2013. Cotranslational response to proteotoxic stress by elongation pausing of ribosomes. Molecular Cell, 49: 453-463.

Chung S Y. 2006. Bladder tissue-engineering: a new practical solution. Lancet, 367 (9518): 1215-1216.

Cooper G M. 2000.Current opinion in cell biology . 12(1): 1-139.

Darnellet, et al. 1986. Molecular Cell Biology. Scientific American Books, Inc.

Davis J M. 2002. Basic Cell Culture. 2nd ed. Oxford: Oxford University Press.

Donald V, Judith G V, Charlotte W P. 2006. Fundamentals of Biochemistry: Life at the Molecular Level, 2nd ed. New York: John Wiley & Sons.

Doyle A, et al. 2000.Cell and Tissue for Medicine Research. New York: Jone Wiley and Sons Ltd.

Edwards J L, Schrick F N, McCracken M D,et al. 2003. Cloning adult farm animals: a review of the possibilities and problems associated with somatic cell nuclear transfer. Am J Reprod Immunol, 50(2): 113-123.

Gilbert S F. 2006. Developmental Biology. 8th ed. Massachusetts: Sinauer Associates Inc Publishers.

Goodman S R.2008. Medical Cell Biology.3rd ed.（影印）北京：科学出版社.

Gregory C A, et al. 2005. Non-hematopoietic bone marrow stem cells: molecular control of expansion and differentiation. Exp Cell Res, 306:330-335.

Hacein-Bey-Abina S, Le Diest F, Carlier F, et al. 2002. Sustained correction of X-linked severe combined immunodeficiency by *ex vivo* gene therapy. N Engl J Med, 346:1185-1193.

Hanke T. 2002. On DNA vaccines and prolonged expression of immunogens.Eur J Immunol, 2006; 36（4）: 806-809.

Harvey Lodish,et al. 2000.Molecular Cell Biology. 4th ed. New York: W. H. Freeman Publishers.

Harvey Lodish. 2008. Molecular Cell Biology. 6th ed. New

York: W.H.Freeman Publishers.

Jeff Hardin, Gregory Bertoni, Lewis J Kleinsmith. 2010. Becker's World of the Cell, 8th ed.Benjamin Commings.

Jentsch T J, Hubner C A, Fuhrmann J C. 2004. Ion channels: function unravelled by dysfunction. Nat Cell Biol, 6(11): 1039-1047.

Jiang Y, et al. 2002. Pluripotency of mesenchymal stem cells derived from adult marrow. Nature, 418(6893): 41-49.

Karp G. 1999. Cell and Molecular Biology. 2nd ed. New York: Jone Wiley and Sons Inc.

Karp G. 2002. Cell and Molecular Biology. Concepts and Experiments. 3rd ed. New York: John Wiley & Sons Inc.

Karp G. 2005. Cell and Molecular Biology. Concepts and Experiments. 4th ed. New York: John Wiley & Sons.

Karp G. 2013. Cell and Molecular Biology. 7th ed. New York: Jhon Wiley and Sons Inc.

Karrasch S, Walker J E. 1999. Novel features in the structure of bovine ATP synthase. J Mol Biol., 290: 379-384.

Kragl M, Knapp D, Nacu E, et al. 2009. Cells keep a memory of their tissue origin during axolotl limb regeneration. Nature, 460: 60-65.

Lanza R P, Langer R, Vacanti J P. 2000.Principles of Tissue Engineering. San Diego: Academic Press.

Li Z, Li L. 2006. Understanding hematopoietic stem-cell microenvironments. Trends Biochem Sci, 31(10): 589-595.

Lodish H, et al. 2000.Molecular Cell Biology. 4th ed. New York : W. H. Freeman and Company.

Lodish H, et al. 2004. Molecular Cell Biology. 5th ed. New York : W. H. Freeman and Company.

Lodish H,et al . 2005. Molecular Cell Biology. 5th ed. New York: W. H. Freeman Publishers.

Lodish H,et al . 2008. Molecular Cell Biology. 6th ed. New York: W. H. Freeman Publishers.

Lumelsky N, Blondel O, Laeng P, et al. 2001. Differentiation of embryonic stem cells to insulin-secreting structures similar to pancreatic islets. Science, 292(5520): 1389-1394.

Marius Wernig, Alexander Meissner, Ruth Foreman, et al. 2007. *In vitro* reprogramming of fibroblasts into a pluripotent ES-cell-like state. NATURE, 448: 19.

Marshalc D R,et al. 2001. Stem Cell Biology. New York: Cold Spring Harbor Laboratory Press.

Muthumani K, Kudchodkar S, Zhang D, et al. 2002. Issues for improving multiplasmid DNA vaccines for HIV-1. Vaccine, 20(15): 1999-2003.

Palsson B, Bhatia S N. 2003. Tissue Engineering. Prentice Hall.

Palsson B, Hubbell J A, Plonsey R, et al. 2003. Tissue Engineering. *In*: Principles and Applications in Engineering. CRC Press.

Pang Z P, Yang N , Thomas V, et al. 2011. Induction of human neuronal cells by defined transcription factors. Nature, 476(7359): 220-223.

Philips M F, Mattiasson G, Wieloch T, et al. 2001. Neuroprotective and behavioral efficacy of nerve growth factor-transfected hippocampal progenitor cell transplants after experimental traumatic brain injury. J Neurosurg, 94(5): 765-774.

Pinkert C A. 2002. Transgenic Animal Technology. 2nd ed. San Diego: Academic Press.

Reya T, et al. 2003. A role for Wnt signaling in self-renewal of haematopoietic stem cells. Nature, 423(6938): 409-414.

Robert F Weaver. 2001. Molecular Biology. 2nd ed. University of Kansas-Lawrence.

Robertis D, et al. 2002 . Cell and Molecular Biology. Fort Worth, TX : Saunders College Pub.

Saltzman W M. 2004. Tissue Engineering: Principles for the Design of Replacement Organs and Tissues. Oxford: Oxford University Press.

Sorkin A. 2004. Cargo recognition during clathrin-mediated endocytosis: a team effort. Curr Opin Cell Biol, 16(4): 392-399.

St George J A. 2003. Gene therapy progress and prospects: adenoviral vectors. Gene Ther, 10(14): 1135-1141.

Stocum D L. 2005. Stem cells in CNS and cardiac regeneration. Adv Biochem Eng Biotechnol, 93: 135-159.

Strong T V. 2000.Gene therapy for carcinoma of the breast: Genetic immunotherapy. Breast Cancer Res, 2(1): 15-21.

Tuma P L, Hubbard A L. 2003. Transcytosis: crossing cellular barriers. Physiol Rev,83(3): 871-932.

Wolff J A, Budker V. 2005. The mechanism of naked DNA uptake and expression. Adv Genet, 54: 3-20.

Wolpert L, et al. 2007. Principles of Development. London: Oxford University Press.

Zi X Y, Yao Y C, Hu Y P, et al. 2006. Long-term persistence of hepatitis B surface antigen and antibody induced by DNA-mediated immunization results in liver and kidney lesions in mice. Eur J Immunol, 36(4): 875-886.

推荐读物

贲长恩 . 2003. 分子细胞学与疾病 . 北京：人民卫生出版社 .

陈浩明，等 . 2005. 医学分子遗传学 . 3 版 . 北京：科学出版社 .

陈誉华 . 2008. 医学细胞生物学 . 4 版 . 北京：人民卫生出版社 .

陈瑞铭 . 1998. 动物组织培养技术及其应用 . 北京：科学出版社 .

D. L. 斯佩克特，等 . 2001. 细胞实验指南 . 黄培堂，等译 . 北京：科学出版社 .

冯伯森，等 . 2000. 动物细胞工程原理与实践 . 北京：科学出版社 .

桂建芳，等 . 2002. 发育生物学 . 北京：科学出版社 .

国家自然科学基金委员会 . 1997. 细胞生物学 . 北京：科学出版社 .

韩贻仁 . 2007. 分子细胞生物学 . 3 版 . 北京：高等教育出版社 .

胡火珍 . 2005. 干细胞生物学 . 成都：四川大学出版社 .

胡以平 . 2009. 医学细胞生物学 . 北京：高等教育出版社 .

黄培堂 . 2001. 细胞实验指南 . 北京：科学出版社 .

克莱博斯，等 . 2010. 基因 . 10 版 . 北京：高等教育出版社 .

李继承 . 2005. 细胞生物学 . 杭州：浙江大学出版社 .

李青旺 . 2005. 动物细胞工程与实践 . 北京：化学工业出版社 .

李志勇 . 2010. 细胞工程 . 2 版 . 北京：科学出版社 .

李振刚 . 2014. 分子遗传学 . 4 版 . 北京：科学出版社 .

凌诒萍，等 . 2001. 细胞生物学 . 北京：人民卫生出版社 .

刘凌云，等 . 2002. 细胞生物学 . 北京：高等教育出版社 .

鲁润龙，等 . 1992. 细胞生物学 . 合肥：中国科学技术大学出版社 .

陆德如，陈永青 . 2002. 基因工程 / 现代生物技术丛书 . 北京：化学工业出版社 .

卢圣栋 . 2002. 生物技术与疾病诊断——兼论人类基因治疗 . 北京：化学工业出版社 .

潘大仁 . 2007. 细胞生物学 . 北京：科学出版社 .

裴雪涛 . 2003. 干细胞生物学 . 北京：科学出版社 .

裴雪涛 . 2006. 干细胞实验指南 . 北京：科学出版社 .

秦鹏春，等 . 2001. 哺乳动物胚胎学 . 北京：科学出版社 .

宋今丹 . 2003. 医学细胞分子生物学 . 北京：人民卫生出版社 .

谭恩光 . 2002. 医学细胞生物学 . 2 版 . 广州：广东高等教育出版社 .

王金发 . 2003. 细胞生物学 . 北京：科学出版社 .

王镜岩 . 2003. 生物化学 . 3 版 . 北京：高等教育出版社 .

王运吉 . 2000. 细胞生物学 . 北京：轻工出版社 .

徐永华 . 2003. 动物细胞工程 . 北京：化学工业出版社 .

薛庆善 . 2001. 体外培养的原理与技术 . 北京：科学出版社

杨抚华，等 . 2011. 医学细胞生物学 . 7 版 . 北京：科学出版社 .

杨建一 . 2006. 医学细胞生物学 . 2 版 . 北京：科学出版社 .

杨恬 . 2011. 细胞生物学 . 北京：人民卫生出版社 .

殷红 . 2006. 细胞工程 . 北京：化学工业出版社 .

翟中和，等 . 2011. 细胞生物学 . 4 版 . 北京：高等教育出版社 .

张谨 . 2005. 医学细胞生物学 . 北京：中国协和医科大学出版社 .

张玉静，等 . 2000. 分子遗传学 . 北京：科学出版社 .

章静波，等 . 2006. 细胞生物学实验技术 . 北京：化学工业出版社 .

章静波，等 . 2002. 医学分子细胞生物学 . 北京：人民卫生出版社 .

章静波 . 2007. 精编细胞生物学实验指南（译）. 北京：科学出版社 .

章静波 . 2004. 动物细胞培养——基本技术指南（中译）. 北京：科学出版社 .

郑国锠 . 1992. 细胞生物学 . 2 版 . 北京：高等教育出版社 .

郑国锠，等 . 1989. 1991. 1994. 细胞生物学进展 . 1 ～ 3 卷 . 北京：高等教育出版社 .

郑平，等 . 2006. 生物技术概论（翻译版）. 4 版 . 北京：科学出版社 .

周柔丽 . 2006. 医学细胞生物学 . 北京：北京大学医学出版社 .

曾溢滔 . 2000. 遗传病基因诊断与基因治疗，上海科技出版社 .

Alberts B, et al. 1998. Essential Cell Biology-An Introduction to the Molecular Biology of the Cell. New York : Garland Pub Inc.

Alberts B, et al. 2008. Molecular Biology of the Cell. 5th ed. New York: Garland Pub Inc.

Alberts B,et al. 1995. Molecular Biology of the Cell. 5th ed. New York:Carland Pub Inc.

Alberts B, et al. 2002. Essential Cell Biology: an introduction to the Molecular Biology of the Cell. New York :Garland Pub Inc.

Daniel J F, Anderson W R . 1999. Genetics: The Continuity of Life. Brooks/Cole Publishing Company.

Donald V, Judith G V, Charlotte W P. 2006. Fundamentals of Biochemistry: Life at the Molecular Level. 2nd ed. New York : John Wiley & Sons.

Gilbert S F. 2006. Developmental Biology. Sunderland(MA, USA): Sinauer Associates Inc.

Guo W, Giancotti F G. 2004. Integrin signalling during tumour progression. Nat Rev Mol Cell Biol, 5(10):816-826.

Jentsch T J, Hubner C A, Fuhrmann J C. 2004. Ion channels: function unravelled by dysfunction. Nat Cell Biol,6(11):1039-1047.

Karp G. 2005. Cell and Molecular Biology. 4th ed. New York : John Wiley & Sons Inc.

Leland H. Hartwell, et al. 2000.Genetics: from Genes to Genomes. McGraw-Hill Companies Inc.

Lewin B. 2004. Genes Ⅷ . Massachusetts :Person Education Inc.

Marius Wernig, Alexander Meissner, Ruth Foreman, et al. 2007. *In vitro* reprogramming of fibroblasts into a pluripotent ES-cell-like state. Nature, 448:19.

Morgan D O. 2010. 细胞周期调控原理 . 北京：科学出版社 .

Sorkin A. 2004. Cargo recognition during clathrin-mediated endocytosis: a team effort. Curr Opin Cell Biol,16(4):392-399.

Steven R Goodman. 1994. Medical Cell Biology. Lippincott-Raven Pub.

Tuma P L, Hubbard A L. 2003. Transcytosis: crossing cellular barriers. Physiol Rev,83(3):871-932.

Wolpert L, et al. 2007. Principles of Development. Oxford:Oxford University Press.

细胞生物学部分相关网站

http://stemcells. nih. gov/info/scireport/2006report. htm.
（Current Opinion in Cell Biology 细胞生物学）
细胞生物学方面的所有进展综述 (http://www. bmn. com/)
Journal of Cell Biology 细胞生物学期刊（英文）(http://
　www. jcb. org/ or http//:intl. jcb. org/）
超星数字图书馆 (http://www. ssreader. com/)
分子生物学实验方法大全（简体）(http://biousa. hypermart.
　net/）
美国国家生物技术信息中心(http://www. ncbi. nlm. nih. gov）
瑞士洛桑电镜中心 (http://cimewww. eplf. ch/）
生物谷 (http://www. bioon. com）
生物医学年报 (Annual Reviews in the Biomedical Sciences)
　（英文)(http://biomedical. annual reviews. org/）
万方数据库 (http://www. wanfangdata. com. cn/)
细胞 (Cell)(英文)(http://www. cell. com/）
细胞 / 分子生物学在线（英文)(http://www. cellbio.
　com/recommend. htm）
细胞生物学网址精选（英文）(http://medweb. 533. net/
　bioweb. htm）
细胞生物学杂志 (http://www. cjcb. org）
细胞生物学在线 (http://www. cella. cn）
细胞生物学专业信息网 (http://www. xa-cerec. com)
细胞学信息网 (Cytolink) (http://www. cytology. com/)
遗传 (http://chinainfo. gov. cn/periodical/yc/index. htm/)
在线生物细胞学词典（英文）(http://www. mblab. gla.

ac. uk/dictionary/)
中国期刊网 (http://www. cnki. net/index. htm)
中国细胞生物学学会 (http://www. sibs. ac. cn)
中科院上海细胞生物学研究所 (http://www. cell. ac. cn）
重庆维普数据库 (http://wtl. tydata. com/index. asp）
Biochemistry & Molecular Biology (http://www. kumc.
　edu/biochemistry/）
Cell Biology Online (http://www. uoguelph. ca/zoology/
　devobio/cellbio/cbindex. htm）
Cell Biology: Microscopy，Kent State University F The
　Genetics of Angelman Syndrome (http://chem-faculty.
　ucsd. edu/Harvey/asgenetics2/indexsimple. html）
Cellupedia (http:// library. thinkquest. org//C004535/）
ELSEVIER 数据库 (http://www. sciencedirect. com/）
Genes and Disease (http://www. ncbi. nlm. nih. gov/
　disease/）
Interactive Tour of the Cell (http://library. thinkquest.
　org/3564）
Molecular Cell and Developmental Biology study (http://
　www. biosci. utexas. edu/mcdb/）
OVID 数据库（http://gateway2. ovid. com/）
http://highered. mcgraw-hill. com/olc/dl/120068/bio04.
　swf http://users. rcn. com/jkimball. ma. ultranet/
　BiologyPages/C/CellMembranes. html
http://www. nastech. com/nastech/junctions_biology

常用名词汉英对照

3′, 5′-磷酸二酯键	phosphodiester bond	X射线衍射技术	X-diffraction technique
ATG	autophagy-related	α-连锁蛋白	catenin
Bip蛋白	binding protein, Bip	α螺旋	alpha helix
cGMP依赖蛋白激酶G	cGMP dependent protein kinase G, PKG	α-突触核蛋白	α-Synuclein
CLIP相关蛋白	CLIP-associated protein	β-淀粉样蛋白	β-amyloid protein, Aβ
COP Ⅰ	coat protein, COP Ⅰ	β折叠	β-pleated sheet
COP Ⅱ	coat protein, COP Ⅱ	γ-微管蛋白	γ- tubulin
C反应蛋白	C-reactive protein , CRP	阿尔茨海默病	Alzheimer's disease, AD
DNA复制复合体	DNA replication complex	癌蛋白18	oncoprotein 18, Op18
DNA酶Ⅰ	DNase1	癌基因	oncogene
DNA酶CAD	Caspase activated DNase	癌基因学说	oncogene theory
DNA微阵列芯片	DNA microarray	氨基酸	amino acid
DNA疫苗	DNA vaccine	氨基酸结合臂	amino acid arm
Fas-相关死亡结构域	Fas-associated death domain, FADD	暗视野显微镜	dark field microscope
		巴氏小体	Barr body
GIP蛋白	general insertion protein	靶物识别	cargo recognition
Gα作用蛋白	G alpha interacting protein, GAIP	靶向药物	targeted drug
		白细胞	leukocyte
G蛋白	G protein	白细胞分化抗原	leukocyte differentiation antigen, LDA
G蛋白偶联受体	G-protein coupled receptor	板块镶嵌模型	block mosaic model
Hayflick界限	Hayflick limitation	半保留复制	semiconservative replication
MyoD	myoblast determination, MyoD	半胱氨酸蛋白水解酶	cysteine aspartate-specific protease, Caspase
Northern印迹	Northern blotting		
NO合酶	nitric oxide synthase, NOS	半桥粒	hemidesmosome
poly A结合蛋白质	poly A binding protein, PABP	半自主性细胞器	semiautomous organelle
Ras蛋白	Ras protein	伴侣蛋白	chaperone protein
RNA	piwi-interacting RNA, piRNA	伴随运输	cotransport
RNA干扰	RNA interference, RNAi	帮助扩散	facilitated diffusion
RNA疫苗	RNA vaccine	胞嘧啶	cytosine, C
RNA诱导沉默复合物	RNA-induced silencing complex, RISC	胞吐作用	exocytosis
		胞吞作用	endocytosis
SDS-聚丙烯酰胺凝胶电泳	SDS polyacrylamid gel electrophoresis, SDS-PAGE	胞饮体	pinosome
		胞饮小泡	pinocytic vesicle
Southern印迹	Southern blotting	胞饮作用	pinocytosis
SREBP裂解激活蛋白	SREBP cleavage-activating protein, SCAP	被动运输	passive transport
		闭合蛋白	occludin
TRAIL	TNF related apoptosis inducing ligand	边缘板	marginal plate
		编程性细胞死亡	programmed cell death
Western免疫印迹	Western blotting	鞭毛	flagellae, flagellum（复数）

变性	degeneration	代谢关联运输	metabolically linked transport
变性再生	morphallaxis regeneration	代谢偶联	metabolic coupling
表达蛋白质组学	expression proteomics	单倍体	hypoid
波形蛋白丝	vimentin filament	单管	singlet
补偿性再生	compensatory regeneration	单链结合蛋白	single-stranded DNA-binding
不对称分裂	asymmetry division		protein, SSB
不对称性	asymmetry	单能干细胞	monopotent stem cell
残余体	residual bodies	单能细胞	unipotent cell
残余小体	residual body	单糖	monosaccharide
糙面内质网	rough endoplasmic reticulum, RER	单位膜	unit membrane
		单位线	unit fiber
侧生成分	lateral element	单一序列	unique sequence
层析法	chromatography	单运输	uniport
层粘连蛋白	laminin, LN	胆固醇	cholesterol
差别表达	differential expression	胆固醇缺乏导致的固醇调节元件结合蛋白	sterol regulatory element binding protein, SREBP
差速离心	differential centrifugation		
常染色质	euchromatin	蛋白Smac	second mitochondria-derived activator of caspase
超高压电子显微镜	ultravoltage electron microscope		
超螺线管	supersolenoid	蛋白激酶C	protein kinase C, PKC
超微结构	ultramicroscopic structure	蛋白聚糖	proteoglycan, PG
超氧化物歧化酶	superoxide dismutase, SOD	蛋白酪氨酸激酶	protein tyrosine kinase, PTK
巢蛋白	entactin	蛋白酶体	proteosome
成核期	nucleation phase	蛋白质	protein
成肌细胞	myoblast	蛋白质表达谱	expression profiling
成收缩环	contractile ring	蛋白质电泳	electrophoresis
成熟面	mature face	蛋白质分选	protein sorting
程序性细胞死亡	programmed cell death, PCD	蛋白质组学	proteomics
赤道面	equatorial plate	倒置相差显微镜	inverted phase contrast microscope
初级溶酶体	primary lysosome	低密度脂蛋白	low density lipoprotein, LDL
穿胞吞吐作用	transcytosis	地址签	address target
穿膜运输	transmembrane transport	第二信使	second messenger
传代培养	secondary culture	第一信使	primary messenger
串流	cross-talk	电穿孔	electroporation
次级溶酶体	secondary lysosome	电化学质子梯度	electrochemical proton gradient
次缢痕	secondary constriction	电偶联	electric coupling
刺激型受体	stimulatory receptor, Rs	电喷雾电离质谱	electrospray ionization mass spectrometry, ESI-MS
刺猬信号	Hedge hog, Hh		
粗面内质网或颗粒内质网	granular endoplasmic reticulum, GER	电压闸门通道	voltage-gated channel
		电子传递链	electron transport chain
粗线期	pachytene	电子显微镜	electron microscope
促成熟因子	maturation promoting factor, MPF	凋亡酶激活因子1	apoptotic protease activating factor-1, Apaf-1
存活因子	survival factor		
错误成灾学说	error catastrophe theory	凋亡起始者	apoptotic initiator
大规模细胞培养	large-scale cell culture	凋亡小体	apoptotic body
大囊泡	vacuole	凋亡诱导因子	apoptosis inducing factor, AIF
大疱性表皮松解症	epidermolysis bullosa	顶体	acrosome
大疱性类天疱疮	pemphigus	定着依赖性	anchorage dependence
大鼠肉瘤病毒	Ras sarcoma virus, Ras	动力蛋白	dynein

动粒	kinetochore	分裂间期	interphase
动粒结构域	kinetochore domain	分裂期	mitotic phase, M期
端粒	telomere	分泌蛋白质	secretory protein
端粒酶	telomerase	分泌面	secretion face
端着丝粒染色体	telocentric chromosome	分泌泡	secreting vacuole
断裂基因	split gene	分选受体	sorting receptor
对称分裂	symmetry division	分选信号	sorting signal
对运输	antiport	分子伴侣	molecular chaperone
多倍体	polyploid	分子介导的自噬	chaperone-mediated autophagy, CMA
多不饱和脂肪酸	polyunsaturated fatty acid, PU-FA		
多核糖体	polyribosome	封闭连接	occluding junction
多基因家族	multigene family	佛波酯	phorbol ester
多级螺旋结构模型	multiple coiling model	福尔根反应	Feulgan reaction
多能干细胞	multipotent stem cell	辐射丝	radia spoke
多能细胞	pluripotent cell	辅肌动蛋白	actinin
多泡小体	multivesicular body	附着核糖体	fixed ribosome
多肽链	peptide chain	复性	renaturation
多萜醇	dolichol	复制叉	replication fork
多线体	polyteny	复制泡	replication bubble
额外环	extra loop	复制前复合体	pre-replication complex
儿童早衰综合征	Hutchinson-Gilford syndrome, HGPS	复制子	replicon
二倍体	diploid	钙调蛋白	calmodulin, CaM
二级结构	secondary structure	钙结合糖蛋白	thrombospondin
二价体	bivalent	钙黏蛋白	cadherin
二联管	doublet	钙网素	Calreticulin
二肽	dipeptide	干细胞	stem cell
反密码环	anticodon loop	干细胞巢	stem cell niche
反密码子	anticodon	杆部	rod
反面	trans face	感应诱导	induction
反面高尔基网	trans Golgi network, TGN	冈崎片段	Okazaki fragment
反向运输	retrograde transport	高度重复序列	highly repetitive sequence
反义链	antisense strand	高尔基复合体	Golgi complex
反转录PCR	reverse transcription PCR, RT-PCR	高尔基器	Golgi apparatus
		高压电子显微镜	highvoltage electron microcope
泛素	ubiquitin, Ub	高压液相层析	high performance liquid chromatography, HPLC
纺锤体	spindle		
放射自显影术	autoradiography	隔状连接	septata junction
非编码RNA	non-coding RNA	根丝	rootlet
非核糖体多肽合成酶	nonribosomal peptide synthetase, NRPS	共聚焦激光扫描显微镜	confocal laser scanning microscope, CLSM
非活性染色质	inactive chromosome	共运输	symport
非活性溶酶体	inactive lysosome	构象偶联假说	conformational coupling hypothesis
非膜相结构	nonmembranous structure		
非组蛋白	nonhistone	古核生物	archaea
分化群	cluster of differe-ntiation	古细菌	archaebacteria
分化主导基因	differentiation master control gene	骨髓基质干细胞	bone marrow stromal stem cell, bMSC
分裂沟	cleavage furrow	固醇调节元件结合蛋白	sterol regulatory element

	binding protein, SREBP	核糖体蛋白质	ribosome protein, rP
寡酶素敏感授予蛋白	oligomycin sensitive conferring protein, OSCP	核糖体蛋白质基因	ribosome protein gene , rPG
管家基因	house keeping gene	核纤层	nuclear lamina
灌流培养系统	perfusion culture system	核纤层蛋白	lamina
光面内质网	smooth endoplasmic reticulum, SER	核小体	nucleosome
		核心蛋白	core protein
光学显微镜	light microscope	核型	karyotype
光致漂白荧光恢复法	fluorescence photobleaching recover, FPR	核型分析	karyotype analysis
		核因子Y	nuclear factor , NF2Y
胱氨酸尿症	cystinuria	核质蛋白	nucleoplasmin
归巢	homing	核质指数	nucleoplasmic index, NP
鬼笔环肽	philloidin	核周间隙	perinuclear space
过渡放大细胞	transit amplify cell	黑斑侧褶蛙	Rana nigromaculata
过氧化氢酶	catalase, CAT	横桥	cross bridge
过氧化物酶	peroxisome, PXP	后期	anaphase
过氧化物酶基因	peroxiredoxin 2, prx2	后随链	lagging strand
含铁小体	siderosome	呼吸链	respiratory chain
汉斯·斯佩曼	Hans Spemann	滑面内质网或无粒内质网	agranular endoplasmic reticulum, AER
合胞体	syncytium	化学偶联	chemical coupling
合胞体胚盘	syncytial blastoderm	化学偶联假说	chemical coupling hypothesis
合核体	synkaryon	化学渗透假说	chemiosmotic coupling hypothesis
核被膜	nuclear envelope	化学突触	chemical synapse
核不均一RNA	heterogenous nuclear RNA, hnRNA	环孔片层	annulate lamellae
		环磷酸鸟苷	cyclic GMP, cGMP
核定位信号	nuclear localization signal, NLS	环磷酸腺苷	cyclic AMP, cAMP
		黄色素	yellowpigment
核苷	nucleoside	回文结构	palindrome
核苷酸	nucleotide acid	活性染色质	active chromosome
核骨架	nuclear scaffold	活性氧	reactive oxygen species, ROS
核基质	nuclear matrix	活性氧自由基	reactive oxygen species, ROS
核孔	nuclear pore	机械闸门通道	mechanical-gated channel
核孔复合体	nuclear pore complex	肌动蛋白	actin filament
核酶	ribozyme	肌动蛋白解聚因子	actin depolymerizing factor
核内小分子RNA	small nuclear RNA, snRNA	肌动蛋白相关蛋白	actin-related protein, Arp
核仁	nucleolus	肌钙蛋白	troponin, Tn
核仁相随染色质	nucleolar associated chromatin	肌管	myotube
核仁组织区	nucleolar organizing region, NOR	肌腱蛋白	tenascin
核受体	nuclear receptor, NR	肌球蛋白	myosin
核输入信号	nuclear import signal, NIS	肌质网	sarcoplasmic reticulum
核酸	nucleic acid	基粒	elementary particle
核酸分子杂交技术	nuclear acid molecular hybridization technique	基膜	basal lamina, basement membrane
		基体	basal body
核酸酶G	endonuclease G	基因超家族	immunoglobulin gene superfamily
核糖	ribose	基因工程动物	genetically engineered animal
核糖核酸	ribonucleic acid, RNA	基因敲除	gene knock-out
核糖体	ribosome	基因敲除动物	gene knock out animal
核糖体RNA	ribosome RNA, rRNA	基因敲入	gene knock-in

基因芯片	gene chip	结构蛋白质	structural protein
基因组	genome	结构性分泌	constitutive pathway of secretion
基因座控制区	locus control region, LCR	结构异染色质	constitutive heterochromatin
基质	matrix	结合蛋白	bindin
基质辅助激光解吸／电离飞行时间质谱	matrix-assisted laser desorption ionization/time-of	截短的Bid	truncated Bid, tBid
基质金属蛋白酶	matrix metalloproteinase, MMP	姐妹染色单体	sister chromatid
基质颗粒	matrical granule	解聚	disaggregation
激光捕获显微切割技术	laser capture microdissection, LCM	解折叠	unfolding
级联反应	signaling cascade	金属硫蛋白	metallothionein
极粒	polar granule	紧密连接	tight junction
极细胞	pole cell	近端着丝粒染色体	subtelocentric chromosome
极质	polar plasm	晶格镶嵌模型	crystal mosaic model
急性期反应蛋白	acute phase protein, APP	晶状体蛋白	phakinin
嵴间腔	intercristal space	晶状体丝蛋白	filensin
嵴内空间	intracristal space	巨自噬	macroautophagy
嵴内腔	intracristal space	聚合酶链反应	polymerase chain reaction, PCR
加帽	capping	聚合期	polymerization phase
家族性高胆固醇血症	familial hypercholesterolemia	卷曲蛋白	frizzled
甲状腺素	thyroxine, T4	决定子	determinant
假基因	pseudogene	抗去垢剂膜	detergent-resistant membrane, DRM
间充质干细胞	mesenchymal stem cell, MSC	抗衰老相关基因	anti- senescence -associated gene
间接分裂	indirect division	抗体依赖性细胞介导的细胞毒作用	antibody dependent cell-mediated cytotoxicity, ADCC
间期	interphase	颗粒酶	granzyme
间体	mesosome	克隆	clone
间隙连接	gap junction	孔蛋白	porin
减数第二次分裂	second meiotic division	跨膜蛋白	transmembrane protein
减数第一次分裂	first meiotic division	跨膜结构域	transmembrane region, TM
减数分裂	meiosis	跨细胞网	transcellular network
减数分裂Ⅰ	meiosis Ⅰ	蓝绿藻	blue green algae
减数分裂Ⅱ	meiosis Ⅱ	老年色素	age pigment
减数分裂间期	premeiotic interphase	老年学	gerontology
剪接体	spliceome	老年医学	geriatric medicine或geriatrics
剪切	nicking	类核体	nucleoid
检测点	checkpoint	类晶体	crystalloid
简单扩散	simple diffusion	离子交换层析	ion exchange chromatography
碱基对	base pair, bp	离子偶联	ionic coupling
碱基互补	base complementary	离子通道	ionic channel
降解	degradation	离子通道偶联受体	ion-channel-coupled receptor
交叉	chiasma	连接DNA	linker DNA
胶原	collagen	连接蛋白	claudin, nexin
胶原酶	collagenase	连接子	connexon
胶原纤维	collagen fiber	联会	synapsis
胶质原纤维酸性蛋白	glial fibrillary acidic protein, GFAP	联会复合体	synaptonemal complex, SC
角蛋白丝	cytokeratin filament	临界浓度	critical concentration
酵母双杂交	yeast two-hybridization	淋巴细胞激活的杀伤细胞	lymphokine activated kill cell, LAK
接头蛋白	adapter protein		
结蛋白丝	desmin filament	磷脂	phospholipid

磷脂交换蛋白	phospholipid exchange protein, PEP		response, ERSR
		内着丝粒蛋白	inner centromere protein, INCENP
流动性	fluidity	纳巴霉素	rapamycin
流式细胞仪	flow cytometer	囊性纤维化	cystic fibrosis
硫胺素焦磷酸酶	thiamine pyrophosphatase	尼氏体	Nisslbody
绿色荧光蛋白	green fluorescent protein, GFP	拟核	nucleoid
罗氏小体	Russell's body	黏合斑	adhesionplaque
裸DNA疫苗	naked DNA vaccine	黏合带	adhesion belt
毛部	shaft	黏合连接	adhesion junction
锚泊蛋白	docking protein	鸟苷酸环化酶	guanylate cyclase, GC
锚定连接	anchoring junction	鸟嘌呤	guanine, G
酶联受体	enzyme-linked receptor	鸟嘌呤核苷酸结合蛋白	guanine nucleotide-binding protein
酶效应组装	enzymatic assembly	尿嘧啶	uracil, U
米勒氏管	Müllerian duct	凝集素	lectin
密度梯度离心	density gradient centrifugation	凝集因子	aggregation factor
嘧啶	pyrimidine	凝胶过滤层析	gel chromatography
免疫沉淀	immuno-precipitation, IP	浓缩信号	concentrating signal
免疫磁珠	immunomagnetic microsphere	偶线期	zygotene
免疫球蛋白超家族	immunogloblin superfamily, Ig-SF	帕金森病	Parkinson's disease
免疫荧光镜检术	immunofluorescence microscopy	胚胎干细胞	embryonic stem cell, ES cell
模板组装	template assembly	胚胎阶段特异性抗原	stage-specific embryonic antigen, SSEA
膜间隙	intermembrane space		
膜流	membrane flow	胚胎移植	embryonic graft
膜泡运输	transport by vesicle formation	胚胎移植实验	grafting experiment
膜相结构	membranous structure	胚胎诱导	embryonic induction
膜性房室	compartment	配对结构域	pairing domain
膜整合内在蛋白	integral protein	配体闸门通道	ligand-gated channel
膜周边蛋白	peripheral protein	膨突	puff
末期	telophase	嘌呤	purine
内含子	intron	平衡期	equilibrium phase
内膜	inner membrane	破坏框	destruction box
内膜系统	endomembrane system	葡萄糖调节蛋白94	glucose regulated protein 94, GRP94
内皮细胞	endothelial cell		
内体	endosome	谱系	lineage
内体性溶酶体	endolysosome	启动子	promotor
内吞体	endosome	起始点	origin, start
内网器	internal reticular apparatus	起始因子	initiation factor, IF
内细胞团	inner cell mass, ICM	气体驱动培养系统	airlift culture system
内陷	invagination	前导链	leading strand
内源性蛋白质	endogenous protein	前导序列	leader sequence
内质网	endoplasmic reticulum, ER	前导序列水解激活酶	processing enhancing protein, PEP
内质网超负荷反应	ER overload response, EOR	前减数分裂期	premeiosis
内质网素	endoplasmin	前期	prophase
内质网相关降解	endoplasmic reticulum associated degradation, ERAD	前向运输	anterograde transport
		前中期	prometaphase
内质网应激	endoplasmic reticulum stress, ER stress	前自噬体	preautophagosome
		桥粒	desmosome
内质网应激反应	endoplasmic reticulum stress	桥粒斑	plaque

桥粒芯蛋白	desmoglein / desmocollin	生肌调节因子	myogenic regulatory factor, MRF
亲和层析	affinity chromatography	生物大分子	biological macromolecule
轻酶解肌球蛋白	light meromyosin, LMM	生物膜	biological membrane
球状肌动蛋白	globular actin, Gactin	十二烷基磺酸钠	sodium dodecyl sulfate, SDS
区域化	compartmentation	时间特异性	temporal specificity
区域化作用	compartmentilization	实时定量PCR	real time quantitative PCR
驱动蛋白	kinesin	势能	potential energy
去分化	dedifferentiation	视杯	eye cup
全能干细胞	totipotent stem cell	适应	adaptation
群体不对称分裂	populational asymmetry division	嗜热水生菌	Thermus aquaticus
染色单体	chromatid	嗜酸性小体	eosinophilic body
染色单体连接蛋白	chromatid linking protein, CLP	受体	receptor
染色粒	chromomere	受体病	receptor disease
染色体	chromosome	受体介导的胞吞作用	receptor mediated endocytosis
染色体显带	banding	受体没收	receptor sequestration
染色体支架-放射环结构模型	scaffold-radial loop structure model	受体失活	receptor inactivation
染色质	chromatin	受体下调	receptor down-regulation
热休克蛋白	heat shock protein, HSP	受体作用蛋白激酶-3	receptor interacting protein
热休克蛋白70	heat shock protein 70, HSP70		kinase-3, RIP3
热休克转录因子	heat shock transcription factor, HSF	输出蛋白质	export protein
		衰老相关基因	scenscence-associated gene, SAG
热应激	heat stress	双链小干扰RNA	small interferencing RNA, siRNA
溶酶体	lysosome	双螺旋	double helix
溶酶体膜相关蛋白2A	lysosomal-associated membrane protein 2A, LAMP-2A	双亲媒性分子	amphipathic molecule
溶酶体融合降解	fusion, and degradation of cargo by lysosomes	双线期	diplotene
		双向波动	biphasic beating
		双向电泳	two-dimensional gel electrophoresis, 2-DE
乳腺生物反应器	mammary gland bioreactor		
三碘甲状腺氨酸	triiodothyronine, T3	双心体	diplosome
三股螺旋	triple helix	水-葡萄糖通道	aquaglyceroporin
三级结构	tertiary structure	顺面	cis face
三聚化	trimerization	顺面高尔基网	cis Golgi network, CGN
三联管	triplet	顺序表达	sequential expression
三羧酸循环	tricarboxylic acid cycle	丝聚蛋白	filaggrin
三肽	tripeptide	丝裂原激活蛋白激酶	mitogen-activated protein kinase, MAPK
三腿蛋白复合体	three-legged protein complex		
扫描电子显微镜	scanning electron microscope	丝裂原激活的蛋白激酶	mitogen-activated protein kinases, MAPK
扫描隧道显微镜	scanning tunneling microscope		
上皮细胞-间充质细胞转化	epithelial- mesenchymal transition, EMT	死亡结构域	death domain, DD
		死亡受体	death receptor, DR
奢侈基因	luxury gene	死亡效应结构域	death effector domain
神经胶质丝	neuroglial filament	死亡诱导信号复合物	death-inducing signaling complex, DISC
神经生长因子受体	nerve growth factor receptor		
神经丝	neurofilament	四级结构	quaternary structure
神经丝蛋白	neurofilament protien, NFP	四聚体	tetramer
肾上腺脑白质营养不良	adrenoleukodystrophy, ALD	酸性房室	acidic compartment
肾性糖尿病	renal glycosuria	随体	satellite
生长期	growth phase	髓样结构	myelin figure

髓样体	myeloid body	微粒体	microsome
肽键	peptide bond	微囊	microcapsule
弹性蛋白	elastin	微绒毛	microvilli, microvillus
糖氨聚糖	glycosaminoglycan, GAG	微丝	microfilament, MF
糖蛋白	glycoprotein	微丝结合蛋白	microfilament associated protein
糖基化	glycosylation	微体	microbody
糖基磷脂酰肌醇	glyco-sylphosphatidylinositol, GPI	微小RNA	micro RNA, miRNA
		微载体	microcarrier
糖脂	glycolipid	微载体培养系统	microcarrier culture system
套索状	lariat	微自噬	microautophagy
调节性分泌	regulated pathway of secretion	违约或缺省途径	default pathway
通透性	permeability	维生素C	vitamin C, VC
通透性转换孔	permeability transition pore, PTP	未成熟面	immature face
		未折叠蛋白质反应	unfolded protein response, UPR
通讯连接	communication junction	稳定期	steady state phase
同二聚体	isodimer	稳定性	stability
同核体	homokaryon	无丝分裂	amitosis
透明蜡体	hyaloceroid	细胞	cell
透明质酸	hyaluronicacid, HA	细胞癌基因	cell oncogene, c-onc
透明质酸酶	hyaluronidase	细胞壁	cell wall
透射电子显微镜	transmission electron microscope	细胞表面	cell surface
吞噬泡	phagocytic vesicle	细胞表面标记	cell surface marker
吞噬体	phagosome	细胞表面受体	cell surface receptor
吞噬性溶酶体	phagolysosome	细胞凋亡	apoptosis
吞噬作用	phagocytosis	细胞凋亡蛋白抑制物	Inhibitor of apoptosis protein, IAP
吞饮体	pinosome	细胞凋亡执行者	apoptotic executioner
脱氧核糖	deoxyribose	细胞动力学	cytodynamics
脱氧核糖核酸	deoxyribonucleic acid, DNA	细胞毒T细胞	cytotoxic T lympholyte, CTL
外膜	outer membrane	细胞分化	cell differentiation
外胚层嵴	apical ectodermal ridge	细胞分级分离	cell fractionation
外胚层帽	apical ectodermal cap	细胞骨架	cytoskeleton
外室	outer chamber	细胞核	nucleus
外显子	exon	细胞呼吸	cellular respiration
晚期内体	late endosome	细胞化学	cytochemistry
网格蛋白有被囊泡	clathrin-coated vesicle	细胞化学法	cytochemical method
网织红细胞	reticulocyte	细胞坏死	necrosis
微胞饮作用	micropinocytosis	细胞极性	cell polarity
微变态再生	epimorphosis regeneration	细胞静止	cell rest
微带	miniband	细胞决定	cell determination
微管	microtubule, MT	细胞连接	cell junction
微管蛋白-GTP帽	tubulin-GTP cap	细胞膜	cell membrane
微管去稳定蛋白	stathmin	细胞内附着蛋白	intracellular attachment protein
微管相关蛋白	microtubule-associated protein, MAP	细胞内受体	intracellular receptor
		细胞内褶	cell infolding
微管组织中心	microtubule organizing center, MTOC	细胞能力学	cytoenergetics
		细胞黏附	cell adhesion
微过氧化物酶体	microperoxisome	细胞黏附分子	cell adhesion molecule, CAM
微结构域	microdomain	细胞黏附素	cytoadhesion

细胞培养	cell culture	线粒体自噬	mitochondrial autophagy or mitophagy
细胞皮层	cell cortex		
细胞群	colony	限制点	restriction point, R点
细胞融合	cell fusion	限制性内切核酸酶	restriction nuclease
细胞社会	cell sociality	腺苷三磷酸	adenosine triphosphate, ATP
细胞生理学	cytophysiology	腺苷三磷酸酶	adenosine triphosphatase
细胞生态学	cytoecology	腺苷酸环化酶	adenylate cyclase, AC
细胞生物学	cell biology	腺嘌呤	adenine, A
细胞识别	cell recognition	相差显微镜	phase contrast microscope
细胞松弛素B	cytochalasin B	镶嵌蛋白	mosaic protein
细胞通讯	cell communication	消化泡	digestion vacuole
细胞外被	cell coat	小分子核糖核蛋白颗粒	small nuclear ribonucleoprotein particle, snRNP
细胞外基质	extracellular matrix, ECM		
细胞微环境	cell microenvironment	小干扰RNA	small interfere RNA, siRNA
细胞形态学	cytomorphology	小囊泡	vesicle
细胞学说	cell theory	小生境	niche
细胞氧化	cellular oxidation	信号蛋白失活	inactivation of signaling protein
细胞氧化损伤	oxidative damage	信号识别颗粒	signal recognition partical, SRP
细胞遗传学	cytogenetics	信号识别颗粒受体	SRP-receptor, SRP-R
细胞抑制	cell inhibition	信号肽	signal peptide
细胞应激	cellular stress	信号肽假说	signal hypothesis
细胞杂交	cell hybridization	信号肽酶	signal peptidase
细胞质	cytoplasm	信号序列	signal sequence
细胞治疗	cell therapy	信号转导	signal transduction
细胞质定域	cytoplasm localization	信号转导和转录激活因子	signal transducer and activator of transcription, STAT
细胞质溶胶	cytosol		
细胞株	cell strain	信使RNA	messenger RNA, mRNA
细胞自噬	autophagy	信息分子	informational molecule
细肌丝	thin filament	星体	aster
细菌	bacterium	形成面	forming face
细线期	leptotene	形态发生	morphogenesis
纤连蛋白	fibronectin, FN	胸腺嘧啶	thymine, T
纤毛	cilia	修复	repairing
纤毛不动综合征	immotile cilia syndrome	悬浮培养系统	suspension culture system
纤丝状肌动蛋白	filamentous actin, F-actin	旋转细胞培养系统	rotary cell culture system, RCCS
纤维冠	fibrous corona	选择	selection
纤维中心	fibrillar center, FC	选择素	selectin
纤粘连蛋白	fibronectin	血褐素	hemofuscin
显微分光光度术	microspectrophotometry	血红蛋白	hemoglobin, Hb
显微结构	microscopic structure	亚微管A	submicrotubule A
显微镜	microscope	亚微结构	submicroscopic structure
显微注射	microinjection	亚中着丝粒染色体	submetacentric chromosome
线粒体	mitochondrion	延迟期	lag phase
线粒体ATP合酶	ATP synthetase, ATPase	阳性选择	positive selection
线粒体DNA	mitochondrial DNA, mtDNA	氧负荷	oxidative stress
线粒体DNA 损伤学说	mitochondral DNA damage theory	液晶态	liquid crystal
线粒体前导序列水解酶	mitochondrial processing peptidase, MPP	液态镶嵌模型	fluid mosaic model
		一级结构	primary structure

衣被小泡	coated vesicle	原核细胞	prokaryotic cell
依赖cAMP的蛋白质激酶A	cAMP dependent protein kinase A, PKA	原肌球蛋白	tropomyosin, Tm
胰蛋白酶	trypsin	原胶原	tropocollagen
移位子	translocon	原生质	protoplasm
遗传程序学说	genetic program theory	原始生殖细胞	primordial germ cell, PGC
乙二胺四乙酸	EDTA	原始祖先基因	primodial ancestral gene
异二聚体	heterodimer	原丝	protofilament
异核体	heterokaryon	原位杂交	*in situ* hybridization, ISH
异染色质	heterochromatin	原中心粒	procentriole
异噬性溶酶体	heterophagic lysosome	原子力显微镜	atomic force microscopy
异体吞噬	heterophagy	运动性	mobility
异源染色体	heterologous chromosome	运输小泡	transfer-vesicle
异质性	heterogenous	杂交瘤	hybridoma
抑癌基因	antioncogene, cancer suppressor gene	杂种细胞	hybrid cell
抑制蛋白	profilin	载体	carrier
抑制型受体	inhibitory receptor, Ri	载体蛋白	carrier protein
阴性选择	negative selection	再生	regeneration
引发酶	primase	再生胚基	regeneration blastema
引发体	primosome	早老素	presenilin
应激蛋白	stress protein	早期内体	early endosome
应激原	stressor	早熟凝集染色体	prematurely condensed chromosome, PCC
应力纤维	stress fiber	早衰综合征	Werner's syndrome
荧光共振能量转移	fluorescence resonance energy transfer, FRET	詹纳斯绿B	Janus green B
		折叠	folding
荧光激活细胞分选仪	fluorescence activated cell sorter, FACS	真核生物	eukaryote
荧光细胞化学法	fluorocytochemical method	真核细胞	eukaryotic cell
荧光显微镜	fluorescence microscope	整联蛋白	integrin
荧光原位杂交	fluorescence in situ hybridization, FISH	正端追踪蛋白	plus-end-tracking protein
		支原体	mycoplasma
永久性细胞系或细胞株	continuous cell line or continuous cell strain	脂筏	lipid raft
		脂肪酸	fatty acid
游离核糖体	free ribosome	脂褐素	lipofusin
有被小泡运输	coated vesicle transport	脂褐质	lipofuscin
有被小窝	coated pit	脂连接蛋白	lipid-linked protein
有丝分裂	mitosis	脂锚定蛋白	lipid-anchored protein
有丝分裂器	mitotic apparatus	脂色素	lipochrome
有丝分裂因子	mitotic factor, MF	脂质体	liposome
有丝分裂钟	mitosis clock	直接分裂	direct division
有序液体	liquid-ordered	制眼	replication eye
幼红细胞	normoblast	质粒	plasmid
诱导性多潜能干细胞	induced pluripotent stem cell, iPS	质膜	plasma membrane
愈伤组织	callus	质谱	mass spectrometry
原癌基因	proto-oncogene	质子动力	proton-motive force
原代培养	primary culture	致密体	dense body
原弹性蛋白	tropo elastin	致密纤维部分	dense fibrillar component, DFC
原核生物	prokaryote	中度重复序列	intermediate repetitive sequence
		中间连接	intermediate junction

常用名词英汉对照

acidic compartment	酸性房室	antiport	对运输
acrosome	顶体	antisense strand	反义链
actin depolymerizing factor	肌动蛋白解聚因子	apical ectodermal cap	外胚层帽
actin filament	肌动蛋白	apical ectodermal ridge	外胚层嵴
actinin	辅肌动蛋白	apoptosis	细胞凋亡
actin-related protein, Arp	肌动蛋白相关蛋白	apoptosis inducing factor, AIF	凋亡诱导因子
active chromosome	活性染色质	apoptotic body	凋亡小体
active transport	主动运输	apoptotic executioner	细胞凋亡执行者
acute phase protein, APP	急性期反应蛋白	apoptotic initiator	凋亡起始者
adaptation	适应	apoptotic protease activating	凋亡酶激活因子1
adapter protein	接头蛋白	factor-1, Apaf-1	
address target	地址签	aquaglyceroporin	水-葡萄糖通道
adenine, A	腺嘌呤	archaea	古核生物
adenosine triphosphatase	腺苷三磷酸酶	archaebacteria	古细菌
adenosine triphosphate, ATP	腺苷三磷酸	aster	星体
adenylate cyclase, AC	腺苷酸环化酶	asymmetry	不对称性
adhesion belt	黏合带	asymmetry division	不对称分裂
adhesion junction	黏合连接	atomic force microscopy	原子力显微镜
adhesionplaque	黏合斑	ATP synthetase, ATPase	线粒体ATP合酶
adrenoleukodystrophy, ALD	肾上腺脑白质营养不良	autophage	自体吞噬
affinity chromatography	亲和层析	autophagic lysosome	自噬性溶酶体
age pigment	老年色素	autophagolysosome	自噬溶酶体
aggregation factor	凝集因子	autophagosome	自噬体
agranular endoplasmic reticulum, AER	滑面内质网或无粒内质网	autophagy	细胞自噬
airlift culture system	气体驱动培养系统	autophagy-related	ATG
alpha helix	α螺旋	autoradiography	放射自显影术
Alzheimer's disease, AD	阿尔茨海默病	axoneme	轴丝
amino acid	氨基酸	backbone	主干
amino acid arm	氨基酸结合臂	bacterium	细菌
amitosis	无丝分裂	banding	染色体显带
amphipathic molecule	双亲媒性分子	Barr body	巴氏小体
anaphase	后期	basal body	基体
anchorage dependence	定着依赖性	basal lamina, basement membrane	基膜
anchoring junction	锚定连接	base complementary	碱基互补
annulate lamellae	环孔片层	base pair, bp	碱基对
anterograde transport	前向运输	bindin	结合蛋白
anti- senescence -associated gene	抗衰老相关基因	binding protein, Bip	Bip蛋白
antibody dependent cell-mediated cytotoxicity, ADCC	抗体依赖性细胞介导的细胞毒作用	biological macromolecule	生物大分子
		biological membrane	生物膜
anticodon	反密码子	biphasic beating	双向波动
anticodon loop	反密码环	bivalent	二价体
antioncogene	抑癌基因	block mosaic model	板块镶嵌模型

blue green algae	蓝绿藻	central domain	中心结构域
bone marrow stromal stem cell, bMSC	骨髓基质干细胞	central element	中央成分
cadherin	钙黏蛋白	central sheath	中心鞘
callus	愈伤组织	centriole	中心粒
calmodulin, CaM	钙调蛋白	centromere	着丝粒
Calreticulin	钙网素	centrosome	中心体
cAMP dependent protein kinase A, PKA	依赖cAMP的蛋白质激酶A	centrosome cycle	中心体循环
		centrosome matrix	中心体基质
cancer stem cell, CSC	肿瘤干细胞	centrosphere	中心球
cancer suppressor gene	抑癌基因	cGMP dependent protein kinase G, PKG	cGMP依赖蛋白激酶G
capping	加帽		
cargo recognition	靶物识别	chaperone protein	伴侣蛋白
carrier	载体	chaperone-mediated autophagy, CMA	分子介导的自噬
carrier protein	载体蛋白	checkpoint	检测点
Caspase activated DNase	DNA酶CAD	chemical coupling	化学偶联
catalase, CAT	过氧化氢酶	chemical coupling hypothesis	化学偶联假说
catenin	α-连锁蛋白	chemical synapse	化学突触
cell	细胞	chemiosmotic coupling hypothesis	化学渗透假说
cell adhesion	细胞黏附	chiasma	交叉
cell adhesion molecule, CAM	细胞黏附分子	cholesterol	胆固醇
cell biology	细胞生物学	chromatid	染色单体
cell coat	细胞外被	chromatid linking protein, CLP	染色单体连接蛋白
cell communication	细胞通讯	chromatin	染色质
cell cortex	细胞皮层	chromatography	层析法
cell culture	细胞培养	chromomere	染色粒
cell determination	细胞决定	chromosome	染色体
cell differentiation	细胞分化	cilia	纤毛
cell fractionation	细胞分级分离	cis face	顺面
cell fusion	细胞融合	cis Golgi network, CGN	顺面高尔基网
cell hybridization	细胞杂交	clathrin-coated vesicle	网格蛋白有被囊泡
cell infolding	细胞内褶	claudin	连接蛋白
cell inhibition	细胞抑制	cleavage furrow	分裂沟
cell junction	细胞连接	CLIP-associated protein	CLIP相关蛋白
cell membrane	细胞膜	clone	克隆
cell microenvironment	细胞微环境	cluster of differe-ntiation	分化群
cell oncogene, c-onc	细胞癌基因	coat protein, COP I	COP I
cell polarity	细胞极性	coat protein, COP II	COP II
cell recognition	细胞识别	coated pit	有被小窝
cell rest	细胞静止	coated vesicle	衣被小泡
cell sociality	细胞社会	coated vesicle transport	有被小泡运输
cell strain	细胞株	collagen	胶原
cell surface	细胞表面	collagen fiber	胶原纤维
cell surface marker	细胞表面标记	collagenase	胶原酶
cell surface receptor	细胞表面受体	colony	细胞群
cell theory	细胞学说	column chromatography	柱层析
cell therapy	细胞治疗	combinational control	组合调控
cell wall	细胞壁	communication junction	通讯连接
cellular oxidation	细胞氧化	compartment	膜性房室
cellular respiration	细胞呼吸	compartmentalization	区域化作用
cellular stress	细胞应激	compartmentation	区域化
central body	中心体	compensatory regeneration	补偿性再生

concentrating signal	浓缩信号	dedifferentiation	去分化
confocal laser scanning microscope, CLSM	共聚焦激光扫描显微镜	default pathway	违约或缺省途径
		degeneration	变性
conformational coupling hypothesis	构象偶联假说	degradation	降解
connexon	连接子	dense body	致密体
constitutive expression	组成型表达	dense fibrillar component, DFC	致密纤维部分
constitutive heterochromatin	结构异染色质	density gradient centrifugation	密度梯度离心
constitutive pathway of secretion	结构性分泌	deoxyribonucleic acid, DNA	脱氧核糖核酸
continuous cell line or continuous cell strain	永久性细胞系或细胞株	deoxyribose	脱氧核糖
		desmin filament	结蛋白丝
contractile ring	成收缩环	desmoglein / desmocollin	桥粒芯蛋白
core protein	核心蛋白	desmosome	桥粒
cotransport	伴随运输	destruction box	破坏框
C-reactive protein , CRP	C反应蛋白	detergent-resistant membrane, DRM	抗去垢剂膜
critical concentration	临界浓度	determinant	决定子
cross bridge	横桥	diakinesis	终变期
cross-talk	串流	differential centrifugation	差速离心
crystal mosaic model	晶格镶嵌模型	differential expression	差别表达
crystalloid	类晶体	differentiation master control gene	分化主导基因
cyclic AMP, cAMP	环磷酸腺苷	digestion vacuole	消化泡
cyclic GMP, cGMP	环磷酸鸟苷	dipeptide	二肽
cyclin-dependent protein kinase, CDK	周期蛋白依赖性蛋白激酶	diploid	二倍体
		diplosome	双心体
cycling cell	周期中细胞	diplotene	双线期
cysteine aspartate-specific protease, Caspase	半胱氨酸蛋白水解酶	direct division	直接分裂
		disaggregation	解聚
cystic fibrosis	囊性纤维化	DNA microarray	DNA微阵列芯片
cystinuria	胱氨酸尿症	DNA replication complex	DNA复制复合体
cytoadhesion	细胞黏附素	DNA vaccine	DNA疫苗
cytochalasin B	细胞松弛素B	DNase1	DNA酶Ⅰ
cytochemical method	细胞化学法	docking protein	锚泊蛋白
cytochemistry	细胞化学	dolichol	多萜醇
cytodynamics	细胞动力学	double helix	双螺旋
cytoecology	细胞生态学	doublet	二联管
cytoenergetics	细胞能力学	dynein	动力蛋白
cytogenetics	细胞遗传学	early endosome	早期内体
cytokeratin filament	角蛋白丝	EDTA	乙二胺四乙酸
cytomorphology	细胞形态学	elastin	弹性蛋白
cytophysiology	细胞生理学	electric coupling	电偶联
cytoplasm	细胞质	electrochemical proton gradient	电化学质子梯度
cytoplasm localization	细胞质定域	electron microscope	电子显微镜
cytosine, C	胞嘧啶	electron transport chain	电子传递链
cytoskeleton	细胞骨架	electrophoresis	蛋白质电泳
cytosol	细胞质溶胶	electroporation	电穿孔
cytotoxic T lympholyte, CTL	细胞毒T细胞	electrospray ionization mass spectrometry, ESI-MS	电喷雾电离质谱
dark field microscope	暗视野显微镜		
death domain, DD	死亡结构域	elementary particle	基粒
death effector domain	死亡效应结构域	embryonic graft	胚胎移植
death receptor, DR	死亡受体	embryonic induction	胚胎诱导
death-inducing signaling complex, DISC	死亡诱导信号复合物	embryonic stem cell, ES cell	胚胎干细胞
		endocytosis	胞吞作用

endogenous protein	内源性蛋白质	flow cytometer	流式细胞仪
endolysosome	内体性溶酶体	fluid mosaic model	液态镶嵌模型
endomembrane system	内膜系统	fluidity	流动性
endonuclease G	核酸酶G	fluorescence activated cell sorter, FACS	荧光激活细胞分选仪
endoplasmic reticulum associated degradation, ERAD	内质网相关降解	fluorescence in situ hybridization, FISH	荧光原位杂交
endoplasmic reticulum stress response, ERSR	内质网应激反应	fluorescence microscope	荧光显微镜
endoplasmic reticulum stress, ER stress	内质网应激	fluorescence photobleaching recover, FPR	光致漂白荧光恢复法
endoplasmic reticulum, ER	内质网	fluorescence resonance energy transfer, FRET	荧光共振能量转移
endoplasmin	内质网素		
endosome	内体，内吞体	fluorocytochemical method	荧光细胞化学法
endothelial cell	内皮细胞	folding	折叠
entactin	巢蛋白	forming face	形成面
enzymatic assembly	酶效应组装	free radical	自由基
enzyme-linked receptor	酶联受体	free radical theory	自由基学说
eosinophilic body	嗜酸性小体	free ribosome	游离核糖体
epidermolysis bullosa	大疱性表皮松解症	frizzled	卷曲蛋白
epimorphosis regeneration	微变态再生	fusion, and degradation of cargo by lysosomes	溶酶体融合降解
epithelial- mesenchymal transition, EMT-	上皮细胞-间充质细胞转化		
equatorial plate	赤道面	G alpha interacting protein, GAIP	Gα作用蛋白
equilibrium phase	平衡期	G protein	G蛋白
ER overload response, EOR	内质网超负荷反应	gap junction	间隙连接
error catastrophe theory	错误成灾学说	gel chromatography	凝胶过滤层析
euchromatin	常染色质	gene chip	基因芯片
eukaryote	真核生物	gene knock-in	基因敲入
eukaryotic cell	真核细胞	gene knock-out	基因敲除
exocytosis	胞吐作用	gene knockout animal	基因敲除动物
exon	外显子	general insertion protein	GIP蛋白
export protein	输出蛋白质	genetic program theory	遗传程序学说
expression profiling	蛋白质表达谱	genetically engineered animal	基因工程动物
expression proteomics	表达蛋白质组学	genome	基因组
extra loop	额外环	geriatric medicine or geriatrics	老年医学
extracellular matrix, ECM	细胞外基质	gerontology	老年学
eye cup	视杯	glial fibrillary acidic protein, GFAP	胶质原纤维酸性蛋白
facilitated diffusion	帮助扩散	globular actin, Gactin	球状肌动蛋白
familial hypercholesterolemia	家族性高胆固醇血症	glucose regulated protein 94, GRP94	葡萄糖调节蛋白94
Fas-associated death domain, FADD	Fas-相关死亡结构域	glycolipid	糖脂
fatty acid	脂肪酸	glycoprotein	糖蛋白
Feulgan reaction	福尔根反应	glycosaminoglycan, GAG	糖氨聚糖
fibrillar center, FC	纤维中心	glycosylation	糖基化
fibronectin	纤粘连蛋白	glyco-sylphosphatidylinositol, GPI	糖基磷脂酰肌醇
fibronectin, FN	纤连蛋白	Golgi apparatus	高尔基器
fibrous corona	纤维冠	Golgi complex	高尔基复合体
filaggrin	丝聚蛋白	G-protein coupled receptor	G蛋白偶联受体
filamentous actin, F-actin	纤丝状肌动蛋白	grafting experiment	胚胎移植实验
filensin	晶状体丝蛋白	granular endoplasmic reticulum, GER	粗面内质网或颗粒内质网
first meiotic division	减数第一次分裂		
fixed ribosome	附着核糖体	granzyme	颗粒酶
flagellae, flagellum(复数)	鞭毛	green fluorescent protein, GFP	绿色荧光蛋白

growth phase	生长期	induced pluripotent stem cell, iPS	诱导性多潜能干细胞
guanine nucleotide-binding protein	鸟嘌呤核苷酸结合蛋白	induction	感应诱导
guanine, G	鸟嘌呤	informational molecule	信息分子
guanylate cyclase, GC	鸟苷酸环化酶	inhibitor of apoptosis protein, IAP	细胞凋亡蛋白抑制物
Hans Spemann	汉斯·斯佩曼	inhibitory receptor, Ri	抑制型受体
Hayflick limitation	Hayflick界限	initiation factor, IF	起始因子
heat shock protein 70, HSP70	热休克蛋白70	inner cell mass, ICM	内细胞团
heat shock protein, HSP	热休克蛋白	inner centromere protein, INCENP	内着丝粒蛋白
heat shock transcription factor, HSF	热休克转录因子	inner membrane	内膜
heat stress	热应激	integral protein	膜整合内在蛋白
heavy meromyosin, HMM	重酶解肌球蛋白	integrin	整联蛋白
Hedge hog, Hh	刺猬信号	intercristal space	嵴间腔
hemidesmosome	半桥粒	intermediate filament associated protein, IFAP	中间纤维结合蛋白
hemofuscin	血褐素		
hemoglobin, Hb	血红蛋白	intermediate filament, IF	中间纤维
heterochromatin	异染色质	intermediate junction	中间连接
heterodimer	异二聚体	intermediate repetitive sequence	中度重复序列
heterogenous	异质性	intermediate space	中间区
heterogenous nuclear RNA, hnRNA	核不均一RNA	intermembrane space	膜间隙
heterokaryon	异核体	internal reticular apparatus	内网器
heterologous chromosome	异源染色体	interphase	分裂间期
heterophagic lysosome	异噬性溶酶体	intracellular attachment protein	细胞内附着蛋白
heterophagy	异体吞噬	intracellular receptor	细胞内受体
high performance liquid chromatography, HPLC	高压液相层析	intracristal space	嵴内空间, 嵴内腔
		intron	内含子
highly repetitive sequence	高度重复序列	invagination	内陷
highvoltage electron microcope	高压电子显微镜	inverted phase contrast microscope	倒置相差显微镜
histone	组蛋白	ion exchange chromatography	离子交换层析
hollow fiber	中空纤维	ion-channel-coupled receptor	离子通道偶联受体
homing	归巢	ionic channel	离子通道
homokaryon	同核体	ionic coupling	离子偶联
house keeping gene	管家基因	isodimer	同二聚体
Hutchinson-Gilford syndrome, HGPS	儿童早衰综合征	Janus green B	詹纳斯绿B
hyaloceroid	透明蜡体	karyotype	核型
hyaluronicacid, HA	透明质酸	karyotype analysis	核型分析
hyaluronidase	透明质酸酶	kinesin	驱动蛋白
hybrid cell	杂种细胞	kinetochore	动粒
hybridoma	杂交瘤	kinetochore domain	动粒结构域
hypoid	单倍体	knock out	基因敲除
immature face	未成熟面	lag phase	延迟期
immotile cilia syndrome	纤毛不动综合征	lagging strand	后随链
immunofluorescence microscopy	免疫荧光镜检术	lamina	核纤层蛋白
immunogloblin superfamily, Ig-SF	免疫球蛋白超家族	laminin, LN	层粘连蛋白
immunoglobulin gene superfamily	基因超家族	large-scale cell culture	大规模细胞培养
immunomagnetic microsphere	免疫磁珠	lariat	套索状
immuno-precipitation, IP	免疫沉淀	laser capture microdissection, LCM	激光捕获显微切割技术
in situ hybridization, ISH	原位杂交	late endosome	晚期内体
inactivation of signaling protein	信号蛋白失活	lateral element	侧生成分
inactive chromosome	非活性染色质	leader sequence	前导序列
inactive lysosome	非活性溶酶体	leading strand	前导链
indirect division	间接分裂	lectin	凝集素

leptotene	细线期	metaphase	中期
leukocyte	白细胞	micro RNA, miRNA	微小RNA
leukocyte differentiation antigen, LDA	白细胞分化抗原	microautophagy	微自噬
		microbody	微体
ligand-gated channel	配体闸门通道	microcapsule	微囊
light meromyosin, LMM	轻酶解肌球蛋白	microcarrier	微载体
light microscope	光学显微镜	microcarrier culture system	微载体培养系统
lineage	谱系	microdomain	微结构域
linker DNA	连接DNA	microfilament associated protein	微丝结合蛋白
lipid raft	脂筏	microfilament, MF	微丝
lipid-anchored protein	脂锚定蛋白	microinjection	显微注射
lipid-linked protein	脂连接蛋白	microperoxisome	微过氧化物酶体
lipochrome	脂色素	micropinocytosis	微胞饮作用
lipofuscin	脂褐质	microscope	显微镜
lipofusin	脂褐素	microscopic structure	显微结构
liposome	脂质体	microsome	微粒体
liquid crystal	液晶态	microspectrophotometry	显微分光光度术
liquid-ordered	有序液体	microtubule organizing center, MTOC	微管组织中心
locus control region, LCR	基因座控制区		
low density lipoprotein, LDL	低密度脂蛋白	microtubule, MT	微管
luxury gene	奢侈基因	microtubule-associated protein, MAP	微管相关蛋白
lymphokine activated kill cell, LAK	淋巴细胞激活的杀伤细胞	microvillus	微绒毛
lysosomal-associated membrane protein 2A, LAMP-2A	溶酶体膜相关蛋白2A	miniband	微带
		mitochondral DNA damage theory	线粒体DNA 损伤学说
lysosome	溶酶体	mitochondrial autophagy or mitophagy	线粒体自噬
macroautophagy	巨自噬	mitochondrial DNA, mtDNA	线粒体DNA
mammary gland bioreactor	乳腺生物反应器	mitochondrial processing peptidase, MPP	线粒体前导序列水解酶
marginal plate	边缘板		
mass spectrometry	质谱	mitochondrion	线粒体
matrical granule	基质颗粒	mitogen-activated protein kinase, MAPK	丝裂原激活蛋白激酶
matrix	基质	mitosis	有丝分裂
matrix metalloproteinase, MMP	基质金属蛋白酶	mitosis clock	有丝分裂钟
matrix-assisted laser desorption ionization/time-of	基质辅助激光解吸\电离飞行时间质谱	mitotic apparatus	有丝分裂器
		mitotic factor, MF	有丝分裂因子
maturation promoting factor, MPF	促成熟因子	mitotic phase, M期	分裂期
mature face	成熟面	mobility	运动性
maximun life-span	最高寿限	molecular chaperone	分子伴侣
mechanical-gated channel	机械闸门通道	monopotent stem cell	单能干细胞
medial cisterna	中间膜囊	monosaccharide	单糖
meiosis	减数分裂	morphallaxis regeneration	变性再生
meiosis I	减数分裂 I	morphogenesis	形态发生
meiosis II	减数分裂 II	mosaic protein	镶嵌蛋白
membrane flow	膜流	Müllerian duct	米勒氏管
membranous structure	膜相结构	multigene family	多基因家族
mesenchymal stem cell, MSC	间充质干细胞	multiple coiling model	多级螺旋结构模型
mesosome	间体	multipotent stem cell	多能干细胞
messenger RNA, mRNA	信使RNA	multivesicular body	多泡小体
metabolic coupling	代谢偶联	myasthenia gravis	重症肌无力
metabolically linked transport	代谢关联运输	mycoplasma	支原体
metacentric chromosome	中央着丝粒染色体	myelin figure	髓样结构
metallothionein	金属硫蛋白	myeloid body	髓样体

myoblast	成肌细胞	oligomycin sensitive conferring protein, OSCP	寡酶素敏感授予蛋白
myoblast determination, MyoD	MyoD		
myogenic regulatory factor, MRF	生肌调节因子	oncogene	癌基因
myosin	肌球蛋白	oncogene theory	癌基因学说
myotube	肌管	oncoprotein 18, Op18	癌蛋白18
naked DNA vaccine	裸DNA疫苗	origin	起始点
natural kill cell, NK细胞	自然杀伤细胞	outer chamber	外室
necrosis	细胞坏死	outer membrane	外膜
negative selection	阴性选择	oxidative damage	细胞氧化损伤
nerve growth factor receptor	神经生长因子受体	oxidative stress	氧负荷，氧化应激
neurofilament	神经丝	pachytene	粗线期
neurofilament protien, NFP	神经丝蛋白	pairing domain	配对结构域
neuroglial filament	神经胶质丝	palindrome	回文结构
nexin	连接蛋白	Parkinson's disease	帕金森病
niche	小生境	passive transport	被动运输
nicking	剪切	pemphigus	大疱性类天疱疮
Nisslbody	尼氏体	peptide bond	肽键
nitric oxide synthase, NOS	NO合酶	peptide chain	多肽链
non-coding RNA	非编码RNA	perfusion culture system	灌流培养系统
nonhistone	非组蛋白	pericentriolar material, PCM	中心粒周物质
nonmembranous structure	非膜相结构	perinuclear space	核周间隙
nonribosomal peptide synthetase, NRPS	非核糖体多肽合成酶	peripheral protein	膜周边蛋白
normoblast	幼红细胞	permeability	通透性
Northern blotting	Northern印迹	permeability transition pore, PTP	通透性转换孔
nuclear acid molecular hybridization technique	核酸分子杂交技术	peroxiredoxin 2, prx2	过氧化物酶基因
		peroxisome, PXP	过氧化物酶
nuclear envelope	核被膜	phagocytic vesicle	吞噬泡
nuclear factor, NF2Y	核因子Y	phagocytosis	吞噬作用
nuclear import signal, NIS	核输入信号	phagolysosome	吞噬性溶酶体
nuclear lamina	核纤层	phagosome	吞噬体
nuclear localization signal, NLS	核定位信号	phakinin	晶状体蛋白
nuclear matrix	核基质	phase contrast microscope	相差显微镜
nuclear pore	核孔	philloidin	鬼笔环肽
nuclear pore complex	核孔复合体	phorbol ester	佛波酯
nuclear receptor, NR	核受体	phosphodiester bond	3′, 5′-磷酸二酯键
nuclear scaffold	核骨架	phospholipid	磷脂
nucleation phase	成核期	phospholipid exchange protein, PEP	磷脂交换蛋白
nucleic acid	核酸	pinocytic vesicle	胞饮小泡
nucleoid	类核体，拟核	pinocytosis	胞饮作用
nucleolar associated chromatin	核仁相随染色质	pinosome	胞饮体，吞饮体
nucleolar organizing region, NOR	核仁组织区	piwi-interacting RNA, piRNA	RNA
nucleolus	核仁	plaque	桥粒斑
nucleoplasmic index, NP	核质指数	plasma membrane	质膜
nucleoplasmin	核质蛋白	plasmid	质粒
nucleoside	核苷	pluripotent cell	多能细胞
nucleosome	核小体	plus-end-tracking protein	正端追踪蛋白
nucleotide acid	核苷酸	polar granule	极粒
nucleus	细胞核	polar plasm	极质
occludin	闭合蛋白	pole cell	极细胞
occluding junction	封闭连接	poly A binding protein, PABP	poly A结合蛋白质
Okazaki fragment	冈崎片段	polymerase chain reaction, PCR	聚合酶链反应

polymerization phase	聚合期
polyploid	多倍体
polyribosome	多核糖体
polyteny	多线体
polyunsaturated fatty acid, PU- FA	多不饱和脂肪酸
populational asymmetry division	群体不对称分裂
porin	孔蛋白
positive selection	阳性选择
potential energy	势能
preautophagosome	前自噬体
prematurely condensed chromosome, PCC	早熟凝集染色体
premeiosis	前减数分裂期
premeiotic interphase	减数分裂间期
pre-replication complex	复制前复合体
presenilin	早老素
primary constriction	主缢痕或初级缢痕
primary culture	原代培养
primary lysosome	初级溶酶体
primary messenger	第一信使
primary structure	一级结构
primase	引发酶
primodial ancestral gene	原始祖先基因
primordial germ cell, PGC	原始生殖细胞
primosome	引发体
procentriole	原中心粒
processing enhancing protein, PEP	前导序列水解激活酶
profilin	抑制蛋白
progenitor cell	祖细胞
programmed cell death, PCD	编程性细胞死亡
prokaryote	原核生物
prokaryotic cell	原核细胞
prometaphase	前中期
promotor	启动子
prophase	前期
protein	蛋白质
protein kinase C, PKC	蛋白激酶C
protein sorting	蛋白质分选
protein tyrosine kinase, PTK	蛋白酪氨酸激酶
proteoglycan, PG	蛋白聚糖
proteomics	蛋白质组学
proteosome	蛋白酶体
protofilament	原丝
proton-motive force	质子动力
proto-oncogene	原癌基因
protoplasm	原生质
pseudogene	假基因
puff	膨突
purine	嘌呤
pyrimidine	嘧啶
quaternary structure	四级结构

radia spoke	辐射丝
Rana nigromaculata	黑斑侧褶蛙
rapamycin	纳巴霉素
Ras protein	Ras蛋白
Ras sarcoma virus, Ras	大鼠肉瘤病毒
reactive oxygen species, ROS	活性氧
reactive oxygen species, ROS	活性氧自由基
real time quantitative PCR	实时定量PCR
receptor	受体
receptor disease	受体病
receptor down-regulation	受体下调
receptor inactivation	受体失活
receptor interacting protein kinase-3, RIP3	受体作用蛋白激酶-3
receptor mediated endocytosis	受体介导的胞吞作用
receptor sequestration	受体没收
recombination nodule	重组节
reconstructed embryo	组建重构胚
refolding	重折叠
regeneration	再生
regeneration blastema	再生胚基
regulated pathway of secretion	调节性分泌
renal glycosuria	肾性糖尿病
renaturation	复性
repairing	修复
replication bubble	复制泡
replication eye	制眼
replication fork	复制叉
replicon	复制子
repressor	阻遏物
residual body	残余小体
respiratory chain	呼吸链
restriction nuclease	限制性内切核酸酶
restriction point, R点	限制点
reticulocyte	网织红细胞
retrograde transport	反向运输
reverse transcription PCR, RT-PCR	反转录PCR
ribonucleic acid, RNA	核糖核酸
ribose	核糖
ribosome	核糖体
ribosome protein gene , rPG	核糖体蛋白质基因
ribosome protein, rP	核糖体蛋白质
ribosome RNA, rRNA	核糖体RNA
ribozyme	核酶
RNA interference, RNAi	RNA干扰
RNA vaccine	RNA疫苗
RNA-induced silencing complex, RISC	RNA诱导沉默复合物
rod	杆部
rootlet	根丝
rotary cell culture system, RCCS	旋转细胞培养系统

rough endoplasmic reticulum, RER	糙面内质网	sodium dodecyl sulfate, SDS	十二烷基磺酸钠
Russell's body	罗氏小体	sorting receptor	分选受体
sarcoplasmic reticulum	肌质网	sorting signal	分选信号
satellite	随体	Southern blotting	Southern印迹
scaffold-radial loop structure model	染色体支架-放射环结构模型	specialization	专一化
		spindle	纺锤体
scanning electron microscope	扫描电子显微镜	spliceome	剪接体
scenscence-associated gene, SAG	衰老相关基因	split gene	断裂基因
SDS polyacrylamid gel electrophoresis, SDS-PAGE	SDS-聚丙烯酰胺凝胶电泳	SREBP cleavage-activating protein, SCAP	SREBP裂解激活蛋白
second meiotic division	减数第二次分裂	SRP-receptor, SRP-R	信号识别颗粒受体
second messenger	第二信使	stability	稳定性
second mitochondria-derived activator of caspase	蛋白Smac	stage-specific embryonic antigen, SSEA	胚胎阶段特异性抗原
secondary constriction	次缢痕	start	起始点
secondary culture	传代培养	stathmin	微管去稳定蛋白
secondary lysosome	次级溶酶体	steady state phase	稳定期
secondary structure	二级结构	stem cell	干细胞
secreting vacuole	分泌泡	stem cell niche	干细胞巢
secretion face	分泌面	sterol regulatory element binding protein, SREBP	胆固醇缺乏导致的固醇调节元件结合蛋白
secretory protein	分泌蛋白质		
selectin	选择素	sterol regulatory element binding protein, SREBP	固醇调节元件结合蛋白
selection	选择		
self-assembly	自我组装	stimulatory receptor, Rs	刺激型受体
self-maintenance	自稳性	stress fiber	应力纤维
semiautomous organelle	半自主性细胞器	stress protein	应激蛋白
semiconservative replication	半保留复制	stressor	应激原
septata junction	隔状连接	structural protein	结构蛋白质
sequential expression	顺序表达	submetacentric chromosome	亚中着丝粒染色体
shaft	毛部	submicroscopic structure	亚微结构
siderosome	含铁小体	submicrotubule A	亚微管A
signal hypothesis	信号肽假说	subtelocentric chromosome	近端着丝粒染色体
signal peptidase	信号肽酶	superoxide dismutase, SOD	超氧化物歧化酶
signal peptide	信号肽	supersolenoid	超螺线管
signal recognition partical, SRP	信号识别颗粒	survival factor	存活因子
signal sequence	信号序列	suspension culture system	悬浮培养系统
signal transducer and activator of transcription, STAT	信号转导和转录激活因子	symmetry division	对称分裂
		symport	共运输
signal transduction	信号转导	synapsis	联会
signaling cascade	级联反应	synaptonemal complex, SC	联会复合体
simple diffusion	简单扩散	syncytial blastoderm	合胞体胚盘
single-stranded DNA-binding protein, SSB	单链结合蛋白	syncytium	合胞体
		synkaryon	合核体
singlet	单管	targeted drug	靶向药物
sister chromatid	姐妹染色单体	telocentric chromosome	端着丝粒染色体
small interfere RNA, siRNA	小干扰RNA	telolysosome	终末溶酶体
small interferencing RNA, siRNA	双链小干扰RNA	telomerase	端粒酶
small nuclear ribonucleoprotein particle, snRNP	小分子核糖核蛋白颗粒	telomere	端粒
		telophase	末期
small nuclear RNA, snRNA	核内小分子RNA	template assembly	模板组装
smooth endoplasmic reticulum, SER	光面内质网	temporal specificity	时间特异性

tenascin	肌腱蛋白	trimerization	三聚化
terminal web	终网	tripeptide	三肽
terminally differentiated cell	终末分化细胞	triple helix	三股螺旋
termination signal	终止信号	triplet	三联管
tertiary structure	三级结构	tropo elastin	原弹性蛋白
tetramer	四聚体	tropocollagen	原胶原
thermus aquaticus	嗜热水生菌	tropomyosin, Tm	原肌球蛋白
thiamine pyrophosphatase	硫胺素焦磷酸酶	troponin, Tn	肌钙蛋白
thin filament	细肌丝	truncated Bid, tBid	截短的Bid
three-legged protein complex	三腿蛋白复合体	trypsin	胰蛋白酶
thrombospondin	钙结合糖蛋白	tubulin-GTP cap	微管蛋白-GTP帽
thymine, T	胸腺嘧啶	tumor necrosis factor, TNF	肿瘤坏死因子
thyroxine, T4	甲状腺素	tumor necrotic factor receptor, TNFR	肿瘤坏死因子受体
tight junction	紧密连接	two-dimensional gel electrophoresis,	双向电泳
tissue engineering	组织工程	2-DE	
tissue specific gene	组织特异性基因	ubiquitin, Ub	泛素
TNF related apoptosis inducing ligand TRAIL		ultramicroscopic structure	超微结构
totipotent stem cell	全能干细胞	ultravoltage electron microscope	超高压电子显微镜
trans face	反面	unfolded protein response, UPR	未折叠蛋白质反应
trans Golgi network, TGN	反面高尔基网	unfolding	解折叠
transcellular network	跨细胞网	uniport	单运输
transcription	转录	unipotent cell	单能细胞
transcription factor, TF	转录因子	unique sequence	单一序列
transcription unit	转录单位	unit fiber	单位线
transcytosis	穿胞吞吐作用	unit membrane	单位膜
transdifferentiation	转分化	uracil, U	尿嘧啶
transfection	转染	vacuole	大囊泡
transfer RNA, tRNA	转运RNA	vesicle	小囊泡
transfer-vesicle	运输小泡	vesicle formation	自噬体形成
transformation	转化	vimentin filament	波形蛋白丝
transgenic animal	转基因动物	vitamin C, VC	维生素C
transit amplify cell	过渡放大细胞	voltage-gated channel	电压闸门通道
translocation	转移	Werner's syndrome	早衰综合征
translocator	转运体	Western blotting	Western免疫印迹
translocon	移位子	X-diffraction technique	X射线衍射技术
transmembrane protein	跨膜蛋白	yeast two-hybridization	酵母双杂交
transmembrane region, TM	跨膜结构域	yellowpigment	黄色素
transmembrane transport	穿膜运输	zygotene	偶线期
transmission electron microscope	透射电子显微镜	α-Synuclein	α-突触核蛋白
transport by vesicle formation	膜泡运输	β-amyloid protein, Aβ	β-淀粉样蛋白
tricarboxylic acid cycle	三羧酸循环	β-pleated sheet	β折叠
triiodothyronine, T3	三碘甲状腺氨酸	γ- tubulin	γ-微管蛋白